U0197494

整合医学解惑
心血管病例

主　编　王佩显
副主编　李晓春　曹月娟　孔令秋　徐建强　崔　丽

科学出版社
北　京

内 容 简 介

本书写作方式不同于传统的教科书和专著，总结了近 120 例疑难复杂和危重罕见病例诊治过程中的成功与失败经验，阐述了临床实践中的经验和教训。本书以心血管疾病为主线，涉及多学科领域的专业交叉，充分说明了整合医学理念在现代临床医学实践中的重要意义。本书分为心脏篇、整合篇和超声篇三部分，每篇文章都配有二维码，读者可以获得图像视频资料，图文并茂。作者希望读者通过阅读本书，能够帮助其树立全面科学的临床医学思维，避免片面局限的专科诊疗模式，提高鉴别诊断能力，减少漏诊和误诊。

本书可供心血管和相关专业的医师及本硕博医学生阅读，可以提高临床实践能力；同时本书也可成为基础与临床医学研究的桥梁。

图书在版编目（CIP）数据

整合医学解惑：心血管病例/王佩显主编. —北京：科学出版社，2018.6
ISBN 978-7-03-056284-5

Ⅰ．①整… Ⅱ．①王… Ⅲ．①心脏血管疾病—诊疗 Ⅳ．①R54

中国版本图书馆 CIP 数据核字（2018）第 006495 号

责任编辑：朱 华 / 责任校对：郭瑞芝
责任印制：张欣秀 / 封面设计：吴树威 张伟杰 王 融

科 学 出 版 社 出版
北京东黄城根北街 16 号
邮政编码：100717
http://www.sciencep.com

北京虎彩文化传播有限公司 印刷
科学出版社发行 各地新华书店经销
*
2018 年 6 月第 一 版 开本：787×1092 1/16
2019 年 1 月第二次印刷 印张：27 1/2
字数：705 000

定价：198.00 元

（如有印装质量问题，我社负责调换）

《整合医学解惑——心血管病例》编委会

主　　编　王佩显　天津医科大学总医院

副　主　编　李晓春　曹月娟　孔令秋　徐建强　崔　丽

编　　委　（以姓氏笔画为序）

于泳浩　天津医科大学总医院

马　宁　首都医科大学附属北京儿童医院

马小静　武汉亚洲心脏病医院

王小飞　天津市第一中心医院

王佩显　天津医科大学总医院

王艳彩　河南省许昌市立医院

王联群　天津市胸科医院

车京津　天津医科大学第二医院

孔令秋　成都中医药大学附属医院

卢成志　天津市第一中心医院

田凤石　天津市第四中心医院

任书堂　泰达国际心血管病医院

刘　彤　天津医科大学第二医院

刘　洁　天津市天津医院

刘迎午　天津市第三中心医院

关　欣　天津市胸科医院

孙　静　天津市胸科医院

李　汇　天津医科大学总医院

李广平　天津医科大学第二医院

李彦明　首都医科大学附属北京同仁医院

李晓春　天津医科大学总医院

李增彦　天津医科大学总医院

杨菊红　天津医科大学代谢病医院

张　凯　天津医科大学总医院

张　梅　武警后勤学院附属医院

张承宗　天津医科大学第二医院

张美娟　天津市海河医院

陈　兴　广州医科大学附属第二医院

陈启明　加拿大多伦多约克中心医院

陈莉明　天津医科大学代谢病医院

陈康寅　天津医科大学第二医院
林　毅　天津医科大学总医院
林祥灿　天津市海洋石油总医院
林静娜　天津市人民医院
欧加福　Washington University School of Medicine in St. Louis，US
金兰中　首都医科大学附属北京儿童医院
庞雅菊　天津市眼科医院
郑　刚　天津第三中心医院分院
单春艳　天津医科大学代谢病医院
栗　力　天津市人民医院
徐建强　天津市第一中心医院
栾姝蓉　首都医科大学附属北京安贞医院
郭倩玉　天津市第一中心医院
曹月娟　天津市人民医院
曹艳君　天津市宝坻区人民医院
崔　丽　天津医科大学第二医院
董　力　四川大学华西医院
韩洪秋　天津医科大学总医院
韩鸿玲　天津医科大学总医院
裴金凤　首都医科大学附属北京安贞医院

电子资源制作　张　凯　天津医科大学总医院

前　言

随着医学的快速发展，专业也越来越细化，医师对疾病的认识难免会片面与出现偏差。患者是一个整体，各学科之间存在着千丝万缕的联系，整合医学的概念应运而生。整合医学是把基础与临床融会贯通于整个诊疗过程，从多学科的角度分析问题、解决问题，还事物以本来面貌势在必行。通常的医学教科书和专著，作者多为知名专家，其内容全面、思想深入。本书改变传统写作模式，以病例讨论的形式推广整合医学理念，旨在对特殊病例进行深入探讨和研究，增强临床医师的鉴别诊断能力，减少漏诊和误诊，有利于疑难病例的及时确诊，有利于临床医师的专业水平提高，有利于心内科的不断发展。我国人口众多，疑难病例与罕见病例也多，不断总结经验教训，与国内外同仁分享，定会对世界医学做出贡献。

本书分为心脏篇、整合篇和超声篇三大部分，共纳入 120 个病例，涉及多个学科领域，或复杂疑难，或罕见危重，极具教学与临床指导意义。每个病例均由 3 部分组成。①病例摘要：包括主诉、病史、查体、实验室检查、影像资料和诊疗经过；②讨论：是作者把自身知识和经验与最新国内外文献相结合，深入分析总结，是每位作者临床思维的凝结，具有一定的先进性、科学性和创新性，也是本书最重要的组成部分；③经验与体会：是画龙点睛之笔，作者简明扼要凝练出每个病例的临床价值和社会意义，或抛砖引玉，或石破天惊，令人回味不尽。随着数码信息技术的广泛应用，手机等电子设备已经成为重要的信息载体，本书紧跟时代潮流，每个病例附有二维码，读者"扫一扫"即可获得更多更清晰的音频和视频资料，克服了传统医学专著只限于纸质传播的局限性。

在日常的医疗工作中，我们经常目睹患者奔波于各医院和各科室之间，他们痛苦的面容触动我们的心灵，也促成了我们要完成此书的决心。两年来，国内外百余名作者尽心竭力伏案写稿，编委们夜以继日修改审稿，我老骥伏枥，但仍逐字斟酌定稿，终于实现了多年立志撰写本书的愿景。

本书作者以心血管内科医师为主，多学科临床医师广泛参与，包括普通外科、泌尿外科、神经外科、妇产科、麻醉科、神经内科、重症医学科、儿科、眼科、心理科、放射科及超声科等。作者们的学历从学士到博士，职称从住院医师到主任医师，都是品学兼优的中青年医师，他们不仅是本书的中坚力量，更是医学的未来。他们来自国内多个省（市）三级甲等医院，还有美国、加拿大等国外同仁；他们自发投稿，虽部分入选，但仍积极谏言；他们大多从未谋面，通过微信、邮件踊跃交流讨论。本书的撰写过程是对作者们专业与品格的双重修炼，培养了其坚强的意志，增强了团队意识，提高了专业水准及逻辑思维能力，甚至将医学升华至哲学范畴。

读者是作者们的写作动力，更是本书的传播者、传承者和点评者。我们期待广大读者也加入到作者的队伍，推动本书的不断更新与再版；更希望将本书翻译成多种语言，与世界同仁广泛交流；真诚敬请读者对本书不当之处予以批评与指正（邮箱：zhengheyixue@126.com）。

我沉思于落笔封卷之时，诸多感激之情无以言表。首先，感谢本书中所涉及的每位患者及家属，他们饱受病痛折磨，甚至失去生命，为本书写作提供了重要素材；其次，向所引用参考文献的作者们表示感谢，他们的知识经验，我们轻点鼠标便能阅读，使我们能站在现代医学发展的前沿；最后，感谢本书的全体作者，他们克服家庭和工作中的种种困难，不图名利，日夜伏案笔耕参与本书撰写，是责任和兴趣使然，他们的心地清纯，可爱可敬！在此致谢参与本书编纂工作的所有同志们！饮水思源，也要感恩养育我们的父母和教育我们的老师！

王佩显

2018 年春

致敬王佩显老师

"师者，传道授业解惑也"；"导师"具有渊博的知识和无穷的智慧，是知识和道德的传播者，是诊疗世人伤痛的行医人。我们的老师王佩显教授，正是这样一位知识渊博充满智慧的"导师"。"王老师"是学生们对导师最敬重的称谓，也是他最喜欢的称谓。

王老师生于 1936 年，1956 年就读于天津医学院医疗系，毕业后在天津医科大学总医院从事医疗、教学和科研工作 50 载。在王老师的指导下，38 名硕士研究生和 18 名博士研究生（其中包括 5 名外籍学生）顺利完成学业并取得学位。1993 年王老师被国家人事部和教育部联合授予"全国优秀教师"称号。王老师担任天津医科大学总医院内科教研室主任 10 余年，非常重视临床教学查房，哪里有危重患者，哪里就有他的身影和足迹。他非常重视多学科会诊，治愈无数疑难患者，还非常重视培养学生的英语水平和电脑应用能力，鼓励我们永远与时代同行。

退居二线后，王老师仍然不辞辛苦，不计报酬，紧跟时代，继续新的耕耘。为更多地培养医学人才，为更广地传授临床经验，为更好地传播医学人文新理念，王老师建立了"疑难心脏病讨论小组"和"一带一路临床心血管病交流"微信群，近 700 人踊跃参加，这些群友不分年龄、职称、学派、专业、国籍，只为探讨医学难题，解惑疑难病例。将宝贵的临床经验著书立传是王老师多年的夙愿，以此报效祖国，缅怀前辈，传授后辈，为更多的杏林新人解惑，为更多的病患造福，为医学事业留下更多的财富。两年前，王老师发出写书的召唤，在短短 6 个月内从全国和世界各地收到近 300 篇稿件，这是医学界同仁对王老师的崇敬和感恩。王老师一字字、一句句、一篇篇地审稿，作者一次、又一次、再一次地修改，直至《整合医学解惑——心血管疾病》顺利出版。

王老师从医 50 余载，对医学事业虔诚执著，恪守"白衣天使"的职责，救死扶伤，是病患的福星；当别人还在梦乡时，王老师早已伏案在电脑前，查看邮件、浏览文献、修改文稿。王老师爱生如子，对我们的培养跨越了学派、学科、国界、种族和信仰，无论是严厉的批评，还是欣慰的微笑，都使我们感受到父爱般的情怀。王老师启迪我们科研的灵感，一道道难题迎刃而解，一项项科研顺利完成，一篇篇论文得以发表，使我们以优异的成绩完成学业，我们以做王老师的学生倍感荣幸。毕业后，我们奔赴各自的工作岗位，每当遇到疑难复杂的问题向王老师求教时，王老师总是诲人不倦，将宝贵的临床经验倾囊相授，使我们受益匪浅。

坚信心中的梦想，不计较一路走来的得与失、名与利，桃李满"杏林"，送福千万家，这是王老师真诚无私的品格。鹤发童颜，妙语连珠，这是王老师热情幽默的天性。年逾古稀，两鬓斑白，创新意识未泯，这是王老师一生的追求。

王老师是我们终生学习的榜样，在此致敬我们的老师王佩显教授。

参与本书编写的学生

目　录

心　脏　篇

整 合 篇

超　声　篇

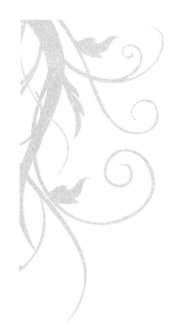

心 脏 篇

1-1 冠状动脉异位窦起源致青少年晕厥 1 例

【病例摘要】

患者，男，15 岁，学生，天津蓟州区大潘庄村人。主因"9 小时前突发胸闷伴晕厥 1 次"于 2016 年 2 月 25 日入院。患者于入院前 9 小时，长跑（约 5000 米，较平时更快速）后发作胸闷、心悸、全身乏力，伴恶心、呕吐，呕吐物为胃内容物，不含咖啡样物或血，伴有头晕，随即出现晕厥，无二便失禁，无肢体抽搐等。4～5 分钟后患者自觉意识恢复，能感知外界情况，但仍有明显的乏力，无法应答，约 20 分钟后完全恢复意识及活动能力，就诊于天津市蓟县人民医院，查心电图（2016 年 2 月 25 日 10:06，图 1-1-1）示：窦性心律，HR 为 107 次/分，aVR 导联 ST 段抬高 0.2mV，其余导联 ST 段压低 0.1～0.3mV；1 小时后复查（图 1-1-2）示：窦性心律，HR 为 88 次/分，aVR 导联 ST 段回落，其余导联 ST 段亦恢复至基线。测血生化:TnI 为 0.24ng/ml，AST 为 62U/L。为求进一步诊治，转至我院并收入院。患者诉近半年来坚持长跑，约 5000 米/日，入院前 1 周余曾患"上呼吸道感染"，近期休息欠佳，自发病以来未排大便。既往史：4 年前行扁桃体切除术，否认儿童期长期发热或皮疹史，否认先天性心脏病史，否认食物药物过敏史；家族史无特殊。入院查体：T 为 36.5℃；P 为 79 次/分；R 为 16 次/分，BP 为 123/98mmHg；全身查体无特殊。心肺（－），腹软，双下肢不肿。入院查心电图示：窦性心律，HR 为 79 次/分，未见明显 ST-T 改变。超声心动图（UCG）（蓟县人民医院）：EF 为 48%，左室壁节段性运动异常（前壁，室间隔心尖段），左心室增大（56mm），三尖瓣反流（少量）。

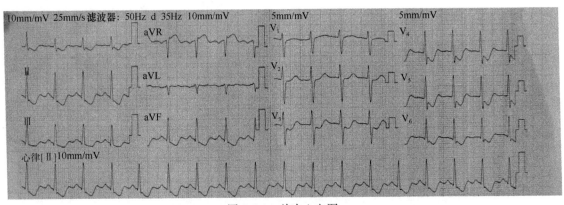

图 1-1-1 首次心电图

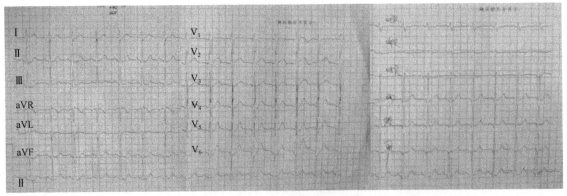

图 1-1-2 1 小时后复查心电图

　　入院考虑诊断：晕厥原因待查，ACS？心肌炎？应激性心肌病？完善化验，血常规示：WBC 为 $7.97 \times 10^9/L$，RBC 为 $4.38 \times 10^{12}/L$，Hb 为 120g/L，PLT 为 $218 \times 10^9/L$，N 为 $5.27 \times 10^9/L$，N%为 66.1%；血生化示：UA 为 466.5μmol/L，AST 为 13.1U/L，AST 为 45.1U/L，Cr 为 66.00μmol/L，Na 为 145.3mmol/L，K 为 3.68mmol/L，Cl 为 107.9mmol/L，Glu 为 5.00 mmol/L，TC 为 2.89mmol/L，TG 为 0.57mmol/L，HDL 为 1.04 mmol/L，LDL 为 1.79 mmol/L；BNP 为 266.8pg/ml；ESR 为 8.0mm/h；出凝血功能示：INR 为 1.21（升高），凝血酶原百分活度为 60%（下降）。心肌损伤标志物详见表 1-1-1。入院后给予阿司匹林 0.1g qd，氯吡格雷 75mg qd；辅酶 Q10 10mg tid，曲美他嗪 20mg tid 等治疗，2 月 26 日复查 UCG：LVEDD 为 57mm，LVEF 为 65%，未见室壁运动异常。进一步完善冠状动脉 CT 血管成像（CTA）（图 1-1-3）示：左冠状动脉开口畸形（起自右冠状窦），肺动脉增粗，左主干近段走行于主动脉、肺动脉干之间。2 月 28 日行冠状动脉造影（图1-1-4）示：左主干狭窄 40%～50%，前降支、回旋支及右冠状动脉未见明显狭窄。患者于 3 月 4 日出院。1 年后电话随访，患者无任何不适主诉，并参加当地（蓟州区）中学运动会（高中组），获得 100 米短跑第一名。

表 1-1-1　心肌损伤标注物水平

时间	CK（U/L）	CK-MB（ng/ml）	TnI （ng/ml）
2 月 25 日 18:13	470.10	32.30	5.95
2 月 26 日 7:00	319.5	18.1	2.56
2 月 27 日 8:42	150.6	4.2	1.36

【讨论】

　　冠状动脉畸形是临床上相对少见的先天性心血管疾病，包括冠状动脉起源异常和分布异常。左冠状动脉异位窦起源（anomalous origins of the left coronary artery from the opposite sinus of valsalva，ALCAOS）是属于冠状动脉异常起源于主动脉的一种先天性冠状动脉病变，国外文献报道其发生率为 0.017%～0.03%，约占总冠状动脉畸形的 1.3%。其解剖特征是左冠状动脉开口位置（通常起源右冠状窦）及走行（走行于主动脉、肺动脉之间）异常，且异常段冠状动脉多在主动脉壁内走行。早在 1974 年，Cheitlin 等报道 ALCAOS 可导致心源性猝死[1]。ALCAOS 的发病率极低，估计在 0.1‰～1.0‰[2~4]，但其真实的发病率可能更高。异常冠状动脉位于两大动脉间并且主动脉壁内走行是导致症状的最重要解剖因素：壁内走行的左冠状动脉受两大动脉干压迫，特别是活动等外部诱因导致瓦氏窦扩张，主动脉壁张力增高，并导致狭窄；同时冠状动脉出口处成角，产生裂缝样开口，异常冠状动脉走行扭曲，患者出现心肌缺血症状，甚至心源性猝死，文献报道约 40%的患者可发生猝死。此种异常起源的左冠状动脉的走行方向常有 4 种类型：第 1 种，左主干向后经过主动脉的向后行程；第 2 种，左主干走行于主动脉和肺动脉之间的动脉间行程；第 3 种，向室间隔的间隔行程；第 4 种，向前经右心室流出道的向前行程。其中第 2 种行程潜在危险性最大，其他 3 种类型引起猝死的可能性很小，甚至有学者认为走行路径的重要性大于开口异常[5]。本例冠状动脉起源异常属于第 2 种类型，在剧烈运动后发作急性心肌梗死伴晕厥，考虑剧烈运动为其诱因。此类患儿发生急性心肌梗死的可能机制为剧烈运动后主动脉和肺动脉血流增加，产生扭结或弹簧夹效应，使左冠状动脉主干受压加重，甚至暂时闭塞，同时可能合并血管痉挛和血栓形成。另一方面，心肌耗氧量急剧增高，造成心肌的供氧和需氧严重失衡，导致Ⅱ型心肌梗死，很可能伴发了室性心动过速或心室颤动。

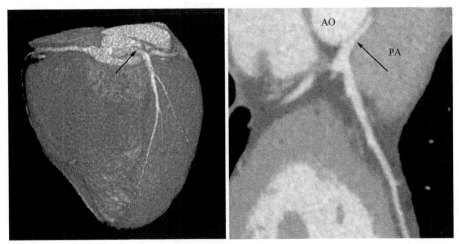

图 1-1-3　冠状动脉 CTA

箭头指向为左主干，可见其走形于主动脉（AO）及肺动脉（PA）之间

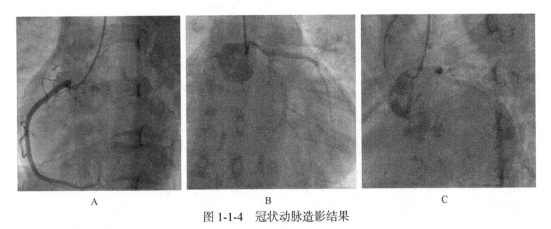

图 1-1-4　冠状动脉造影结果

A.右冠状动脉未见明显狭窄；B.左主干可见狭窄，约 50%；C.可见左冠状动脉与右冠状动脉同时显影，左主干开口于右冠状窦

　　对怀疑左冠状动脉开口畸形起自右冠状窦畸形的患者，心脏彩超是首选的筛查及诊断工具，经胸超声可通过胸前短轴大血管根部切面辨认冠状动脉开口及其走行，以提高对冠状动脉开口异常的解剖认识及重视程度。心脏螺旋 CT 或 MRI 也是目前重要的诊断方法，可以明确冠状动脉开口位置、走行、狭窄位置及程度，但由于造影剂成像特点，不能准确提示冠状动脉的主动脉壁内走行。但从大动脉间走行、冠状动脉发出主动脉时成角、异常冠状动脉开口呈劈裂样狭窄等征象，需高度怀疑冠状动脉壁内走行。传统的冠状动脉造影是冠状动脉畸形诊断的金标准，但因其有创伤性，投影时重叠，对异常冠状动脉近端走行、是否存在壁内走行及冠状动脉真实狭窄程度的判断上有缺点。

　　左冠状动脉开口畸形起自右冠状窦畸形，因其主要冠状动脉走行于大动脉之间，有受大动脉压迫狭窄的解剖基础，增高了患者心肌缺血及猝死的风险。美国心脏病学院及心脏学会的指南对该类患者建议手术治疗：对左冠状动脉异位起源于右冠状窦且走行于大动脉之间，即使无症状，也建议手术；右冠状动脉异位起源左冠状窦且走行于大动脉之间，如有心肌缺血的证据也建议手术[6]。从国外资料看手术治疗后远期效果良好，患者症状消失，并可从事体育活动；如发生心肌梗死后再行手术，心功能恢复需较长时间。手术治疗有多种方法，手术的目的是制造足够宽大的冠状动脉开口，并且其走行范围不受主动脉壁张力及两大动脉扩张导致的压迫和狭窄。除了经典冠状动脉移植术，其他外科手术方式包括异位冠状动脉移植、补片扩大或肺动脉移位术。但此患者仅在剧烈运动后出现症状，再次参加 100 米短跑并无不适发作，虽患者无症状发作，但仍应建议患者行外科手术治疗。

【经验与体会】

　　青年人发作晕厥，特别是伴有心肌酶升高者，应考虑冠状动脉起源或走行异常导致急性心肌梗死的可能性，因为冠状动脉异位窦起源发生率虽不高，但预后较差，可能导致患者发生 II 型心肌梗死以至于猝死。经胸超声心动图，是主要的筛查手段；冠状动脉 CTA，是重要的诊断手段；冠状动脉造影，是诊断的金标准，三者相互结合，可以明确冠状动脉解剖学异常的具体情况。对于左冠状动脉异位窦起源并走行于主动脉和肺动脉之间者，一旦确诊，应当首选外科手术治疗。

【参考文献】

[1] Cheitlin M D, De Castro C M, McAllister H A. Sudden death as a complication of anomalous left coronary origin from the anterior sinus of Valsalva[J]. Circulation, 1974, 50（4）: 780-787.

[2] Zeppilli P, Delld R A, Santini C, et al. In vivo detection of coronary artery anomalies in asymptomatic athletes by echocardiographic screening[J]. Chest, 1998, 114（4）: 89-93.

[3] Angelini P. Coronary artery anomalies-current clinical issues: definitions, classification, incidence, clinical relevance, and treatment guidelines[J]. Tex Heart Inst J, 2002, 29（4）: 271-278.

[4] Angelini P, Shah N R, Uribe C E, et al. Novel MRI-based screening protocol to identify adolescents at high risk of sudden cardiac death[J]. J Am Coll Cardiol, 2013, 61（10）: E1621.

[5] Manghat N E, Morgan-Hughes G J, Marshall A J, et a1. Multidetector row computed tomography: imaging congenital coronary artery anomalies in adults[J]. Heart, 2005, 91（2）: 1515-1522.

[6] Warnes C A, Williams R G, Bashore T M, et al. ACC/AHA 2008 guidelines for management of adults with congenital heart disease [J]. Circulation, 2008, 52: 714-833.

（徐建强　卢成志　赵向东　王佩显）

1-2 血管内超声指导变异性心绞痛经皮冠状动脉介入治疗 1 例

【病例摘要】

患者，男，44 岁，主因发作性胸骨后疼痛 3 年，加重半年，近来发作频繁入院，胸痛发作时疼痛难以忍受，伴出汗，常在夜间睡眠中发作，每次持续 5～10 分钟。于入院前 3 年、1 年及 3 个月在不同医院接受了 3 次冠状动脉造影（CAG）检查，结果均提示仅右冠状动脉主干（RCA）轻度狭窄（<30%）。既往有高血压病史 5 年，最高血压为 180/100mmHg，用药不规律，多年大量吸烟、饮酒。患者在减少吸烟饮酒并较好控制血压时病情较稳定。查体：T 为 36.5℃，P 为 60 次/分，R 为 20 次/分，BP 为 140/90mmHg。神志清楚，无其他阳性体征。辅助检查：化验指标基本正常。多次常规心电图检查未见异常，超声心动图检查提示心脏舒张功能减低。于入院当日行 12 导联动态心电图（Holter）检查发现在凌晨 0:30 和上午 4:50 有 2 次一过性 Ⅱ、Ⅲ、aVF 导联 ST 段抬高，同时出现窦性心动过缓和多形性室性期前收缩（图 1-2-1）。

治疗及随访：入院诊断为变异性心绞痛。于入院第 2 日行 CAG 检查示冠状动脉单支病变，RCA 中远段轻度狭窄（20%～30%）（图 1-2-2），行血管内超声（IVUS）检查发现 RCA 管腔直径为 4.0mm，自中段到左心室后降支开口前可见连续粥样硬化斑块，最窄处位于第二弯曲处，管腔横截面积狭窄程度达 65.8%（图 1-2-3），于该处病变行经皮冠状动脉介入治疗（PCI 治疗），植入药物洗脱支架（DES）4.0mm×24mm 1 枚，复查 IVUS 可见支架远端、近端仍有斑块负荷，管腔横截面积狭窄程度为 60.5%，且内膜不稳定，将 DES 4.0mm×24mm、4.0mm×28mm 分别植入于支架远端、近端，再次复查 IVUS，可见 RCA 管壁内斑块完全覆盖，3 枚支架平稳相接，贴靠良好。术后监测 12 导联 Holter 未见动态 ST-T 改变和心律失常（图 1-2-4），坚持降压、抗血小板及调脂治疗，随访 8 年未再发作胸痛等不适症状。

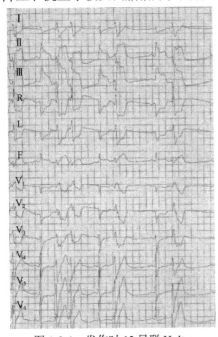

图 1-2-1 发作时 12 导联 Holter

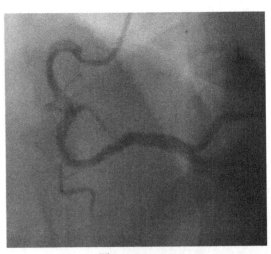

图 1-2-2 CAG

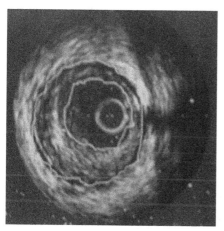

图 1-2-3　IVUS

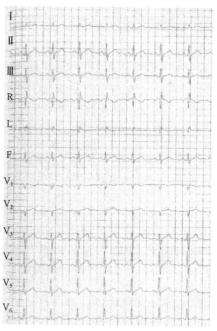

图 1-2-4　术后 12 导联 Holter

【讨论】

变异性心绞痛的发作与心肌耗氧量的增加无关,主要是由于冠状动脉暂时性痉挛造成一过性心肌缺血所致。发作时心电图提示相关导联的 ST 段抬高,与之对应导联则 ST 段压低。变异性心绞痛的发作是因冠状动脉痉挛导致完全或几乎完全性管腔闭塞而造成透壁性心肌缺血。在临床医疗实践中,变异性心绞痛并不罕见,占心绞痛总病例的 2%～3%[1]。变异性心绞痛预后严重,极易发生急性心肌梗死和猝死,治疗上应根据其发病机制应用钙离子拮抗剂,但在临床上不乏药物治疗效果不佳或无效者。目前,有大量尸检证实,冠状动脉痉挛引起的变异性心绞痛多发生于病变部位,狭窄程度越重,病变部位的痉挛发生率就越高[2]。引发冠状动脉痉挛的原因是复杂的、多因素的,其发病机制尚不十分清楚,可能与自主神经功能紊乱、病变部位血小板释放血栓素 A2 与前列腺素平衡失调、内皮素分泌增多、内皮源松弛因子减少及病变局部对缩血管物质的敏感性增强有关。其中冠状动脉粥样硬化与血管痉挛密切相关,其血管内皮损伤是冠状动脉痉挛最重要的诱发因素。心电图是检测冠心病的传统方法,其准确率不足 60%。CAG 检查提高了冠心病的诊断率,由于 CAG 只能反映造影剂充填血管腔的轮廓,当冠状动脉狭窄程度<40% 或病变为偏心、不规则时,CAG 检查就不能准确反映病变程度。IVUS 在评价冠状动脉病变方面较 CAG 更准确,可明确粥样硬化斑块的性质与程度,对冠心病的诊断和治疗决策有着很好的指导作用。由于粥样硬化斑块处的血管多呈偏心性扩大,当斑块狭窄不超过有效横截面积的 40% 时,血管常发生重塑以维持正常的管腔面积,CAG 难以发现此类病变。许多 CAG 显示病变远段或近段参考血管完全正常者,IVUS 却可见不同程度的内膜增生甚至活动性斑块,本文的病例与文献报道[3～5]均表明 CAG 常低估病变范围及狭窄程度,因此应用 IVUS 判断是否植入支架治疗,可避免 CAG 无法区分病变性质而使不稳定斑块漏诊的情况。与 CAG 相比,IVUS 提供的信息更能显著影响介入治疗的决策,这些决策将带来更低的心血管事件。

【经验与体会】

对变异性心绞痛患者的诊治要点如下：①常规心电图可能漏诊，12 导联 Holter 检查有助于明确诊断，亦有助于判断罪犯血管；②CAG 并 IVUS 检查可明确冠状动脉病变程度和性质；③IVUS 证实无明显粥样硬化斑块者，强化钙离子拮抗剂抗痉挛治疗可缓解临床症状；④IVUS 明确有支架植入指征时，应在 IVUS 指导下仔细评价病变范围、程度和性质，保证支架对病变的完全覆盖。总之，临床医师应密切关注变异性心绞痛的诊治，应用多种辅助检查手段，综合分析，制定个体化的治疗措施，可明显减少心脏事件的发生，并改善预后。

【参考文献】

[1] 祁哲，陈纪林，刘丽，等.变异性心绞痛患者冠状动脉痉挛与血管狭窄病变的关系[J].中华心律失常杂志，2002，6（3）：155-156.

[2] Saito S，Yamaqishi M，Takayama T，et al. Plaque morphology at coronary sites with focal spasm in variant angina：study using intravascular ultrasound[J]. Circ J，2003，67（12）：1041-1045.

[3] Gülel O，Sipahi I，Tuzcu E M. Intravascular ultrasound：questions and answers[J]. Anadolu Kardiyol Dergisi：AKD：the Anatolian journal of cardiology，2007，7（2）：169-178.

[4] Demaria A N，Narula J，Mahmud E，et al. Imaging vulnerable plaque by ultrasound[J]. J Am Coll Cardiol，2006，47（8 Suppl）：C32.

[5] Sano K，Kawasaki M，Okubo M，et al. In vivo quantitative tissue characterization of angiographically normal coronary lesions and the relation with risk factors：a study using integrated backscatter intravascular ultrasound[J]. Circ J，2005，69（5）：543-549.

（曹月娟）

1-3 急性下壁心肌梗死并发心脏游离壁破裂心包填塞

【病例摘要】

患者，男，78 岁，主因间断咽部堵塞感 2 年，加重伴后背痛 5 日，突发意识丧失 1 小时入院。患者于入院前 2 年，间断活动后出现咽部堵塞感，偶伴胸闷憋气，无明显心前区及后背部疼痛，休息后或服用"麝香保心丸"后可逐渐缓解。患者于入院前 5 日咽部紧缩感较前加重，发作频繁，伴胸闷憋气、后背部疼痛及出汗乏力，未予正规治疗。患者于入院前 1 小时，无明显诱因突发意识丧失，伴大汗、无牙关紧闭及抽搐，被人发现送至我院急诊，患者于急诊查体，血压测不到，查心电图示三度房室传导阻滞，下壁导联 ST 段抬高，予以多巴胺升压治疗后收入冠心病重症监护室（CCU）进一步诊治。既往支气管哮喘、高血压、脑出血史，否认糖尿病病史。

体格检查：BP 为 80/40mmHg，表情痛苦，精神恍惚，四肢湿冷，双肺呼吸音粗，未闻及干湿啰音，HR 为 54 次/分，心音低钝，律齐，未及杂音，腹软，压之无痛苦表情，肝、脾肋下未及，双下肢无水肿。

实验室检查：血常规示 WBC 为 12.5×10^9/L，Hb 为 129g/L，PLT 为 217×10^9/L；肾功能示 BUN 为 8.0mmol/L，Cr 为 143.7μmol/L；电解质示 Na 为 143.4 mmol/L，K 为 3.9 mmol/L，Cl 为 106 mmol/L，CO_2 为 24.1 mmol/L；凝血常规（-），D-二聚体为 0.1 mg/L；心肌损伤标志物示 cTnI（入院即刻）为 9.94 ng/L，入院后 14 小时复查为 6.84 ng/L。

辅助检查：心电图示窦性心律，二度 Ⅱ 型房室传导阻滞（2：1 传导），Ⅱ、Ⅲ、aVF 导联呈 qR 型，ST 段抬高 0.2mV，$V_{7 \sim 9}$ 导联 ST 段抬高 0.2mV（图 1-3-1）。

入院诊断：①冠状动脉粥样硬化性心脏病，急性下壁、正后壁心肌梗死，心功能 Ⅰ 级（Killip's）；②心律失常：二度三度房室传导阻滞，阿斯综合征；③支气管哮喘；④陈旧脑出血。

诊治过程：积极补液，多巴胺维持血压，异丙肾上腺素提升心率，阿司匹林肠溶片 300mg，波立维 600mg 嚼服，拟直接 PCI 开通罪犯血管（入院后半小时入导管室）。动脉穿刺前导管室胸部透视示心包积液（图 1-3-2）。放弃冠状动脉造影及直接 PCI，停用抗血小板及抗凝治疗，床旁超声证实心包积液。床旁心包穿刺引流暗红色不凝血 150ml，患者即刻血压恢复至

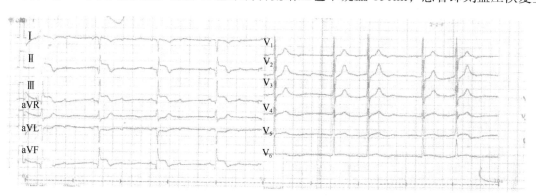

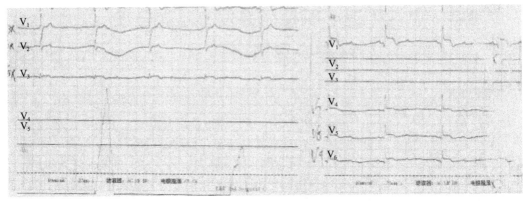

图 1-3-1　入院心电图

窦性心律，二度Ⅱ型房室传导阻滞（2：1 传导），Ⅱ、Ⅲ、aVF 呈 qR 型，ST 段抬高 0.5mV，$V_{7~9}$ ST 段抬高 0.2mV

108/67mmHg，意识转好。复查 ECG，示Ⅱ、Ⅲ、aVF 导联 ST 段较前回落，抬高 0.1～0.2mV。心包穿刺后患者诉心前区及后背痛，与吸气相关，心电图与前无明显变化，对症处理，约 28 小时后胸痛自行缓解。保留心包腔内置管，定期引流，置管后当日（5 小时）和第 2 日引流量大，分别为 200ml 和 120ml，第 3 日后锐减，第 3 日和第 7 日波动在 20～50ml，第 8 日后消失，保留心包置管 10 日后拔管（表 1-3-1）。置管后住院期间血流动力学稳定，3 日后未再发作胸痛，无心力衰竭发作，住院 13 日出院。

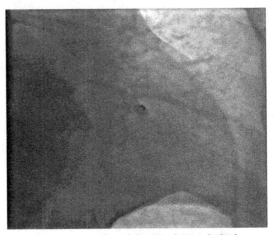

图 1-3-2　导管室胸部透视发现心包积液

心影增大，心包透亮环，心脏搏动在心外缘内

表 1-3-1　心包积液引流量

日期	心包积液引流量（ml）	日期	心包积液引流量（ml）
6月1日	200	6月6日	20
6月2日	120	6月7日	20
6月3日	30	6月9日	未引出
6月4日	50	6月11日	未引出　拔管
6月5日	40		

出院诊断：①冠状动脉粥样硬化性心脏病，急性下壁、正后壁心肌梗死，心脏游离壁破裂，心包填塞，心功能Ⅰ级（Killip's）；②心律失常：二度三度房室传导阻滞，阿斯综合征；③支气管哮喘；④陈旧脑出血。

出院医嘱及随访：口服硝酸酯、他汀、血管紧张素Ⅱ受体阻滞剂（ARB），2 周后门诊复查，患者无特殊不适，超声未见心包积液，加用阿司匹林 100mg，氯吡格雷 75mg。加用抗血小板后 1 周再次入院行择期 PCI。

择期冠脉造影及 PCI 情况：冠状动脉造影示左主干内膜欠光滑，前降支近段 85%管状狭窄，D_2 开口 70%狭窄，近端 85%局限狭窄，前向血流 TIMI 3 级。回旋支近段 OM1 发出后可见 85%狭窄，远段可见 50%～60%狭窄，OM1 近端可见 85%局限狭窄，前向血流 TIMI 3 级。可见左冠状动脉给予右冠状动脉后降支逆向侧支循环。右冠状动脉第一屈膝部前可见 90%管状狭窄，第二屈膝部后完全闭塞。开通右冠状动脉并植入支架 3 枚。8 周后于前降支植入支架 1 枚、回旋支及 OM1 各植入支架 1 枚。

【讨论】

心脏破裂（cardiac rupture，CR）是急性心肌梗死（acute myocardial infarction，AMI）的严重并发症，CR 占 AMI 死亡率的 15%～20%，是 AMI 继泵衰竭后第二大死亡原因。其突发性和高致死性，常不被患者家属理解。因此 CR 早期临床识别日益显得重要。

在溶栓前时代，CR 发生率约为 6%，再灌注年代显著降低，Grace 注册研究中 ACS 患者 CR 发生率为 0.45%，其中 ST 段抬高心肌梗死（STEMI）患者发生率为 0.9%，游离壁破裂的发生率为的 0.2%，室间隔破裂的发生率为 0.26%。溶栓时代之后 CR 危险因素包括高龄、女性、延迟溶栓、缺乏心绞痛史（预适应和侧枝形成降低 CR 风险）、首次心肌梗死、前壁心肌梗死（左心室游离壁破裂中，前壁占 45%，后壁占 38%，下壁占 9%，心尖 6%，右心室破裂占 2%）、多支病变。而心肌梗死发病后 24 小时内使用低分子肝素和 β 受体阻滞剂被认为是保护因素。

心肌梗死后 CR 发生的情况多种多样，为制订相应的治疗对策，临床上从破裂发生的病理生理角度对 CR 进行分型。传统的 Becker 分型，主要按照破裂发生的特征将其分为：①Ⅰ型，即缝隙样破裂，常发生于心肌梗死 24 小时内，由乳头肌基底部或游离壁与室间隔交界处内膜撕裂导致；②Ⅱ型，即侵蚀性破裂，常发生于心肌梗死 24 小时后，梗死部位心肌常受到侵蚀后，由慢性撕裂导致；③Ⅲ型，即室壁瘤破裂，常发生于心肌梗死后 3～10 日间，由室壁瘤过度扩张导致。另外，按照破裂发病缓急和结局分为急性破裂（多为突发的、致命的、不可逆转的 CR），亚急性破裂（多为不完全撕裂导致的血液缓慢进入心包腔）和慢性破裂（多为轻微的小破裂口，被血凝块或心包组织堵闭，最后形成假性室壁瘤）。此外，按照破裂发生部位可大致分为心脏游离壁破裂、室间隔破裂和乳头肌断裂等[1]。

CR 常见于急性心肌梗死发病后 1 周内，尤以 24 小时内和第 3～5 日最为多见。CR 发病前无特异性表现。发病先兆常包括恶心、呕吐、坐立不安、心区疼痛及突发的心动过缓、低血压和晕厥等。心肌梗死患者在出现上述征象时，应该积极排查 CR 可能，加强与家属沟通。

根据患者发生 CR 位置的不同，患者在发生 CR 后，通常有不同的表现。心脏游离壁破裂的患者会迅速出现意识丧失、呼吸骤停，呈休克状态，直至循环衰竭及死亡；室间隔破裂的患者会出现突发的血压下降，伴有急性右心衰竭、急性左心衰竭症状；乳头肌断裂的患者会出现二尖瓣反流，重者表现为进行性加重的急性左心衰竭。患者在发生 CR 后，通常的发病征象主要有颈静脉怒张和奇脉等心包填塞症状，以及超声心动图显示心包积液和造影检查显示造影剂漏入心包腔等，听诊心音消失，脉搏血压消失。急诊床旁超声心动图在 CR 早期排查和诊断中发挥重要作用。心电图检查对于 CR 起到一定的辅助检查作用，典型表现是电机械分离。有条件的医院在 AMI 再灌注治疗（溶栓或/和 PCI）之前，最好行急诊床旁超声检查。对亚急性者，及时行超声检查及心包穿刺，如确诊为 CR，应尽快争取手术治疗，尚可能挽救患者的生命[2]。

本例患者 CR 发生在频发胸痛后 5 日，以一过性意识丧失 1 小时为急性症状，心电图表现为急性下壁正后壁心肌梗死。直接 PCI 术前在导管室胸透发现心包积液征象，经床旁超声证实后及时心包穿刺解除心包压塞，可挽救患者的生命。反之如果术前未能发现心包积液，行 PCI 治疗则后果不堪设想。提示对于有低血压、晕厥、心动过缓等 CR 前兆的患者在 PCI 术前行床旁超声非常必要，对于没有条件的医院在冠状动脉造影穿刺前进行胸透也是可供选择。

【经验与体会】

心脏游离壁破裂是 AMI 的严重并发症，常导致患者不可逆死亡。无论是在 PCI 前，还是 PCI 中或者 PCI 术后，时刻保持对心脏破裂的警惕性。对于亚急性心脏游离壁破裂，及时心包穿刺引流解除压塞，可能挽救部分患者生命。

【参考文献】

[1] 缪黄泰，聂绍平. 心肌梗死后心脏破裂[J]. 中华急诊医学杂志，2015，24（6）：688-689.

[2] Dewulf M，Cathenis K，Goossens D. Conservative treatment of left ventricular free wall rupture[J]. Acta Chir Belg，2015，115（6）：433-435.

（李飞雪　车京津　尹　力）

1-4 反复冠状动脉痉挛致室性心动过速及心肌梗死

【病例摘要】

患者，男，56岁，因颈部疼痛8个月，伴双上肢、前胸部疼痛，加重1个月，于2016年1月15日以"颈椎病"入我院骨科治疗。患者住院期间反复出现胸前区压榨样疼痛，多于夜间休息时出现，每次持续3～5分钟不等，自服用硝酸甘油后可缓解。

床旁心电图检查示：窦性心律，HR为68次/分，一度房室传导阻滞，部分导联J点上抬伴ST段上抬，提示心室早复极。患者在骨科多次查心肌酶谱、心肌损伤标志物未见异常，NT-Pro-BNP最高为304.3pg/ml。超声心动图示结构未见明显异常，收缩及舒张功能测值正常。后查动态心电示：窦性心律，平均HR为72次/分，室性期前收缩为159次；夜间时段先后10次出现ST段呈弓背上抬直至融合呈单向曲线，部分呈"墓碑型"改变，每次持续时间3～5分钟，其中3次在ST段回落时出现短阵室性心动过速，其后可见T波倒置、双向等缺血性改变（图1-4-1）。

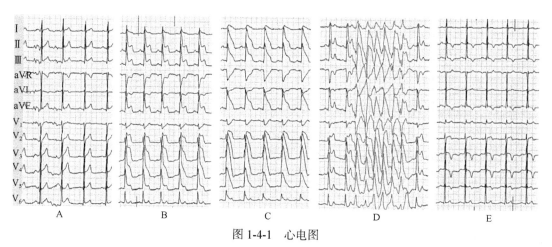

图 1-4-1 心电图

A.患者未发作时心电图；B.下壁及广泛前壁ST段开始上抬；C.ST段继续上移，ST-T融合至单向曲线，呈"墓碑样"改变；D.ST段开始回落时出现多形、短阵室性心动过速；E.患者ST段回落至基线伴缺血性T波改变

诊治经过：为求治疗，患者转入我院心内科，予以地尔硫䓬缓释片（90mg bid）、贝尼地平（8mg qd）、单硝酸异山梨酯（60mg qd）、阿司匹林（100mg qd）、阿托伐他汀钙（20mg qn）治疗，患者仍在夜间反复出现变异型心绞痛，复查心肌酶谱、心肌损伤标志物示肌酸激酶为883U/L（参考值为50～310U/L）、肌酸激酶同工酶为105U/L（参考值为0～24U/L）、肌红蛋白为542μg/L（参考值为10～46μg/L）、肌钙蛋白为2.03ng/ml（参考值为0～0.01ng/ml），心电图未见病理性Q波，考虑患者反复痉挛已导致非透壁性心肌梗死。遂安排行冠状动脉造影检查，结果示冠状动脉前降支开口处85%狭窄，冠状动脉内反复给予硝酸甘油，狭窄均无减轻。遂予以球囊扩张及支架植入术（图1-4-2）。术后在抗冠状动脉痉挛药物治疗基础上，继续追加替格瑞洛（90mg bid）抗血小板聚集，同时予低分子肝素（4000IU q12h）抗凝，患者未出现心绞痛发作，出院随访至今病情平稳。

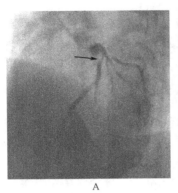
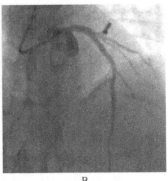

图 1-4-2　PCI 治疗

A.箭头指示前降支开口处重度狭窄；B.支架植入术后狭窄解除

【讨论】

1845 年，Latham 首先提出冠状动脉痉挛（coronary artery spasm，CAS）可导致心绞痛，1959 年，Prinzmetal 等首先观察到并提出"冠状动脉痉挛性心绞痛"的概念。目前多将 CAS 表现出的一系列临床症状，包括典型变异性心绞痛、非典型痉挛性心绞痛、急性心肌梗死、猝死、心律失常、心力衰竭及无症状性心肌缺血等，统一归类于冠状动脉痉挛综合征（coronary artery spasm syndrome，CASS）。根据冠状动脉病变基础，典型 CAS 又可细分为 2 型[1]：1 型多见于男性，患者存在冠状动脉粥样硬化基础，胸痛发作时心电图改变多为前、侧壁导联，可出现室性期前收缩、短阵室性心动过速、心室颤动甚至发展为心肌梗死；2 型多为 50 岁以下的女性发病，此类患者行冠状动脉造影多无动脉硬化斑块，胸痛发作时心电图改变多为下壁导联，可出现窦性心动过缓、房室传导阻滞，一般不发展为心肌梗死。该例患者症状均出现在夜间静息状态时，且冠状动脉造影检查存在严重狭窄，应归类于 1 型。CASS 轻者表现为无症状性心肌缺血，严重者可出现透壁性心肌梗死、室性心律失常乃至猝死。本例患者即表现为典型变异型心绞痛伴室性心动过速，在充分药物治疗基础上，痉挛未能控制，进展为心肌梗死。

目前认为 CASS 是一种常见的冠状动脉综合征，典型 CAS 诊断并不困难，但非典型 CAS 则需要结合乙酰胆碱或麦角碱试验、非创伤性诊断、核素灌注心肌显像负荷试验来确诊。CASS 急性发作期的治疗首选硝酸甘油含服，若 5 分钟后无缓解，可加大剂量重复使用，若重复 2 次仍无缓解，可改用静脉滴注。顽固型心绞痛往往需要改用或合用钙离子通道拮抗剂（CCB）类药物，传统观点认为非二氢吡啶类 CCB 类药物疗效显著，但日本一些大型临床研究证实，当心率较慢且合并房室传导阻滞时二氢吡啶类药物如硝苯地平、氨氯地平亦有一定疗效。荟萃研究显示兼具 L、T、N 3 种钙离子通道拮抗作用的贝尼地平，能改善 CASS 临床预后并降低死亡率[2]。对于顽固性发作可予地尔硫䓬、硝酸酯类药物联合使用。可于 CCB 疗效不佳时合用硝酸酯类药物。同时应加强危险因素控制，如戒烟、戒酒、调节情绪、缓解压力、控制血压、降脂等。

本例患者症状多出现在夜间，且在疾病发作中反复出现室性心动过速，因此属于猝死高危患者。在经过充分药物治疗后，患者症状无明显改善，且心肌酶及心肌损伤标志物开始出现升高，提示已出现心肌坏死，因心电图未见 Q 波形成，故考虑为小面积非透壁性心肌梗死。此时冠状动脉造影检查提示其同时合并有前降支开口处严重病变，故予以球囊扩张及支架治疗。术后在解痉及冠心病二级预防治疗的基础上，患者病情趋于平稳，症状得到改善，且复查动态心电图提示未再出现夜间 ST 段抬高。但需要注意的是，多数 CASS 患者并不存在严重冠状动脉狭窄，因此首选药物治疗，且目前治疗中存在解痉药物剂量使用过小、未能联合用药等误区。根据一些大型研究及我国当前 CASS 治疗专家共识[3]，当合并有中重度冠脉狭窄的患者，应在充分药物治疗基础上行 PCI 治疗，以减少心肌梗死、猝死风险；对于引起反复或持续性室性心律失常的 CASS 患者可安置埋藏式自动除颤起搏器（ICD）。因患者在治疗后未再出现室性心动过速，故未安排 ICD 治疗。

【经验与体会】

与 CASS 有关的研究在逐渐增多，但目前发表的临床研究似乎并不能真实反映 CASS 的严重程度和实际发病率[4]，因为多数研究并未纳入真正高危（如入组前已猝死或发生了心肌梗死）的患者，加之麦角碱试验、乙酰胆碱试验、非创伤性诊断冠状动脉痉挛的手段的应用不足和检查本身局限性，我们对 CASS 的认识仍有待进一步提高。强调在危险因素控制基础上综合管理，如多种药物联合、足量使用、加强抗血小板及调脂等规范治疗，必要时行支架或 ICD 治疗，才能有效预防并发症的发生。

【参考文献】

[1] Fenning S J，Newby D E，Toumpanakis C，et al. Coronary artery spasm secondary to carcinoid syndrome[J]. QJM，2016，109（7）：483-484.

[2] Tani S，Takahashi A，Nagao K，et al. Effects of the T/L-type calcium channel blocker benidipine on albuminuria and plasma aldosterone concentration. A pilot study involving switching from L-type calcium channel blockers to benidipine[J]. Int Heart J，2014，55（6）：519-525.

[3] 向定成，曾定尹，霍勇，等. 冠状动脉痉挛综合征诊断与治疗中国专家共识[J]. 中国介入心脏病学杂志，2015，23（4）：181-186.

[4] Komatsu M，Takahashi J，Fukuda K，et al. Usefulness of testing for coronary artery spasm and programmed ventricular stimulation in survivors of out-of-hospital cardiac arrest[J]. Circ Arrhythm Electrophysiol，2016，9（9）：e003798.

（孔令秋　伍　洲　许　勇）

1-5 冠状动脉肌桥引发变异性心绞痛致心肌梗死并发室壁瘤

【病例摘要】

患者，女，50岁，主因间断胸部不适3年余，突发后背部不适伴大汗1小时余于2015年11月16日入院。患者于入院前3年无明显诱因间断出现心前区不适，症状持续3～5分钟后自行缓解，入院前3年因心前区不适加重9小时就诊于某医院，查心电图示Ⅱ、Ⅲ、aVF导联呈Qr型，$V_{1～4}$导联呈QS型且ST段弓背向上抬高0.05～0.2mV（图1-5-1），诊断为冠状动脉粥样硬化性心脏病，急性前壁、下壁心肌梗死。冠脉造影（图1-5-2）示：左前降支近中段局限狭窄50%，远端血流TIMI3级，左主干、左回旋支、1～4段右冠状动脉均管腔通畅，未见狭窄闭塞病变，远端血流TIMI3级。静息门控心肌灌注显像：左心室心腔不大，形态不完整。左心室心尖段、间壁心尖段、前间壁及下壁心尖段呈心肌梗死改变，以心尖段及间壁心尖段为著，左心室心尖部、间壁室壁运动减低，整体射血分数正常，给予冠心病二级预防药物治疗后好转出院，院外仍间断出现心前区不适。1年前查超声心动图示左心室室壁瘤形成，位于左心室室间隔近心尖部，膨向右心室（图1-5-3）。入院前2个月因再发后背不适入某院住院治疗，心电图示下壁导联ST段抬高，复查冠脉造影（图1-5-4），示左主干、左回旋支及右冠状动脉均管腔未见狭窄闭塞病变，远端血流TIMI3级，左前降支近段收缩期压缩狭窄50%，舒张期恢复正常，余管腔通未见狭窄闭塞病变，远端血流TIMI3级。

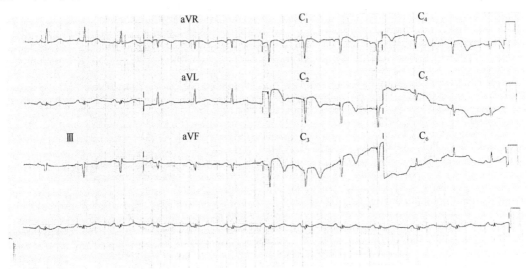

图1-5-1　心电图：Ⅱ、Ⅲ、aVF导联呈Qr型，T波倒置，$V_{1～4}$导联呈QS型，ST段弓背抬高

既往高血压病史20余年，血压最高为200/110mmHg，无高脂血症、糖尿病等病史。无吸烟、饮酒等不良嗜好。平素月经规律。育有1子。家族中无遗传病史。

入院查体：T为36.5℃，P为66次/分，BP为110/66mmHg。神志清楚，面色略苍白，全身皮肤黏膜温暖潮湿，颈静脉无怒张，双肺呼吸音清，未闻及干湿啰音。心界不大，律齐，心音有力，HR为66次/分，各瓣膜听诊区未闻及病理性杂音。腹软，无压痛，肝脾肋下未及，双下肢无水肿。

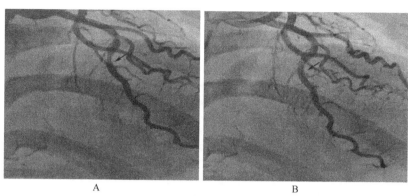

图 1-5-2 冠状动脉造影

A.收缩期左前降支近中段局限狭窄 50%；B.舒张期无狭窄

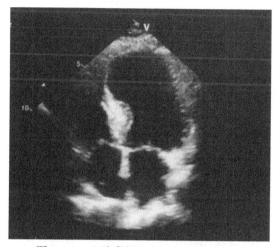

图 1-5-3 心脏彩超：左心室室壁瘤形成

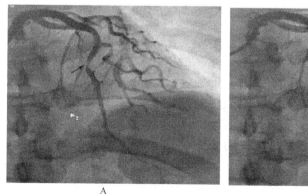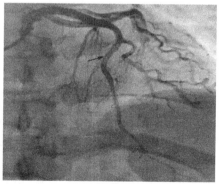

图 1-5-4 复查冠状动脉造影

A.左前降支近中段收缩期压缩 50%；B.舒张期恢复正常

化验检查：入院查血常规、电解质、肝肾功能、血糖、血脂、凝血常规均无异常。NT-proBNP 为 960pg/ml（正常＜450pg/ml）。心肌酶 CK 为 207U/L（正常＜195U/L），CK-MB 为 29U/L（正常＜25U/L），cTnI 为 1.37ng/ml（正常值＜0.8ng/ml）。

辅助检查：急诊心电图（图 1-5-5）示下壁 ST 段抬高 0.05～0.15mV，窦性心律，HR 为

67次/分，Ⅱ、Ⅲ、aVF 导联及 $V_{1~5}$ 导联均呈 QS 或 rS 型，T 波低平或倒置。入院后复查心电图（图1-5-6）示：Ⅱ、Ⅲ、aVF 导联 ST 段已回落至基线，予盐酸地尔硫草30mg tid，硫酸氢氯吡格雷 50mg qd，瑞舒伐他汀钙 10mg qd，硝酸甘油 5mg 静脉滴注等药物治疗后，患者再未发作心绞痛。

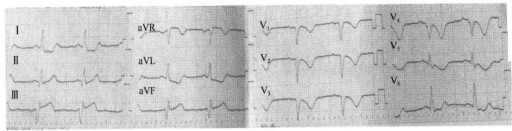

图 1-5-5　心电图：Ⅱ、Ⅲ、aVF 导联 ST 段抬高

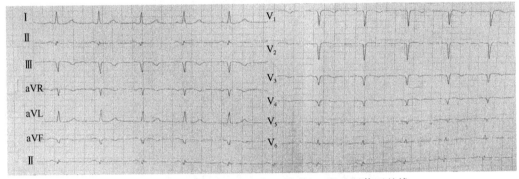

图 1-5-6　心电图：Ⅱ、Ⅲ、aVF 导联 ST 段已回落至基线

入院诊断：①冠状动脉粥样硬化性心脏病，变异性心绞痛，陈旧性下壁、前壁心肌梗死，室壁瘤形成；②高血压 3 级（很高危）。

【讨论】

（一）CAS

CAS 是指冠状动脉强烈收缩导致的血管完全或不完全闭塞。冠状动脉血管运动障碍国际研究小组（The Coronary Vasomotion Disorders International Study Group，COVADIS）于 2013 年 9 月提出了冠状动脉痉挛性心绞痛的诊断标准，包括：①对硝酸酯类有效的心绞痛；②一过性缺血性心电图改变；③经证实的冠状动脉痉挛。本例患者与之相符[1]。

CAS 最早由 Prinzmetal 等在 1959 年描述为变异心绞痛，典型特点是发生在静息且有短暂的急性缺血性心电图改变。后研究发现是由冠状动脉痉挛导致的冠状动脉闭塞。其发病机制为血管内皮功能不全导致一氧化氮缺乏，Rho-Rock 信号传导途径、炎症反应诱发、自主神经功能失衡及过敏反应等。吸烟、年龄、高敏 C 反应蛋白是 CAS 的重要危险因素[2,3]。抑郁恐慌发作、镁缺乏、饮酒、冷加压试验、换气过度、瓦氏动作、残粒脂蛋白、可卡因、拟交感神经药物、β 受体阻滞剂普萘洛尔、拟副交感神经药、麦角生物碱、5-羟色胺等均可诱发或加速 CAS 发生。而 CAS 是引起变异性心绞痛、急性心肌梗死、室性心律失常和猝死的原因之一。

CAS 诱发急性心肌梗死一般发生在有冠状动脉粥样硬化甚至是有轻度狭窄的血管。Park H C[4]等应用血管内光学相干断层成像术检查发现冠脉痉挛所致急性冠状动脉综合征患者罪犯病变为内膜撕裂、糜烂及血栓形成。该患者因急性前壁心肌梗死致室壁瘤形成，2 次冠状动脉造影均示左前降支近中段收缩期压缩 50%，舒张期恢复正常，冠状动脉无明显狭窄，因此考虑为持续冠状动脉痉挛所致心肌耗氧量增加，导致急性心肌梗死，且该患者在心肌梗死后出现室壁瘤，在病程中更易出现心功能不全、心室血栓形成、心律失常等。

冠状动脉痉挛者盐酸地尔硫草每日最大量可用至 360mg[5]。本例患者入院后予盐酸地尔硫草服用（30mg tid，平时间断服用 30mg qd）后未再发作心绞痛。2013 年日本冠状动脉痉挛性心绞痛指南[6]指出，钙离子拮抗剂为预防冠状动脉痉挛性心绞痛发作的首选药物（Ⅰ类）。钙离子拮抗剂通过阻断钙离子内流，降低平滑肌细胞内钙离子水平，高效抑制冠状动脉痉挛。一般剂量可以安全使用，无不良反应。硝酸酯类药物在体内代谢成一氧化氮，进而激活环鸟苷酸化酶增加 cGMP，使血管平滑肌松弛。也可通过一氧化氮阻断 Rho 活性从而舒张血管平滑肌。该指南推荐硝酸酯类和钙离子拮抗剂联合使用。由于 β 受体阻滞剂有加重冠状动脉痉挛的可能，轻度冠状动脉狭窄的冠状动脉痉挛患者不建议应用。有严重冠状动脉狭窄的冠状动脉痉挛患者建议联合应用 β 受体阻滞剂（Ⅱb 类）。Masanobu Ishii 等[7]研究发现他汀类药物可通过改善内皮功能减少冠状动脉痉挛患者发生心血管事件的可能性，另有韩国学者对 501 例因冠状动脉痉挛引起的 AMI 而无冠状动脉阻塞（狭窄程度小于 50%）的患者进行研究，研究结果：他汀组（292 人）的临床结局优于非他汀组（209 人），主要降低冠状动脉再梗死率，参考本文献，本例患者也予以他汀类药物治疗[8]。

对于冠状动脉造影提示严重狭窄病变的冠状动脉痉挛患者，则可考虑行 PCI 解除冠状动脉狭窄[9]。而伴有血管明显狭窄且狭窄范围较广泛者行冠状动脉旁路移植术，则病死率低，远期疗效好。

Takayuki Ogawa[10]等报道日本冠状动脉痉挛性心绞痛患者第 1 年复发率为 37%，且每年递增，因此建议冠状动脉痉挛性心绞痛患者进行综合治疗，包括戒烟酒，以及硝酸酯类、钙离子拮抗剂、抗血小板、降脂药联合治疗，预防复发。

（二）心肌桥

心肌桥（myocardial bridging，MB）是一种常见的心脏先天性解剖异常，1737 年由 Reyman 在尸检中发现。1960 年 Porstmann 等首次通过冠状动脉造影对心肌桥进行了影像学描述，并命名为心肌桥。

MB 是一种隧道式冠状动脉，上面覆盖心肌组织，收缩期压缩，舒张期完全消失[11]。它通常位于左前降支中部。可单发，也可多发。MB 平均长（14.64±9.03）mm，厚（23±1.32）mm[12]。MB 通常没有临床意义，如果增厚可能出现各种症状，如心绞痛、心律失常、心肌梗死、猝死。

Min Yu 等[13]研究发现在心肌桥部位发生的冠状动脉痉挛更易由乙酰胆碱或体力活动诱发，在有 MB 的患者发生急性心肌缺血过程中冠状动脉痉挛可能起到重要作用。MB 引发心肌缺血症状的病理生理机制[14]：心脏收缩时冠状动脉压缩，与年龄及冠状动脉粥样硬化相关的舒张功能障碍，左心室肥厚，血管痉挛，微血管和内皮功能障碍，近桥端斑块发展。

冠状动脉造影是诊断 MB 的可靠方法，表现为典型的"挤奶效应"，根据冠状动脉狭窄程度将 MB 分为 3 度：Ⅰ度，收缩期冠状动脉狭窄程度＜50%；Ⅱ度，收缩期冠状动脉狭窄程度＞50% 且＜75%；Ⅲ度收缩期冠状动脉狭窄程度＞75%。本例患者复查冠状动脉造影示冠状动脉无狭窄闭塞，仅左前降支近段有 MB 形成。考虑冠状动脉痉挛时 MB 减少冠状动脉血流量引起的急性缺血。

MB 的治疗包括药物、介入、手术治疗。β 受体阻滞剂[11]是治疗 MB 的首选药物，可减慢心率，使心脏舒张期延长，减轻 MB 对冠状动脉的压迫，降低心肌耗氧量及心肌收缩力。钙离子拮抗剂舒张血管有益于伴有的血管痉挛。血管扩张剂包括硝酸甘油，应谨慎应用。硝酸盐能增强桥段心肌收缩及近桥段血管舒张使症状加剧。因此血管舒张药应该避免,除非共存冠状动脉血管痉挛。

有症状的 MB 患者介入治疗可减轻心脏收缩时的冠状动脉压缩,改善症状。药物洗脱支架可更好的避免再介入[15]。对于药物及介入治疗疗效均不理想的 MB 患者可考虑手术治疗。手术方式包括 MB 松解术和冠状动脉旁路移植术。冠状动脉旁路移植术适用于宽为 2.5mm 或深为 5mm 的冠状动脉心肌桥或当冠状动脉隧道段在心脏舒张期不能完全解压。

【经验与体会】

急性心肌梗死可在冠状动脉狭窄的基础上发生急性血栓,为冠状动脉闭塞引起,而对于冠状动脉造影显示冠状动脉轻度狭窄但发生急性心肌梗死或反复发作心绞痛的患者,应警惕为冠状动脉痉挛发作引起,并积极给予钙离子拮抗剂、他汀类药物治疗,以免心绞痛反复发作甚至再发心肌梗死。对于冠状动脉造影提示严重狭窄病变的冠状动脉痉挛患者,应根据冠状动脉狭窄程度及范围行 PCI 或冠状动脉搭桥手术。

【参考文献】

[1] Beltrame J F, Crea F, Kaski J C, et al. International standardization of diagnostic criteria for vasospastic angina[J]. Eur Heart J, 2017, 38(33): 2565-2568.

[2] Hung M J, Hsu K H, Hu W S, et al. C-reactive protein for predicting prognosis and its gender-specific associations with diabetes mellitus and hypertension in the development of coronary artery spasm[J]. Plos One, 2013, 8(10): e77655.

[3] Silverstone T, Fincham J, Plumley J, et al. Comparison of the risk factors for coronary artery spasm with those for organic stenosis in a Japanese population: role of cigarette smoking[J]. Int J Cardiol, 2000, 72(2): 121-126.

[4] Park H C, Shin J H, Jeong W K, et al. Comparison of morphologic findings obtained by optical coherence tomography in acute coronary syndrome caused by vasospasm and chronic stable variant angina[J]. Int J Cardiovasc Imaging, 2015, 31(2): 229-237.

[5] Group J J W.Guidelines for diagnosis and treatment of patients with vasospastic angina(coronary spastic angina)(JCS 2008): digest version[J]. Circ J, 2014, 78(11): 2779-2801.

[6] Hung M J, Hu P, Hung M Y. Coronary artery spasm: review and update[J]. Int J Med Sci, 2014, 11(11): 1161-1171.

[7] Ishii M, Kaikita K, Sato K, et al. Impact of Statin Therapy on Clinical Outcome in Patients With Coronary Spasm[J]. JAHA, 2016, 5(5): e003426.

[8] Piao Z H, Jeong M H, Li Y, et al. Benefit of statin therapy in patients with coronary spasm-induced acute myocardial infarction[J]. J Cardiol, 2016, 68(1): 7-12.

[9] Kusama Y, Kodani E, Nakagomi A, et al. Variant angina and coronary artery spasm: the clinical spectrum, pathophysiology, and management[J]. J Nippon Med Sch, 2011, 78(1): 4-12.

[10] Ogawa T, Komukai K, Ogawa K, et al. High incidence of repeat angina attacks despite treatment with calcium-channel blockers in patients with coronary spastic angina[J]. Circ J, 2009, 73(3): 512-515.

[11] Yuan S M. Myocardial Bridging[J]. Braz J Cardiovasc Surg, 2016, 31(1): 60-62.

[12] Lujinovic A, Kulenović A, Kapur E, et al. Morphological aspects of myocardial bridges[J]. Bosn J Basic Med Sci, 2013, 13(4): 212-217.

[13] Yu M, Zhou L, Chen T, et al. Myocardia ischemia associated with a myocardial bridge with no significant atherosclerotic stenosis[J]. BMC Cardiovascular isorders, 2015, 15: 165.

[14] Rovai D, Di B G, Pingitore A, et al. Myocardial bridging: a review with emphasis on electrocardiographic findings[J]. Ann Noninvasive Electrocardiol, 2015, 20(2): 103-107.

[15] Corban M T, Hung O Y, Eshtehardi P, et al. Myocardial bridging: contemporary understanding of pathophysiology with implications for diagnostic and therapeutic strategies[J]. J Am Coll Cardiol, 2014, 63(22): 2346-2355.

(王淑娟　王连环　林祥灿)

1-6 亚急性支架内血栓形成伴上消化道出血 1 例

【病例摘要】

患者，男，74 岁，主因突发胸闷伴大汗 6 小时入院，于入院前 6 小时活动中突发胸闷不适，伴气促、冷汗、头晕、恶心、呕吐，呕吐物为咖啡色样液体，约 200 ml。曾短暂就诊于外院，考虑"急性下壁心肌梗死"，为求进一步治疗转至我院。

既往史：高血压病史 20 年，最高收缩压为 200mmHg，平素收缩压控制在 140mmHg。糖尿病病史 2 年，空腹血糖在 6 mmol/L 左右。陈旧脑梗死病史 18 年（具体梗死部位不详），目前未遗留后遗症。吸烟 40 年，平均 40 支/日，已戒烟 15 年。

体格检查：全身湿冷，BP 为 123/54mmHg，神清，语利，无颈静脉怒张，双肺呼吸音粗，未闻及湿啰音；HR 为 58 次/分，律齐，未闻及杂音，腹软，无压痛，肝脾肋下未及，双下肢无水肿。

辅助检查：心电图示窦性心律，Ⅱ、Ⅲ、aVF 导联呈 QS 或 Qrs 波，Ⅱ、Ⅲ、aVF、$V_{7\sim9}$ 导联 ST 段抬高 0.05～0.1mV（图 1-6-1）。

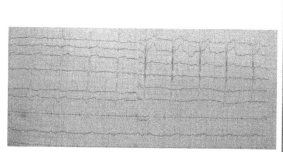
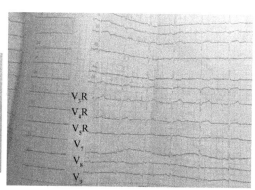

图 1-6-1 入院心电图

入院诊断：冠心病，急性下壁、正后壁心肌梗死，心功能Ⅰ级（Killip's）；高血压 3 级（重度）；2 型糖尿病；上消化道出血；陈旧性脑梗死。

诊疗经过：患者入院仍有恶心，无呕吐。给予抑酸治疗、负荷量阿司匹林、替格瑞洛，并于患者胸痛 7 小时后，行冠状动脉造影检查及直接经皮冠状动脉介入治疗（PPCI）。术中发现，患者前降支中段可见一约 50% 狭窄伴偏心钙化，回旋支较小，未见明显狭窄。右冠状动脉已经自发再通，第一屈膝部可见约 80% 偏心狭窄伴钙化，后三叉前弥漫狭窄约 95% 伴血栓影，右冠远端血流 TIMI 3 级（图 1-6-2A、B）。考虑右冠后三叉前为罪犯病变，遂于后三叉前至后侧支放置 1 枚 Partner 2.5mm×15mm[（12～16）atm×5s]支架；于第一屈膝部至近端放置 1 枚 Partner 2.5mm×15mm[（12～16）atm×5s]支架。手术顺利，术后即刻 RCA 远端前向血流 TIMI 3 级（图 1-6-2C）。PPCI 后，考虑到患者曾呕吐伴大量出汗，且进食差，存在血容量不足，予以补液。患者曾呕吐咖啡色物，考虑存在应激性溃疡，予以泮托拉唑静脉注射 40mg bid、磷酸铝凝胶保护胃黏膜，予流质饮食。实验室检查示：ALT 为 49.2U/L，AST 为 257.6U/L，TC 为 3.7mmol/L，TG 为 1.2mmol/L，LDL-c 为 2.28mmol/L。

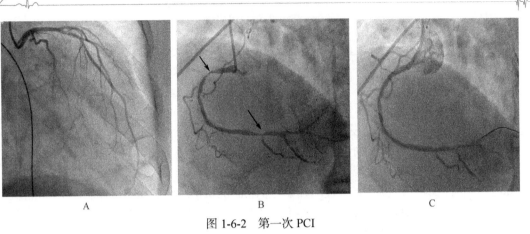

图 1-6-2　第一次 PCI

A.左冠状动脉；B.右冠状动脉近段、远段 2 处重度狭窄；C. PCI 术后右冠状动脉通畅

术后第 2～5 日：患者曾出现寒战，体温最高至 38.7℃，双肺可闻及散在湿啰音。不除外肺感染，予头孢地嗪 1.5g iv q12h，物理降温。体温逐步恢复至正常。未再排便，应用乳果糖 10ml tid。但术后第 6 日凌晨，患者自觉腹胀不适，床旁用力解大便，而后诉胸闷、憋气，伴冷汗。查 BP 为 106/37 mmHg；SpO$_2$ 为 97%；P 为 52 次/分；R 为 19 次/分。查体：周身湿冷，神清，双肺底可闻及湿啰音，心音低钝，律齐，未闻及杂音，腹软，双下肢不肿。复查心电图较前无明显变化，遂给予硝酸甘油 0.5mg 含服。但约 30 分钟后，患者仍觉胸闷、憋气无明显缓解。复查心电图可见下壁导联 ST 段较前抬高 0.1mV，T 波直立。考虑患者发生亚急性支架内血栓形成，遂决定再次行急诊 PCI。但就在搬运患者的时候，医师发现，患者臀部有柏油样便，经询问家属后证实大便为刚刚排出。因此，患者在亚急性支架内血栓形成的同时，发生了上消化道出血。鉴于支架内血栓形成的死亡率可高达 15%～45%，医师果断决定给予患者再次行 PPCI，开通闭塞血管；同时强化抑酸、适当调整抗血小板、抗凝治疗方案。

再次造影发现，RCA 后三叉前支架部位发生了血栓形成（图 1-6-3A）。遂在导丝通过病变后，予以血栓抽吸及预扩球囊 2.5mm×15mm[（6～12）atm×5s×6）]扩张。PPCI 术后即刻，RCA 远端前向血流恢复为 TIMI 3 级，但后三叉前仍可见血栓影（图 1-6-3B）。患者返回病房后，仍诉腹胀不适，间断排黑色水样或糊状便（4 次，约 600ml）。考虑到患者消化道出血量较多，且极可能为应激性溃疡所致，故而停用阿司匹林及替格瑞洛，加用对胃肠道刺激较小的抗血小板药物西洛他唑 50mg bid，氯吡格雷 75mg qd，同时应用小剂量替罗非班 3 ml/h 持续静脉滴注维持 72h。考虑到患者尽管排出黑便量较多，但血压始终稳定在 130/70mmHg 左右，HR 维持在 70 次/分左右，故而血流动力学稳定，消化道出血没有继续增加。加之，支架内血栓形成尽管经过经皮冠状动脉腔内血管成形术（PTCA）治疗，RCA 实现了 TIMI 3 级前向血流，但血栓负荷较重，遂于再次 PPCI 次日重新给予患者低分子肝素钙 5000 IU ih qd。停用可能导致便秘的磷酸铝凝胶，改用具有通便效果的铝碳酸镁 500mg tid。此外加用凝血酶冻干粉 1000U Po bid，改泮托拉唑为奥美拉唑 8mg/h 持续静脉滴注抑酸治疗维持 72 小时，而后改为 40mg iv bid 1 周。查血型、血筛 4 项，备血，准备必要时输入悬浮红细胞。禁食水，每日静脉补液约 2000 ml。考虑患者存在粪嵌塞，予以人工辅助排便。此后患者病情逐渐趋于平稳，排黑便量逐渐减少、消失，于再次 PPCI 后 7 日大便转变为黄色，大便潜血（OB）(-)。患者未再诉胸闷等不适，遂于再次 PPCI 后 10 日顺利出院。

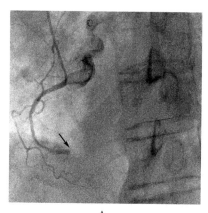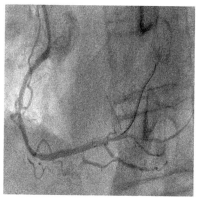

A　　　　　　　　　　　　　　　B

图1-6-3　第二次 PPCI

A.右冠状动脉远段闭塞；B.二次 PPCI 术后 RCA 血流通畅

【经验与体会】

本例患者的特殊性：AMI＋亚急性支架内血栓形成＋上消化道出血。难点：如何平衡出血和血栓？我们的处理策略；对于亚急性支架内血栓形成，需要坚决实现再灌注。再次 PPCI 术中给予肝素 5000U＋替罗非班 10ml，保证 RCA 血流完全恢复。再次 PPCI 术后，强化抑酸治疗＋胃黏膜保护＋局部止血。根据患者上消化道出血量、血流动力学情况决定其抗血小板、抗凝治疗的强度。此例患者我们再次 PPCI 术后给予了小剂量替罗非班及氯吡格雷 75mg，西洛他唑 50mg bid，并于次日加用低分子肝素 5000IU qd。对这类消化道出血的患者，在手术处理上要尽可能简化，植入支架的数量要少，这样有利于术后的抗栓治疗。若患者发生出血现象，需考虑出血的程度[1、2]。本例患者出血情况并不十分严重，发生亚急性支架内血栓形成，可能是因其消化道出血及呕吐使得血液浓缩、血流缓慢、血小板活化等因素所致。针对此类情况，还是需要给予合理的抗栓治疗方案。此例患者的后续抗栓策略是合理的，一定需要根据患者的具体消化道出血量和速度，以及血流动力学情况决定其后续的抗栓治疗力度[3、4]。

【参考文献】

[1] Leontiadis G I，Test F，Howden C W．Antiplatelet therapy in patients with atherosclerotic coronary artery disease undergoing elective endoscopic gastrointestinal procedures. Key messages for clinical practice[J]．Pol Arch Med Wewn，2010，120（4）：143-147．

[2] Strobl S，Zuber-Jerger I．Acute upper gastrointestinal bleeding after coronary intervention in acute myocardial infarction[J]．Med Klin（Munich），2010，105（4）：296-299．

[3] Dai X，Makaryus A N，Makaryus J N，et al．Significant bleeding in patients at risk of coronary stent thrombosis[J]．Rev Cardiovasc Med，2009，10（1）：14-24．

[4] Tanigawa T，Watanabe T，Nadatani Y，et al．Gastrointestinal bleeding after percutaneous coronary intervention[J]．Digestion，2011，83（3）：153-160．

（陈康寅　张　昊　崔　丽）

1-7 PCI 术后胆固醇结晶栓塞性肾病引发急性肾功能不全

【病例摘要】

患者，男，67 岁，主因 PCI 术后 3 个月，血肌酐升高半个月入我院肾内科治疗。既往高血压病史 10 年，最高为 170/90mmHg，高脂血症 10 年，冠心病病史 10 年，糖尿病 4 个月，无结核病史。

查体：T 为 36.5℃，P 为 62 次/分，R 为 17 次/分，BP 为 165/95mmHg。神清语利，查体合作。周身皮肤黏膜可见皮疹，上肢及背部较重，颜面部无水肿，口唇无发紫。浅表淋巴结未触及。双肺呼吸音粗，未闻及干湿啰音。心音可，律齐，各瓣膜听诊区未闻及异常心音和病理性杂音。腹软无压痛及反跳痛，肾区无叩击痛。双下肢无水肿，双足出现蓝紫色斑块。

实验室检查：血常规示 RBC 为 3.87×10^{12}/L，Hb 为 114g/L，嗜酸性粒细胞 18.8%；尿常规：尿蛋白(±)，潜血(-)；24 小时尿蛋白定量为 756.4mg；BUN 为 13.8mmol/L，Cr 为 273μmol/L，UA 为 495μmol/L；风湿抗体、抗 GBM 抗体、ANCA 均呈阴性。

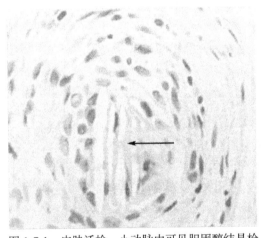

图 1-7-1　皮肤活检：小动脉内可见胆固醇结晶栓塞（箭头）

辅助检查：腹部 B 超示右肾大小为 7.1cm×3.7cm，弥漫性病变伴萎缩；左肾大小为 11.3cm×5.0cm，未见明显异常；肝、胆、胰、脾未见明显异常。皮肤活检：胆固醇结晶栓塞（图 1-7-1）。外院冠状动脉造影：发现冠状动脉三支病变，其中左回旋支中段狭窄 100%，左前降支近中段狭窄 90%，中间支近段狭窄 95%。先后 2 次行 PCI 术，共置入支架 5 枚（BUMA 为 2.5mm×35mm，EXCEL 为 3.0mm×36mm，BUMA 为 2.75mm×20mm，Firebird₂ 为 3.0mm×29mm，Firebird₂ 为 4.0mm×23mm）。患者术前、术后肾功能及尿常规均无异常。PCI 术后 2 月余发现血肌酐升高，为 273μmol/L。胸部 CT：主动脉多部位钙化，肾动脉钙化（图 1-7-2）。

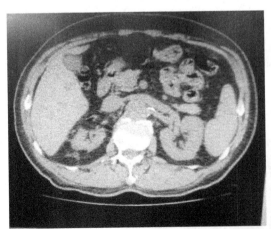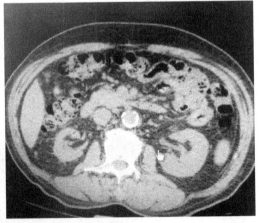

图 1-7-2　胸部 CT：主动脉多部位钙化，肾动脉钙化

入院诊断：①胆固醇结晶栓塞性肾病？②造影剂肾病？治疗过程：入院后予以泼尼松口服治疗（30mg/d），双足蓝紫色斑块状症状缓解（图 1-7-3），血肌酐缓慢下降，1 个月后降至 187μmol/L，泼尼松逐渐减量直至停用，2 个月后血肌酐降至 123μmol/L。继续随诊，出院后 4 个月患者死于夹层动脉瘤破裂。

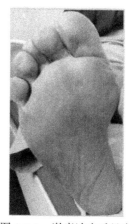

图 1-7-3 激素治疗后足底皮损较前明显减轻

【讨论】

胆固醇结晶栓塞（cholesterol crystal embolism，CCE）是由于含胆固醇结晶的动脉粥样斑块在机械性损伤等诱因下破裂，其内的粥样物质（胆固醇）在血管内随血液播散至全身各处，堵塞外周血管，造成组织缺血和坏死的综合征[1]。因肾脏血流丰富且临近腹主动脉，故肾脏成为最常受累的器官。其常见的诱因包括经动脉的外科手术、介入治疗、应用抗凝剂或溶栓药物等。胆固醇结晶栓塞性肾病其肾功能损害多表现为突发急性肾损伤、亚急性肾损伤或缓慢进展型肾衰竭。突发急性肾损伤常在诱发事件后几日内发病，而后两者血肌酐常在数周至数月逐渐增高。该病可累及全身多个脏器，表现为系统性疾病。皮肤损害为最常见的肾外表现，典型的皮肤损害包括网状青斑（下肢和腹壁）；足趾出现蓝紫色斑块（即蓝趾综合征）。累及胃肠道时因黏膜溃疡或梗死致胃肠道出血；肌肉骨骼受累时临床表现为肌肉痛、关节痛，有时可见横纹肌溶解。中枢神经系统、心、肺也有报道受累者。视网膜的动脉阻塞可导致视网膜梗死，称为霍朗霍斯特综合征（Hollenhorst 征）。

CCE 的诊断标准[2]为：①动脉粥样硬化的患者出现急性肾衰竭；②同时伴下腹部或肢端皮肤缺血表现，包括网状青斑、发绀、坏疽等，且要结合临床排除造影剂肾病、原发性小血管炎及结节性多动脉炎、急性间质性肾炎等疾病所致的急性肾衰竭。也有学者将以下列为粥样硬化栓塞肾病的诊断标准：老年男性，有高血压、吸烟、动脉粥样硬化疾病等危险因素；发病过程为经典三部曲（诱因、急性或亚急性肾衰竭、外周血管栓塞的体征如蓝趾综合征）；嗜酸粒细胞计数升高；其他系统如神经、消化系统的损害[3]。

胆固醇结晶栓塞性肾病和造影剂肾病均可发生于有创性心血管检查之后，前者患者的血肌酐常进行性升高，直至不可逆的肾衰竭；而造影剂肾病一般在使用造影剂后 2～3 日，患者血肌酐升高，7～10 日达到高峰，数周后血肌酐可逐渐恢复正常[4]。本例患者术前肾功能正常，PCI 术后 2 月余出现血肌酐升高，临床表现为 CCE 典型的三联征：蓝趾综合征（外周血管栓塞的体征）、急性肾衰竭及血嗜酸粒细胞增多。该病的确诊依靠组织病理学检查的证据，如肾脏、皮肤或肌肉活检发现小动脉中典型的胆固醇结晶栓子，肾功能恶化不能进行肾活检时，在其他组织发现胆固醇结晶亦可支持诊断。本例患者右侧肾脏已萎缩，所以通过皮肤活检寻找胆固醇结晶栓子，证明了本例疾病的病因。且该患者冠状动脉血管病变严重，主动脉、肾动脉钙化为该病发生的危险因素。

目前胆固醇结晶栓塞性肾病尚无特异性治疗方法，对于已确诊的患者，应该防止胆固醇结晶栓塞的进一步发展，注意任何血管介入治疗，以支持治疗为主。糖皮质激素在急性炎症期减轻全身炎症反应方面发挥了一定的作用。

【经验与体会】

随着血管内介入治疗的发展，动脉内操作增加，尤其是严重动脉粥样硬化、多部位病变、反复操作等，预期系统性胆固醇结晶栓塞的概率会增加。栓塞性疾病以血栓栓子常见，其他尚有气栓、瘤栓、羊水栓塞、脂肪栓塞及其他物质栓塞，胆固醇结晶性栓塞也应予以重视，可通过临床表现和组织病理学检查予以确诊。

【参考文献】

[1] Li X Z，Bayliss G，Zhuang S G．Cholesterol Crystal Embolism and Chronic Kidney Disease[J]．International Journal of Molecular Sciences，2017，18（6）1120.

[2] Scolari F，Bracchi M，Valzorio B，et al．Cholesterol atheromatous embolism：an increasingly recognized cause of acute renal failure[J]．Nephrol Dial Transplant，1996，11（8）：1607-1612.

[3] Scolari F，Ravani P．Atheroembolism renal disease[J]．Lancent，2010，375（9726）：1650-1660.

[4] Khwaja A．Kdigo clinical practice guidelines for acute kidney injury[J]．Nephron Clin Prac，2012，120（4）：179-184.

（韩鸿玲　胡水怡　樊　星）

1-8 回旋支 PCI 术中支架脱载并嵌顿于桡动脉 1 例

【病例摘要】

患者，女，79 岁，因反复胸闷、胸痛 1 年余，于 2016 年 5 月 20 日入我院心内科。1 年前患者活动后出现胸闷、胸痛，经休息可缓解，后反复发作，每次经休息或含服"速效救心丸"后缓解，考虑"冠心病？"，为求进一步治疗患者入我院心内科。

辅助检查：心电图示：窦性心律，心率 76 次/分，Ⅰ、aVL、Ⅱ、Ⅲ、aVF 导联 T 波低平或倒置，$V_{2\sim4}$ 导联 T 波倒置。超声心动图提示：二、三尖瓣轻度反流，左室舒张功能稍低。胸部 X 线片提示：心界不大，双肺未见明显异常。血常规、生化等检查未见明显异常。排除手术禁忌后，行冠状动脉造影检查，结果示：回旋支远段可见 80% 节段性偏心性狭窄，右冠状动脉中段可见 60% 节段性偏心性狭窄，后降支开口可见 60% 节段性偏心性狭窄（图 1-8-1A），拟行回旋支 PCI 术。

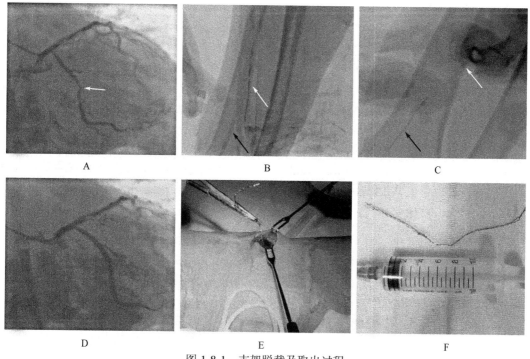

图 1-8-1 支架脱载及取出过程

A.冠状动脉造影示回旋支中段重度狭窄（白箭头）；B.支架前端嵌顿于桡动脉（白箭头），近端位于桡动脉鞘管内（黑箭头）；C.桡动脉鞘管退出后，支架近端已退出体外（黑箭头），远段仍嵌顿于桡动脉无法取出（白箭头）；D.穿刺左侧桡动脉继续完成支架植入术；E.切开桡动脉取出嵌顿支架；F.脱载支架经外科取出后已严重拉长、变形

诊治经过：术中经桡动脉途径选择 JL4.0 指引导管，两根 BMW 导丝送至回旋支远端后，使用 2.5mm×15mm 的 Sprinter 球囊进行预扩张。其后选择 EXCEL 3.0mm×24mm 支架试图通过回旋支病变处，反复尝试后支架均无法通过病变，拟将支架退入指引导管时，发现支架远端已脱载于指引导管开口与左主干内，多次尝试均无法退出及推送，球囊亦无法再次送入支架，因圈套失败，反复尝试小球囊扩张回拉法、双导丝缠绕法均未奏效，故尝试将支架与指引导管

一并取出，支架退至桡动脉处，阻力增加，透视示支架前段嵌顿于桡动脉处（图 1-8-1B），近端则已退至桡动脉鞘管内。尝试加力拖拽，患者手臂疼痛明显。遂先退出桡动脉鞘管，此时支架近端已退出体外，远端仍嵌顿于桡动脉无法取出（图 1-8-1C）。考虑患者回旋支已行球囊扩张术，为避免急性血栓形成，立即使用止血带将右侧桡动脉加压包扎后，并穿刺左侧桡动脉继续完成回旋支 PCI 术（图 1-8-1D）。术后即刻请血管外科行右侧桡动脉切开并取出嵌顿的支架（图 1-8-1E、F）。患者病情稳定后出院，院外坚持冠心病二级预防，随访至今，患者未诉特殊不适，多次复查桡动脉超声未见血管狭窄、闭塞。

【讨论】

PCI 术中支架脱载指的是支架释放前出现支架与球囊分离，致使支架嵌顿于冠状动脉内或脱落至外周动脉的并发症。随着冠状动脉旋磨等广泛应用，支架脱载的发生率已＜1%，但若处理不当仍会引起致命后果。导致支架脱载的原因包括患者因素（血管扭曲、病变钙化）、器械因素（支架本身与球囊镶嵌不紧、导管支撑不够）和术者原因（预扩张不充分或直接置入支架、支架回撤途中导管与冠脉不同轴）三个方面[1]。多数支架脱载可通过器械取出或就地释放，回收术中嵌顿于桡动脉较为罕见。

该患者支架脱载可能系下列因素综合所致：①术者阅读造影图像时，对回旋支病变评估不充分，该患者回旋支与左主干走行角度大，术中所选 JL4.0 指引导管支撑力不够。②指引导管与回旋支同轴性差，致使脱载支架回撤途中嵌顿于指引导管口，无法回撤及推送。笔者术中曾反复尝试球囊扩张回拉法、双导丝缠绕法、圈套器捕捞法等均因支架与指引导管嵌顿牢固而失败。因支架横跨左主干及回旋支，部分已伸入主动脉窦，且支架直径较小，无法原位释放或球囊挤压贴壁，故选择将指引导管、脱载支架等装置整体退出冠状动脉，以规避左主干急性血栓等致命事件。当指引导管及支架回撤至桡动脉时，随着血管直径逐渐变细而阻力增加。当指引导管已退回至桡动脉穿刺鞘管后，加压回撤支架时，患者开始诉前臂胀痛；透视显示支架已拉长、变形，远端嵌顿于桡动脉。因回旋支已行球囊扩张术，为避免处理支架脱载延误时机而导致冠状动脉内血栓形成，故选择加压包扎右侧桡动脉，穿刺左侧桡动脉继续行回旋支 PCI 术，术毕邀请血管外科行桡动脉切开术并取出嵌顿支架。

【经验与体会】

本例支架脱载的处理有以下经验可供借鉴：①解剖上，回旋支相对于前降支而言，与左主干成角更大，走形更为迂曲，在 PCI 术中应可能选择支撑力足够强的指引导管；②支架、球囊等装置在退出冠状动脉时，应保持指引导管的同轴性，减少回撤阻力及嵌顿可能；③并非所有类型的冠状动脉钙化均能在 X 线上有所体现，对于球囊预扩张时显示血管硬化的，更应充分扩张甚至选择旋磨后再植入支架，以尽量减少支架推送时的阻力[2]；④脱载于冠状动脉内的支架，应尽可能将其收回体外。选择原位释放或使用球囊挤压贴壁时，应充分权衡血栓风险，必要时可在术后借助血管内超声等判断贴壁情况；⑤如本例患者，当脱载支架已回撤至外周动脉时，则应把精力自并发症处理转移至病变血管的处理，以避免冠状动脉急性闭塞，造成血流动力学不稳定等严重后果。

【参考文献】

[1] 李拥军. 经皮冠状动脉介入治疗的并发症[J]. 中国介入心脏病学杂志, 2016, 24（1）: 55-57.

[2] 刘健, 席晓霞, 王伟民, 等. 冠状动脉旋磨术联合药物洗脱支架置入术治疗冠状动脉严重钙化病变的临床研究[J]. 中国介入心脏病学杂志, 2015, 23（10）: 550-554.

（孔令秋　伍　洲　许　勇）

1-9 主动脉内球囊反搏术成功抢救未行 PCI 合并心源性休克急性心肌梗死 1 例

【病例摘要】

患者，男，55 岁，主因突发持续性胸痛 6 小时，心室颤动复律后，于 2015 年 1 月 9 日入院；于入院前 6 小时无诱因出现胸痛伴大汗，持续不缓解并恶心呕吐 3 次，呕吐咖啡样物质，到急诊室就诊，心电图示前壁 STEMI，在急诊室突发心室颤动，电复律成功后血压偏低；既往急性下壁心肌梗死 3 年，未行再灌注治疗，无高血压、糖尿病病史，无消化道溃疡病史。

查体：T 为 36.5℃，P 为 85 次/分，BP 为 70/50mmHg～90/60mmHg，神清，急病容，烦躁，颈静脉无明显怒张，双肺可闻及大量湿啰音，心音低钝，心律齐，心脏各瓣膜区未闻及杂音，腹软，无压痛，肝脾肋下未及，双下肢不肿。

实验室检查：血常规示 WBC 为 12.37×10^9/L，NEUT 为 87.9%；血生化示 TC 为 5.11mmol/L，LDLc 为 3.11mmol/L；N-proBNP 为 4492pg/ml，CK 峰值为 3774U/L。辅助检查：心电图示窦性心律，Ⅱ、Ⅲ、aVF 导联 ST 段压低，$V_{1\sim3}$ 导联 Q 波伴 ST 段抬高，$V_{4\sim6}$ 导联 rS 波伴 ST 段抬高（图 1-9-1）；UCG（图 1-9-2）示左心房增大（41mm），左心室节段性运动异常，二尖瓣、

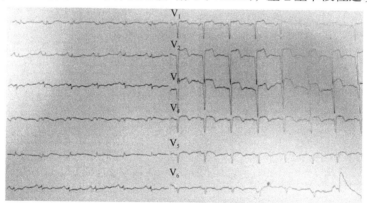

图 1-9-1　心电图：窦性心律Ⅱ、Ⅲ、aVF ST 段压低，$V_{1\sim3}$ Q 波 ST 段抬高，$V_{4\sim6}$ rS 波 ST 段抬高

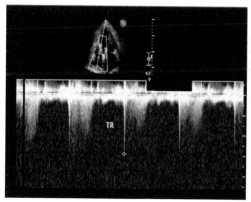
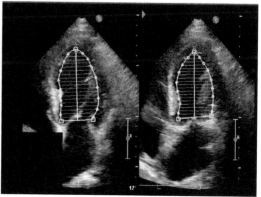

图 1-9-2　UCG：左心房增大，LVDD 为 51mm，EF 为 25%

三尖瓣少量反流，左心功能减低，EF 为 25%，轻度肺高压（PASP 为 42mmHg），LV 为 48mm；CAG：冠状动脉三支病变，左前降支（LAD）近中段血栓影（图 1-9-3）；Holter 示总心搏数为 105 888 次，平均 HR 为 76 次/分，最慢 HR 为 64 次/分，最快 HR 为 90 次/分，室性期前收缩 15 个；胸部 X 线示双肺渗出性病变，肺水肿。

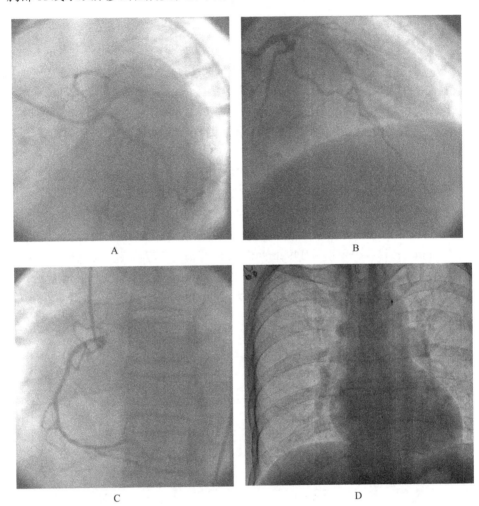

图 1-9-3　冠脉造影及 IABP 置入

A. LCX 中、重度狭窄；B. LAD 近中段血栓影；C. RCA 节段性狭窄；D. IABP 置入

治疗及随访：予以主动脉内球囊反搏术（IABP）置入以 1∶1 模式工作持续 3 日后拔除、并给予 DAPT、LWMH、硝酸酯类、β 受体阻滞剂、血管紧张素转化酶抑制剂（ACEI）、醛固酮拮抗剂、他汀类治疗，随访 7 个月时复查冠状动脉造影示 LAD 血栓消失（图 1-9-4）；心电图示 QRS 波群于 $V_{1\sim4}$ 导联呈 QS 型，V_5 导联呈 qR 型（图 1-9-5）；UCG 可见心功能有所改善（图 1-9-6）。

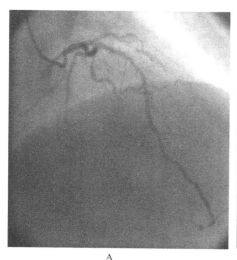
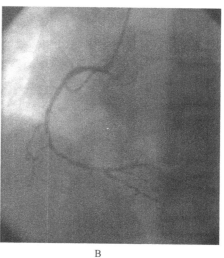

图 1-9-4　随访 7 个月后复查造影

A. LAD 血栓消失；B. RCA

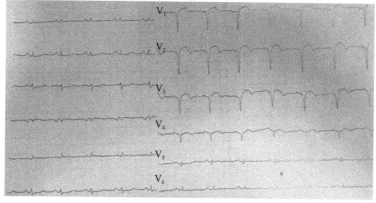

图 1-9-5　随访 7 个月复查心电图

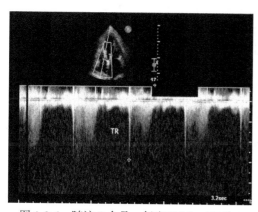
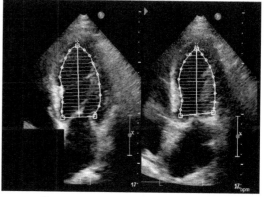

图 1-9-6　随访 7 个月，复查 UCG：LV 为 49mm、LA 为 40mm、EF 为 42%、PASP 为 35mmHg

【讨论】

　　心源性休克是由于各种原因导致心排血功能衰竭，不能维持其最低限度的心排血量，导致血压下降，重要脏器和组织供血不足，引起全身性微循环功能障碍，从而出现一系列缺血、缺氧、代谢障碍及重要脏器损害为特征的病理生理过程。心肌梗死合并心源性休克的发生率为15%～25%。同时，心源性休克是急性心肌梗死最严重的并发症，也是目前急性心梗患者死亡的主要原因，在心肌梗死急性期，其死亡率高达80%～90%[1]；前降支近段闭塞易合并左心衰竭和心源性休克，发生心源性休克时的梗死面积往往超过40%[2]。

急性心肌梗死伴心源性休克的发病机制：心肌部分坏死致心排血量降低，心肌收缩运动不协调，存在心肌抑制因子，心律失常，以及恶心、呕吐、大量失水导致血容量不足，异位心律等可能成为促进休克发生发展的因素；其危险因主要素包括高龄、女性、糖尿病或脑卒中病史、左主干或三支血管病变、前壁心肌梗死、再发心肌梗死。AMI伴心源性休克的临床表现：收缩压<90mmHg，血压迅速下降>30mmHg，HR>100次/分，脉搏细速，心音减弱，皮肤湿冷，尿量<30ml/h，胸痛，呼吸急促，心排血量减少。

心源性休克诊断标准：患者存在低血压（原血压正常者，收缩压≤80mmHg，舒张压<60mmHg；原有高血压者，收缩压<90mmHg，持续半小时以上；或从原水平降低30%以上；或血压下降≥80mmHg），低心排表现（心动过速、意识状态改变、少尿、四肢厥冷），以及肺淤血；心指数<2.2L/（min·m^2），肺毛细血管楔压（PCWP）>18mmHg；必须应用血管活性药物及IABP维持收缩压>90mmHg[3]。心源性休克绝大多数由急性心肌梗死引起：①大面积二尖瓣关闭不全（MI）（占左心室面积40%以上），由左心室衰竭引起占74.5%；②乳头肌断裂，急性二尖瓣关闭不全占8.3%；③室间隔穿孔占4.6%；④单独右心室梗死占3.4%；⑤心脏破裂填塞占1.7%[4]。

AMI伴心源性休克的治疗原则[5]：AMI合并休克应迅速恢复梗死相关血管的血流是关键；再灌注治疗是治疗的最终目的，也是最有效的措施；采用综合性治疗措施，包括血管活性药物、呼吸支持、血流动力学支持、肾脏替代治疗、再灌注治疗；血流动力学支持包括IABP、心室辅助装置、体外膜氧合器，可部分或完全替代心脏泵血功能；机械辅助装置通过对循环系统的有效支持，能够纠正失代偿期休克患者急转直下的血流动力学紊乱状态，改善组织灌注，提高患者生存率。

【经验与体会】

急性心肌梗死合并心源性休克迅速恢复梗死相关血管的血流是治疗休克的关键；该患者造影发现LAD全程血栓影，但前向血流可以达到TIMI 3级，若行PCI治疗极易发生无复流现象加重心力衰竭与低心排而导致死亡，因此纠正休克状态改善血流动力学才是患者受益的关键；IABP是解决AMI急性期泵衰竭的强力支持，是目前治疗急性心肌梗死并发心源性休克最常用的辅助循环装置，它能有效逆转组织低灌注，帮助恢复心肌再灌注，降低死亡率。患者7个月后复查冠状动脉造影证实LAD狭窄并不严重，患者的存活源于IABP的支持和以有效抗凝抗血小板治疗为核心的综合管理；心功能改善获益于心力衰竭金三角（ACEI+β受体阻滞剂+醛固酮拮抗剂）的标准化治疗。

【参考文献】

[1] Hryniewica K, Sandoval Y, Samara M, et al. Percutaneous veno-arterial extracorporeal membrane oxygenation for refractory cardiogenic shock is associated with improved short-and long-term survival[J]. Asaio Journal, 2016, 62（4）: 397-402.

[2] Movahed M R, Khan M F, Hashemzadeh M, et al. Age adjusted nationwide trends in the incidence of all cause and ST elevation myocardial infarction associated cardiogenic shock based on gender and race in the United States[J]. Cardiovascular Revascularization Medicine, 2015, 16（1）: 2-5.

[3] Members A F, Steg P G, James S K, et al. ESC Guidelines for the management of acute myocardial infarction in patients presenting with ST-segment elevation[J]. Revista Espanola De Cardiologia, 2012, 66（1）: 5.

[4] Hochman J S, Buller C E, Sleeper L A, et al. Cardiogenic shock complicating acute myocardial infarction-etiologies, management and outcome：a report from the SHOCK Trial Registry[J]. Journal of the American College of Cardiology, 2001, 20（3）：349-350.

[5] Windecker S, Kolh P, Alfonso F, et al. 2014 ESC/EACTS Guidelines on myocardial revascularization The Task Force on Myocardial Revascularization of the European Society of Cardiology（ESC）and the European Association for Cardio-Thoracic Surgery（EACTS）[J]. European Heart Journal, 2014, 35（37）：2541-619.

（曹月娟　郭兆增）

1-10 风湿性心脏病心房颤动患者左主干栓塞致急性心肌梗死

【病例摘要】

患者，女，60岁，主因突发胸痛5小时入院。入院前5小时休息时突发压榨性胸痛，向左上肢放射，持续不缓解。体检：BP为95/71mmHg，双肺呼吸音清，心界扩大，HR为88次/分，心律绝对不齐，第一心音强弱不等，心尖部闻及Ⅱ/6级收缩期吹风样杂音和舒张期隆隆样杂音，下肢无水肿。急诊心电图示心房颤动、不完全右束支传导阻滞、$V_{2\sim4}$导联ST段抬高1～2mV。患者既往风湿性心脏病史20余年，行二尖瓣球囊扩张术后17年，服用阿司匹林肠溶片、地高辛治疗。入院诊断急性前壁心肌梗死，立即给予阿司匹林口服并入住冠心病监护室。入院后超声心动图检查示二尖瓣重度狭窄，双心房扩大。左心室前壁运动减低，左心室射血分数为30%。经家属同意，行急诊冠状动脉造影，造影结果见左主干远段血栓影，累及前降支及回旋支开口，前降支和回旋支无明显狭窄，血流无明显受限（图1-10-1）。右冠状动脉无明显狭窄。造影结束后患者胸痛症状缓解。考虑到左主干血栓抽吸会增加前降支及回旋支栓塞的风险进而影响冠状动脉血流，决定外科开胸手术取栓同时瓣膜置换术。患者送至手术室，体外循环心脏停搏后于主动脉根部横切口，吸引器负压插入左冠状动脉开口吸出1cm长血栓，探查左心房见附壁血栓，用刮匙刮除血栓，然后行二尖瓣生物瓣置换术，左心耳结扎术。

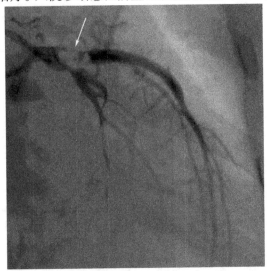

图1-10-1 冠状动脉造影显示左主干分叉部位血栓

术后患者恢复顺利，监测肌酸激酶同工酶峰值为61.2μg/L，肌钙蛋白I为峰值68.25μg/L。患者术后口服华法林抗凝，术后18日出院，随访2年余无心血管不良事件。

【讨论】

本例患者有20余年的风湿性心脏病二尖瓣狭窄及长期慢性心房颤动病史，无有效抗凝治疗，冠状动脉造影示，左主干分叉部位血栓，其他部位血管管壁光滑无粥样硬化性病变，可以明确诊断为冠状动脉栓塞所致急性心肌梗死。冠状动脉栓塞是急性冠状动脉综合征的少见病因。导致栓塞的栓子可来源于人工置换术后的主动脉瓣或二尖瓣，非瓣膜心脏病心房颤动，感染性心内膜炎的自体或人工瓣膜，卵圆孔未闭时还可发生静脉系统栓子的反常性栓塞[1~4]，栓子经房间隔到达左心腔，甚至栓子也可能来源于老年钙化的主动脉瓣，导致急性心肌梗死[5、6]。

国内尚未见风湿性心脏病患者左主干栓塞的报道，孙婷婷等[7]曾报道1例风湿性心脏病心房颤动患者发生急性下壁心肌梗死，冠状动脉造影示回旋支远段闭塞，经抗凝治疗后冠状动脉血流恢复。

冠状动脉栓塞引起的急性冠状动脉综合征没有统一的治疗指南或建议。冠状动脉远端或较小分支的栓塞多采用抗凝治疗。对于左主干分叉部位的栓塞，Suzuyama等[8]报道1例87岁女性胸痛患者，左主干分叉血栓，冠状动脉血流无明显受限，用肝素和华法林抗凝治疗后血栓消失。Gavrielatos 等[1]报道 1 例主动脉瓣置换术后即刻发生休克的患者，冠状动脉造影示左主干远段分叉血栓，抽吸导管未能抽出血栓，在左主干末端至前降支置入支架。Bhindi 等[9]报道 1 例冠状动脉旁路移植术后 3 日的患者突发心肌梗死和低血压，将指引导管直接和 50ml 空针连接，抽吸左主干血栓成功。本例患者冠状动脉造影显示冠状动脉血流没有明显受限，患者的胸痛症状也有缓解，如使用血栓抽吸导管可能会增加前降支或回旋支栓塞的机会，进而影响冠状动脉血流，但如果只是抗凝治疗等待患者的病情随时有可能加重，而开胸手术既可以取出血栓又可以完成狭窄二尖瓣的置换术，因此对该患者，外科手术取栓同时瓣膜置换似乎是最佳选择。

　　总之，风湿性二尖瓣狭窄合并心房颤动的患者如无禁忌，应服用华法林抗凝治疗，行超声心动图检查时也应注意有无左房内血栓或雾状回声，尤其对合并栓塞者。对于冠状动脉栓塞导致的急性冠状动脉综合征的治疗方案要依据患者合并的疾病和血流动力学特点来选择，本例左主干栓塞合并风湿性二尖瓣狭窄的患者成功进行了急诊外科手术，取出血栓并完成了二尖瓣置换。

【经验与体会】

　　风湿性二尖瓣狭窄合并心房颤动患者临床血栓栓塞事件增多，但是左主干栓塞导致的急性心肌梗死尚属罕见。风湿性心脏病心房颤动患者发生急性心肌梗死要注意是否是由于心房血栓栓塞导致，大的血栓如骑跨在左主干分叉则处理十分棘手。如果合并休克可尝试抽吸血栓或球囊扩张以恢复血流挽救生命，如果血流动力学稳定外科手术干预应为更合理选择。

【参考文献】

[1] Gavrielatos G，Buttner H J，Lehane C，et al. Complex interventional procedures for the management of early postoperative left main coronary artery embolism after bioprosthetic aortic valve insertion[J]. Cardiovascular Revascularization Medicine，2011，12（1）：68．e1-4.

[2] Sadik A，Mehmet D，Aksoy M M N，et al. Coronary embolism causing non-ST elevation myocardial infarction in a patient with paroxysmal atrial fibrillation：treatment with thrombus aspiration catheter[J]. International Journal of Cardiology，2011，149（1）：e33-35.

[3] Roxas C J，Weekes A J. Acute myocardial infarction caused by coronary embolism from infective endocarditis[J]. The Journal of Emergency Medicine，2011，40（5）：509-514.

[4] Murthy A，Shea M，Karnati P K，et al. A rare case of paradoxical embolism causing myocardial infarction：Successfully aborted by aspiration alone[J]. Journal of Cardiology，2009，54（3）：503-506.

[5] Staico R，Armaganijan L，Lopes R D. Coronary embolism and calcified aortic valve：is there a correlation？[J]. Journal of Thrombosis & Thrombolysis，2012，34（3）：425-427.

[6] Vasconcellos A P，Korr K S. Spontaneous calcific coronary embolus from a degenerative calcific aortic valve—a rare cause of acute ST segment elevation myocardial infarction[J]. American Heart Hospital Journal，2011，9（1）：E55-59.

[7] 孙婷婷，王连生，朱铁兵. 风湿性心脏病心房颤动继发冠状动脉栓塞引起急性心肌梗死 1 例[J]. 南京医科大学学报（自然科学版），2008，28（3）：398-399.

[8] Suzuyama H，Taguchi E，Miyamoto S，et al. A case of acute coronary syndrome caused by a giant saddle thrombus at left main coronary artery bifurcation[J]. Journal of Cardiology Cases，2011，3（2）：e86-89.

[9] Bhindi R，Ramsay D R，Rees D M. Left main coronary artery'embolectomy'using a novel，straightforward technique[J]. International Journal of Cardiology，2006，113（3）：345-347.

（郭倩玉　卢成志）

1-11 急性心肌梗死合并室间隔穿孔

【病例摘要】

患者，男，66 岁，主因间断活动后胸闷、气短 5 年，突发心前区疼痛 3 天就诊，既往高血压病史 30 年，吸烟史 40 年，饮酒史 40 年。否认家族遗传病史。

体格检查：T 为 36.5℃，P 为 91 次/分，BP 为 89/68mmHg。神清，高枕位，双肺下野可闻及细湿啰音，胸骨左缘下段至心尖可闻及Ⅲ/6 级收缩期吹风样杂音。

实验室检查：TnT 为 4.34ng/ml，CK-MB 为 18U/L，WBC 为 6.34×10⁹/L，PLT 为 152×10⁹/L，ALT 为 158U/L，AST 为 105U/L，BNP 为 4799pg/ml。辅助检查：心电图示 V₁~₄呈 QS型、ST 段抬高。胸部 X 线片：心影增大，肺血多，双侧少量胸腔积液。外院冠状动脉造影：左前降支近端不显影，回旋支中段狭窄 90%，右冠状动脉狭窄 50%，前壁运动减弱。UCG：左心房前后径为 45mm，左心室舒末径为 55mm，右心房左右径为 39mm，右心室前后径为 18mm，EF 为 51%，肺动脉收缩压为 45mmHg，前间隔心尖段回声中断约为 11mm，CDFI 示由左向右穿隔血流信号，左心室前壁、间壁运动减低（图 1-11-1）。

入院诊断：①冠状动脉粥样硬化性心脏病急性前间壁心肌梗死（Killip Ⅱ级），室间隔穿孔；②原发性高血压 3 级（极高危）。治疗：入院后予以 IABP 置入，吸氧、扩张冠状动脉、抗血小板、抗凝、升压、强心、利尿等内科治疗，15日后行冠状动脉旁路移植术（CABG）+左心室室壁瘤（LVA）切除术+室间隔穿孔（VSR）修补术（左心室室壁瘤处切口，涤纶片修补 VSR，毡片三明治法缝合切口）。术后复查心脏超声：左心房前后径为 38mm，左心室舒末径为 53mm，

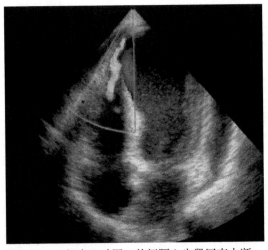

图 1-11-1　超声心动图：前间隔心尖段回声中断，
CDFI 示由左向右穿隔血流信号

右心房左、右径为 36mm，右心室前后径为 17mm，EF 为 51%，肺动脉收缩压为 30mmHg，未见穿隔血流。术后继续强心、利尿、抗凝、扩张冠状动脉、抗感染等治疗，术后 6 日脱离呼吸机，术后 9 日撤除 IABP，术后 10 日因低氧二次气管插管，术后 16 日再次脱机，术后 24日出院。共住院 39 日。

【讨论】

VSR 发生于 AMI 后，是一种少见但致命的并发症，自然病程凶险，病死率高，常发生于急性心肌梗死后 1 周内，平均发生于心肌梗死后 24 小时内，多发生于透壁性心肌梗死或大面积心肌梗死后及心肌梗死后存在壁内血肿者，多为前壁心肌梗死合并前间隔穿孔。其机制可能与血流分割梗死的心肌细胞、梗死后酶的消化作用及心肌细胞透明样变有关，穿孔周围室间隔通常坏死或较薄弱，无再灌注后可发生凝固性坏死，范围较小，大量中性粒细胞进入坏死区，凋亡后释放溶解酶，加速梗死心肌破坏。1847 年 Latham 首次在尸检中发现 VSR 是急性心肌梗死并发症；1923 年 Brunn 首次做出临床诊断；1957 年 Cooley 团队首次对 AMI 后 VSR 行右

心室路径外科治疗，心肌梗死后第 11 周手术，患者术后 45 日死于分流复发引起的心力衰竭；1963 年美国 Mayo 诊所的 Payne 等报道了首例术后长期存活的病例（存活 2.5 年）；1990 年 David 和 Komeda 报道心包补片修补法[1]。国外报道 VSR 发生率为 0.2%～2%，2013 年中国医学科学院阜外医院报道发生率为 0.57%，GUSTO-1（global utilization of streptokinase and tissue plasminogen activator for occluded coronary arteries）研究报道 AMI 后及时进行再灌注治疗可以使发生率降至 0.2%～0.34%[1]。

　　研究报道高血压、高龄、女性、既往无心绞痛及心梗史、梗死相关血管完全闭塞、缺乏侧支循环、前壁心肌梗死、大面积心肌梗死、右心室梗死为急性心肌梗死并发时间隔穿孔的危险因素。VSR 形态位置分型包括心尖部缺损型（单纯型）、前间隔缺损型、后间隔缺损型（复合型）。穿孔后出现急性由左向右分流，使右心负荷急剧增加，继发肺血流增加及左心房、左心室负荷过重。同时左心室输出量锐减，前向血流减少，加上心肌梗死造成的左心室收缩功能下降，使血流动力学进一步恶化。心排血量减少导致动脉收缩，加重由左向右分流，这种突然的血流动力学改变使机体来不及代偿（肺循环血量增多，体循环血量减少），表现为急性左心衰竭、急性右心衰竭和心源性休克，危及生命。

　　VSR 患者表现为 AMI 后持续或反复出现的胸痛或 AMI 后突然出现的呼吸困难和低心排、低灌注等左心衰竭表现，快速出现的肺动脉高压、肺水肿，AMI 后数小时或数日，心功能不全进行性加重，胸骨左缘下新发的粗糙、响亮的全收缩期杂音，常伴震颤，心脏超声示室间隔有回声中断，彩色多普勒证实有穿隔血流存在，右心导管检查可以测算左向右分流量。

　　VSR 的内科治疗主要包括 IABP（ACC/AHA 指南 I 类适应证）、血管扩张剂、正性肌力药物、利尿剂、ECMO 等。但内科治疗不能阻止血流动力学进行性恶化，只能暂时改善症状，稳定病情，改善心功能储备，为下一步介入治疗或手术治疗创造条件。中国医学科学院阜外医院报道内科保守治疗患者 1 年病死率为 87.8%。

　　VSR 的外科治疗，手术时机选择至关重要：通常认为发病早期，坏死组织水肿、脆弱、易碎且不易区分，手术修补难度大，手术死亡率高达 20%～60%，其中心肌梗死后 7 日内手术的死亡率达 54.1%[2]。发病 4～6 周后 VSR 周围组织纤维化，手术安全性明显提高，但能等到 1 个月后手术的患者手术安全性仅为 15%。2014 年 ACC/AHA 指南推荐一旦发生 VSR 应立即手术，除非患者本身临床情况不允许。美国 Saint Luke 医院报道了 76 例 VSR 患者早期手术结果，60%患者在 24 小时内手术，院内死亡率为 40.8%，5 年生存率为 41.5%。国内专家达成共识，认为：经药物和 IABP 治疗血流动力学仍不稳定、循环迅速恶化、器官损害加重者，虽手术后病死率高，也应积极进行手术。经保守治疗，血流动力学无严重改变者，可观察 3 周后进行手术，期间一旦病情恶化，应果断手术。手术径路多采用左心室切口，VSR 修补同时行冠状动脉旁路移植术治疗，手术并发症包括左心室切口出血、分流复发和低心排。国外多中心 2876 例患者研究报道，VSR 整体手术死亡率为 42.9%[2]。中国医学科学院阜外医院报道：术后 1 年病死率为 9.5%，整体死亡率为 10%～54%，术后 5 年生存率为 60%～83%，10 年生存率为 50%，15 年生存率为 37%，后间隔 VSR 比前间隔 VSR 手术死亡率高[3]。此外，介入治疗及杂交手术治疗可适用于某些特殊病情患者[4]。

　　无左心室室壁瘤、非 2 型糖尿病、Killip 分级 Ⅲ～Ⅳ级、AMI 到 VSR<4 日，为 AMI 后 VSR 短期死亡的独立危险因素[5]。后间隔 VSR、AMI 后 7 日内手术、并发心源性休克、分流复发为提示外科修补术后预后不良的因素[6]。

【经验与体会】

　　VSR 是 AMI 少见但致命的合并症，死亡率高，须引起重视，内科保守治疗只是过渡治疗，IABP 是保守治疗的基础，外科手术治疗是挽救 VSR 最重要的方法，但手术时机选择极为关键，目前国内外尚无统一标准。手术多主张左心室入路切口，经典方法为三明治法缝合。近年来介入治疗及杂交手术治疗的发展，为高风险危重患者的治疗提供了更多选择。

【参考文献】

[1] Crenshaw B S, Granger C B, Birnbaum Y, et al. Risk factors, angiographic patterns, and outcomes in patients with ventricular septal defect complicating acute myocardial infarction. GUSTO- I (global utilization of streptokinase and TPA for occluded coronary arteries) trial investigators[J]. Circulation, 2000, 101（1）: 27-32.

[2] Arnaoutakis G J, Zhao Y, George T J, et al. Surgical repair of ventricular septal defect after myocardial infarction: outcomes from the society of thoracic surgeons national database[J]. Annals of thoracic surgery, 2012, 94（2）: 443-444.

[3] 刘文娴, 吕树铮.心脏危重症处理原则和案例分析[M]. 北京: 北京大学医学出版社, 2015: 47-59.

[4] Radosavljevic-Radovanovic M, Radovanovic N, Arandjelovic A, et al. Urgent hybrid approach in treatment of the acute myocardial infarction complicated by the ventricular septal rupture[J]. Srpski arhiv za celokupno lekarstvo, 2014, 142（3-4）: 226-228.

[5] Hu X Y, Qiu H, Qiao S B, et al. Short-term prognosis and risk factors of ventricular septal rupture following acute myocardial infarction[J]. 中国医学文摘（内科学分册）（英文版）, 2013, 41（3）: 195-198.

[6] Asai T. Postinfarction ventricular septal rupture: can we improve clinical outcome of surgical repair? [J]. General thoracic and cardiovascular surgery, 2016, 64（3）: 121-130.

（李景辉 李 杰 孙 静）

1-12 低射血分数冠心病的外科血运重建

【病例摘要】

患者，男，61岁。主因间断胸闷气短8年，再发4日入院。8年前于前降支及右冠状动脉共植入支架4枚，否认高血压，糖尿病病史。吸烟史40年，约40支/日，饮酒史40年，每次500ml，未戒烟酒。家族史：父亲及妹妹患冠心病。

查体：T为36.5℃，P为80次/分，R为16次/分，BP为102/65mmHg，发育正常，营养良好，正常面容，自动体位，神志清楚，查体合作，步行入病房，全身皮肤黏膜无黄染及出血点，双肺叩清音，心界扩大，双肺呼吸音清音，未闻及干湿啰音，HR为80次/分，律齐，未闻及杂音。腹软，肝脾未及，双下肢无水肿。

辅助检查：心电图示窦律，Ⅲ、aVF、V$_{1\sim3}$导联可见Q波，V$_{4\sim6}$呈Rs型，完全性右束支阻滞，可见室性期前收缩，ST-T改变（图1-12-1）。实验室检查：血常规、凝血全项、肝肾功能均正常范围，总胆固醇为9.38mmol/l，低密度脂蛋白为7.67mmol/l，高密度脂蛋白为0.65mmol/l，B型利钠肽前体为2 177pg/ml（正常值＜100pg/ml）。心脏超声：左心房前后径为47mm，左心室舒末径为70mm，左心室缩末径为60mm，右心房左右径为49mm，肺动脉收缩压为30mmHg，LVEF为29%，室间隔厚度为7mm，后壁厚度为7mm，二尖瓣中度反流，左心室收缩功能减低。

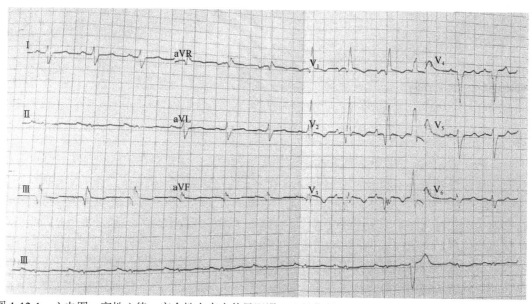

图1-12-1 心电图：窦性心律，完全性右束支传导阻滞，室性期前收缩，Ⅲ、aVF、V$_{1\sim3}$导联可见Q波，ST-T改变

入院诊断：冠心病，不稳定性心绞痛，陈旧性下壁、前壁心肌梗死，支架植入后状态，心律失常，室性期前收缩，完全性右束支阻滞，心功能Ⅲ级（NYHA）。入院后行扩张冠状动脉、抗血小板、降脂以改善心力衰竭，行冠状动脉造影示：三支合并左主干病变（图1-12-2）。行PET-CT检查评价存活心肌。提示缺血区存在部分存活心肌。EDV为225m，ESV为186ml，

EF 为 18%（图 1-12-3），后行冠状动脉搭桥术：LIMA-LAD；RIMA-V-PDA；AO-V-OM，术后行扩张冠状动脉、抗凝及抗感染治疗，术后 18 日出院。半年复查心脏超声：左心室舒张末径为 57mm，LVEF 为 55%，二尖瓣轻度反流。

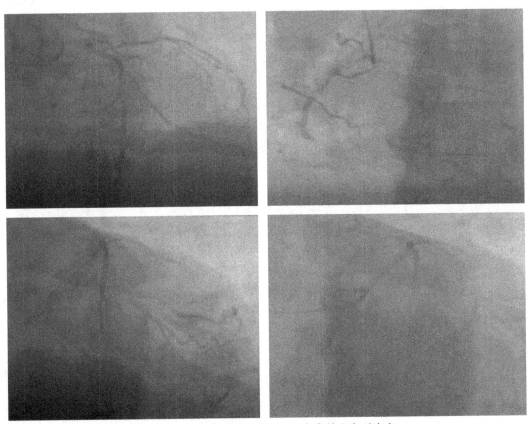

图 1-12-2　冠状动脉造影示：三支合并左主干病变

【讨论】

冠心病是常见病、多发病，其发病率每年呈上升趋势，并且存在年轻化趋势，近年来经皮介入冠状动脉支架植入术和冠状动脉旁路术已经普及，挽救了患者生命，但对于大面积心肌梗死患者，在术前没有评估缺血部位的心肌是否存活，那么即使罪犯血管被打通或进行冠状动脉旁路移植术，心功能也无法真正的改善，还会增加手术的风险和患者的经济负担。因此准确地评估缺血部位存活心肌的多少，对于缺血性心肌病是否行血管重建有十分重要的意义，在美国和欧洲，心肌活力检测已写入指南。PET-CT 评价心肌活力根据美国心脏病学会、美国心脏协会指南，在计划冠状动脉血管重建术前，应该进行 18-氟标记的脱氧葡萄糖心肌代谢显像，估价心肌活力[1]。心肌损伤有 3 种表现：①心肌坏死，是不可逆的心肌损害，冠状动脉即使血流恢复，心肌也不能复活，形成心肌坏死或纤维瘢痕组织，心功能亦不会改善。②心肌冬眠，指那些长期低血流灌注使受损的心肌，收缩功能适应性地下降，心肌降低做功，减少心肌细胞的氧耗，从而维持细胞的活性。持续时间可长达数日至数月，是一种自我保护机制，收缩功能低下是源于心肌血流减少，血运改善后心肌收缩功能改善，缺血解除后心功能迅速恢复。③心肌顿抑，是指严重短暂的心肌缺血缓解后，即缺血再灌注后，受损心肌功能延迟恢复的状态，即使血流已经恢复到正常或接近正常，心肌收缩功能低下，恢复延迟在数小时至数日，心功能恢复缓慢。冬眠的心肌和顿抑的心肌都有收缩储备，属于存活心肌。只有准确地检测心肌活力，才能对患者的心肌状态是否耐受手术创伤、手术疗效及预后情况有初步的预测，从而尽可能地确保对患者安全地进行手术，并使症状获得最大改善，同时也使那些存活心肌甚少的患者避免不必要的手术。在检查心肌活性方面，^{18}F-FDG（氟代脱氧葡萄糖）心肌 PET 显像目前被认为是检测心肌活力的金标准[2]。这项技术在美国和欧洲应用了许多年，获得了较为满意的效果。正常静息情况下，心肌细胞代谢主要以脂肪酸和葡萄糖作为能源物质，脂肪酸代谢为主，在心肌缺血情况下，因氧气运输缺乏，脂肪酸的氧化代谢开始减少，而葡萄糖可通过无氧酵解来维持细胞膜的完整性，从而成为心肌缺血时的主要能源物质。随着缺血程度加剧，葡萄糖代谢减低，最终可导致细胞膜裂解而细胞死亡，所以葡萄糖代谢可预示心肌细胞的活力，代谢活性的存在是心肌细胞存活最可靠的指标。诊断心肌存活最特异的类型是血流减少，糖摄取正常或增加，即所谓血流-代谢"不相配"型，而诊断无心肌存活最特异的类型是血流、糖摄取都减少，即所谓"匹配"型。冠状动脉狭窄导致心肌血流量减少，氧供减少，心肌细胞功能受到抑制，其有氧代谢受抑制，无氧酵解增加，外源性葡萄糖利用增加。

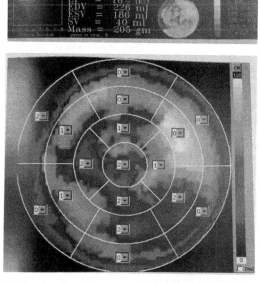

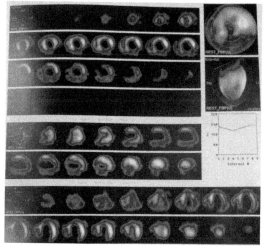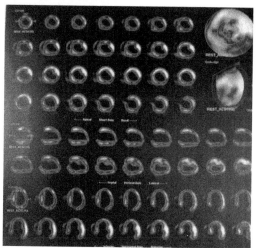

图 1-12-3　PET-CT 检查示缺血区存在部分存活心肌；EDV 为 225m，ESV 为 186ml，EF 为 18%

对于左心室功能不全的患者，手术前评估缺血区域是否存在存活心肌，有利于对患者制定有效的治疗方案，存在存活心肌大于 7%的患者进行冠状动脉搭桥术，手术死亡率小于存活心肌小于 7%的患者，同时存活心肌多的患者，冠状动脉搭桥术后有利于心功能改善，Hass 等 76 例冠心病和左心室衰竭病例，41 例术前行 ^{18}F-FDG 心肌 PET 检测，根据心肌存活情况及临床症状和血管造影结果来决定是否进行血管重建[3]。未在术前 PET 检查患者则较高并发症和死亡率。Bean-Lands 等提出根据 PET 结果制订治疗方案，心肌存活率高，预后较好者血运重建，心肌存活率低，建议保守治疗或心脏移植。越来越多的研究表明[4]，对于有存活心肌的患者，进行冠状动脉旁路移植术，年死亡率比药物治疗明显改善，而没有存活心肌的患者，冠状动脉旁路移植术和药物治疗相比，患者的年死亡率没有明显差别。

综上所述，对于冠心病合并心肌梗死并左心室功能不全的患者术前进行心肌活力检测，可以有效地评价手术风险和预后。冠心病合并左心室功能不全的患者 PET-CT 提示灌注-代谢不匹配的患者药物治疗年生存率很低，而对这些患者外科治疗年生存率明显改善。

【经验与体会】

冠心病合并左心室功能不全的心肌梗死患者，术前评价存活心肌对于评价手术风险及预后有着重要的意义，有利于制订有效的治疗方案。

【参考文献】

[1] Srivatsava M K, Indirani M, Sathyamurthy I, et al. Role of PET-CT in the assessment of myocardial viability in patients with left ventricular dysfunction[J]. Indian Heart Journal, 2016, 68（5）: 693-699

[2] Haas F, Haehnel C J, Picker W, et al. Preoperative positron emission tomographic viability assessment and perioperative and postoperative risk in patients with advanced ischemic heart disease[J]. Journal of the American College of Cardiology, 1997, 30（7）: 1693-1700.

[3] Allman K C, Shaw L J, Hachamovitch R, et al. Myocardial viability testing and impact of revascularization on prognosis in patients with coronary artery disease and left ventricular dysfunction: a meta-analysis[J]. Journal of the American College of Cardiology, 2002, 39（7）: 1151-1158.

[4] Bonow R O, Maurer G, Lee K L, et al. Myocardial Viability and Survival in Ischemic Left Ventricular Dysfunction[J]. New England Journal of Medicine, 2011, 364（17）: 1617-1625.

（杨东艳　张　凯　魏　东　李军山　王联群）

1-13 川崎病——不容忽视的儿童发热出疹性疾病

【病例摘要】

患儿，男，3 岁。无明显诱因发热 5 日。患儿于 5 日前开始发热，体温最高达 39.8℃，口服退热药，体温可降至正常，4～6 小时后体温再次升高。于 1 日前后背部出现粟粒样红色皮疹，颈部、颌下淋巴结肿大，口服抗生素无效。

体格检查：颈部、颌下淋巴结肿大，表面不红，无化脓；双眼结膜充血，口唇潮红，皲裂，出血，口腔黏膜发炎；手足红肿变硬和掌跖红斑；背部皮肤出现粟粒样红色皮疹。

辅助检查：超声心动图示患儿主动脉、肺动脉内径正常，各房室内径正常。主动脉瓣、肺动脉瓣、二尖瓣、三尖瓣形态活动可，彩色多普勒血流成像（CDFI）示各瓣膜未见反流信号。室间隔和左心室后壁呈逆向运动，未见节段性室壁运动异常。心内结构未见连续中断。心功能正常，左心室射血分数为 74%。心包腔内未见液性暗区。冠状动脉探查：胸骨左缘主动脉短轴切面扫查，10～11 点钟位置可见扩张的右冠状动脉主干，内径约为 0.60cm，3～4 点钟位置可见扩张的左冠状动脉主干和前降支及回旋支近段，左冠状动脉主干内径约为 0.45cm，整个冠状动脉扩张较均匀，其内未见血栓形成。冠状动脉 CDFI 检查可检测到左冠状动脉主干血流信号及频谱，未见明显异常。左心二腔切面、心尖四腔切面等非标准多切面探查未见明显远端冠状动脉扩张，左心二腔切面可检测到前降支远端的血流信号及频谱，未见明显异常（图 1-13-1）。

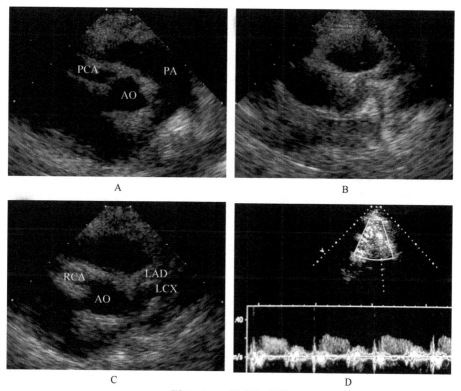

图 1-13-1 超声心动图

A.心底短轴切面见右冠状动脉主干扩张；B.心底短轴切面见左冠状动脉主干及前降支、回旋支近端扩张；C.心底短轴切面显示扩张的右冠状
动脉主干扩张、左冠状动脉主干及前降支、回旋支近端；D.左心二腔切面可检测到前降支远端的血流信号及频谱，未见明显异常

诊断：川崎病，双侧冠状动脉扩张。鉴别诊断如下所述。①冠状动脉瘘：异常交通的冠状动脉常出现瘤样扩张，依瘘口大小和瘘入部位的不同出现相应心脏改变。②左冠状动脉起源于肺动脉：左冠状动脉起源于肺动脉者较为常见，由于右冠状动脉担负起左冠状动脉作用并借助侧支循环逆流至左冠状动脉，在肺动脉水平形成由左向右分流，因此右冠状动脉明显扩张。住院经过与转归：入院后临床考虑为川崎病，停用抗生素，予阿司匹林口服治疗，入院 7 日后体温降至正常，皮疹消退。

【讨论】

川崎病（Kawasaki disease，KD）于 1976 年由日本川崎富作首先报道[1]。川崎病是一种以全身血管炎为主要病变的急性发热出疹性小儿疾病。80%～85%在 5 岁内起病，男孩多见，15%～20%未经治疗的患儿可发生冠状动脉损害。

川崎病的临床诊断思路：JCS 川崎病诊疗指南[2]给出了川崎病临床诊断思路，其中通过超声心动图探查到冠状动脉损害再结合 4 项主要症状即可临床诊断川崎病，见表 1-13-1。

表 1-13-1　川崎病的临床诊断思路

川崎病的病因目前仍不明确，该病较为广泛地影响到婴儿及小于 5 岁的儿童。患者的症状可以分为主要症状和次要症状
1. 主要症状
（1）持续发热超过 5 日，抗生素治疗无效
（2）球结膜充血
（3）嘴唇和口腔的改变：包括嘴唇发红，杨梅舌，咽喉、口腔黏膜红肿
（4）多形性的皮疹
（5）指/趾端改变：急性期为苍白水肿表现，恢复期为膜状脱皮表现
（6）急性非化脓性淋巴结肿
以上 6 点中具备 5 点可诊断川崎病，或具备其中 4 点并且超声心动图诊断冠状动脉扩张或冠状动脉瘤形成也可诊断
2. 次要症状
在疑诊病例中，如果发现了以下的症状或表现，则应考虑诊断川崎病
（1）心血管系统方面：听诊心音遥远、奔马律或心脏杂音；心电图发现 PR 或 QT 间期延长，出现异常 Q 波，QRS 波减低，ST-T 改变或心律不齐；X 线片提示心影丰满；超声心动图提示心包积液；除冠状动脉外的其他部位动脉形成动脉瘤；心绞痛或心肌梗死表现
（2）消化系统方面：腹泻，呕吐，腹痛，麻痹性肠梗阻，胆汁淤积，轻度黄疸，血清转氨酶轻度增高
（3）血液系统：白细胞增多且发生核左移，血小板增多，红细胞沉降率（血沉）增快，C 反应蛋白（CRP）增高，低白蛋白血症，α_2 球蛋白增高，红细胞和血色素的轻度减低
（4）泌尿系统：蛋白尿，尿中白细胞计数增多
（5）皮肤：发红，形成硬结，小脓疱，指甲横裂
（6）呼吸系统：咳嗽，鼻涕，胸部 X 线片提示异常肺部片影
（7）关节：疼痛，肿胀
（8）神经系统：脑脊液淋巴细胞增多，惊厥，昏厥，面瘫，肢体瘫痪

超声心动图诊断川崎病的主要观察内容：①重点探查冠状动脉，注意有无冠状动脉瘤、冠状动脉扩张及冠状动脉内血栓形成。川崎病常并发冠状动脉病变，于病程 2～4 周检出率最高，病变类型包括冠状动脉瘤、冠状动脉扩张、冠状动脉狭窄或闭塞等。受累频率依次为左冠状动

脉主干、左前降支、右冠状动脉主干。超声心动图作为一种无创性检查手段，具有安全、简便、可反复检查，便于长期随访等优点，可以监测是否并发冠状动脉病变及病变类型，与冠状动脉造影的符合率达 86%～100%。在胸骨旁大动脉短轴切面，二维超声心动图很容易探测到左右冠状动脉主干及前降支、回旋支近段，一旦发现冠状动脉扩张，应仔细观察其内有无血栓形成，并可通过多普勒记录血流频谱以了解冠状动脉的血流动力学情况。目前二维超声还难以显示冠状动脉远端分支，但川崎病的冠状动脉病变好发于冠状动脉主干或分支近端，即便分支远端有病变，亦多有主干或分支近端受累。②评价其他心脏并发症及心功能情况：川崎病还可引起心肌炎、心包炎、乳头肌功能不全、腱索断裂、房室瓣反流、心功能不全等心脏并发症。二维及多普勒超声心动图可以准确评价这些心脏受累情况，测定心功能。③冠状动脉多普勒超声心动图对扩张冠状动脉血流动力学的评价：近年来应用于临床的超声冠状动脉多普勒血流显像能直观显示不同节段心外膜冠状动脉血流信号并记录其血流频谱，可用于定量分析冠状动脉病变对心肌血流灌注的影响。目前已有学者应用此技术评价川崎病患者的冠状动脉储备功能[3]。

【经验与体会】

对于持续发热抗生素治疗无效的儿童患者，应注意探查冠状动脉。病程不及 5 日者，应在病程第 5 日复查超声心动图，若未发现有冠状动脉受累，也应根据临床表现，考虑患者是否满足临床诊断标准。川崎病冠状动脉受累的轻重程度在不同患者中表现不同，在同一患者的病程发展中也会发生动态变化。超声心动图对患者动态变化的观察也同样重要。

【参考文献】

[1] Kawasaki T. Acute febrile mucocutaneous syndrome with lymphoid involvement with specific desquamation of the fingers and toes in children[J]. Arerugi, 1967, 16（3）: 178-222.

[2] Group J J W. Guidelines for diagnosis and management of cardiovascular sequelae in Kawasaki disease（JCS 2013）Digest version[J]. Circ J, 2014, 78（10）: 2521-2562.

[3] Noto N, Karasawa K, Kanamaru H, et al. Non-invasive measurement of coronary flow reserve in children with kawasaki disease[J]. Heart, 2002, 87（6）: 559-565.

（李静雅　金兰中　马　宁）

1-14 川崎病致青少年心绞痛 1 例

【病例摘要】

患者，男，15 岁。确诊川崎病 11 年，反复心前区疼痛 7 年，发现右冠状动脉瘤形成并搭桥术 1 年。患者于 11 年前（4 岁时）出现发热，体温为 39℃，颈部淋巴结肿大及杨梅舌。左侧颈部可触及 1 肿大淋巴结（约鸭蛋大小），质软。临床诊断为"川崎病"。服用阿司匹林后 1 周体温恢复正常。当时超声心动图检查未发现心脏病变。此后一般情况良好，正常活动及入学。7 年前（1996 年 4 月）在学校跑步时感心前区针刺样痛，面积局限约 3cm×3cm，每次疼痛持续约数秒钟，最多 1 分钟自行缓解，继续运动无加重且可自行缓解。外院住院查心电图，显示 ST 段压低 0.05mV，T 波倒置，超声心动图检查亦无异常发现。以后胸痛经常发作，无明显诱因及规律性。每次胸痛数分钟消失，疼痛不剧烈，无心悸及心前区压缩感，胸痛局限无放射痛。1 年前于我院超声心动图检查显示右冠状动脉近端扩张，直径为 8mm，长约为 2.2mm；心电图大致正常，为进一步诊治而入院。查体：心前区无明显隆起，心前区无震颤，心界不大，听诊心音低钝。

辅助检查：心肌单光子发射计算机化断层显像（SPECT）示于静息状态室壁放射性分布无明显异常，双嘧达莫负荷试验后见左心室下后壁放射性分布稀疏，提示左心室下后壁心肌缺血。冠状动脉造影：左主干、前降支、回旋支近端显影尚好，前降支、回旋支近段串珠状动脉瘤形成，远段显影好。右冠状动脉自起始部形成动脉瘤且灌注闭塞，中远段借左冠状动脉形成侧支显影。超声心动图：各房室内径正常，室壁厚度及运动幅度正常。各瓣膜形态结构启闭未见异常。心底短轴切面见右冠状动脉起始段明显扩张，内径为 4mm。在心底短轴切面基础上向右前方倾斜探头见右冠状动脉呈瘤样扩张，内径为 8mm，其内见稍低回声的血栓。左冠状动脉主干、前降支及回旋支近段未见扩张，内径在 3.3mm 以内（图 1-14-1）。

诊断：川崎病，右侧冠状动脉瘤，右冠状动脉瘤内血栓形成，入院后行冠状动脉造影检查并行冠状动脉旁路移植术。术中见右冠状动脉自起始部呈瘤样改变，其内有血栓形成。前降支、回旋支近段呈串珠状动脉瘤样改变。

【讨论】

冠状动脉血流显像检查方法在川崎病中的应用：超声彩色多普勒成像技术建立在多普勒效应基础上，以血细胞的运动为主要探查对象，以其与探头的相对位置移动产生的频移效应为物理基础，再应用计算机彩色编码，使之成为可视的血流信息。在冠状动脉血流显像中对于冠状动脉内血流的探查，主要针对冠状动脉远端的血管进行采集，其中又以左前降支（LAD）远段血流的探查较为常用。通过该技术获得的冠状动脉血流储备（coronary flowreserve，CFR）。CFR 是指冠状动脉处于最大充血反应状态下，冠状动脉血流量与基础状态下冠状动脉血流量的比值，它反映了冠状动脉循环潜在的供血能力，是临床上评价冠状动脉循环功能的一个有效指标。在健康受试者中，冠状动脉血流从基础状态到充血状态可以增加 2～12 倍，较常见的有 3～6 倍的增加。又因冠状动脉血流量的测量相对复杂，故临床上常用冠状动脉血流速度储备（CFVR）代替。CFVR 是冠状动脉最大扩张状态下的冠状动脉血流速度与静息状态下的冠状动脉血流速度的比值。在无冠状动脉狭窄的情况下，CFVR 主要反映的是冠状动脉微循环的情况。当出现超过冠状动脉内径 50% 狭窄时，CFVR 则反映功能性狭窄的情况。

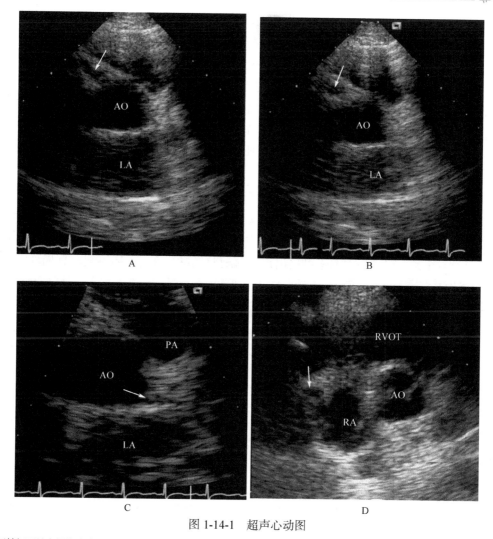

图 1-14-1　超声心动图

A.心底短轴切面见右冠状动脉起始段明显扩张；B.心底短轴切面见右冠状动脉起始段明显扩张；C.心底短轴切面见左冠状动脉主干、前降支及回旋支近段内径正常；D.在心底短轴切面基础上向右前方倾斜探头见右冠状动脉呈瘤样扩张，其内见稍低回声的血栓

　　川崎病冠状动脉瘤应与以下疾病相鉴别：①冠状动脉瘘，异常交通的冠状动脉常出现瘤样扩张，依瘘口大小和瘘入部位的不同出现相应心脏改变。②左冠状动脉起源于肺动脉，左冠状动脉起源于肺动脉者较为常见，由于右冠状动脉担负起左冠状动脉作用并借助侧支循环逆流至左冠状动脉，在肺动脉水平形成左向右分流，因此右冠状动脉明显扩张。③冠心病，发病年龄不同，冠心病患者一般为中老年人，可有心肌缺血临床表现，但无川崎病相关病史，冠状动脉造影可以鉴别。

　　川崎病冠状动脉瘤形成后，较多患者可在起病后的 1～2 年逐渐恢复，也有部分患者从冠状动脉损害发展为冠状动脉的狭窄性病变，表现为心肌梗死，这往往发生在川崎病的亚急性期和恢复期。冠状动脉血流显像可以对冠状动脉狭窄情况进行评价，在成年人冠心病患者中的应用价值是肯定的，对于冠状动脉狭窄或 PCI 术后再狭窄情况均可做出评价[1]。对于川崎病患者，冠状动脉狭窄性病变较正常冠状动脉或冠状动脉瘤 CFVR 测值显著减低，CFVR 小于 2.0～2.2，往往提示冠状动脉明确存在狭窄。并将 CFVR 测值与 SPECT 和血管内多普勒检查测值相比较，相关性好，对狭窄检出的敏感性和特异性较高[2]。同样地，对于川崎病冠状动脉狭窄介入及手术治疗的疗效评价，CFVR 也具有肯定的应用价值[3]。

　　川崎病患者冠状动脉的自然转归包括冠状动脉正常、冠状动脉损害（扩张、瘤样扩张）和冠状动脉病变（狭窄、闭塞）。有研究指出在冠状动脉瘤形成后，单纯的冠状动脉瘤体可导致从冠状动脉近端至远端流速的降低，这不会引起心肌缺血，但如果瘤体呈串珠样排列或有轻微的狭窄，则有可能触发缺血的发生[4]。而对于川崎病冠状动脉正常的患者 CFR 也较正常对照组降低，这与 PET 检查的结果是一致的。不仅如此，血管扩张后川崎病组与正常对照组的 PET 心肌血流成像也存在差异，提示川崎病导致的血管内皮损伤，引起了微循环障碍，这可能是出现以上改变的主要原因[5]。

【经验与体会】

　　未成年人出现心绞痛表现时应关注患者既往是否患川崎病，了解冠状动脉受累情况。川崎病冠状动脉瘤患者的远期预后值得临床医师和超声医师关注。川崎病冠状动脉病变出现心肌缺血情况，应及时干预，超声心动图除可检出川崎病冠状动脉病变外，还可观察到局部室壁运动异常，同成人冠心病表现。

【参考文献】

[1] Saraste M，Vesalainen R K，Ylitalo A，et al. Transthoracic Doppler echocardiography as a noninvasive tool to assess coronary artery stenoses-a comparison with quantitative coronary angiography[J]. Journal of the American Society of Echocardiography，2005，18（6）：679-685.

[2] Noto N，Karasawa K，Kanamaru H，et al. Non-invasive measurement of coronary flow reserve in children with kawasaki disease[J]. Heart，2002，87（6）：559-565.

[3] Ogawa S，Ohkubo T，Fukazawa R，et al. Estimation of myocardial hemodynamics before and after intervention in children with Kawasaki disease[J]. J Am Coll Cardiol，2004，43（4）：653-661.

[4] Murakami T，Tanaka N. The physiological significance of coronary aneurysms in kawasaki disease[J]. Euro Intervention，2011，7（8）：944-947.

[5] Hauser M，Bengel F，Kuehn A，et al. Myocardial blood flow and coronary flow reserve in children with "normal" epicardial coronary arteries after the onset of Kawasaki disease assessed by positron emission tomography[J]. Pediatr Cardiol，2004，25（2）：108-112.

（李静雅　金兰中　马　宁）

1-15　心肌桥合并阵发性室上性心动过速致心肌酶升高 1 例

【病例摘要】

患者，女，63 岁，主因间断心悸 7 年余，加重伴心前区疼痛 2 小时入院。7 年余前无明显诱因发作心悸，伴视物模糊及大汗，持续数十分钟，口服速效救心丸后症状逐渐缓解，无胸痛及后背部放射痛，无恶心呕吐，无咳嗽咳痰，无头痛头晕，无晕厥、眼前黑矇及一过性意识丧失，就诊于外院予对症治疗后症状好转。患者于 1 年前再次发作心悸，伴大汗，就诊于外院，行心电图示：窦性心律，ST 段 Ⅱ、Ⅲ、aVF 压低 0.05mV，$V_{4~6}$ 压低 0.05mV，T 波倒置，间歇 B 型预激综合征（图 1-15-1），予对症治疗后症状好转。患者于入院前 2 小时无明显诱因再次发作心悸，伴心前区疼痛，大汗，无恶心呕吐，无晕厥、眼前黑矇及一过性意识丧失，于 120 急救车上查心电图，示室上性心动过速（图 1-15-2），来我院急诊予维拉帕米 10mg 静脉注射后转复窦律，为进一步诊治收入院。既往否认冠心病、高血压、糖尿病病史，否认肝炎、结核、胆囊炎等病史，无输血史，无手术史，无过敏史，无外伤史。个人史、月经史、婚姻生育史、家族史无特殊。

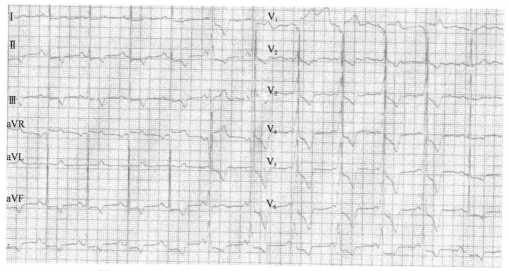

图 1-15-1　心电图（2010 年 10 月 30 日）：间歇性预激综合征

体格检查：BP 为 120/80mmHg，神清，精神可，双肺呼吸音清，未闻及干湿啰音，HR 为 69 次/分，律齐，心脏各瓣膜听诊区未及病理性杂音，腹平软，无压痛反跳痛及肌紧张，肝脾肋下未及，肠鸣音正常存在，双下肢无水肿。

辅助检查：化验检查示入院肌钙蛋白为 0.42ng/ml，肌酸激酶同工酶为 7.6U/L，肌酸激酶为 116U/L；电解质检查示钠为 142.4mmol/L，钾为 3.5mmol/L；肌酐为 67μmol/L，尿素氮为 5.4mmol/L；血常规：白细胞为 4.8×10^9/L，中性粒细胞百分比为 72.2%，血红蛋白为 125g/L，血小板为 189×10^9/L。入院心电图示窦性心律，ST 段 Ⅱ、Ⅲ、aVF 压低 0.2mV，$V_{4~6}$ 压低 0.1mV，T 波倒置（图 1-15-3）

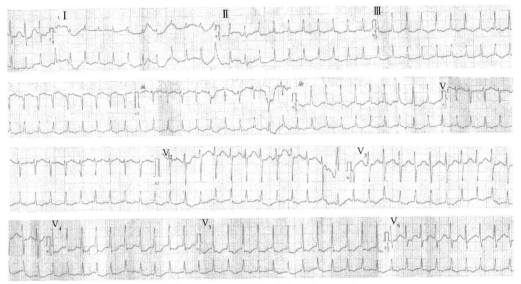

图 1-15-2　心电图：室上性心动过速

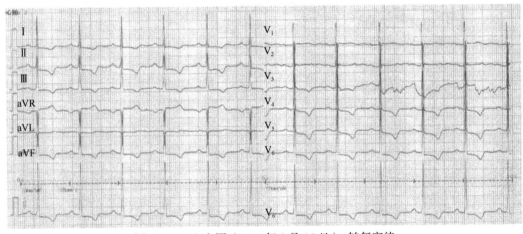

图 1-15-3　心电图（2011 年 8 月 14 日）：转复窦律

入院诊断：①冠状动脉粥样硬化性心脏病，急性冠脉综合征，心功能Ⅱ级（NYHA）；②心律失常，间歇性预激综合征，阵发性室上性心动过速。诊治过程：入院后积极给予扩张冠状动脉、抗凝、抗血小板、调脂治疗。患者心前区疼痛较前明显好转。入院第 2 日复查心电图，示窦性心律Ⅰ、Ⅱ、Ⅲ、aVF 导联，$V_{4\sim6}$ 导联 ST 段压低 0.05～0.1mV，T 波双向，ST-T 变化较前恢复。心肌酶示：肌钙蛋白为 2.42ng/ml，CK 为 133.1U/L，CK-MB 为 12U/L。TG 为 1.76mmol/L，TC 为 4.32mmol/L，LDLc 为 2.60mmol/L，HDLc 为 1.18mmol/L，余项化验肝功能、凝血常规等未见明显异常。Holter 回报：窦性心律，平均 HR 为 60 次/分，最小 HR 为 45 次/分，最大 HR 为 101 次/分，室性期前收缩 70 次/24 小时，4 次成对，4 次二联律，房性期前收缩 7 次/24 小时，短阵房性心动过速 1 次/24 小时。于入院第 3 日行冠状动脉造影术+射频消融术。冠状动脉造影示：前降支中段重度肌桥，收缩期压缩 80%～90%，余血管壁欠光滑，未见明显狭窄（图 1-15-4）。电生理检查确定为右侧后间隔旁道介导房室折返性心动过速（AVRT），消融成功。入院第 5 日复查肌钙蛋白为 1.66ng/ml。超声心动图示左室舒张末径为 45.34mm，左心房内径为 43.80mm，左心室室间隔厚度为 12.67mm，左心室后壁厚度为

12.28mm，E/A＜1，结论：室间隔和左心室后壁增厚，室壁运动幅度正常，左心房增大，左心室舒张功能下降。患者症状好转于 2011 年 8 月 20 日出院。出院诊断：①心律失常，间歇性预激综合征，阵发性室上性心动过速；②冠状动脉性心脏病，前降支肌桥。

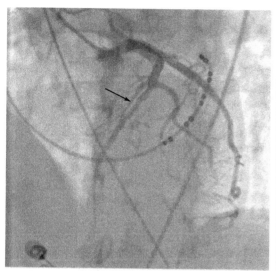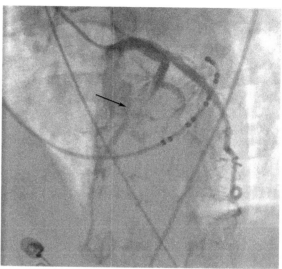

图 1-15-4　冠状动脉造影：前降支重度肌桥

【讨论】

快速室上性心律失常伴发胸痛，临床首先考虑为合并冠心病。文献研究通过冠状动脉造影证实真实世界为此类患者的冠心病概率为 4%～20%。国内大多数研究为 20%～40%，国外研究多小于 10%。快速室上性心律失常伴发胸痛而冠状动脉造影正常者胸痛的可能原因：①高血压及心肌肥厚，单位心肌内冠状动脉血管密度不足，致相对心肌供血不足；②冠脉微血管病；③自主神经功能失调。部分患者心动过速时伴明显紧张、焦虑情绪及过度换气，可能导致痛阈下降。

快速室上性心律失常伴心电图缺血：阵发性室上性心动过速时伴 ST 段压低的机制较复杂，对 45 岁以上患者，冠心病是部分患者阵发性室上性心动过速（PSVT）时心肌缺血的原因，但不是唯一的原因，部分可能是心动过速所继发，并非存在冠心病基础，部分可能存在心脏自主神经紊乱或其他心脏病[1]。复极异常在阵发性室上性心动过速发作终止后的窦性心律时极为常见，在大多数患者，这些 ST-T 改变与冠心病无关，为心电图电张调整性 T 波（EMT）改变。因 T 波异常倒置且常伴 ST 段移位，酷似心肌缺血或无 Q 波型心肌梗死，易导致诊断上的混淆，必须认真加以鉴别。

快速室上性心律失常时心肌酶升高现象：众所周知，肌钙蛋白在急性冠状动脉综合征患者的诊断中具有高度的敏感性和特异性。然而需注意血浆肌钙蛋白升高还可能出现在一些其他情况：心动过速、心力衰竭、血液透析、肺栓塞、脓毒血症、脑血管意外、慢性阻塞性肺疾病急性期等。近来不断有对快速心律失常患者伴心肌酶升高的个案或小样本报道快速室上性心律失常时心肌酶升高现象。室上性心动过速患者在没有临床冠心病的情况下，肌钙蛋白水平升高提示微小心内膜下心肌损伤，可能与长时间心动过速导致的心肌需氧量增加和心动过速中舒张期明显缩短导致心肌供氧量不足平衡失调有关[2、3]。

重度心肌桥血管的危害及防治：冠状动脉及其分支通常行走于心脏表面的心外膜下脂肪中

或心外膜深面，当一段冠状动脉被心肌包绕，该段心肌则称为心肌桥，该段冠状动脉则称为壁冠状动脉。心肌桥是一种先天性血管畸形。心脏收缩时被心肌桥覆盖的这段冠状动脉受到压迫，出现收缩期狭窄，而心脏舒张时冠状动脉压迫被解除，冠状动脉狭窄也被解除。心肌桥的发生率在病理检查系列中有很大差异，为 15%～85%，而在血管造影检查系列中，其发生率为 5%～25%。心肌桥在肥厚型心肌病患者中检出率高，为 3%～50%。心肌桥最常出现在左前降支，且多位于该支血管的近、中 1/3 之间，心肌桥可单个出现，也可多个出现，多个出现的肌桥可位于同一血管或不同冠状动脉或它们的分支。其长度为 4～30mm，其中短心肌桥更为常见，心肌桥的厚度为 0.3～2.8mm。壁冠状动脉的横断面可见管腔小、管壁薄，当心肌桥较厚时更为明显。当心脏收缩时，心肌桥压迫壁冠状动脉使其管腔进一步狭窄，心肌桥越长越厚，心肌纤维与血管成角越大，壁冠状动脉狭窄越重，其远端心肌缺血越重，甚至心肌梗死。目前认为大多数肌桥为良性病变，无临床症状。但不乏由心肌桥引起心肌缺血、心肌梗死、严重心律失常甚至猝死的临床报道，其发生与血流动力学障碍、过度交感应激、心肌桥的长度和收缩期压缩程度（深度）、合并左室肥厚相关。

　　分析本例患者发生心肌损害的原因，首先患者前降支重度肌桥（长度达 20～30mm，收缩期压缩 90%）；再者患者存在左心室肥厚，心肌需氧量相对增多；发作室上性心动过速时心室率加快，心肌需氧量较平时明显增多，舒张期相对缩短，冠状动脉充盈时间缩短，再叠加上述 2 个因素犹如雪上加霜，是造成该患者发作室上性心动过速胸痛和心肌酶增高的原因。PSTV 治疗通过射频消融去除室上性心动过速，处方为合贝爽 90mg qd，降低心肌收缩力，减慢心室率，随访出院后 1 周患者无不适，心室率为 60 次/分，cTnI 降至 0.24ng/ml。

【经验与体会】

　　快速心律失常合并胸痛的患者，病因除了想到常见的冠状动脉粥样硬化性心脏病外，还需考虑心肌肥厚和心肌桥的可能；而对于后者的治疗，通过射频消融或药物有效的控制快速心室率是治疗的关键。

【参考文献】

[1] 程京华, 宫剑滨. 阵发性室上性心动过速患者合并心肌桥引起心肌损伤标志物升高二例[J]. 中国心脏起搏与心电生理杂志, 2012, 26（6）: 564.

[2] Patanè S, Marte F, Di B G. Abnormal troponin I levels after supraventricular tachycardia[J]. Int J Cardiol, 2009, 132（2）: e57-59.

[3] Healey J S. Troponin elevation in patients with supraventricular tachycardia: what does it mean? [J]. Can J Cardiol, 2011, 27（1）: 110-111.

（李飞雪　许　纲　刘　彤）

1-16　扩张型心肌病患者植入CRT后心电图表现异常

【病例摘要】

患者，男，48岁，因劳力性呼吸困难6年，加重4日，于2015年2月25日入院。6年前患者出现活动后气紧、喘憋症状，于当地医院诊断为"心力衰竭"，并服用"呋塞米、美托洛尔"等，但症状仍反复发作，并多次因"心力衰竭"住院治疗。入院前4日患者感冒后出现劳力性呼吸困难，伴夜间不能平卧，遂入院。

辅助检查：入院后心电图示窦性心律、完全性左束支传导阻滞（图1-16-1），超声心动图示左心房为43mm，左心室舒张末径为66mm，室壁整体运动降低，二尖瓣中度反流，左心室收缩功能测值降低（LVEF 29%）。冠状动脉造影检查未见异常。

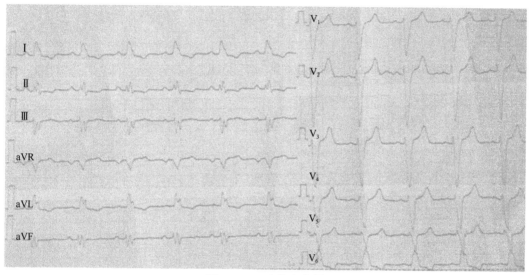

图1-16-1　入院心电图

诊治经过：经药物治疗纠正心力衰竭后，于2015年3月4日行心脏再同步化治疗除颤器（CRT-D）植入，术中参数测试结果：左心室电极起搏阈值为2.0v、阻抗为727Ω、感知为11.4mV；右心室电极起搏阈值为0.3v、阻抗为482Ω、感知为19.7 mV；右心房电极起搏阈值为0.5v、阻抗为537Ω、感知为7.1 mV；AV间期为110 ms，VV间期为5 ms，术后予酒石酸美托洛尔（25mg bid），随访中患者活动胸闷、气紧症状明显缓解，6个月后复查超声心动图示左心房（38mm）及左心室（57mm）较前缩小，二尖瓣轻度反流，左心室收缩功能测值较前升高（LVEF 44%）。2016年3月5日程控结果显示双心室起搏比例为100%，左心室电极起搏阈值为1.3v、阻抗为863Ω、感知为25.1 mV；右心室电极起搏阈值为0.8v、阻抗为496Ω、感知为21.7 mV；右心房电极起搏阈值为0.5v、阻抗为496Ω、感知为7.6 mV；AV间期为110 ms，VV间期为5ms。术后即刻及随访心电图均提示QRS波明显变窄，但其QRS波向量异常，即V$_1$导联呈rS，Ⅰ导联呈qRs，QRS波电轴成-31°。遂将起搏模式分别调整为双心室起搏（左心室较右心室分别提前5 ms、20 ms、40 ms、60 ms）、单纯右心室起搏、单纯左心室起搏（图1-16-2～图1-16-5），可见其右心室起搏QRS综合向量指向左上（电轴-75°），左心室起搏综合向量仍偏向左下方（电轴55°），随访至今，患者心电图仍为此特异性表现，但未出现劳力性呼吸困难症状，也未因心力衰竭再入院。

【讨论】

　　随着心脏起搏的广泛开展，不同起搏模式和起搏电极位点所致心电向量改变，丰富了临床对心电图的认识。不断发展的起搏新技术、新功能，形成了复杂的心电图表现，临床医师正确分析、报告的难度也在不断加深。与常规心脏起搏相比，CRT 心电图代表左、右心室各自除极向量的总和。一般情况下其 QRS 波群特点如下所述。①QRS 波群介于单纯右心室起搏和单纯左心室起搏之间，时间相对较窄，是左、右心室同步除极形成的特殊室性融合波。②心电轴往往表现为右偏或者极度右偏。③常规心电图侧壁导联（Ⅰ、aVL、V_5、V_6）往往呈有 q 波，多呈 Qr/qr 型，部分可呈 QS 型。其中Ⅰ导联是否存在 Q、q、QS 波形是判断是否实现真正双心室起搏的一个有效指标。④V_1 导联 QRS 波正向，可排除单纯右心室起搏。⑤QRS 波形主要受左心室电极导线置入位置、室间（VV）间期设置、心室融合波群等诸多因素影响[1]。

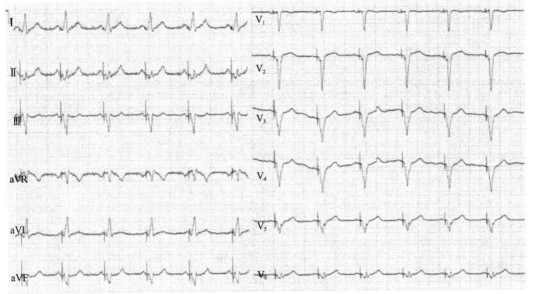

图 1-16-2　双心室起搏（左心室较右心室提前 5ms）心电图：V_1 导联呈 rS 型，QRS 电轴成−31°

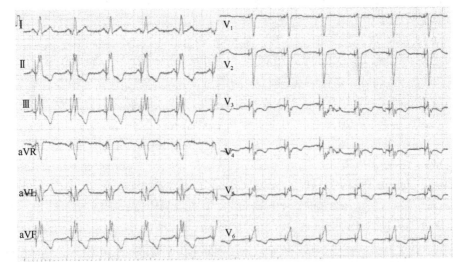

图 1-16-3　双心室起搏（左心室较右心室提前 60ms）心电图：V_1 导联呈 rS 型，QRS 电轴成 45°

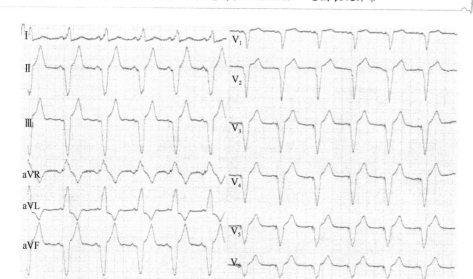

图 1-16-4 单纯右心室起搏心电图：V₁ 导联呈 QS 型，QRS 电轴成-75°

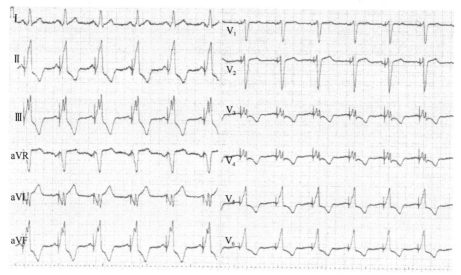

图 1-16-5 单纯左心室起搏心电图：V₁ 导联呈 rS 型，下壁导联主波向上，QRS 电轴成 55°

本例患者在双心室起搏术后，其临床症状、左心室射血分数及功能性二尖瓣反流均不同程度好转。随访中程控结果显示为双心室起搏，本例为 100%，但其心电图却表现为 QRS 波电轴左偏，与上述经典 CRT 心电图有明显不同。调整起搏模式为单纯右心室起搏后显示其电轴左偏（约-75°），单纯左心室起搏其电轴约为 55°。在双心室起搏模式下，逐步调整左室起搏提前时间，可见随着左室起搏提前幅度的增加，QRS 波电轴逐渐向右偏转，V₁ 导联 r 波逐渐增大；但无论左心室提前起搏的时间如何，Ⅰ 导联始终未见 S 波出现，而 V₁ 导联终末却均为 S 波。为判断 CRT 术后是否存在左心室失夺获，心电学者总结了较多心电图流程[2]，其中以 Ammann 和 Song 的流程最具代表性，但其均受电极位置影响，当起搏综合向量与实际不符时，应结合体表、腔内程控结果、胸部 X 线片、起搏模式和功能综合判断，方能减少误判。从本例患者程控结果看，其所有电极起搏阈值、阻抗、感知均无明显异常，术中及术后随访 X 线片对比，亦未显示电极移位迹象（图 1-16-6）。故电极失夺获、脱位、窦律与起搏融合波等均不能解释该患者异常 QRS 波群形态，综合其测试及 X 线片结果分析，我们考虑本例患者

QRS波形态改变，应与左心室电极植入位置有关。

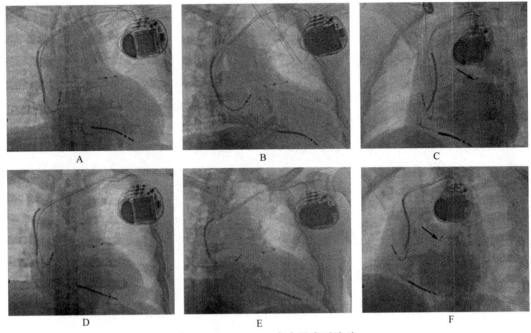

图1-16-6　CRT-D术中及术后胸片

A~C分别为术中后前、右前斜、左前斜位；D~F分别为术后随访中后前、右前斜、左前斜位。对比两者可见其电极无明显移位；左前斜位提示其左心室起搏电极位置已绕过左心室侧壁送至冠状静脉窦最远端，即心前静脉位置，此位置临近间隔（箭头）

【经验与体会】

回顾患者术中冠状静脉窦造影及术后左心室电极位置，我们发现其左心室电极不是位于左心室侧壁，而是沿冠状静脉窦绕过侧壁达到了心前静脉处（图1-16-6）。解剖上，心前静脉位于左心室前壁邻近前间隔处，当左心室电极发放起搏脉冲后，其激动顺序便与窦性心律下传者类似，即V_1导联起始处r波，I导联始处q波，其后激动分别沿右束支向下传导激动右心室，沿间隔向左激动左心室。与右心室相比，左心室心肌质量较大，故单纯左心室起搏时其综合向量偏向左下方，且患者左心室起搏终末激动顺序故其QRS波形态改变类似于窦性心律，而非右束支阻滞图形。当增加右心室起搏时，双侧心室起搏向量部分抵销，即形成本例患者"向量异常"的融合波。因患者术后症状及超声随访结果均明显好转，且起搏工作状态良好，故未建议再次手术调整电极位置，而其远期疗效，仍需随访验证。

【参考文献】

[1] 曹园园, 汪菁峰, 宿燕岗, 等. 双心室起搏心电图的额面心电轴分析[J]. 中华心律失常学杂志, 2014, 18（6）: 430-434.

[2] Brignole M, Auricchio A, Baron-Esquivisag G, et al. 2013 ESC guidelines on cardiac pacing and cardiac resynchronization therapy: the task force on cardiac pacing and resynchronization therapy of the European Society of Cardiology(ESC). Developed in collaboration with the European Heart Rhythm Association（EHRA）[J]. Europace, 2013, 15（8）: 1070-1118.

（孔令秋）

1-17　心律转复除颤器摘除术后心脏记忆和多形性室性心动过速

【病例摘要】

　　患者，男，79 岁，既往冠心病，冠状动脉搭桥术后，终末期充血性心力衰竭，双心室植入型心律转复除颤器（CRT-D）等病史。因心内膜炎转至我院行 CRT-D 摘除术。

　　入院 3 年前因病窦综合征行双腔起搏器（biotronik）植入术。入院前 9 个月因心力衰竭、一级预防心脏性猝死将起搏器升级为 CRT-D（boston scientific）。起搏器程控为 DDDR 方式起搏（心率为 60～120 次/分），房室延迟 120ms 以达到几乎 100% 的双心室起搏。入院前 11 日，患者发热、寒战到当地医院将诊，经胸超声心动图显示严重左心室收缩功能障碍，左心室射血分数估计为 20%～25%；经食管超声心动图显示右心房赘生物；血培养有白念珠菌，转至我院拟行 CRT-D 摘除术，转院时的药物是静脉注射氟康唑，每日 800mg，静脉滴注多巴酚丁胺 2.5μg/（kg·min），口服胺碘酮 200mg/d，阿司匹林 81mg/d，依那普利 2.5mg/d，呋塞米 40mg/d，口服氯化钾 1.5g/d，螺内酯 25mg/d 和预防性依诺肝素 40mg/d 皮下注射。心电图显示心房和双心室顺序起搏，QTc 间期为 480m/s（图 1-17-1A）。患者自主心律为窦性心律，窦性心动过缓（50 次/分）伴右束支传导阻滞。

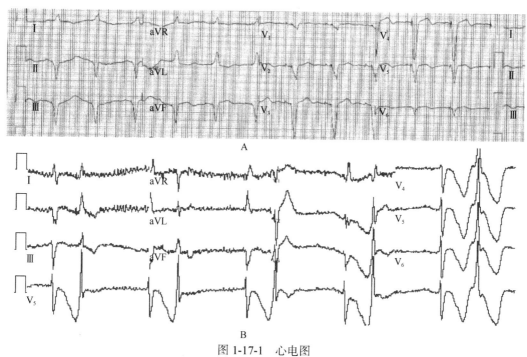

图 1-17-1　心电图

A.初诊时为心房及双心室起搏；B.摘除除颤器 5 小时后、心脏骤停前

　　入院第 2 日，于手术室应用激光技术将整个除颤器系统顺利摘除。术后 3 小时患者送至心电监护高危病房，仍有发热、寒战。术后 5 小时，心电监护显示患者有频发室性期前收缩，心电图显示窦性心动过缓、右束支传导阻滞和室性期前收缩二联律，胸导联 T 波倒置，QT 间

期为 680 ms（图 1-17-1B）。心电图检查完成 10 分钟后，患者突然出现濒死呼吸，继而很快出现脉搏消失和意识障碍，立即进行心肺复苏术，体外除颤后显示心搏停止，给予患者气管插管并静脉注射肾上腺素、阿托品，4 分钟后患者恢复自主脉搏，随后转入 ICU。当时查血钾为 4.4 mmol/L，血镁是 2.1 mg/dl，肌钙蛋白为 0.67ng/ml（正常值 < 0.24 ng/ml）。头部 CT 无任何急性颅内病变，超声心动图（抢救后）显示无心包积液。

追溯患者心脏骤停前心电监护显示为窦性心动过缓、QT 间期显著延长、室性期前收缩二联律，而后出现频发的室性异搏和多形性室性心动过速，随后出现心室颤动和心搏停（图 1-17-2）。抢救成功后心电图显示心动过缓（40 次/分），QT 间期为 600ms，下壁和心前区导联 T 波倒置（图 1-17-3A）。

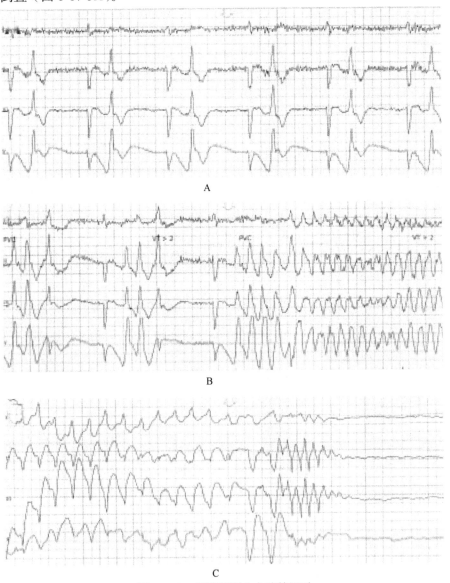

图 1-17-2　连续遥测心电监护记录

A.心脏骤停前出现的心动过缓，T 波倒置，QT 间期延长和室性期前收缩二联律；B.更多的室性异搏和多形性室性心动过速；

C.心室颤动和心搏停止

我们考虑该患者因心脏记忆导致深 T 波倒置和 QT 间期延长的可能性，未给予抗心律失常药物，仅行临时起搏器置入，设置心率为 80 次/分。抢救后 6 小时，心电图显示窦性心律为 100 次/分，QTc 间期为 654ms，持续性心前区导联 T 波倒置（图 1-17-3B）。6 日后，关闭起搏器显示自主心律为心房颤动伴心室率为 70 次/分，QTc 间期为 470ms（图 1-17-3C）。患者在临时起搏保障的几日内未再发生心律失常，经过反复验证非起搏的 QT 间期已经恢复到正常范围内后，拔除临时起搏器。虽积极应用抗真菌治疗和广谱抗生素治疗，因患者可能为呼吸机相关肺炎，仍持续发热，精神状态逐步下降，于入院第 13 日，患者家属决定放弃治疗，次日患者死亡。

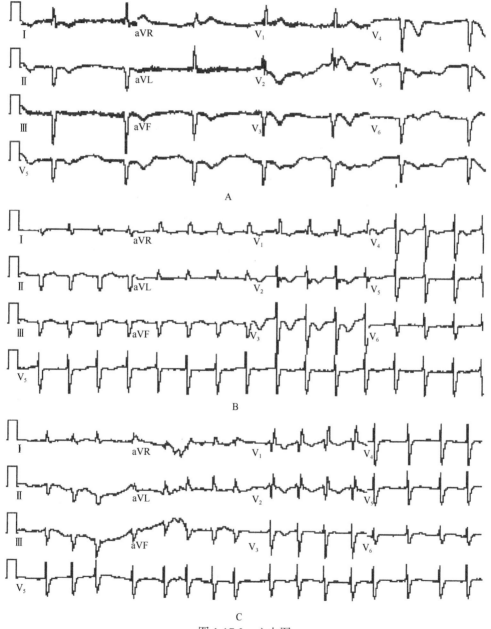

图 1-17-3 心电图

A.抢救后 25 分钟；B.抢救后 6 小时；C.抢救后 6 日

【讨论】

心脏记忆是临床上用来描述心室起搏或心律失常一段时间后心电图 T 波改变的术语。异常心室激动终止后，随后窦性心律时的 T 波改变仍然保持与异常心室激动发生时的向量方向相同[1]，可能引起 QT 间期延长。1982 年 Rosenbaum 等最先对此命名，并被普遍认为没有内在的病理意义[2]。一般认为心脏记忆是持续心室起搏 1 周后出现，起搏停止 4 周后消失[3]。然而，心脏记忆的持续时间取决于起搏的位置和持续时间，心脏记忆的机制是改变决定动作电位时程的分子因素的重构过程[2]。在犬的左心室心外膜起搏模型显示动作电位 1 期切迹减低、平台升高和时间延长。这些可能与瞬时外向钾电流（Ito）密度减少及失活的 Ito 延迟恢复有关。此外，有助于维持动作电位平台的 L 型钙电流（ICa，L）改变，逆转跨壁电压梯度的快速激活延迟整流钾电流（Ikr）和缝隙连接蛋白 Cx43 的表达减少都可能发挥重要作用[4]。心室起搏时心室激动的改变被证实是通过改变收缩模式和拉伸诱导心脏记忆[5]。

双心室起搏越来越多地用于严重充血性心力衰竭和心室内传导阻滞患者的非药物治疗。研究显示双心室起搏引起的左心室游离壁电激活的逆转，与早期后除极的产生，QT 间期延长和跨室壁复极离散度增大相关联[6]。双心室起搏停止后，心脏记忆的存在可能引起更大程度的 QT 延长。此外，双心室起搏显示心脏记忆引起的 QT 延长和抗心律失常药物之间有协同作用[7]。

本病例为 1 例严重缺血性心肌病患者在终止长期双心室起搏后发生了多形性室性心动过速。患者的基线 QT 间期仅轻度延长（480ms），可能是由于双心室起搏，以及服用氟康唑和胺碘酮等多重因素，在原有心动过缓的基础上，摘除 CRT-D 后的心脏记忆无疑进一步延长了 QT 间期，R-on-T 型室性期前收缩最终诱发了多态性室性心动过速。心脏记忆的 T 波形态改变必须和急性神经病变或者心肌缺血鉴别[8]，此例患者心脏骤停后头部 CT 扫描正常，肌钙蛋白水平只有轻度升高，心电图的 T 波改变可能系心脏记忆导致。

【经验与体会】

此例报道双心室起搏终止后发生的恶性多形性室性心动过速，其中心脏记忆很可能了发挥重要作用。长期双心室起搏患者由于逆转左心室激动而增大跨室壁复极离散度，所以心脏记忆引起的 QT 间期延长可能比右心室起搏患者更严重。警惕由于心脏记忆引起长 QT 间期的存在，对摘除双心室植入型心律转复除颤器后没有立即再植入的患者，即使不是起搏器依赖也建议置入临时起搏器保障，并动态监测 QT 间期在安全范围。

【参考文献】

[1] Rosenbaum M B, Blanco H H, Elizari M V, et al. Electrotonic modulation of the T wave and cardiac memory[J]. Am J Cardiol, 1982, 50（2）: 213-222.

[2] Rosen M R, Cohen I S. Cardiac memory: new insights into molecular mechanisms[J]. J Physiol, 2006, 570（Pt 2）: 209-218.

[3] Wecke L, Gadler F, Linde C, et al. Temporal characteristics of cardiac memory in humans: vectorcardiographic quantification in a model of cardiac pacing[J]. Heart Rhythm, 2005, 2（1）: 28-34.

[4] Patberg K W, Shvilkin A, Plotnikov A N, et al. Cardiac memory: mechanisms and clinical implications[J]. Heart Rhythm, 2005, 2（12）: 1376-1382.

[5] Sosunov E A, Anyukhovsky E P, Rosen M R. Altered ventricular stretch contributes to initiation of cardiac memory[J]. Heart Rhythm, 2008, 5（1）: 106-113.

[6] Medina-Ravell V A, Lankipalli R S, Yan G X, et al. Effect of epicardial or biventricular pacing to prolong QT interval and increase transmural dispersion of repolarization: does resynchronization therapy pose a risk for patients predisposed to long QT or torsade de pointes?[J]. Circulation, 2003, 107（5）: 740-746.

[7] Haverkamp W，Hordt M，Breithardt G，et al. Torsade de pointes secondary to d，l-sotalol after catheter ablation of incessant atrioventricular reentrant tachycardia-evidence for a significant contribution of the "cardiac memory" [J]. Clin Cardiol, 1998，21（1）：55-58.

[8] Shvilkin A，Huang H D，Josephson M E. Cardiac Memory Diagnostic Tool in the Making[J]. Circ Arrhythm Electrophysiol，2015，8（2）：475-482.

（欧加福）

1-18 胸廓畸形致心电图异常

【病例摘要】

患者，女，30岁，主因间断心悸1年来诊，不伴头晕、多汗，生活和工作如常。既往无高血压、高血糖和高血脂等病史；无吸烟、饮酒等不良嗜好；无外伤史；月经史正常。

查体：T为36.3℃，P为102次/分，R为18次/分，BP为110/60mmHg。神志清楚，自动体位，呼吸平稳，语言切题。口唇、甲床无发绀，颈静脉无怒张。胸廓扁平，背部胸椎平直，生理性后凸消失，坐位或站立时，可见胸椎变直，两肩胛骨之间凹陷、双侧的肩胛骨呈翼状，胸前后径明显变短（图1-18-1）。双肺呼吸音清晰，无干湿啰音，胸骨左缘第2～3肋间可闻及收缩期喷射性杂音，Ⅱ/6～Ⅲ/6级，该杂音呼气时增强，吸气时减弱。P2亢进分裂。腹软，无压痛反跳痛，肠鸣音正常，双下肢无水肿，双侧足背动脉搏动正常。生理反射存在，病理反射未引出。

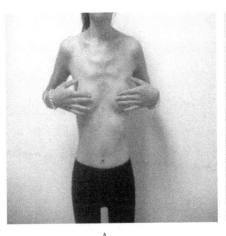
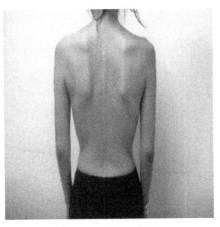

图 1-18-1　胸廓改变

A.患者胸廓前部胸廓扁平；B.患者背部胸椎变直，两肩胛骨之间凹陷、双侧的肩胛骨呈翼状，前后径明显变短

辅助检查：实验室检查，血常规示 WBC 为 $13.9 \times 10^9/L$，EUT 为 $11.66 \times 10^9/L$，NEUT 为 83.5%，RBC 为 $4.5 \times 10^{12}/L$，Hb 为 145g/L，PLT 为 $124 \times 10^9/L$。心电图（图 1-18-2）：窦性心动过速，心室率为 106 次/分，额面电轴为+262°；$V_{1\sim6}$ 导联呈 rS 型；aVR 导联呈 qR 型，其 R 波电压为 0.55mV；Ⅱ、Ⅲ、aVF 导联呈 qrS 型；Ⅰ 导联呈 rS 型；aVL 导联呈有切迹的 R 波。胸部 X 线片（图 1-18-3）：胸椎生理曲度变直，T_8 水平胸廓前后径（第 8 胸椎前缘与胸骨后缘水平距离）为 9.05cm，胸廓横径（右侧膈肌上缘水平横径）为 26cm，双肺野清晰，纹理走行、分布正常，心影呈垂悬型，肺动脉段略凸出，心尖圆钝。心脏超声：左心室舒张末径为 40 mm，左心室后壁为 8 mm，室间隔为 8 mm，主动脉口径为 18 mm，主肺动脉口径为 16 mm，右心房最大内径为 22 mm，左心房前后径为 25mm，左心房上下径为 39mm，右心室最大内径为 23mm，左心室缩短分数为 39%，EF 值为 68%，左心室假腱索。

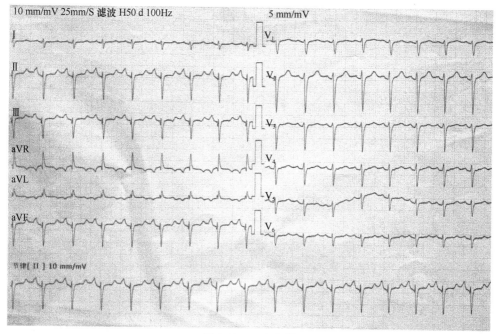

图 1-18-2　心电图

窦性心动过速，106 次/分。额面电轴为+262°；V$_{1\sim6}$ 导联呈 rS 型；aVR 呈 qR 型，其 R 波电压为 0.55mV；Ⅱ、Ⅲ、aVF 导联呈 qrS 型；Ⅰ 导联呈 rS 型；aVL 导联呈有切迹的 R 波

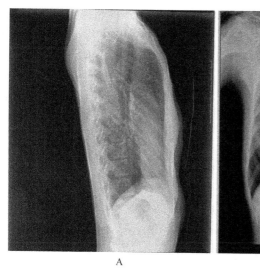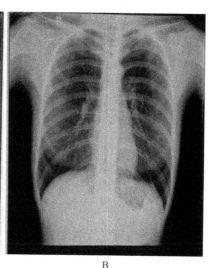

A　　　　　　　　　　　　　　　　B

图 1-18-3　胸部 X 线检查

A.胸部右侧位，胸椎生理曲度变直，T$_8$ 水平胸廓前后径（第 8 胸椎前缘与胸骨后缘水平距离）为 9.05cm，胸廓横径（右侧膈肌上缘水平横径）为 26cm；B.双肺肺野清晰，纹理走行、分布正常，心影呈垂悬型，肺动脉段略凸出，心尖圆钝

　　治疗及随访：建议加强体育锻炼，不宜过度剧烈，多做深呼吸练习。

【讨论】

　　直背综合征（straight back syndrome）是常见染色体显性遗传病，多有家族史。本征 1960 年由英国 Rawlings 首先报道，其后印度及我国逐渐有所报道。其特征为先天性胸椎生理曲度消失，胸腔前后径变短，心前间隙变窄乃至消失，引起心脏右心室流出道及大血管等处受压、管腔变窄而产生心脏杂音及 X 线异常的一组症候群[1]。由于影像学异常，引起肺动脉段突出或心缘左移，而被怀疑为心房间隔缺损、轻度肺动脉瓣狭窄，甚至室间隔缺损。由于听诊异常，临床医师也容易误诊为以上疾病或其他心脏病。

　　直背综合征的诊断标准[2]：①体形瘦长，胸廓扁平，肩胛间区凹陷，胸骨左缘第 2～3 肋间可闻及收缩期喷射性杂音。②X 线具有特征性的诊断价值，侧位胸部 X 线片示胸椎正常生理后凸消失，平直和前后径（以 T_8 椎体层面前缘中部至胸骨后缘水平距离）缩短，前后径/横径（右侧膈肌上缘水平横径）的比值小于 0.38 或横径/前后径的比值大于 2.5[3]。按前后径与横径比值分级：36%～38% 为轻度；33%～35% 为中度；≤32% 为重度。正位胸部 X 线片示双肺正常，心脏呈典型的"薄饼状"增大，心脏大血管向左、向前移位并向左后旋转，肺动脉段"凸出"，主动脉移向中线。心前间隙狭窄或闭塞。③轻微的临床症状与响亮的心脏杂音不相适应。心导管检查无血流动力学的改变。

　　直背综合征患者多有头晕、失眠、心悸、气短，也可无症状，仅在体检时发现。由于胸椎变直，胸骨扁平垂直，与脊柱接近于平行，故使胸廓前后径变小。心脏和大血管受胸骨和脊柱压迫，产生变形和扭曲，当心脏收缩时血液由层流变为涡流而产生喷射性杂音，肺动脉第二心音亢进甚至分裂，坐位和吸气时杂音减弱。本例患者胸部 X 线片提示 T_8 水平胸廓的前后径与横径之比（9.05cm/26cm）等于 34.8%，结合查体情况和病史资料符合轻度直背综合征诊断。

　　值得我们深入思索的是，患者心电图额面 QRS 心电轴极度右偏（+262°），达所谓"无人区"；$V_{1\sim6}$ 导联均呈 rS 型，右心室高电压（aVR 导联呈 qR 型，aVR 导联的 R 波电压=0.55mV），Ⅱ、Ⅲ、aVF 导联主波均向下（qrS 型），Ⅰ 导联呈 rS 型，整幅心电图呈现中度右心室肥大的特征。$V_{1\sim6}$ 均呈 rS 型的右室肥大病因多见于肺部疾患[4]，而本例患者 B 超所示无右心室肥大，且无肺部疾病史，出现心电图改变，考虑是因为胸骨扁平，心前间隙变窄，胸骨内缘压迫右心室流出道、肺动脉[5]，使得右心室血液流出受阻，右心室收缩期压力增大，因此出现右心室电压增大，同时心脏向左后旋转，右心室向左移位，左心室向胸腔后方偏右移位，这就使得心室总的除极向量发生了变化，额面总向量环由原来的指向左下变为向右偏上，横面总向量由原来的左前变为向后右方；故额面电轴极度右偏（指向第Ⅱ象限），胸导联 $V_{1\sim6}$ 呈 rS 型[5]。总之，扁平胸合并直背综合征，使得心脏的几何形态在胸腔中的前后、左右、上下位置与正常胸廓不同，再加上自身顺向旋转等多向性变化，从而导致心电图出现相应变化。另外，心脏 B 超示左心房前后径等其他心脏结构指标异常变化也与本病有关。

【经验与体会】

　　本例心电图改变是由于先天性脊柱和胸骨畸形所致，而非心脏本身病变所致。这提示我们，阅读心电图时，一定要结合临床，以避免误诊或漏诊。

【参考文献】

[1] Davies M K, Mackintosh P, Cayton R M, et al. The straight back syndrome[J]. Quarterly Journal of Medicine, 1980, 49（196）：443-460.

[2] 殷慧. 直背综合征的 X 线表现及误诊分析[J]. 中华实用诊断与治疗杂志, 2003, 17（3）：230-231.

[3] 周永生, 张承惠, 等. 直背综合征的临床 X 线诊断[J]. 实用放射学杂志, 2002, 18（5）：397-398.

[4] 方丕华, 张澍. 中国心电图经典与进展[M]. 人民军医出版社, 2010.

[5] Esser S M, Monroe M H, Littmann L. Straight back syndrome[J]. Eur Heart J, 2009, 30（14）：1752.

（张　莉　林祥灿　杨　瑞）

1-19　获得性长 QT 诱发尖端扭转室性心动过速 1 例

【病例摘要】

患者，女，77 岁，主因头晕 1 日伴意识丧失 2 小时入院。入院前 1 日患者无明显诱因出现头晕，伴一过性黑蒙，全身乏力，无胸闷、胸痛、心悸，无恶心、呕吐、视物旋转，无头痛、咯血，无腹泻、腹痛、发热，无肢体活动障碍及言语不利，头晕症状持续存在，未诊治。入院前 2 小时家属发现患者意识丧失，伴小便失禁，无肢体抽搐，无舌咬伤，无口吐白沫，遂呼 120 至我院急诊，查头颅 CT 示左侧内囊前肢似见斑块状低密度影，急诊以"脑梗死"收入神经内科，至神经内科途中，患者神志转清，呼之能应，但不能回忆发病过程。既往有冠心病病史 4 年，未规律服药，偶有心悸，快走时气短。

查体：T 为 36.2℃，P 为 96 次/分，R 为 20 次/分，BP 为 140/61mmHg，神志清，对答切题，记忆力、计算力、定向力正常，双侧上眼睑无下垂，双眼球各向运动充分，双瞳孔等大等圆，对光反应灵敏，无眼震；双侧面部感觉对称存在，双侧额纹、鼻唇沟对称，粗测双耳听力正常；伸舌居中，悬雍垂居中，双侧软腭上抬对称；四肢肌力 5 级，四肢肌张力正常，深浅感觉对称存在，双侧腱反射对称存在，病理征阴性。颈软，无抵抗，凯尔尼格征阴性，布鲁津斯基征阴性，闭目难立征阴性。双肺呼吸音清，未闻及干湿啰音，心率为 100 次/分，心律绝对不齐，心音强弱不等，各瓣膜听诊区未闻及杂音，腹软平坦，无压痛、反跳痛，无肌紧张，双下肢无浮肿。

辅助检查：头颅 CT 示左侧内囊前肢似见斑块状低密度影。化验：肌红蛋白为 100.1ng/ml（正常值<100ng/ml），谷草转氨酶为 44U/L，肌钙蛋白 T、乳酸脱氢酶、乳酸激酶未见明显异常；电解质：钾为 3.55mmol/L（正常值为 3.5～5.1 mmol/L），钠为 136.20mmol/L（正常值为 137～145mmol/L），氯为 97.80mmol/L（正常值为 98～107 mmol/L）。心电图（图 1-19-1）：心房颤动伴缓慢心室率，QRS 后伴随 T 波高大、QT 间期延长（长 RR 间期后 QT 间期为 0.68s，QTc 为 0.61s）。动态心电图：心房颤动，频发多形室性期前收缩（29481 个/24 小时），可见成对及二联律出现，频发短阵室性心动过速（2582 次/24 小时），最长持续时间约为 5.5s（呈尖端扭转型），室性心动过速的最短 RR 间期约为 0.25s，QT 间期延长，呈慢频率依赖性。心脏彩超：左心房大；主动脉瓣钙化并少量反流；二尖瓣中度反流；三尖瓣少量反流；肺动脉瓣少量反流；左心室舒张功能降低。

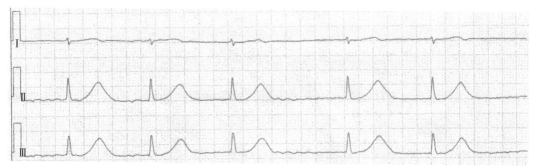

图 1-19-1　心电图：心房颤动，T 波高大、QT 间期延长（长 RR 间期后 QT 间期为 0.68s，QTc 为 0.61s）

初步诊断：①脑梗死；②心律失常，心房颤动，室性期前收缩，室性心动过速，QT 间期延长；③冠心病，慢性心功能不全，心功能Ⅱ级（NYHA）。治疗：患者入院当晚心电监护（图 1-19-2）多次出现短阵尖端扭转型室性心动过速，QT 间期明显延长，给予补镁补钾，抗凝、抗血小板凝聚、抑酸护胃等支持对症治疗后病情逐渐稳定，室性心动过速室性期前收缩逐渐减少及消失，心电图显示心房颤动伴缓慢心室率。

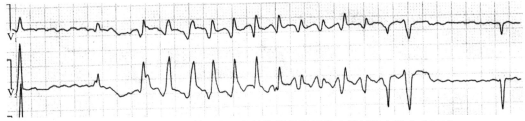

图 1-19-2　加速室性逸搏后出现室性期前收缩诱发尖端扭转室性心动过速

【讨论】

长 QT 综合征（long QT syndrome，LQTS）也称 QT 间期延长综合征，是一种心室复极时程延长、不均一性增大的疾病。心电图上表现为 QT 间期延长、T 波和（或）U 波异常、期前收缩后的代偿间歇及心率减慢时易于发生尖端扭转型室性心动过速（torsade de pointes，TdP）。临床上表现为晕厥、抽搐或猝死为特征的临床综合征。男性 QTc＞0.47s，女性 QTc＞0.48s，诊断为 QT 间期延长，不论男女，QTc＞0.5s 都属于明显异常[1]。LQTS 分为先天性和获得性。先天性 LQTS 是一种由基因缺陷引起的复极异常及遗传性心脏病。获得性 LQTS 是指由药物、心脏疾病（心力衰竭、心肌缺血、心动过缓等）、中枢神经系统疾病（脑卒中、蛛网膜下腔出血等）或者代谢异常（糖尿病 甲状腺功能低下）、感染、肿瘤、发热、酗酒等因素引起的可逆性 QT 间期延长伴 TdP 发作的临床综合征。

该患者入院后明确诊断为急性脑梗死，查心肌酶学基本正常，心功能相对稳定，不支持急性心肌梗死及心力衰竭引起 LQTS 及 TdP；院外未长期口服抗心律失常药物及其他引起 LQTS 的药物，不支持药物引起 LQTS 及 TdP；无感染、代谢性疾病等征象，不支持相关原因引起 LQTS 及 TdP。患者入院当晚多次短阵尖端扭转型室性心动过速，最长 QT 间期为 0.68s，QTc 为 0.61s，既往无晕厥及室性心动过速病史，考虑 LQTS 及 TdP 与急性缺血性卒中有关。

脑卒中常出现心肌缺血、心律失常、急性心肌梗死或心力衰竭等表现，称为脑心综合征，其机制（包括 LQTS 及 TdP）尚不明确，可能与急性脑出血或脑梗死时心脏交感神经活改变性增加、副交感神经活性减低及压力感受器功能异常有关[2]。最近的研究表明，氧化应激产生的活性氧自由基可能在心室再极化异常的发展中起一定的作用[3]。在脑卒中患者死亡原因中，脑卒中本身占第一位，而心脏事件占第二位，急性脑卒中可以损伤心脏，对于冠心病患者，急性脑卒中与冠心病在心肌损伤中可能起协同作用，故治疗原发病的同时，应积极治疗心脏疾病。

遗传性 LQTS 应避免使用延长 QT 间期的药物，纠正电解质紊乱。QTc≥470 ms 的无症状患者和（或）既往有晕厥发作或 VT、VF 的有症状患者推荐使用 β 受体阻滞剂。有 ICD 禁忌证或拒绝该治疗的患者和（或）β 受体阻滞剂无效或不能耐受或禁忌的高危患者应接受左心交感神经切除术。心脏骤停幸存者应接受 ICD 治疗；QTc≤470ms 的无症状 LQTS 患者应接受 β 受体阻滞剂，β 受体阻滞剂治疗后病情仍进展迅速者，左心交感神经切除术可能有效；QTc＞500ms 的 LQT3 患者，口服钠离子通道阻滞剂可有效缩短 QTc 40ms 以上；未系统接受 β 受体阻滞剂治疗的无症状 LQTS 患者不宜接受 ICD[4]。

　　获得性 LQTS 的治疗主要为原发病的治疗及去除诱因。如存在颅脑疾病、感染、肿瘤等应积极治疗原发病；对于药物引起者，应立即停止可能诱发 LQTS 和或 TdP 的药物，并静脉注射硫酸镁，无论血镁水平如何[5]。对于心动过缓或明显长间歇依赖者可临时应用提升心率药物（阿托品、异丙肾上腺素）或植入临时起搏器，起搏频率维持在 80 次/分左右甚至更快[6]，有指征者可考虑永久起搏器植入。获得性 LQTS 和 TdP 常合并低钾血症，补钾也是治疗措施之一，将血钾维持在 4.5~5mmol/l 之间[7]。心动过缓已接受起搏器治疗的患者，可考虑 β 受体阻滞剂。患者 TdP 不能自行终止或蜕化为心室颤动者，应立即实施直流电复律，对于不能明确 TdP 原因，有猝死风险者，应植入 ICD 治疗。

【参考文献】

[1] Drew B J, Ackerman M J, Funk M, et al. Prevention of torsade de pointes in hospital settings: a scientific statement from the American Heart Association and the American College of Cardiology Foundation[J]. Circulation, 2010, 121（8）: 1047-1060.

[2] Alabd A A, Fouad A, Abdel-Nasser R, et al. QT interval dispersion pattern in patients with acute ischemic stroke: Does the site of infarction matter? [J]. International Journal of Angiology Official Publication of the International College of Angiology Inc, 2009, 18（4）: 177-181.

[3] Atabay T, Uzun M. The correlation between the plasma nitric oxide levels and QT/QTc interval in conscious rabbits[J]. General Physiology & Biophysics, 2009, 28（1）: 16-23.

[4] Priori S G, Wilde A A, Horie M, et al. HRS/EHRA/APHRS expert consensus statement on the diagnosis and management of patients with inherited primary arrhythmia syndromes[J]. Heart Rhythm, 2013, 10（12）: 1932-1963.

[5] Banai S, Tzivoni D. Drug therapy for torsade de pointes[J]. Journal of Cardiovascular Electrophysiology, 1993, 4（2）: 206-210.

[6] Pinski S L, Eguía L E, Trohman R G. What is the minimal pacing rate that prevents torsades de pointes? Insights from patients with permanent pacemakers[J]. Pacing Clin Electrophysiol, 2002, 25（11）: 1612-1615.

[7] Zipes D P, Camm A J, Borggrefe M, et al. ACC/AHA/ESC 2006 guidelines for management of patients with ventricular arrhythmias and the prevention of sudden cardiac death: a report of the American College of Cardiology/American Heart Association Task Force and the European Society of Cardiology Committee for Practice Guidelines（Writing Committee to Develop Guidelines for Management of Patients With Ventricular Arrhythmias and the Prevention of Sudden Cardiac Death）[J]. Journal of the American College of Cardiology, 2006, 48（5）: e247-346.

（王艳彩　姚　许）

1-20 室间隔中部梗阻性肥厚型心肌病并发心尖室壁瘤形成及脑卒中

【病例摘要】

患者，男，61 岁，主因突发头痛、头晕伴复视及左侧肢体无力 1 日就诊。既往高血压 5 年，劳累后呼吸困难半年，无糖尿病史，吸烟史 20 年，无饮酒史，无心脏病家族史。

查体：T 为 36.5℃，P 为 73 次/分，BP 为 150/90mmHg。神志清楚，言语欠清，颈静脉无怒张，双肺呼吸音粗，心律齐，胸骨左缘第 3、4 肋间可间及收缩期Ⅲ/6 级杂音，腹软，无压痛，肝脾肋下未及，双下肢不肿。神经科查体：左眼外展不全，双眼左右视时可见不持续水平眼震，左上肢肌力Ⅴ级，左下肢肌力Ⅴ⁻级，右侧肢体肌力Ⅴ级，指鼻试验左侧不稳准，轮替动作左侧差，左侧巴宾斯基征（＋）。

辅助检查：实验室检查示电解质、肝肾功能、凝血常规均正常。血常规示红细胞计数为 3.95×10^{12}/L，轻度升高，红细胞压积为 39.6%，BNP 为 73.4pg/ml（正常＜100pg/ml），D-二聚体为 801ng/ml（正常＜500ng/ml），肌钙蛋白（cTnI）为 0.008ng/ml（正常值＜0.1 ng/ml）。心电图（图 1-20-1）：窦性心律，$T_{Ⅱ、Ⅲ、aVF}$ 轻度倒置，$T_{V_{2~6}}$ 深度倒置，以 $V_{3~4}$ 尤为明显。头颅 MRI（图 1-20-2）：左侧小脑半球、左桥臂及脑桥左侧梗死。心脏彩超（图 1-20-3）：左心房前后径为 38mm，左心室壁非对称性增厚，室间隔肥厚，以中段为著（26.3mm），室间隔中部血流速度明显增快，约为 4m/s，左心室心尖部心肌变薄（3mm），呈瘤样膨出，大小约为 33.7mm×36.8mm，其内可见一大小约为 30.9mm×21mm 的均质回声团块附着，位置较固定，左心室射血分数为 57%。超声诊断：肥厚型心肌病，左心室腔内梗阻（中度），心尖部室壁瘤伴附壁血栓形成。冠状动脉 CTA（图 1-20-4）：未见明显冠状动脉狭窄。

治疗及随访：予以低分子肝素及华法林抗凝治疗，随访 1 年（INR 为 2～3），未再发作脑梗死。

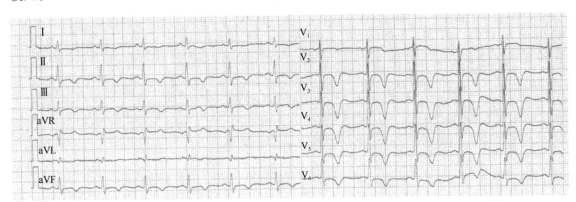

图 1-20-1　心电图：窦性心律，$T_{Ⅱ、Ⅲ、aVF}$ 轻度倒置，$T_{V_{2~6}}$ 深度倒置，以 $V_{3~4}$ 尤为明显

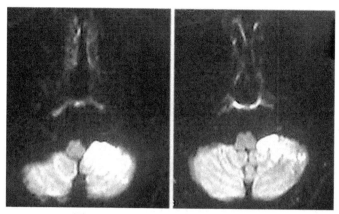

图 1-20-2　MRI：左侧小脑半球梗死

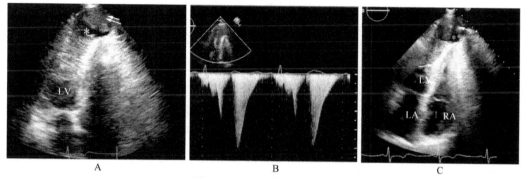

图 1-20-3　经胸超声心动图

A.两腔心切面可见室壁瘤及巨大心尖附壁血栓；B.连续多普勒室间隔中部血流速度明显增快，约 4cm/s；C.四腔心切面示室间隔增厚（最厚 26.3mm），以中段为著，心尖部心肌变薄（3mm），呈瘤样膨出

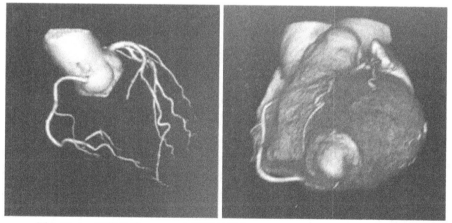

图 1-20-4　冠状动脉 CTA：未见明显异常，左心室心尖部可见室壁瘤形成

【讨论】

　　室间隔中部梗阻性肥厚型心肌病（mid-ventricular obstructive hypertrophic cardiomyopathy，MVOHCM）是肥厚型心肌病中特殊的亚型，主要特征是左心室游离壁与室间隔中部心肌发生肥厚，将左心室腔分隔为基底腔和心尖腔，并伴有左心室心尖部与基底部间压力阶差。基底腔内的血流在收缩期经左心室流出道射入升主动脉，而心尖部高压腔瘀滞的血液随着左心室中部

梗阻的解除，可在舒张早期反流入左心房，形成舒张早期二尖瓣反流。1976 年 Falicov 首次报道了 2 例特殊的梗阻性肥厚型心肌病患者，发现心尖部和基底部存在明显的压力阶差，其中 1 例心室内收缩期压力阶差达 100mmHg，并命名为室间隔中部梗阻性肥厚型心肌病[1]。对于MVOHCM，目前尚无大规模临床研究，目前认为 MVOHCM 约占肥厚型心肌病（HCM）的5%，但各家报道有所不同。国内中国医学科学院阜外医院研究中心发现 MVHOCM 约占 HCM的 2.9%（60/2068）；日本学者报道 MVHOCM 占 HCM 的 9.6%（46/490）；美国学者报道为 12.9%，而意大利学者报道为 10.9%（12/110）[2]。

MVHOCM 患者临床症状常无特异性，包括劳力性呼吸困难、胸痛、心悸、头晕及晕厥等。少数患者平时无症状，也可突然出现致命性心律失常如心室颤动或心脏性猝死，也可伴有快速型心律失常，如心房颤动等。临床上主要是依据超声心动图（UCG）、心脏 MRI 成像及左心室造影做出诊断。UCG 可直观地判定心肌肥厚的部位和程度、心功能及流出道压力阶差，其诊断标准：①显著的左心室中部室壁肥厚，舒张末期最大室壁厚度≥15mm（或有明确家族史且室壁厚度≥13mm）；②室间隔中部的瞬时压力阶差（左心室心尖部至左心室基底部间）≥30mmHg，常伴特征性收缩末期持续的异常高速血流（由心尖至心底部）及舒张早期二尖瓣反流信号；③室间隔中部梗阻是由于显著的左心室间隔中部室壁肥厚在收缩期与游离壁相互作用所致，而非收缩期二尖瓣前叶的前向运动（SAM 现象）所致，左心室中部收缩期梗阻或闭塞，呈"沙漏形"（hourglass-shaped）。此外，MVHOCM 诊断的金标准是基因突变位点检测，但目前尚未广泛应用于临床[3]。

MVHOCM 较其他类型的 HCM 预后差，中国医学科学院阜外医院对 60 例 MVHOCM 和263 例心尖肥厚性心肌病（ApHCM）平均 7 年的随访研究发现 MVHOCM 的年心血管死亡率为 2.1%，明显高于 ApHCM 的 0.1%，且 MVHOCM 心血管事件发病率亦明显高于 ApHCM（56.7%vs17.1%；$P<0.001$），与 ApHCM 相比心力衰竭恶化进展发生率更高（16.7%vs5.3%；$P<0.01$）[5]。日本学者对 46 例 MVHOCM 随访（10.4±8.2）年期间，23.9%（11/46）的患者发生心肌病相关死亡，多变量分析表明室间隔中部梗阻是 HCM 相关死亡的独立危险因素（HR：2.23，$P=0.016$），更是猝死和恶性心律失常发生联合终点的独立危险因素（HR：3.19，$P=0.001$）[4]。

MVHOCM 常见的合并症包括左室心尖室壁瘤（left ventricular apical aneurysm，LVAA）、心律失常（非持续性室性心动过速、室性心动过速、心室颤动、心房颤动）、脑卒中、心力衰竭恶化、冠状动脉微栓塞。MVOHC 常合并心尖部室壁瘤形成，而冠状动脉血管多未见明显狭窄，室壁瘤形成具体机制不明，可能继发于小血管病变所致冠状动脉血流储备减少、心尖部心室腔压力增大、肥厚部位室壁张力增加冠状动脉受挤压、间隔部位梗阻使冠状动脉灌注压下降及毛细血管/心肌纤维比率下降[5]。而长期心室腔内血流动力学紊乱及舒张期矛盾血流所致的心内膜损伤易形成心尖附壁血栓进而导致脑卒中及血栓栓塞事件的发生[6]。MVHOCM 常见脑卒中发生率较低，中国医学科学院阜外医院报道 MVOHCM 患者合并脑卒中的发生率为 6.7%（4/60），日本报道 10.9%（5/46）合并非致死性脑卒中，但是目前 MVHOCM 患者常规使用抗凝治疗预防脑卒中仍存在争议。

【经验与体会】

室间隔中部肥厚型心肌病虽不多见，应熟悉其诊断标准：①显著的左心室中部室壁肥厚，舒张末期最大室壁厚度≥15 mm（或有明确家族史且室壁厚度≥13 mm）；②左心室心尖部至左心室基底部存在压力阶差≥30 mmHg。

众所周知，心源性脑卒中的栓子主要来源于心房颤动患者的左心房和左心室心肌梗死后的室壁瘤，而室间隔中部肥厚型心肌病合并心尖部室壁瘤也可成为栓子罕见来源之一。

【参考文献】

[1] Maron M S，Finley J J，Bos J M，et al. Prevalence，clinical significance，and natural history of left ventricular apical aneurysms in hypertrophic cardiomyopathy[J]. Circulation，2008，118（15）：1541-1549.

[2] Minami Y，Kajimoto K，Terajima Y，et al. Clinical implications of midventricular obstruction in patients with hypertrophic cardiomyopathy[J]. J Am CollCardiol，2011，57（23）：2346-2355.

[3] Kaku B. Intra-cardiac thrombus resolution after anti-coagulation therapy with dabigatran in a patient with mid-ventricular obstructive hypertrophic cardiomyopathy：a case report[J]. J Med Case Rep，2013，7：238.

[4] Ichida M，Nishimura Y，Kario K. Clinical significance of left ventricular apical aneurysms in hypertrophic cardiomyopathy patients：the role of diagnostic electrocardiography[J]. J Cardiol，2014，64（4）：265-272.

[5] Sun J P，Yang X S，Wong K T，et al. Hypertrophic Cardiomyopathy with Apical Aneurysm[J]. Int J Cardiol，2015，184：394-396.

[6] Cai C，Duan F J，Yang Y J，et al. Comparison of the prevalence，clinical features. and long-term outcomes of midventricular hypertrophy vs apical phenotype in patients with hypertrophic cardiomyopathy[J]. Can J Cardiol，2014，30（4）：441-447.

（崔　丽　富华颖　刘　彤　刘恩照　许　纲　李广平）

1-21　大动脉炎心肌病1例

【病例摘要】

患者，女，28岁，柬埔寨裔。主因：胸闷、活动后呼吸困难1个月，厌食并恶心呕吐1周就诊。门诊查血肌酐为653μmol/L，以急性肾衰竭收入院。既往曾做过扁桃体摘除术，无心脏病、高血压病史，亦无消化道、肾脏病及关节肿痛史。

查体：生命体征平稳，T为36.8℃，R为20次/分，P为90次/分（右上肢），左上肢脉弱不易触及，BP为155/85 mmHg（右上肢）、100/50 mmHg（左上肢）、175/95 mmHg（双下肢），颈静脉无怒张，双肺呼吸音粗，双肺底闻及湿啰音。心律齐，胸骨左缘第3、4肋间闻及Ⅱ/6级收缩期杂音，腹软，肝脾未触及，无压痛及反跳痛，双肾区无叩痛，左侧肾动脉区可闻及血管杂音，四肢轻度可凹陷性水肿，双下肢足背动脉搏动可触及。

辅助检查：实验室检查示Hb为79g/L，RBC为2.64×10^{12}/L，WBC为5.6×10^9/L，血小板计数为183×10^9/L；尿常规：血细胞（+++）；蛋白（++）；白细胞（++）；酮体（++）；血肌酐为653μmol/L，CRP＞80mg/L（正常值＜10mg/L）。余指标：血糖、CK、电解质、IgG、IgA、IgM、肝功能、抗心磷脂抗体、补体C3、C4均正常，βHCG阴性，抗核抗体（ANA）、抗中性粒细胞胞浆抗体（ANCA），抗ENA抗体，抗肾小球基底膜抗体均阴性。腹部超声：右肾萎缩至6.3cm，左肾大小正常为10cm。腹部及盆腔CT：右肾动脉近端完全梗阻，右肾萎缩，多个侧支小动脉形成维持右肾血供。左肾动脉近段及中段高度狭窄，致左肾严重供血不足。左髂内动脉起始处囊状动脉瘤，约5mm×8mm。胸部CT：胸腔两侧中等量积液。左锁骨下动脉近端狭窄，短轴狭窄率为40%～50%，胸主动脉及头颈的分支血管管壁光滑，均未见狭窄。双肺动脉未见异常。心电图：窦性心律，正常心电图（图1-21-1）。胸部X线片：心胸比值＞0.5，双侧肺水肿，中等量胸腔积液（图1-21-2）。超声心动图：左心房、左心室及右心房均扩大，右心室边界扩大，室壁薄，左右心室壁运动均弥漫性减弱，左心室舒张末内经指数为3.4cm/m²（正常值＜2.7cm/m²），LVEF=38%，左心室收缩及舒张功能均减低。左心房容量指数为38 ml/m²（正常值＜34ml/m²），右心房容量指数为29ml/m²（正常值＜27ml/m²），右心室容量指数为74 ml/m²（正常值＜74ml/m²），二尖瓣、主动脉瓣及肺动脉瓣均轻度反流，三尖瓣轻中度反流，轻中度肺动脉高压，极少量心包积液，不除外扩张型心肌病。

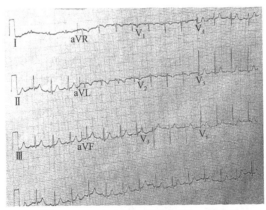

图1-21-1　心电图：窦性心律，正常

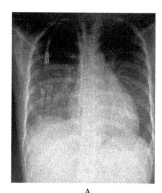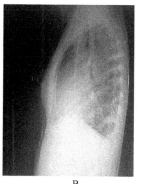

图 1-21-2 胸部 X 线片（A 为正位、B 为侧位）：心胸比＞0.5，
双侧肺水肿，中等量胸腔积液，透析导管位置正常

诊治经过：此患者临床表现不典型，以急性肾衰竭入院，心脏超声提示扩张型心肌病。综合上述各项辅助检查此患符合 1990 年美国风湿病学会（ACR）制定的大动脉炎（takayasu arteritis）诊断标准的以下 4 条：①亚裔年轻女性；② 左上肢脉搏弱；③双上肢血压差＞10 mmHg；④动脉造影异常，左锁骨下动脉近端狭窄，CT 造影双侧肾动脉狭窄。符合其诊断标准的 3/6 条即可确立诊断，故此患大动脉炎的诊断明确。因患者 CRP 高，活动性血管炎存在，给予口服泼尼松 60mg/d，同时降压透析治疗，嘱患者 6 周后复查，待活动性血管炎消退后考虑行球囊血管再通术。

【讨论】

大动脉炎又称无脉症，是 1905 年由日本学者 Mikito Takayasu 及同行们最先描述和发现的[1、2]。它是一种病因不清的与细胞介导的自体免疫有关的慢性肉芽肿性的非特异性血管炎，主要累及主动脉及其主要分支、冠状动脉及肺动脉。受累动脉表现为节段性狭窄、阻塞、扩张及动脉瘤形成，最终出现脏器缺血的临床表现[3、4]。本病发病以亚洲裔为常见，20～30 岁年轻女性为主要发病人群。男女发病比例各国报道不同，日本为 1：9，印度为 1：6.4[2]。

本病的临床表现分为 2 期[1]。早期：急性大血管炎期，是无脉前期。此期无特异性，相当长的一段时间内可能仅出现乏力、体重减轻、盗汗、低热、肌肉关节痛及贫血等不典型症状，因此常延误诊断及治疗。晚期：无脉期，大血管狭窄或梗阻，出现缺血的症状和体征。特征性的表现为脉弱或无脉（84%～96%的患者），血管杂音（80%～94%的患者），高血压（33%～83%的患者），肺动脉病变（14%～100%的患者）[1]。心血管系统受累的表现主要为心肌病变，瓣膜病变，主动脉根部病变，冠状动脉病变，或缩窄性心包炎。而扩张型心肌病样心脏改变在本病中实则较少见，仅占 5%。它是大动脉炎引起的继发性扩张型心肌病。目前认为引起此扩张型心肌病的原因有 3 个：肾动脉狭窄继发性高血压；原发心肌炎；冠状动脉病变。此患者未行冠状动脉造影检查，是否有冠状动脉受累不得而知。

目前对大动脉炎的诊断仍采用 1990 年美国风湿病学学会的诊断分类标准[1]：①发病年龄小于 40 岁；②肢体间歇性运动障碍：活动时一个或更多肢体出现乏力、肌肉不适，尤以上肢明显；③肱动脉搏动减弱：一侧或双侧肱动脉搏动减弱；④血压差＞10 mmHg：双侧上肢收缩压差＞10 mmHg；⑤锁骨下动脉或主动脉杂音：一侧或双侧锁骨下动脉或腹主动脉闻及杂音；⑥动脉造影异常：主动脉主要分支或上下肢近端的大动脉狭窄或闭塞，病变常为局灶或节段性，且不是由动脉硬化、纤维肌发育不良或类似原因引起。符合上述 6 项中的 3 项者可诊断大动脉炎。此诊断标准的敏感性和特异性分别是 90.5% 和 97.8%。按照受累动脉的不同，大动脉炎临床分型为：Ⅰ型，头臂动脉型（主动脉弓综合征）；Ⅱ型，胸-腹主动脉型；Ⅲ型，广泛型，即Ⅰ+Ⅱ型；Ⅳ型，肺动脉型。本例患者符合大动脉炎的临床Ⅲ型。

大动脉炎超声心动图的表现没有特异性，主要为心室收缩及舒张功能减低，各瓣膜轻中度反流，轻中度肺动脉高压。合并心包炎时，还可以探及心包积液。如本例表现为扩张型心肌病的则少见。（图 1-21-3）。鉴别诊断，因本病早期为非特异性血管炎病变，无典型临床表现，且好发于年轻女性，应与红斑狼疮、类风湿等自身免疫性疾病相鉴别。此患者以急性肾衰竭及心衰竭为主要临床表现来就诊，加之患者为年轻女性，考虑到系统性红斑狼疮等自身免疫性疾病的可能，因此完善了与红斑狼疮有关的系列化验检查，结果均阴性。此病晚期应注意与受累脏器本身的原发病相鉴别。

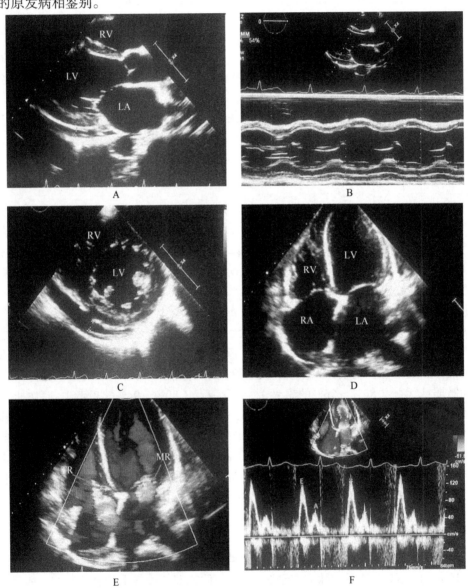

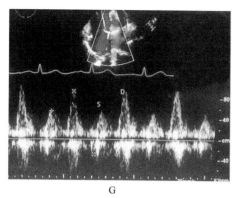
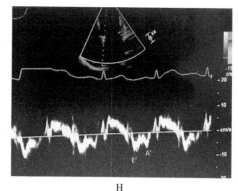

G　　　　　　　　　　　　　　　　　H

图 1-21-3　超声心动图

胸骨旁左心室长轴切面 A、左心室短轴切面 C 及心尖四腔心切面 D 示各心腔扩大、室壁变薄，M 型 B 示左心室壁运动均呈弥漫性
减弱。心尖四腔心切面 E 示二、三尖瓣反流。F.脉冲多普勒二尖瓣血流频谱 E/A＞2；G.肺静脉血流频谱 S/D＜1；H.室间隔组织多
普勒示 E/E'=19 均提示左心房及左心室充盈压增高，左心室限制性充盈障碍，为Ⅲ度舒张功能减低

【经验与体会】

　　大动脉炎没有特异性的超声心动图表现，但超声心动图是诊断心肌病的首选辅助检查，对
于任何超声心动图有扩张型心肌病表现的年轻女性患者，要结合临床除外各种可致扩张型心肌
病样改变的原因，且不要忘记大动脉炎是它的鉴别诊断之一。因大动脉炎合并心肌病变比较少
见，发病隐匿。当临床出现心力衰竭症状时可能已经有严重不可逆的心脏结构改变和功能降低。
因此超声科医师应提高对本病的认识及敏感度，及早发现及治疗本病，改善预后。

【参考文献】

[1] Tann O R，Tulloh R M，Hamilton M C. Takayasu's disease：a review[J]. Cardiol Young，2008，18（3）：250-259.

[2] Joseph D，Joshi P. Unusual presentation of Takayasu arteritis as dilated cardiomyopathy in young male[J]. J of Medical and Dental Sciences，2013，2（3）：189-193.

[3] Patra S，Sastry U M，Mahimaiha J，et al. Dilated cardiomyopathy being the presenting manifestation of takeyasu arteritis and treated with renal angioplasty[J]. World J Pediatr Congenit Heart Surg，2014，5（4）：620-622.

[4] Conkar S，Mir S，Sözeri B，et al. Evaluation and Therapy in four patients with Takayasu's arteritis[J]. Saudi J kidney Dis Transpl，2016，27（1）：164-169.

（陈启明）

1-22 甲基苯丙胺性心肌病 1 例

【病例摘要】

患者，男，36岁，汉族，因间断咳嗽、咳痰1周，突发憋喘、大汗1日，门诊胸部X线片检查右下肺肺炎，心脏增大，于2013年2月14日以急性左心衰竭收入我院。患者是个体劳动者，有冰毒吸入史近10年。患者自诉甲基苯丙胺的食用未间断。既往有高血压病史、2型糖尿病2年和高脂血症病史多年。否认饮酒史，吸烟史13年，每日约40支。已婚多年，育有1子，体健。

查体：T为36.5℃，P为93次/分，R为19次/分，BP为160/90mmHg，嗜睡，痛苦面容，喘息貌，半卧位，口唇略发绀，颈静脉略充盈，双肺呼吸音粗，双下肺可闻及湿啰音，以右肺为著，未闻及干鸣音。心界向两侧扩大，心音低钝，心律齐，HR为93次/分，各瓣膜听诊区未闻及病理性杂音及附加心音。腹平坦，肝脾未及，双下肢Ⅱ度指凹性水肿。

辅助检查：实验室检查示Scr为30μmol/L，BUN为6.55mmol/L，钠离子浓度为135mmol/L，钾离子浓度为4.4mmol/L，钙离子浓度为1.2mmol/L，磷离子浓度为1.1mmol/L，镁离子浓度为0.9mmol/L，CK为93U/L，CK-MB为13U/L；PT为16.10s，APTT为25.90s，INR为1.2；WBC为12.4×10⁹/L，Hb为153g/L，HCT为0.45，PLT为192×10⁹/L，D-二聚体为571.32ng/ml，TC为5.27mmol/L，TG为2.11mmol/L，LDL为3.3mmol/L，HDL为0.97mmol/L，Tn<0.01μg/L，N-脑钠肽前体为527ng/L（正常值<125ng/L），甲状腺功能正常。胸部X线片示右下肺炎、心脏扩大。心脏超声：LVDD=62mm，IVST=13mm，LVPWT=13mm，EF=40%，LAD=51mm，E/A<1。

治疗及随访：入院时立即给予利尿、扩血管等对症处理，因有肺感染证据，故给予头孢呋辛钠抗感染治疗，于入院第3日病情稳定后，加用地高辛，以及β受体阻滞剂和小剂量ACEI类药物口服，1周后患者憋喘明显好转，共住院19日。出院前复查心脏超声LVDD=56mm，IVST=13mm，LVPWT=13mm，EF=43%，LAD=50mm，E/A<1，病情好转出院。出院后仍间断吸食冰毒，1年之内再发急性左心衰竭，未坚持规律服药。

【讨论】

苯丙胺类药物是一类具有苯丙胺基团的化合物，包括苯丙胺（amphetamine）、甲基苯丙胺（methamphetamine）、甲卡西酮（methcathinone）和亚甲二氧甲基苯丙胺（MDMA）等。甲基苯丙胺（methamphetamine，Meth）是一个人工合成的胺类物质，又称"冰毒"，是目前美国最广泛的非法胺类药物，甲基苯丙胺（Meth）由于它的生产成本廉价且易于制造，使得在美国特别是在夏威夷[1, 2]地区，毒品更加泛滥，这种药物的应用开始于 19 世纪早期的美国和日本的某些地方[3]，近几十年里除了在成人世界，在青少年中更是迅猛增加。在最近的伊朗药物控制中心的统计中有 3.6%的药物滥用是甲基苯丙胺[4]，并呈逐年增加的趋势，非官方的报告统计，Meth 当前是第二个或第三个在伊朗的非法药物[5]。另外，因它容易使人上瘾和兴奋，严重影响人类健康[6]。Meth 在我国的形势也不容乐观，我国禁毒报道显示，2010 年合成毒品滥用者占新登记人数的 56%，已成为继二醋吗啡（海洛因）之后的国内第二大成瘾性药物[7]。

Meth 影响多系统器官，其中包括心血管系统，慢性长期应用可导致各种并发症和心脏性猝死[8]，Meth 可导致高血压和心动过速，还能引起心肌梗死、节律异常、心室肥厚、肺水肿、脑卒中和血栓形成等并发症，严重者导致精神错乱甚至猝死[9]。一项国外研究说明，40%的

Meth 滥用者发病年龄均小于 45 岁[10]，在一项对美国注册登记的 11 000 名患者被证实心力衰竭的患者中，其中 5%为 Meth 滥用者[11]。以前的病例报道和病案分析表明，Meth 可导致心肌细胞结构和功能的改变，临床上可表现为各种类型的心肌病和心力衰竭[12]。现分析在我院发现的 1 例甲基苯丙胺性心肌病如下所述。

该患者发病特点以呼吸困难发病为主，结合 N-端脑钠肽前体的结果看，考虑心源性呼吸困难的可能性大。心源性呼吸困难最常见的是冠心病，长期慢性缺血引起缺血性心肌病，鉴于该患者曾于 1 年前行冠状动脉 CT 检查未见异常，暂不考虑该病的可能；另一常见原因需除外高血压性心脏病，分析该患者血压分级较低且病史较短（1～2 年），不足以导致心室腔扩大；在排除以上因素后，因患者有糖尿病病史，还需除外糖尿病心肌病的可能，但患者血糖控制尚可，且病史短，而糖尿病心肌病多发生在 I 型糖尿病的患者中，且建立在无法用高血压、冠心病及其他心脏病来解释的心肌疾病的基础上，才考虑。故排除了以上心力衰竭的潜在病因后，结合病史发现，该患者有长期慢性的甲基苯丙胺吸入史，临床评价发现该患者具有左心室收缩和舒张功能障碍，虽然没有进行心内膜活检，但从临床表现和超声检查看，各个证据都指向 Meth 相关性心肌病。

目前国内外研究得出 Meth 相关性心肌病的最可能的机制：①对中枢性和周围性的拟交感神经的影响[13]。这种药物能引起体内循环系统儿茶酚胺类物质的升高而引发冠状动脉痉挛，持续性心动过速和高血压；②该物质可能有直接的心肌毒性作用[14、15]。基于以上机制，该病会对患者造成严重后果，导致射血分数明显降低，心室显著扩大，这与国外的研究一致[9]。另外，苯丙胺性心肌病还有特殊的组织学表现：①心脏重构，心肌向心性肥厚，以及血管中心及血管周围组织的纤维化和心肌细胞空泡样改变[16、17]；②心脏内小血管中间肌层的肥厚、心肌空泡样和原子核改变。

这种心脏内小血管中间肌层的肥厚的改变，导致心脏血管周围组织的纤维化，心脏的血流储备减少，心功能明显减退。由于心脏血流量减少，而代偿性机制如新血管化无法适应新肌小节的形成，即便新的血管化能够赶上新增肌肉质量，氧分或营养物质都不能完全通过微血管系统，肥厚的心肌相对缺血，严重者导致心肌梗死。该患者表现为心室的扩大，不除外该结果是在心肌肥厚的基础上发展而来的，当然也有可能是心肌毒性作用直接导致心室的扩大，无论过程如何，最终都会导致心力衰竭。

在本病例中，治疗上应用了利尿剂、血管紧张素转化酶抑制剂（ACEI 类）、地高辛等抗心力衰竭的规范治疗。患者的症状明显好转，但心脏超声结果显示心脏扩大和射血分数的降低并没有明显的好转，可能与没有拮抗药物能够有效针对 Meth 滥用引起的心脏毒性有关。因心肌细胞肥大和纤维化是相对不可逆的，所以这需要引起大家足够的重视，向大众宣传毒品的危害，也迫使我们这些医务工作者，更加有责任去深入研究此病的发病特点，进行正确的诊断和治疗。

【参考文献】

[1] Nestor T A，Tamamoto W I，Kam T H，et al．Acute pulmonary oedema caused by crystalline methamphetamine[J]．Lancet，1989，2（8674）：1277-1278．

[2] Hong R，Matsuyama E，Nur K．Cardiomyopathy Associated With the Smoking of Crystal Methamphetamine[J]．Jama，1991，265（9）：1152-1154．

[3] Kitamura O，Takeichi T，Wang E L，et al．Microglial and astrocytic changes in the striatum of methamphetamine abusers[J]．Legal Medicine，2010，12（2）：57-62．

[4] Drug Control in 2008：Annual report and rapid situation assessment．Islamic Republic of Iran，Drug Control Headquarters[N]，2009，

7, 9（5）.

[5] Sadeghi R, Agin K, Taherkhani M, et al. Report of methamphetamine use and cardiomyopathy in three patients[J]. Daru Journal of Pharmaceutical Sciences, 2012, 20（1）: 20.

[6] Karch S B. The unique histology of methamphetamine cardiomyopathy: a case report[J]. Forensic Science International, 2011, 212（1-3）: e1-4.

[7] Office of the Narcotics Control Commission, Report of Drug Control in China（2011 中国禁毒报告）[EB/OL], 2011-05-31.

[8] Won S, Hong R A, Shohet R V, et al. Methamphetamine-associated Cardiomyopathy[J]. Clinical Cardiology, 2013, 36（12）: 737-742.

[9] Chiang W K. Amphetamines. In Goldfrank's Toxicologic emergencies [J]. Am J Med, 2006（12）: 1118-1132.

[10] Yee K K, Wijetunga M H, Efird J T, et al. The association of methamphetamine use and cardiomyopathy in young patients[J]. American Journal of Medicine, 2007, 120（2）: 165-171.

[11] Diercks D B, Fonarow G C, Kirk J D, et al. Illicit stimulant use in a United States heart failure population presenting to the emergency department（from the Acute Decompensated Heart Failure National Registry Emergency Module）[J]. American Journal of Cardiology, 2008, 102（9）: 1216-1219.

[12] Beauvais G, Atwell K, Jayanthi S, et al. Involvement of dopamine receptors in binge methamphetamine-induced activation of endoplasmic reticulum and mitochondrial stress pathways[J]. Plos One, 2011, 6（12）: e28946.

[13] Takeichi T, Wang E L, Kitamura O. The effects of low-dose methamphetamine pretreatment on endoplasmic reticulum stress and methamphetamine neurotoxicity in the rat midbrain[J]. Legal Medicine, 2012, 14（2）: 69-77.

[14] Turdi S, Schamber R M, Ron N D, et al. Acute methamphetamine exposure inhibits cardiac contractile function[J]. Toxicol Lett, 2009, 189（2）: 152-158.

[15] Kaye S, Mcketin R, Duflou J, et al. Methamphetamine and cardiovascular pathology: a review of the evidence[J]. Addiction, 2007, 102（8）: 1204-1211.

[16] Clausell N, Butany J, Molossi S, et al. Abnormalities in intramyocardial arteries detected in cardiac transplant biopsy specimens and lack of correlation with abnormal intracoronary ultrasound or endothelial dysfunction in large epicardial coronary arteries[J]. J Am Coll Cardiol, 1995, 26（1）: 110-119.

[17] Jayanthi S, Mccoy M T, Beauvais G, et al. Methamphetamine induces dopamine D1 receptor-dependent endoplasmic reticulum stress-related molecular events in the rat striatum[J]. Plos One, 2009, 4（6）: e6092.

（洪　冰　林祥灿　王佩显）

1-23 误诊为急性心肌梗死的应激性心肌病

【病例摘要】

　　患者，女，66岁，主因间断心前区疼痛伴后背痛6年余，再发加重9小时入院，于6年前，无明显诱因出现心前区不适，伴肩部部放射痛，无乏力大汗，无喘憋，无咳嗽咳痰，无恶心、呕吐，无头痛、头晕，无视物不清、视物旋转，无黑矇及一过性意识丧失，症状持续数分钟，可自行缓解。曾于外院就诊，诊断为心肌缺血，予以治疗后（具体不详）后胸痛症状较前缓解。其后，上述症状间断出现，与体力活动无关，服用"速效救心丸"后，数分钟可缓解，未规律治疗，日常活动无明显受限。于4余年前，患者出现活动中胸闷，步行100～200米后即感胸闷、憋气，伴双下肢水肿，夜间不能平卧，无心前区及肩背部放射痛，无咳嗽、咳痰，无恶心、呕吐，曾就诊于外院，予以治疗后（具体不详）胸闷、憋气症状好转，双下肢水肿消退，后未再出现胸闷憋气症状，仍未行规律药物治疗，因肥胖及下肢关节炎，患者日常活动较少，无明显体力活动受限。于入院前3日，患者于情绪激动后出现心前区疼痛伴肩背部放射，伴乏力、大汗、恶心、呕吐，呕吐物为胃内容物，无头痛、头晕，无眼前黑矇及一过性意识丧失，含服"速效救心丸"后约10分钟缓解，而后间断出现心前区不适，未诊治。于入院前9小时，休息中，再次出现心前区疼痛，伴左肩背部放射，伴乏力、大汗，无咳嗽、咳痰，无恶心、呕吐，无头痛、头晕，无眼前黑矇及一过性意识丧失，含服"速效救心丸"症状未见明显缓解，为求进一步诊治入院。患者自发病以来，饮食睡眠可，大小便如常，体重无明显减轻。既往有高血压病史10年余，最高达190/120mmHg，规律服用"替米沙坦"，未规律监测血压。无脑血管病、慢性支气管炎、糖尿病、肝炎、结核等病史，无吸烟史，无饮酒史。

　　体格检查：T为36.5℃，P为94次/分，R为12次/分，BP为189/122mmHg，发育正常，神清合作，颈静脉无充盈，肝颈静脉回流征阴性，胸廓对称，肺部呼吸音清晰，未闻及干、湿啰音，未闻及胸膜摩擦音，心界正常，心律齐，心音稍钝，未闻及附加音及心脏杂音，腹软、无压痛，未触及肿块，肝脾肋下未触及，双下肢无水肿。

　　辅助检查：心电图（入院即刻）示窦性心律，Ⅱ、aVF导联ST段抬高0.05～0.1mV，Ⅰ、aVL、Ⅱ、aVF、V4~6导联可见Q波伴T波倒置，V1~6导联ST段抬高0.05～0.2mV伴T波倒置（图1-23-1）。化验：电解质示钾离子浓度为3.9mmol/L，钠离子浓度为148mmol/L，氯离子浓度为108.8mmol/L，二氧化碳结合（CO_2CP）为26mmol/L，随机葡萄糖为8.84mmol/L，NT-proBNP为3277ng/L；D-二聚体为0.3mg/L，CK为62.5U/L，CK-MB为11.9U/L，cTnI为0.054ng/mL；肾功能、血常规无异常。心脏彩超（图1-23-2）示：LA为27mm，LVEDD为41.2mm，RV为19.4mm，EF为42%，左心室前壁中间段、心尖段、左心室后壁侧壁心尖段呈无动力改变，左心室心尖部呈球样改变，主动脉瓣回声区增强。颈部血管彩超示：右侧椎动脉（椎骨段）血流量减少。入院诊断：①冠状动脉粥样硬化性心脏病，急性前壁、下壁心肌梗死心功能Ⅰ级（Killip's）；②高血压病3级（极高危）。

　　诊疗经过：入院后，复查cTnI为0.027ng/mL。鉴于患者cTnI与心电图表现及症状发作时间不符，不排除心梗发生已有数日，而且即便为新发心肌梗死，但距离症状发作已9小时，且症状显著缓解，遂决定暂予以药物保守治疗，给予抗血小板、抗凝、调脂、β受体阻滞剂等药物。此后患者间断发作胸闷、憋气等症状，查体间断可闻及双下肺湿啰音，经给予静脉强心、利尿等治疗可缓解。入院后第8日，复查心脏彩超（图1-23-3）所示左心室室壁运动幅度增强，心腔缩小，左心室舒张末径为 23mm，LVEF 为 60%，考虑患者存在脱水，给予补液治疗。入院后第 10 日复查心电图示：QT 间期显著延长（图 1-23-4），予以美托洛尔加量，同时补充钾镁盐。5 日后，QT 间期逐渐缩短至正常上限，但 T 波仍倒置。入院后第 14 日，行冠状动脉造影术，结果显示：冠状动脉无明显狭窄（图 1-23-5）。综合临床诊疗经过，考虑患者最后诊断为应激性心肌病。入院后第 18 日，患者恢复出院。出院后 14 日复查心脏彩超，心脏结构及血流未见明显异常。

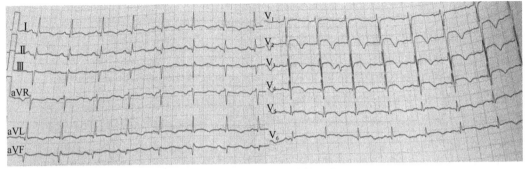

图 1-23-1　入院即刻心电图

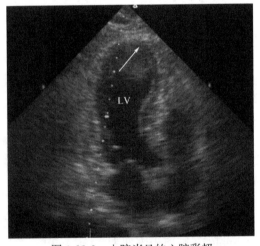

图 1-23-2　入院当日的心脏彩超

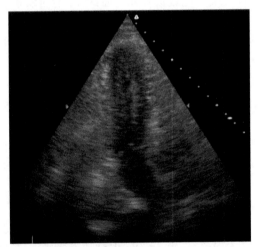

图 1-23-3　入院后第 8 日的心脏彩超

【讨论】

本病例特点：此例患者为女性，66 岁，间断有心前区不适症状 6 年，未规律诊疗。此次因其姐姐去世，极度悲伤，胸痛再发，持续约 9 小时不缓解。既往高血压病史，无糖尿病史。体格检查发现，血压为 189/122mmHg，其余心肺检查未见明显异常。心电图示：窦性心律，Ⅱ、aVF 导联 ST 段抬高 0.05～0.1mV，Ⅰ、aVL、Ⅱ、aVF、V$_{4\sim6}$ 导联可见 Q 波伴 T 波倒置，V$_{1\sim6}$ 导联 ST 段抬高 0.05～0.2mV 伴 T 波倒置。cTnI 略微升高，为 0.054ng/ml（正常参考值＜0.02ng/ml）。结合患者症状及心电图表现高度提示其可能存在急性广泛前壁、下壁心肌梗死。

该患者入院诊断为急性广泛前壁、下壁心肌梗死，但是回顾此例患者临床表现，我们却发现一些疑点。首先，患者入院时为症状发作后 9 小时，且症状持续，理论上讲，急性广泛前壁、下壁心肌梗死的患者在症状发作后 9 小时，cTnI 应该显著升高。但此例患者入院后 cTnI 仅略微升至 0.054ng/ml，显然明显低于预期值。结合患者入院即刻心电图上胸前导联 T 波倒置、ST 段抬高但不显著，我们推测患者可能存在罪犯血管自发再通。其次，患者入院后 1 小时的超声心动图显示：左心房、左心室不大，左心室射血分数显著降低（EF=42%），左心室节段运动，左心室前壁中间段、心尖段、左心室后壁侧壁心尖段呈无动力改变，左心室心尖部呈球样改变。此超声结果提示，患者存在大面积的心肌梗死，与心电图表现基本相符，但是与 cTnI 结果明显不符合。我们推测，是否存在 cTnI 检测误差，或者患者冠状动脉闭塞时间 <4 小时，心肌损伤标志物尚未显著升高，后续复查可能会显著升高。入院后，鉴于患者胸痛发作时间较长，心电图上胸前导联 ST 段有所回落、T 波倒置，且症状较前有所减轻，心脏彩超显示，左心室前壁及心尖部已膨出，cTnI 仅略升高，不能确定其确切发病时间，故而暂时先行保守药物治疗，未行冠状动脉造影术。

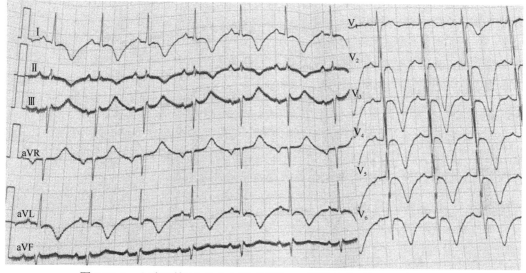

图 1-23-4　入院后第 10 日心电图（可见 QT 间期显著延长，T 波倒置）

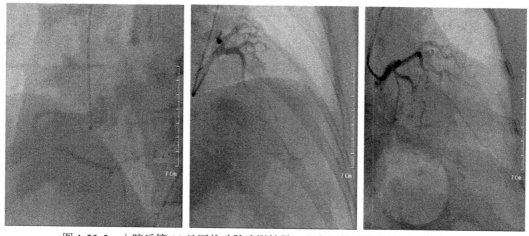

图 1-23-5　入院后第 14 日冠状动脉造影结果，左右冠状动脉未见明显冠脉狭窄

　　患者入院后第 2 日，cTnI（距离发病约 24 小时）复查为 0.027ng/mL，无显著升高。且 CK-MB 未升高，为 8.6U/L。而且，心电图无明显动态变化。由此，我们推测，患者的急性心肌梗死

可能距离住院当日已有数日时间；或者患者此次并非急性心肌梗死。患者若非急性心肌梗死，那诊断又是什么疾病呢？我们结合患者发病前极度悲伤，心脏彩超显示心尖部球形样变，心肌标志物升高不显著，考虑其诊断可能为应激性心肌病。

鉴于应激性心肌病患者，多数患者经历过急性期之后，心功能改善，心尖部球形样变消失。因此，在患者入院后第 8 日，复查心脏彩超。结果显示左心房、左心室不大，室间隔增厚，室壁运动增强，左心室射血分数恢复正常（60%），心尖部球形样变消失了。随后的冠状动脉造影显示冠状动脉未见明显狭窄。左心室造影显示室壁运动正常，未见节段运动及心尖部球形样变。因此，我们的疑问最终得到解决，即该患者的心脏球形样变是由应激性心肌病所致。

应激性心肌病的病因尚不明确，目前观点认为可能与下列因素有关。首先，从解剖学角度而言，可能与心肌结构有关：左心室心尖部没有左心室其他部位具有的 3 层心肌结构。血流不足时，心尖部成为边缘区，过度扩张后较易丧失弹性。其次，从生理学角度而言，可能与顿抑心肌及脂肪酸代谢障碍有关。基础医学研究表明，左心室的心尖部和心底部心肌内的 β 肾上腺素能受体密度和组织儿茶酚胺水平不同，与心尖部发生球形变密切相关。最后，应激导致交感神经兴奋，血浆儿茶酚胺水平过度升高，其代谢产物消耗了线粒体内高能磷酸键的储备，减弱了肌球蛋白三磷酸腺苷酶的活性，从而影响心肌收缩力，引起心肌运动障碍[1、2]。此例患者应激即是其发病的关键性诱因。患者于入院前 3 日，因其大姐去世极度悲伤，诱发此病。

【经验与体会】

医务工作者在面对各种各样的病因学难题时，凭借经验草率地下结论是不可取的，此时应该充实循证病因学实践的知识及经验，让循证医学成为临床医务工作者手中的一把利剑，用它丰富自己同时服务患者，那么医务工作者的前途将一片光明。

【参考文献】

[1] Said S M, Saygili E, Rana O R, et al. Takotsubo cardiomyopathy：what we have learned in the last 25 years?（A comparative literature review）[J]. Curr Cardiol Rev, 2016；12（4）：297-303.

[2] Stapel B, Kohlhaas M, Ricke-Hoch M, et al. Low STAT3 expression sensitizes to toxic effects of β-adrenergic receptor stimulation in peripartum cardiomyopathy[J]. Eur Heart J, 2017, 38（5）：349-361.

（陈康寅　焦占全　崔　丽　刘　彤）

1-24 表现为心源性休克的应激性心肌病

【病例摘要】

患者，男，55 岁，主因间断性心前区疼痛 7 小时，加重伴大汗 3 小时于 2009 年 6 月 20 日急诊入院。入院前 7 小时突感心前区闷痛，并向左肩背部放射，持续约 10 分钟，经休息自行缓解。入院前 3 小时再次发作，性质同前，然呈持续性，但更剧烈，伴大汗，有濒死感，遂就诊我院。

追溯病史：发病前 1 周患者随机械收割队外出打工，每日白天收割小麦，夜间奔向下一个地点，如此日夜劳累。第 4 日夜途中遇抢匪，虽奋力逃脱，但受惊吓后的 3 日内仍惊恐不安。患者兼管现款，更为警惕，连续吸烟，不敢入眠。历经精神紧张和体力劳累的不凡 7 日后终归乡里。当日即发病，已如前述。既往史：平素体健，无高血压、高血脂或糖尿病等病史。吸烟 30 年，每日 20 支。

查体：T 为 35.5℃，BP 为 110/78mmHg，HR 为 70 次/分。发育正常，营养中等，神志清楚，急性病容，自动体位。全身皮肤黏膜无黄染、皮疹及出血点，唇指无发绀。甲状腺无肿大，颈静脉无怒张。双肺呼吸音清晰，未闻干湿啰音。心界无扩大，心音低钝，心律规整，各瓣膜区未闻及杂音。腹部查体无异常。双下肢无水肿。心电图示窦性心律，低电压，$V_1 \sim V_5$ 呈现 QS 波及 ST 段弓背向上抬高（图 1-24-1）。心肌酶：CK 为 7468U/L（24～195 U/L），CK-MB 为 639.5 U/L（0～25 U/L），cTnI 为 10.8 ng/ml（0～0.1ng/mL）。主要诊断为急性广泛前壁心肌梗死，心功能 Killip I 级。

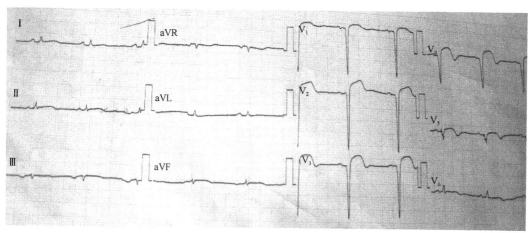

图 1-24-1　发病初期心电图

诊治经过：入院后即行急诊冠状动脉造影，示左右冠状动脉均正常（图 1-24-2）。遂即行左心室造影，示心尖部呈球形改变，其前侧壁、膈面及心尖部运动均消失；与此成鲜明对照，左心室基底段运动却明显增强，致"左室流出道"狭窄（图 1-24-3）。床旁超声心动图示：心尖四腔面左心室于收缩期呈"葫芦样"图形，即心尖部呈球形改变，其前侧壁、膈面及心尖部运动消失；与之相反，于胸骨旁长轴切面可见基底段运动明显增强，致左心室流出道狭窄，在此切面上于心尖部和心底部测得的短轴缩短率（FS）相差悬殊，分别为 6.97% 和 37.50%（图 1-24-4），结合病史支持应激性心肌病诊断。入院后即给予抗凝、抗血小板，以及 ACEI、β 受体阻滞剂和利尿剂等治疗。住院第 3 日，出现血压下降（80/50 mmHg），经扩容治疗未奏效；遂停用 ACEI，加用多巴胺静脉滴注，然出现心悸、不能平卧，血压更进行性下降（70/40 mmHg），四肢湿冷，心率加快（105～130 次/分），呈现出心源性休克表现，随即行床旁超声心动图检查，示心尖部 FS 降至-3.92%，提示局部呈现收缩期矛盾性运动；而基底部收缩更形增强，FS 达 40%。随立即停用多巴胺，置入主动脉内球囊反搏泵（IABP），并将美托洛尔加量至 25 mg bid。于第 4 日，血压开始逐渐回升。至第 9 日，肢端温暖，尿量正常，血压保持在 110/60 mmHg 左右，病情平稳。床旁超声心动图示左心室侧壁运动恢复，室间隔部分恢复，乃撤除 IABP。第 21 日，床旁超声心动图显示心尖部 FS 升至 17.30%，基底部 FS 降至 32.60%。住院 23 日后，病情稳定出院。

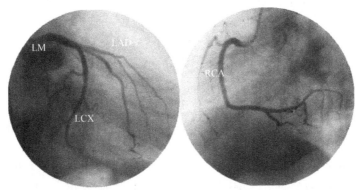

图 1-24-2　急诊冠状动脉造影：左右冠状动脉均正常

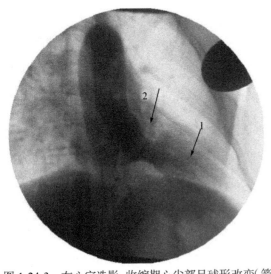

图 1-24-3　左心室造影：收缩期心尖部呈球形改变（箭头 1 所示），其前侧壁、膈面及心尖部运动均消失；与此成鲜明对照，左心室基底段运动却明显增强，构成"左心室流出道"狭窄（箭头 2 所示）

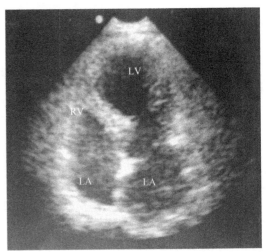

图 1-24-4　发病初期超声心动图：心尖四腔面左心室收缩期呈"葫芦样"图形，心尖部呈球形改变，其前侧壁、膈面及心尖部运动消失，基底段运动明显增强

　　10 个月后随诊复查，患者日常活动一如常人；心电图示窦性心律，呈陈旧性前间壁梗死图形（$QS_{V_{1\sim3}}$、$T_{V_{1\sim3}}$ 轻度倒置）；超声心动图示心尖部和基底部 FS 分别恢复至 19.49% 和 31.10%。

【讨论】

应激性心肌病，或称 Tako-tsubo 心肌病、伤心性综合征等，1991 年首先由日本学者报道，其特征为一过性左心室失协同，典型表现为心尖部低或无动力，呈球形扩张；而心底部呈高动力，致左心室流出道狭窄。在左心室造影上收缩期呈日本章鱼篓样图形，即 Tako-tsubo。常因急性严重的精神应激和过劳所诱发。临床上可有急性冠状动脉综合征的症状、心电图异常及心肌酶增高[1~3]。其发病机制目前尚未完全清楚。已提出的可能原因有壁外冠状动脉血管痉挛、微循环功能障碍、交感神经刺激过度或肾上腺素受体过敏等。心尖部球形改变和运动消失是由于心肌顿抑所致[3]，心底部运动增强系代偿的结果。

显然，本例典型地由急性严重的心理应激和劳累所引发。凡 7 昼夜的连续劳作，尤其遇持械抢匪尾追数十公里，该路段曾有抢钱伤人事件发生，本患者掌管现款更是抢劫对象，惊恐最为严重，具备应激性心肌病的典型引发因素。推测本例发病，起始精神刺激作用于大脑皮层-皮下中枢，通过交感神经和肾上腺髓质大量分泌儿茶酚胺，神经内分泌的毒性作用引起壁外冠状动脉血管和微血管的痉挛、心肌缺血和顿抑，乃导致心肌炎症及心肌细胞凋亡、损伤，甚至心肌梗死。至于是否涉及其他不明原因或机制有待进一步研究。无论如何，从本病例可以看出儿茶酚胺在本病的发病学上起着重要的作用，这为第 3 日加用多巴胺使病情更加恶化和心尖部出现矛盾性运动，以及停用该药和使用 β 受体阻滞剂后的病情缓解所旁证。

至于为什么特异性地心尖出现低动力和无动力乃至呈球形改变，而基底部不受累，仅呈高动力状态乃至左心室流出道狭窄，即"同一个心脏怎么表现得那么不一样呢？"此为不同冠状动脉血管反应各异还是心肌 β 受体密度分布不一，有待深入研究。

本例的治疗经过和随诊结果证实了本病在一定程度上是可逆的。虽然严重得足以引起急性心肌梗死，甚至心源性休克，但毕竟不是冠状动脉粥样硬化，而仅是心肌一过性的损伤，经适当治疗近期预后是好的。

本病例心尖部收缩功能随时间推移而逐渐增强，FS 从第 1 日的 6.97% 到第 21 日的 17.30%，10 个月后随诊已达 19.49%，显示左心室心尖部低动力状态有显著恢复倾向；左心室基底部 FS 则从第 1 日的 37.50% 下降到第 21 日的 32.60%，10 个月后随诊为 31.10%，显示高动力代偿状态有所减弱，提示两者都是可逆的。另一突出变化是于第 3 日心尖部的 FS 出现了负值，即发生了矛盾性运动，该时恰与临床上应用多巴胺和出现心源性休克的时刻相吻合。不难看出超声心动图在观察应激性心肌病患者心脏结构和功能改变及随诊上具有十分重要的价值。针对本病两个部位截然相反的节段性运动异常，本文首次设计了两个 FS 参数分别测量心尖部和基底部的收缩状态，为揭示本病的病理特征和观察病情的演变发挥了量化的辅助作用。

【经验与体会】

随着社会快速发展，人们生活压力加大，冲突增多，因而本病发生率可能有增加趋势；随着临床医师对本病的逐渐认识和经验积累，其诊断率也在提高，目前，本病已非罕见。然而本病的发病机制尚不明确，治疗方法也有待于进一步完善，凡此均需进一步研究。

【参考文献】

[1] Angelini P. Takotsubo cardiomyopathy：what is behind the octopus trap? [J]. Tex Heart Inst J，2010，37（1）：85-87.

[2] Liu S，Dhamee M S. Perioperative transient left ventricular apical ballooning syndrome：Takotsubo cardiomyopathy：a review[J]. J Clin Anesth，2010，22（1）：64-70.

[3] Nef H M，Möllmann H，Akashi Y J，et al. Mechanisms of stress（Takotsubo）cardiomyopathy[J]. Nat Rev Cardiol，2010，7（4）：187-193.

（曹艳君　张红雨　吴志国　王佩显）

1-25 典型围生期心肌病 1 例

【病例摘要】

患者，女，28 岁，主因孕 1 产 0 孕 34^{+5} 周，胸闷憋气难以平卧 2 日入院。入院查体：T 为 37℃，P 为 145 次/分，R 为 26 次/分，BP 为 140/80mmHg，端坐位，喘息貌，心浊音界向两侧扩大，双肺底可闻及湿啰音，妊娠腹型，双下肢及足部水肿。

辅助检查：心电图示窦性心动过速、非特异性 ST-T 改变（图 1-25-1）。心脏彩超检查：左心房为 44mm，左心室舒末径为 64mm，左心室射血分数为 30%，左心扩大，左心室壁运动普遍减弱，二尖瓣、三尖瓣轻度反流（图 1-25-2）。血常规：Hb 为 110g/L；肝功能：Alb 为 30g/L；肾功能：Cr 为 76μmol/L；心肌酶：TNT 为 0.05ng/ml、CK-MB 为 12U/L，BNP 为 2330pg/ml。胸部 X 线片检查：心影增大，肺门区可见斑片影（图 1-25-3）。考虑围生期心肌病。予以如下治疗：①卧床休息，注意限制盐分和液体摄入；②采用地高辛、呋塞米等进行药物治疗，强心利尿，改善心功能；③维持水电解质和酸碱平衡，营养支持。患者症状好转，顺利完成剖宫产手术，1 周后出院，产后复诊无任何不适主诉。

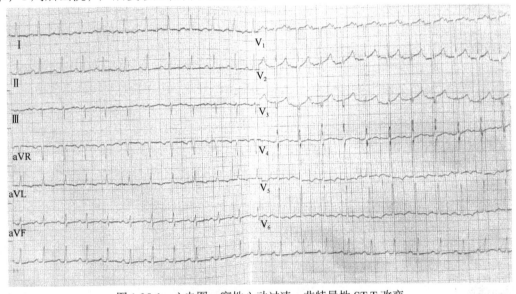

图 1-25-1 心电图：窦性心动过速、非特异性 ST-T 改变

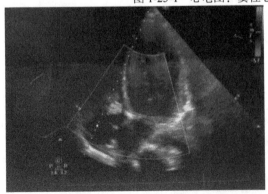

图 1-25-2 超声心动图

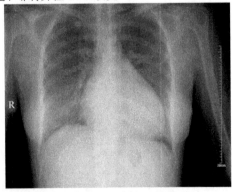

图 1-25-3 胸部 X 线片

【讨论】

围生期心肌病（peripartum cardiomyopathy，PPCM）是围产期出现的一种少见的心脏病，可以在短时间内发展为心力衰竭，严重威胁孕产妇生命。目前广泛采用 2010 年欧洲心脏病学会的 PPCM 定义[1]，即 PPCM 是一种特发性心肌病，以心力衰竭为主表现，在妊娠末期或产前 1 个月内到产后 5 个月内出现的以左心室收缩功能障碍，射血分数降至 45% 以下，并且无其他导致心力衰竭的病因可寻；该病的诊断主要是排除法；左心室不一定扩张。

PPCM 危险因素有孕产妇年龄、妊娠期高血压、多胎、多次妊娠、吸烟、地理环境及种族等。PPCM 发病机制仍然不明，遗传易感性、病毒感染、自身免疫机制、激素失衡为目前 PPCM 主要的病因假设[2]。PPCM 的临床特征是心力衰竭，表现为呼吸困难、端坐呼吸、夜间阵发性呼吸困难、肺部啰音、心界扩大、外周水肿等症状和体征[3]。PPCM 早期临床仅表现为下肢水肿、疲倦、劳力性呼吸困难等，与妊娠期血容量增加引起的相关症状相似，增加本病的早期诊断的难度。实验室检查：血常规检查可见贫血，为小细胞低色素贫血；白细胞多无变化。生化检查肝、肾功能可有轻度异常，偶见低蛋白血症。心电图检查可有多种心电图异常，但多为非特异性，如左心室肥大、ST-T 改变、低电压，有时可见病理性 Q 波及各种心律失常，如窦性心动过速，房性及室性期前收缩，阵发性室上性心动过速，心房颤动及左束或右束支传导阻滞等。X 线检查心脏普遍性增大，以左心室为主，心脏搏动减弱，常有肺淤血，可伴肺间质或实质水肿及少量胸腔积液，合并肺栓塞时胸部 X 线片有相应改变。超声心动图检查为 PPCM 的主要诊断手段，其多表现为心脏四腔均增大，尤以左心室增大为著，左心室流出道增宽，室间隔和左心室后壁运动减弱，射血分数减少，提示心肌收缩功能减退；二尖瓣及主动脉瓣开放幅度变小，因心腔扩张、瓣膜相对性关闭不全可有轻度二尖瓣或三尖瓣反流；有时可见肺动脉高压及少至中量心包积液；有时各心房室有不同程度的附壁血栓[4]。

常规的心力衰竭治疗措施包括限制水、盐的摄入，利尿、扩血管及强心等。目前使用的治疗围生期心肌病的药物主要有血管紧张素转换酶抑制剂（ACEI）、血管紧张素 II 受体拮抗剂（ARB）、β 受体阻滞剂、强心剂、利尿剂等，根据产前和产后药物选择有所不同。血管紧张素 II 转换酶抑制剂（ACEI）和血管紧张素 II 受体拮抗剂（ARB）是治疗妊娠妇女产后心力衰竭的主要药物，因其会造成胎儿发育缺陷，故对于妊娠妇女是禁忌。β 受体阻滞剂有致胎儿心动过缓及生长受限的作用，孕期应慎重使用。洋地黄类正性肌力药物可以在孕期安全使用，但有报道证实女性患者过量使用洋地黄类会导致不良预后，因此应检测血浆中洋地黄的浓度。利尿剂在 PPCM 患者的应用是安全的，如噻嗪类、髓袢利尿剂等，但螺内酯因为有致畸作用，不用于孕期。扩张小动脉的 α 受体阻滞剂肼屈嗪和小静脉扩张剂硝酸异山梨酯降低心脏前后负荷，可用于 PPCM 患者。直接扩张小动脉的硝普钠因其代谢产物对胎儿有害而慎用。

对于左心室射血分数 <35% 的患者血栓风险性高，需要抗凝治疗[5]。华法林可以通过胎盘导致胎儿异常，因此孕期禁止使用，而普通肝素和低分子肝素相对安全，且普通肝素半衰期短，产前停药不容易造成产后大出血。

左西孟旦是治疗急性心力衰竭的药物，作用机理是通过调解肌丝蛋白钙离子敏感性的正性肌力和开放血管平滑肌细胞膜上的依赖三磷酸腺苷钾离子通道而使血管舒张作用，改善心脏功能。ESC 心力衰竭治疗指南推荐用于因低血压低灌注而不适于 β 受体阻滞剂心力衰竭或休克患者[6]。

其他治疗，心脏再同步化治疗或埋藏式心脏自动除颤器，主动脉内球囊反搏治疗、体外膜肺氧合（extracoroporal membrane oxygenation，ECMO），心脏移植是 PPCM 晚期为挽救生命所采取的手段。

溴隐亭是一个治疗 PPCM 患者有前景的药物[7]，它是多巴胺受体 D_2 的激动剂，能抑制垂体及组织中泌乳素的释放，阻断氧化应激组织蛋白酶 D 相对分子质量 16000 泌乳素的级联反应。故溴隐亭为 PPCM 的药物治疗开辟了新途径，但目前尚缺乏大量临床药物试验评估此项治疗。

【经验与体会】

PPCM 仍是一种病因和发病机制不详的疾病，其诊断主要是排他性的，凡在妊娠末期或产后几个月内出现以左心室收缩功能障碍为主的心力衰竭，且无其他致心力衰竭的病因存在时，需考虑此病。治疗上仍是以传统的心力衰竭药物治疗为主，需要注意的是选择药物时需考虑到胎儿毒性；而溴隐亭作为阻断发病机制中级联反应的药物，目前仅能作为辅助治疗，因其尚缺乏临床药物试验证据。

【参考文献】

[1] Sliw A K，Hilfiker-Kleiner D，Petrie M C，et al. Current state of knowledge on aetiology，diagnosis，management，and therapy of peripartum cardiomyopathy：a position statement from the Heart Failure Association of the European Society of Cardiology Working Group on peripartum cardiomyopathy[J]. Eur J Heart Fail，2010，12（8）：767-778.

[2] Cemin R，Janardhanan R，Donazzan L，et al. Peripartum cardiomyopathy：moving towards a more central role of genetics[J]. Curr Cardiol Rev，2013，9（3）：179-184.

[3] Elkayam U. Clinical characteristics of peripartum cardiomyopathy in the United States：diagnosis，prognosis，and management[J]. J Am Col Cardiol，2011，58（7）：659-670.

[4] Twomley K M，Wells G L. Peripartum cardiomyopathy：a current review[J]. J Pregnancy，2010（2090-2727）：149127.

[5] Shah T，Ather S，Bavishi C，et al. Peripartum cardiomyopathy：a contemporary review[J]. Methodist Debakey Cardiovasc J，2013，9（1）：38-43.

[6] Sliwa K，Blauwet L，Tibzarwa K，et al. Evaluation of bromocriptine in the treatment of acute severe peripartum cardiomyopathy：a proof-of-concept pilot study[J]. Circulation，2010，121（13）：1465-1473.

[7] Mcmurray J J，Adamopoulos S，Anker S D，et al. ESC guidelines for the diagnosis and treatment of acute and chronic heart failure 2012：The Task Force for the Diagnosis and Treatment of Acute and Chronic Heart Failure 2012 of the European Society of Cardiology. Developed in collaboration with the Heart Failure Association（HFA）of the ESC[J]. Eur J Heart Fail，2012，14（8）：803-869.

（李财峰　王国林　王志强　彭　民　李晓春）

1-26　肢端肥大性心肌病

【病例摘要】

患者，女，54 岁，主因呼吸困难 10 余日入院。10 余日前活动后出现呼吸困难伴乏力，休息后逐渐缓解，此后活动量逐渐下降，并有夜间阵发性呼吸困难。既往曾行甲状腺结节切除术，术后规律服用优甲乐 50μg/d。否认高血压、冠心病、糖尿病、心肌炎等史。否认心脏病家族史。

查体：BP 为 102/72mmHg，神清，精神可，颈静脉怒张，双颈部未闻及血管杂音，双肺呼吸音低，可闻及湿啰音，心界向两侧扩大，HR 为 98 次/分，心音低，心律齐，未闻及杂音，腹软，无压痛，肝脾肋下未及，双下肢无水肿。

辅助检查：实验室检查示血常规、凝血功能、D-二聚体、肝功能、肾功能、电解质、血糖、甲状腺功能、心肌坏死标记物、血脂均正常。免疫学：免疫球蛋白、补体、类风湿因子、血沉、抗核抗体、抗 ENA 抗体、ANCA 均未见异常。BNP 为 518.0pg/ml 轻度增高。心电图（图 1-26-1）：窦性心律，左心室肥厚伴劳损。超声心动图：全心大，左心室呈球形扩张，左心房前后径为 41mm，LVEDD 为 72.6mm，心室壁运动普遍明显减低，二尖瓣、三尖瓣关闭不全（中度+），肺动脉高压（轻度），少量心包积液，LVEF 为 23%。核医学检查：静息态心肌灌注显像异常，左心室心肌血流灌注受损，左心室腔显著扩大，LVEF 为 15%，左心室壁运动普遍低下或无运动。甲状腺 B 超：甲状腺多发结节。

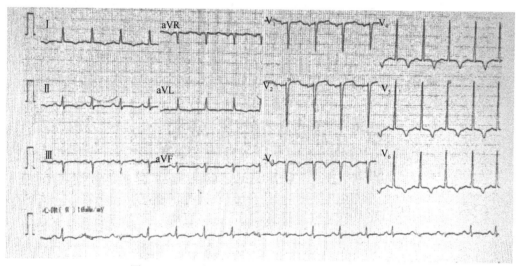

图 1-26-1　心电图：窦性心律，左心室肥厚伴劳损

入院诊断：慢性心功能不全，心功能Ⅳ级（NYHA 分级），扩张性心肌病？甲状腺结节切除术后。诊治经过：根据症状、体征及超声心动图结果，心功能不全诊断明确，给予利尿治疗后症状很快缓解，考虑为扩张性心肌病。但主任查房时发现该患者呈肢端肥大症面容，并有手足厚大，指（趾）端增粗肥大表现（图 1-26-2），考虑肢端肥大症可能性较大，进一步完善相关检查：垂体 CT 显示：垂体偏右侧及海绵窦区占位（图 1-26-3）。双手 X 线：双手指骨指间关节骨质增生硬化。睡眠监测：睡眠呼吸暂停综合征（中度）。垂体激素：人生长激素>35.30μg/L（正常值为 1～5μg/L），

明显升高，余泌乳素、促甲状腺素（TSH）、促肾上腺皮质激素（ACTH）等垂体激素均正常。行口服葡萄糖耐量试验（OGTT）显示生长激素不能被抑制（表1-26-1）。患者转入神经外科，给予醋酸奥曲肽（善龙）治疗，但促生长素（GH）水平无明显下降，治疗3个月患者心功能稳定，行垂体瘤切除术。术后病理证实为垂体腺瘤，GH表达阳性。复查GH基本恢复正常。

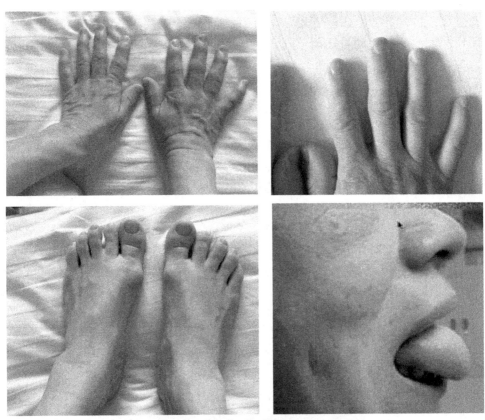

图1-26-2 体征

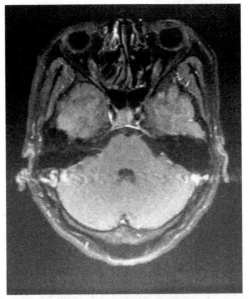

图1-26-3 头颅CT：垂体偏右侧及海绵窦区占位

表 1-26-1　OGTT 试验

	血糖（mmol/L）	促生长素（正常为 1～5μg/L）
空腹	5.69	>35.80
服糖后半小时	7.68	51.52
服糖后 1 小时	10.20	44.08
服糖后 2 小时	5.92	30.38
服糖后 3 小时	6.23	33.83

随访：1 年后随访，患者一般状况好，无明显症状，可进行一般的日常活动。BP 为 100/80mmHg，HR 为 72 次/分，口服药物：呋塞米 20mg qd，螺内酯 20mg qd，富马酸比索洛尔 2.5mg qd，左甲状腺素片 50μg qd，因血压偏低，暂未应用 ACE-I。复查超声心动图显示左心室心腔有所缩小，二尖瓣、三尖瓣反流减轻，心室壁运动仍普遍减低但较前有所好转，LVEF 增加至 34%（表 1-26-2）。

表 1-26-2　超声心动图

	1 年前	1 年后
左心房前后径（mm）	41	33.5
左心室舒张末内径（mm）	72.6	64.8
射血分数	23%	34%
二尖瓣、三尖瓣反流	中度+	轻度
心室壁运动	普遍明显减低	普遍减低

【讨论】

患者以心功能不全入院，无高血压、糖尿病及心脏病家族史，冠状动脉造影正常，排除冠心病，心力衰竭可除外心脏本身疾病，因查体发现肢端肥大症面容及手足改变，进一步行头部 CT 证实垂体瘤诊断，化验检查显示促生长素水平明显升高。综合考虑心功能不全病因与垂体瘤有关，为垂体瘤、肢端肥大症引起的肢端肥大性心肌病。

肢端肥大症是一种少见的疾病，年发生率为 3～4 人/百万人，总的发生率约为 40 人/百万人，以 GH 和胰岛素样生长因子（IGF-1）增高为特征，通常为垂体腺瘤分泌所致[1]。GH 分泌过多可引起软组织、骨骼及内脏的增生肥大及内分泌代谢紊乱，临床上以面貌粗陋、手足厚大、皮肤粗厚等为特征。有报道肢端肥大症的死亡率可高达 30%，死亡主要与心血管并发症有关，因心脏病死亡占 60%、呼吸系统疾病占 25%、恶性肿瘤占 15%[2]。基础 GH 和 IGF-1 水平、年龄、病程长短、高血压、糖尿病、心血管疾病是影响死亡率的主要因素[3]。

长期暴露于高水平的 GH 和 IGF-1，可进展为所谓的"肢端肥大性心肌病"（acromegalic cardiomyopathy），其发展分为 3 个阶段，早期表现为双心室向心性肥厚，心肌收缩力增加、心排血量增加，可有高动力综合征的表现。中期心室肥厚更加显著，进而出现舒张功能减低，运动后症状更加明显。晚期进展为心脏肥大、收缩功能受损，最终出现充血性心力衰竭。GH 和 IGF-1 慢性大量分泌使新的肌节平行、并列，导致心肌细胞宽度相对增大，组织学表现为间质纤维化、细胞外胶原沉着增多，心肌纤维排列紊乱、单核细胞区域坏死及淋巴-单核细胞浸润并逐渐侵害整个心脏结构。几项研究显示应用奥曲肽和兰瑞肽抑制 GH 和 IGF-1 的水平能够逆转心室肥大，进一步证实 GH 或 IGF-1 的分泌在肢端肥大性心肌病发生、发展中的作用。意大利一项开放、对照、回顾性研究观察近 10 年的肢端肥大症病例，结果显示肢端肥大症患者发生心肌病的风险是无肢端肥大症人群的 3.3～14.2 倍。病程长短是预测左心室肥厚（LVH）和收缩功能障碍最重要的决定因素，病程＞10 年者发生心脏并发症的风险是病程≤5 年者的 3 倍，LVH 的风险是其他患者的 10 倍[4]。原因可能为病程长的患者心肌细胞 GH 和 IGF-1 具有更长时间的表达，患者的血压更高。

肢端肥大症的心脏损害除心肌病变外还可出现以下症状。①心脏瓣膜损害：主要累及二尖瓣和（或）主动脉瓣，以瓣环脆弱和瓣叶错构为特征，多伴有瓣膜反流。②心律失常：常见有室性异位搏动、阵发性心房颤动、阵发性室上性心动过速、病窦综合征和室性心动过速，特别是在运动中常见。③冠状动脉疾病。另外，肢端肥大症与心血管疾病的危险因素如高血压、血脂代谢异常及胰岛素抵抗等关系密切。

肢端肥大性心肌病的治疗分为减少或控制肿瘤生长以抑制 GH 或 IGF-1 分泌和治疗心力衰竭本身。垂体瘤的治疗策略分为手术、药物、放疗和不同方式的联合。手术用以肿瘤的切除或减积，但对大腺瘤来说，40%～60%的病例不能单靠手术控制，需要联合药物治疗；放射治疗仅能使肿瘤质量缓慢减小，仅作为三线治疗，用于肿瘤不能控制或手术和（或）药物治疗后激素水平仍不能降至正常者。小规模对照研究显示，只要得到早期诊断（特别是在 40 岁前）和有效治疗，多数肢端肥大性心肌病可逆转[5]。手术和药物治疗对心血管系统损害如左心室肥厚、舒张功能不全和心律失常均有益处。但也有一些早期研究报道直至出现心脏收缩功能不全才得以确诊的病例，在未来 15 年内死亡率接近 100%。本例患者初诊时心脏扩大明显，心功能差，治疗后症状的明显缓解、心脏结构和功能得到改善可能也与其不合并其他危险因素有关，如高血压、糖尿病、冠心病等疾病，未来其心脏结构和功能的改善程度如何还需进行长期随访。

值得重视的是，心脏疾病缩短了肢端肥大症患者的预期寿命，因此应该尽早诊断肢端肥大症，相应地，所有肢端肥大症患者均应评估心血管损害，文献指出："如果诊治得当，患者没有理由会因心血管疾病而缩短寿命或增加并发症"[6]。

【经验与体会】

我们最初对本例患者的诊断，仅仅习惯性地排除几种常见的心血管疾病后几乎要诊断扩张性心肌病，并拟让患者出院，忽视了详细的体格检查和对肢端肥大症临床表现的重视。试想该患者为肢端肥大症所致心脏损害，如果只进行心力衰竭的常规治疗而不针对病因治疗，其心脏损害将进一步加重并且不可逆转，预后可想而知。该病例提示，对于心功能不全的病因诊断，思路不应仅局限在冠心病、高血压等常见的心血管疾病，应重视内分泌疾病及其他系统疾病的心脏损害。全面的病史采集和详细的体格检查仍然是确定诊断必不可缺的基本功。

【参考文献】

[1] Melmed S. Acromegaly[J]. N Engl J Med, 1990, 322（14）: 966-977.

[2] Colao A, Ferone D, Marzullo P, et al. Systemic complications of acromegaly: epidemiology, pathogenesis, and management[J]. Endocr Rev, 2004, 25（1）: 102-152.

[3] Melmed S, Colao A, Barkan A, et al. Guidelines for acromegaly management: an update[J]. J Clin Endocrinol Metab, 2009, 94（5）: 1509-1517.

[4] Colao A，Pivonello R，Grasso L F，et al. Determinants of cardiac disease in newly diagnosed patients with acromegaly：results of a 10 year survey study[J]. Eur J Endocrinol，2011，165（5）：713-721.

[5] Colao A，Marzullo P，Cuocoo A，et al. Reversal of acromegalic cardiomyopathy in young but not in middle-aged patients after 12 months of treatment with the depot long-acting somatostatin analogue octreotide[J]. Clin Endocrinolo（Oxf），2003，58（2）：169-176.

[6] Colao A. 5 Long-term acromegaly and associated cardiovascular complications：a case-based review. [J]. Best Pract Res Clin Endocrinolo Metab，2009，23（Suppl 1）：S31-38.

（李彦明　王吉云　肖　洁）

1-27 心尖肥厚型心肌病 2 例

【病例摘要】

例 1：患者，男，69 岁，主因间断心前区疼痛，伴胸闷、憋气 1 年，加重 1 日就诊，曾因胸痛行冠状动脉造影检查 2 次，均未见明显狭窄。既往高血压病史 20 余年，规律服用降压药，血压控制在 140/80mmHg 左右，否认高血脂、糖尿病及慢性支气管炎等病史。

查体：T 为 36.5℃，P 为 80 次/分，BP 为 120/80mmHg。神志清楚，言语清晰。颈静脉无怒张，双肺呼吸音粗，双肺底呼吸音低，可闻及干湿啰音。心音低，心律齐，心尖区闻及 II/6～VI/6 级收缩期吹风样杂音。腹软，无压痛，肝脾肋下未及。双下肢无水肿。

辅助检查：血常规示 WBC 为 $10.20 \times 10^9/L$，嗜酸性粒细胞比例为 19.2%。肝肾功能（-）。心电图（图 1-27-1）示胸导联可见巨大倒置的 T 波，以 V_3、V_4 导联为著。超声心动图（图 1-27-2A）、（图 1-27-2B）示心尖两腔心切面左室心尖部心腔收缩期近乎闭塞，舒张末期呈“铲形”。超声心动图（图 1-27-2C）示左心室心尖部心肌明显增厚，最厚处约为 22mm，心尖部室腔明显缩小。超声心动图（图 1-27-2D）示左心室心尖部心肌明显增厚，自左心室基底部至心尖部心肌厚度程度逐渐增加导致心尖部室腔明显减小。胸部 X 线片（图 1-27-3）主动脉硬化、扩张，胸腔积液。

例 2：患者，男，26 岁，主因间断心悸就诊。既往体健。

辅助检查：心电图（图 1-27-4）示 $V_{3\sim6}$ T 波深倒置。心脏磁共振（图 1-27-5）诊断为心尖肥厚型心肌病。

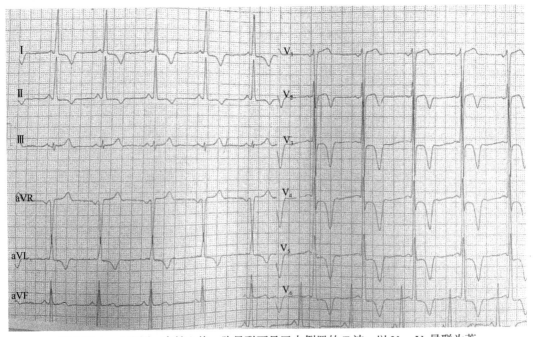

图 1-27-1 心电图：窦性心律，胸导联可见巨大倒置的 T 波，以 V_3、V_4 导联为著

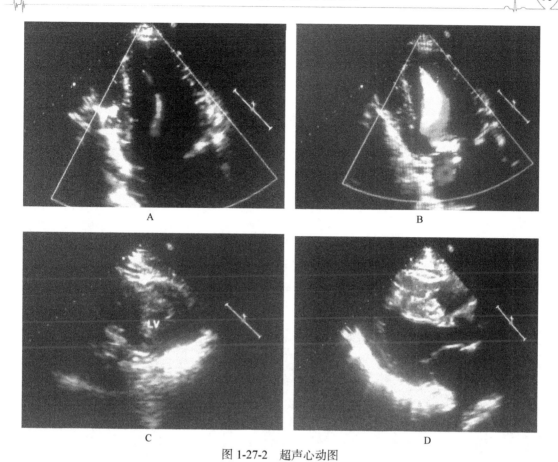

图 1-27-2 超声心动图

A.心尖两腔心切面彩色多普勒示左心室心尖部心腔收缩期缩小，近似闭塞；B.心尖两腔心切面彩色多普勒示舒张末期血流充盈左心室，左心室心尖部肥厚，心尖部腔室明显减小，左心室腔呈"铲形"；C.左心室短轴心尖切面示左心室心尖部心肌明显增厚，最厚处约为22mm，心尖部室腔明显缩小；D.左心室长轴水平切面示左心室心尖部心肌明显增厚，最厚处约为22mm，自左心室基底部至心尖部心肌厚度程度逐渐增加导致心尖部室腔明显减小

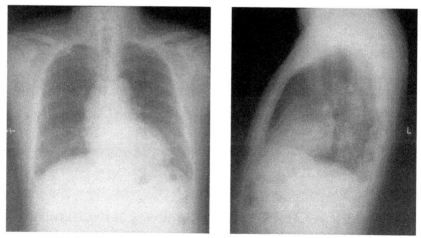

图 1-27-3 胸部 X 线片：主动脉硬化、扩张，胸腔积液

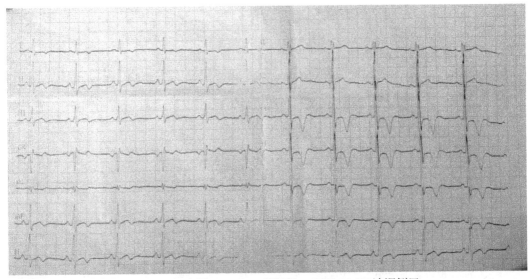

图 1-27-4　心电图：$V_{3\sim6}$ ST 段压低 1.5～2mV，T 波深倒置

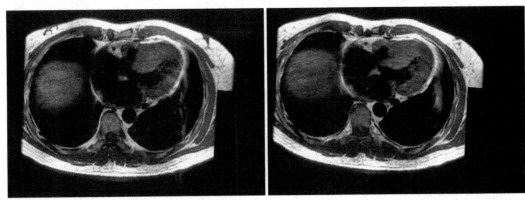

图 1-27-5　心脏磁共振：心尖部心肌肥厚程度逐渐增加，导致心尖部室腔明显减小，考虑心尖肥厚型心肌病

【讨论】

心尖肥厚型心肌病（apical hypertrophic cardiomyopathy，AHCM）早在 1976 年就曾由坂本等人报道了 AHCM 的心电图及超声心动图表现[1]，故曾称为山口综合征（Yamaguchi syndrome）。然而 AHCM 这一概念及其左心室造影术特征的描述则是由 Yamaguchi 于 1979 年提出的[1]。AHCM 是以心尖部心肌肥厚为特异性形态学变异的一种相对罕见的肥厚型心肌病，尤其是欧洲人群更为罕见，约占所有肥厚型心肌病的 15%～25%[2]。亚洲人口中，AHCM 相对较为常见，男性发生率比女性更高[3]。

AHCM 典型特征包括临床上心尖部可闻及第四心音，心电图在胸前导联（尤其是 V_3、V_4 导联）上可呈巨大倒置的对称性 T 波，左心室造影余舒张期左室腔呈"黑桃 A"样[4]。

大量研究表明，肥厚型心肌病多有家族史，属于常染色体显性遗传病，1995 年世界卫生组织和国际心脏协会心脏命名及分类专题委员会明确指出，是肌节收缩蛋白的基因突变导致了家族性肥厚型心肌病。目前已从 13%～30% 的 AHCM 患者中发现了肌节蛋白基因缺陷。AHCM 的患病率亚洲比欧洲更为多见，在日本 HCM 患者中占 25% 而在欧洲患者中只占 1%～3%[5]，其区别在于 AHCM 的日本患者多为单纯的心尖肥厚，而白种人的 AHCM 患者心肌肥大多延至中间，预后易恶化。

心尖肥厚型心肌病大多数发生在男性，可能通过隐性遗传。本病进展缓慢，且多在中年才出现典型表现，故可能系多种因素综合的结果，包括高血压、剧烈运动、慢性缺氧、酗酒、儿茶酚胺和遗传等因素长期刺激心肌，导致心肌肥厚，在同一家族中既可表现为心尖肥厚型，也可呈经典的非对称性室间隔肥厚型心肌病。据统计，本病有 1/3～1/2 病例无明确的家族史，属散发性。

心尖肥厚型心肌病患者，因其病变仅局限于心尖部，一般不会引起左心室流出道狭窄，故一般无典型临床症状，偶因胸闷、憋气等症状就诊，多于查体例行心电图检查时发现左胸导联有巨大倒置的对称性 T 波和左胸导联 R 波增高，查体时可闻及第四心音，无其他典型的阳性体征，后经进一步 UCG、CMR 等详查时方才获得确切诊断。

"单纯型" AHCM 多无明显临床表现，一般预后良好，心血管死亡率仅为 0.1%。然而约有 1/3 的 AHCM 患者可存在多种并发症[5]。例如。①左心室舒张功能障碍；②多种心律失常，如心房颤动（12%）、阵发性房性心动过速、室性心律失常（室性心动过速或心室颤动）；③心肌梗死甚至伴发心尖部室壁瘤（10%）。凡出现心尖部室壁瘤或心尖部心肌肥厚延续至左心室中间部者临床症状多明显且预后不佳。

AHCM 的特征心电图变化：①胸导联可见深大倒置的 T 波，以 V_3、V_4 导联为著；②ST 段压低，以 $V_{3\sim5}$ 导联最明显；③左心室高电压。本文病例心电图均与之相符。但是值得注意的是，并不是所有的 AHCM 患者心电图均具有巨大倒置的 T 波，研究表明部分 AHCM 并无此改变[6]。而且也有研究证实 AHCM 患者超声心动图检查结果正常，而心电图早有改变。因此胸导联 ST 段压低伴巨大倒置的 T 波诊断 AHCM 特异性较低，但敏感性高，且方法简便、宜行，可作为心尖肥厚型心肌病的筛查手段。

经胸超声心动图（transthoracic echocardiography，TTE）是诊断心尖肥厚型心肌病的重要检查方法之一，其特点为心尖部心肌明显增厚（≥15mm）；心尖部心肌厚度与室间隔中部厚度之比≥1.5；自左心室基底部至心尖部心肌厚度程度逐渐增加导致心尖部室腔明显减小，心尖四腔切面观察左心室心尖部心腔收缩期闭塞，舒张末期呈"铲形"。本文病例的 TTE 与之相符。部分患者也可以表现出心尖部运动功能减退和心尖部室壁瘤形成。

根据心肌肥大部位的不同，可以将心尖肥厚型心肌病分为 2 种亚型：①"单纯型" AHCM：心肌的肥厚仅局限于心尖部；②"混合型" AHCM：心肌的肥厚向左心室中间部延续，但基底部不厚。研究表明不同的形态亚型决定了不同的临床表现及预后。虽然考虑 TTE 广泛的应用性及低成本，将其作为心尖肥厚型心肌病首要的检查手段，但 TTE 对于心尖肥厚型心肌病特异性不高，容易漏诊。左室超声造影可以提供更好的图像，二维斑点追踪超声心动图则允许评估 AHCM 的左心室顶端变形[7]，两者在超声诊断及鉴别诊断中具有独特的价值。单光子发射计算断层成像术（single photon emission computed tomography，SPECT）、放射性核素扫描也被用于诊断 AHCM，大量报道表明 AHCM 患者的心肌灌注图像范围从正常灌注到心尖部灌注缺陷，通常在正常心外膜有冠状动脉的存在，而被供血的心肌厚度不平衡导致心尖部相对缺血。但因其价格较为昂贵，患者一般不进行此项检查。

绝大多数患者根据临床表现，结合超声心动图及心电图检查均能确立诊断，因血管造影为有创检查，极少需要行血管造影检查明确诊断。但是，很多 AHCM 患者的心电图变化和症状均高度拟似急性冠状动脉综合征，此外也有患者血清肌钙蛋白升高的相关报道[5]，故有胸痛症状的 AHCM 患者经常被要求行冠状动脉造影检查，用以排除严重的心外膜冠状动脉病变，检查相关的先天性冠状动脉异常、心肌桥或多个冠状动脉左心室瘘等。左心室造影检查可见特征性改变，即在右前斜位下，于左心室舒张末期，可呈现"黑桃 A"样图像；收缩期左心室心尖部有强力的对称性收缩；在左前斜位双心室造影，可见室间隔下部明显增厚，可呈"三角"样改变。但白种人患者行左心室造影检查往往缺少特征性的"黑桃 A"改变。

心脏磁共振成像（CMR）因其对解剖的卓越分析功能，增加了诊断 AHCM 的敏感性和特异性。与 TTE 相比，CMR 在识别 HCM 不同肥大类型中展示了更强的准确性[5]。AHCM 可能模仿其他病理改变，如冠心病、心肌肿瘤、心室壁瘤、心肌纤维化，而 CMR 可以有助于鉴别诊断。

AHCM 可拟似成急性冠脉综合征表现的相关病例报道[8]，从而导致不必要的住院治疗。研究发现显著的冠状动脉狭窄（>50%的一个或多个冠状动脉）在 AHCM 患者中约占 35.5%[9]。此外，报告关于 AHCM 患者中存在多个与冠状动脉共存的心室瘘管的病例正在增加，这些心室瘘管可以通过诱导缺血导致肥大的左心室发生"冠状动脉偷窃现象"或者使其容量负荷过重。排除这些患者的冠状动脉疾病是非常重要的，因为出现明显症状的 AHCM 患者多为中老年人，明确诊断以防发生误诊及漏诊。同样重要的是要确定肥厚型心肌病的类型，因为心尖肥厚型心肌病有一个良好的长期的预后，只有一小部分患者受并发症的影响，而其他类型的肥厚型心肌病则需要适量的干预及治疗。

尽管 AHCM 患者也会出现其他类型的肥厚型心肌病的症状和体征，但其通常是良性的，极少发生猝死、晕厥、低血压等不良反应事件，15 年未发生恶性事件的概率高达 75%，其预后良好[3]。曾经有学者试图统计 AHCM 患者的预后，选择具备以下三个心血管条件的 AHCM 患者：年龄<41 岁，左心房扩大，NAHY 分级Ⅱ级以上，对其进行统计学研究，发现其 15 年生存率高达 95%，而每年的心血管死亡率仅为 0.1%[3]。近年来研究显示，仍约有 1/3 的 AHCM 患者可存在左心室舒张功能障碍、心律失常、心肌梗死甚至伴发心尖部室壁瘤等多种并发症，严重者可猝死，凡出现心尖部室壁瘤或心尖部心肌肥厚延续至左心室中间部者多预后不佳。

【经验与体会】

心尖肥厚型心肌病是一种特殊类型的肥厚型心肌病，比较少见，但其在亚洲人中相对常见，迄今仅我们收录就已确诊了多例，可见随着科学技术及医疗水平的发展，其发现率会逐年增高。虽然其预后大多良好，但仍有部分患者会发生严重并发症，甚至危及生命，因此早期诊断很重要。心电图因其敏感性高、简便、宜行、价格便宜，可作为 AHCM 的筛查手段，事实上多为发现本病的第一线索，但其特异性低，不易明确诊断；超声心动图检查应用广泛，成本较低，临床上较为常用；SPECT 价格昂贵，很少进行此项检查；心血管造影为有创检查，不作为常规检查项目，多用于该病的鉴别诊断；CMR 可更准确的识别 HCM 不同类型，用于确诊及鉴别诊断；综合各种检查的特点，考虑检查的实用性、准确性、操作难易以及价格等多方面因素，目前仍以超声心动图作为 AHCM 的首要检查手段。

【参考文献】

[1] Diaconu C C, Dumitru N, Fruntelata A G, et al. Apical Hypertrophic Cardiomyopathy: The Ace-of-Spades as the Disease Card[J]. Acta Cardiol Sin, 2015, 31（1）: 83-86.

[2] Kitaoka H, Doi Y, Casey S A, et al. Comparison of prevalence of apical hypertrophic cardiomyopathy in Japan and the United States[J]. Am J Cardiol, 2003, 92（10）: 1183-1186.

[3] Abinader E G. Long-term outcome in patients with apical hypertrophic cardiomyopathy[J]. J Am Coll Cardiol, 2002, 40（4）: 837-838.

[4] Lee C H, Liu P Y, Lin L J, et al. Clinical characteristics and outcomes of hypertrophic cardiomyopathy in Taiwan-a tertiary center experience[J]. Clin Cardiol, 2007, 30（4）: 177-182.

[5] Parisi R, Mirabella F, Secco G G, et al. Multimodality imaging in apical hypertrophic cardiomyopathy[J]. World J Cardiol, 2014, 6（9）: 916-923.

[6] Sanidas E, Bonou M, Anastasiadis G, et al. An Atypical Case of Apical Hypertrophic Cardiomyopathy: Absence of Giant T Waves in spite of Extreme Apical Wall Hypertrophy[J]. Case Rep Cardiol, 2015, 2015 (9): 1-3.

[7] Kao Y C, Lee M F, Mao C T, et al. Differences of left ventricular systolic deformation in hypertensive patients with and without apical hypertrophic cardiomyopathy[J]. Cardiovasc Ultrasound, 2013, 11 (1): 40.

[8] Olearczyk B, Gollol-Raju N, Menzies D J. Apical hypertrophic cardiomyopathy mimicking acute coronary syndrome: a case report and review of the literature[J]. Angiology, 2008, 59 (5): 629-631.

[9] Chen C C, Lei M H, Hsu Y C, et al. Apical hypertrophic cardiomyopathy: correlations between echocardiographic parameters, angiographic left ventricular morphology, and clinical outcomes[J]. Clin Cardiol, 2011, 34 (4): 233-238.

（潘建红 乔嫒嫒 王佩显）

1-28　家族性肥厚型心肌病 1 家系报告

【病例摘要】

先证者（家系谱Ⅱ：1）资料：患者，男，73 岁，2014 年因"突发喘息伴大汗"就诊，就诊过程中突发意识丧失，心电图提示心室颤动，电除颤后恢复窦性心律，行气管插管呼吸机辅助呼吸治疗，病情稳定后当地医院行冠状动脉造影除外冠心病，经超声诊断肥厚型心肌病（HCM），具体报告未提供。2015 年 11 月因急性左心衰竭入我院急诊，UCG：EF=31%，左心房、左心室增大，左心室壁不均匀增厚，侧后壁中间段至心尖段增厚，经抗心力衰竭治疗后好转出院。2016 年 8 月患者再次因急性左心衰竭入院，住院期间发生心室颤动，电除颤成功。超声提示肥厚型心肌病，弥漫室壁运动幅度减低，双侧胸腔积液，抗心力衰竭治疗好转，行 CRT-D 植入。术后至今随访未发生异常放电。

先证者心电图见图 1-28-1；UCG（图 1-28-2）：左心房为 50mm，左心室为 63mm，右心房为 42mm，右心室为 20mm，室间隔为 17mm，左心室后壁为 8.8mm。EF=40%，超声印象：考虑肥厚型心肌病（非梗阻型），左心室前壁略薄，回声增强，运动幅度明显减低，二尖瓣轻度半流，左心室收缩功能及舒张功能明显减低。

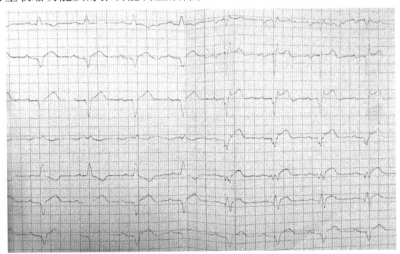

图 1-28-1　先证者心电图

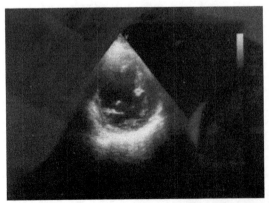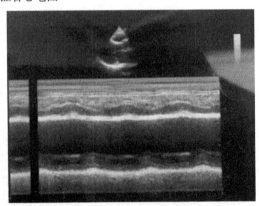

图 1-28-2　先证者超声心动图

家系资料：家系成员共 26 人，3 人未参与调查（Ⅱ：10，Ⅱ：11，Ⅲ：7），4 人死亡，HCM 患者 12 例。

家系图谱见图 1-28-3。

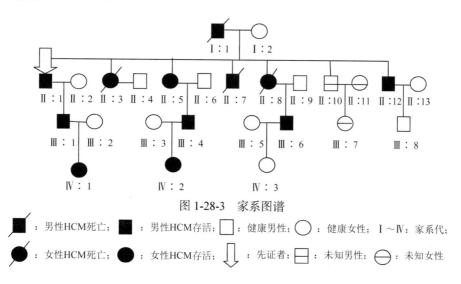

图 1-28-3　家系图谱

■：男性HCM死亡；　■：男性HCM存活；　□：健康男性；　○：健康女性；　Ⅰ～Ⅳ：家系代；

●：女性HCM死亡；　●：女性HCM存活；　⇩：先证者；　⊟：未知男性；　⊝：未知女性

家系患者 UCG 数据如下所述。

（1）Ⅰ：1：先证者父亲；年代久远无法追溯，48 岁猝死。

（2）Ⅱ：3：先证者长妹；曾考虑心肌病，具体资料未提供，51 岁猝死。

（3）Ⅱ：5：先证者二妹；UCG：左心房为 41mm，左心室 47mm，右心房为 43mm，右心室为 13mm，室间隔为 18mm，前侧壁为 20mm，心尖部为 33mm，后壁为 11mm，EF 为 62%。

（4）Ⅱ：7：先证者长弟；病史及资料均无法提供，38 岁猝死。

（5）Ⅱ：8：先证者三妹；心脏病病史，具体资料未提供，59 岁猝死。

（6）Ⅱ：12：先证者二弟；UCG：左心房为 36mm，左心室为 48mm，右心房为 36mm，右心室为 15mm，室间隔为 19mm，心尖部为 22mm，左心室后壁为 10mm，EF 为 62%。

（7）Ⅲ：1：先证者长子；UCG：左心房为 34mm，左心室为 44mm，右心房为 32mm，右心室 15mm，室间隔为 11mm，左室后壁为 9mm，侧壁心尖部为 12mm，EF 为 70%。超声印象：左心室壁不均匀增厚，左心室壁运动尚协调，运动幅度尚正常，左心室收缩及舒张功能正常。

（8）Ⅲ：4：先证者二妹之子；UCG：左心房为 42mm，左心室为 48mm，右心房为 39mm，右心室为 15mm，室间隔为 18mm，左心室后壁为 9mm，EF 为 68%。

（9）Ⅲ：6：先证者三妹之子；UCG：左心房为 36mm，左心室为 46mm，右心房为 37mm），右心室为 16mm，室间隔为 19mm，左心室后壁为 9.8mm，EF 为 68%。

（10）Ⅳ：1：先证者孙女；心电图；UCG：各房室腔不大，EF 正常，左心室后壁为 8mm，室间隔为 12mm。

（11）Ⅳ：2：先证者二妹孙女；心电图；UCG：各房室腔不大，EF 正常，左心室后壁为 10mm，室间隔为 13mm。

【讨论】

肥厚型心肌病目前被认为是常染色体显性遗传病，其以左心室或右心室肥厚为特征，常为不对称肥厚并累及室间隔,致使左心室血液充盈受阻,舒张期顺应性下降为基本特征的心肌病。肥厚型心肌病是中青年常见的猝死原因,猝死可作为 HCM 第一临床表现,年猝死率为 4%～5%[1]。临床 HCM 可出现活动耐量下降、心绞痛发作及晕厥等临床症状。大多数患者可见心电图异常,往往在超声表现异常前出现,但特异性较差,ST-T 改变常见。超声心动检查是 HCM 重要筛查手段,典型表现为室间隔非对称增厚大于 15mm,舒张期室间隔厚度与左心室后壁之比大于(1.3～1.5):1,间隔运动低下,梗阻病例可见收缩期二尖瓣前叶前移表现(SAM 征)。心脏磁共振检查在 HCM 诊断方面超声具有更高的空间分辨率[2],但由于费用原因尚未普及。

家族性肥厚型心肌病确切致病机制尚不完全明确,一般认为是肌节蛋白疾病,其机制为突变的肌节蛋白使心肌肌小节结构功能改变,不能满足正常状态下的心肌负荷,出现代偿性心肌肥厚、心肌细胞排列紊乱、间质纤维化等表现[3]。现阶段公认 7 个与肌节有关的基因突变,目前已证实肌球蛋白结合蛋白(MyBP-C)和 β 肌球蛋白重链(β-MHC)是最常见的致病基因[4],另外肌钙蛋白 T(cTnT)、肌钙蛋白 I(cTnI)、α 原肌凝蛋白(α-TM)、必须性肌球蛋白轻链(ELC)及调节性肌球蛋白轻链(RLC)等可见于 15% 左右的患者[5]。

由基因突变导致肌节功能异常是引发 HCM 的主要原因。但是,在现有条件下,已知基因所致的 HCM 仅占家族性 HCM 2/3 左右,尚有很多家族性 HCM 并未明确致病基因,因此极大可能仍存在众多的未知基因。比如,肌钙蛋白 C 上的 *L29Q* 基因突变导致肌小节结构改变和肌球蛋白横桥力学变化而降低钙离子协同性,引起心肌肥厚等[6]。所以,HCM 的基因型检测对家族性 HCM 具有较强的诊断筛查能力,对本家族尚未发病或确诊的患者能够起到前瞻性的治疗作用,同时为其他家族的诊断治疗带来便利[7]。

目前 HCM 治疗方法主要包括药物治疗、介入治疗及外科手术治疗。部分呈现左心室扩大及收缩功能减低患者难治性心力衰竭和心源性猝死风险较高,治疗效果极为不佳。多证据表明,此类患者早期识别、早期预防和管理能够改变临床预后[8],此类患者可考虑 CRT-D 植入。但现有治疗方式对 HCM 患者并不完全有效。有报道称[9]经 UCG 确诊室间隔肥厚和舒张功能障碍的胎儿经母体服用普萘洛尔治疗 3 个月后成功分娩,胎儿 UCG 指标在分娩前呈现改善,但是,宫内治疗家族性 HCM 并无任何标准化规程,与临床应用仍相距甚远。

本家系为连续四代遗传,最小确诊者 7 岁,家系中成员 HCM 12 例,死亡 4 例,符合家族性 HCM 高发病率、高猝死率特点。家系所有确诊患者心电图均呈现 ST-T 改变,与临床描述一致。家系先症者既往曾在外院诊断为肥厚型心肌病,并经冠状动脉造影除外冠心病,到我院就诊时临床特点及超声表现已发展为心力衰竭,推测此患者可能为肥厚型心肌病发展为扩张型心肌病表现所致。该患者恶性心律失常经抗心力衰竭药物治疗及 CRT-D 植入后程控监测未再发作,活动耐量较前提高 1METs,推测 CRT-D 治疗有效。该家系除先证者外其余 HCM 存活患者均无明显临床表现,追溯已猝死患者猝死前亦无明显临床表现,均为常规检查时发现,且与国内外相关家系报道的猝死发生年龄相对较晚,原因可能与其家系特定的基因型相关。该家系家族性 HCM 诊断明确,已对现确诊存活着者应用药物治疗并规律进行随访管理,但具体突变基因的基因型尚在检测之中。

【经验与体会】

当我们临床工作中遇到 HCM 患者时,争取能够完成其家系的 HCM 筛查工作及追踪随访,甚至基因学筛查。随着更多的 HCM 家系被发现,可能会有更多的未知基因展现在我们面前,这对 HCM 的发病机制及病因会起到巨大的推动作用,随着基因检测技术的开展,基因诊断将成为 HCM 的金标准,有助于患者的早期预防和管理,延长患者寿命,提高患者生活质量,降低死亡风险，同时减轻医疗及家庭负担。

【参考文献】

[1] Lanqer C，Lutz M，Eden M，et al. Hypertrophic cardiomyopathy in cardiac CT：a validation study on the detection of intramyocardial fibrosis in consecutive patients[J]. Int J Cardiovasc Imaging，2014，30（3）：659-667.

[2] Maron M S. Clinical Utility of Cardiovasculra Magnetic Resonancein Hyper-tmphie Cardiomyopathy[J]. J Cardiovasc Magn Reson，2012，14（1）：13.

[3] Ho C Y. Hypertrophic cardiomyopathy in 2012[J]. Circulation，2012，125（11）：1432-1438.

[4] Charron P，Komajda M. Molecular genetics in hypertrophic cardiomyopathy：towards individualized management of the disease[J]. Expert Rev Mol Diagn，2006，6（1）：65-78.

[5] Mogensen J，Murphy R T，Kubo T，et al. Frequency and clinical expression of cardiac troponin I mutations in 748 consecutive families with hypertrophic cardiomyopathy[J]. J Am Coll Cardiol，2004，44（12）：2315-2325.

[6] Robertson I M，Sevrieval I，Li M X，et al. The structural and functional effects of the familial hypertrophic cardiomyopathy-linked cardiac troponin C mutation，L29Q[J]. J Mol Cell Cardiol，2015，87：257-269.

[7] Girolami F，Iascone M，Tomberli B，et al. Novel α-actinin 2 variant associated with familial hypertrophic cardiomyopathy and juvenile atrial arrhythmias：a massively parallel sequencing study[J]. Circ Cardiovasc Genet，2014，7（6）：741-750.

[8] Xiao Y，Yang K Q，Jiang Y，et al. Recent progress in end-stage hypertrophic cardiomyopathy[J]. Am J Med Sci，2015，349（5）：448-453.

[9] Hill M G，Sekhon M K，Reed K L，et al. Intrauterine Treatment of a Fetus with Familial Hypertrophic Cardiomyopathy Secondary to MYH7 Mutation[J]. Pediatr cardiol，2015，36（8）：1774-1777.

（范金爽　田凤石　李焕明　刘　勇　关　薇）

1-29 肥厚梗阻性心肌病伴心房颤动并发内脏栓塞

【病例摘要】

患者，女，70岁，主因间断胸闷憋气40余年，加重伴心悸10小时入院，于入院前40年无明显诱因出现胸闷憋气，伴出汗，不伴心前区及背部放射痛，含服"速效救心丸"约数分钟后可缓解。偶伴头晕及黑矇、无头痛、无意识丧失。患者曾多次就诊于外院，于5年前于外院行冠状动脉造影术，术中未见冠状动脉明显狭窄，但上述症状仍间断发作。入院前10小时，无明显诱因再次出现胸闷憋气，伴心慌、头晕，无头痛，无恶心呕吐，无黑矇及意识丧失。就诊于我院急诊，为求进一步诊治遂收入院治疗。患者自发病以来饮食睡眠可，二便正常，体重无显著变化。既往高血压病史30余年，最高达240/110mmHg，平素规律口服"拜新同"等药物治疗，血压控制在140/80mmHg左右；脑梗死病史6年余；6年前于我院行子宫切除术；发现甲状腺功能亢进（简称甲亢）5余年（自诉已治愈）。否认糖尿病、肝炎、肺结核等病史。

体格检查：BP为130/80mmHg，神清，双肺呼吸音清，双肺未及干湿啰音，HR为80次/分，律齐，主动脉瓣第1听诊区可闻及Ⅱ/6～Ⅲ/6级收缩期杂音，不伴震颤，腹软，无压痛及反跳痛，肝脾下未及，双下肢无水肿，足背动脉搏动良。

辅助检查：入院心电图示异位心律，心房颤动，ST-T改变（图1-29-1）。实验室检查：急诊cTnI正常范围；入院后血常规：白细胞计数为7.8×10⁹/L，中性粒细胞百分比为54%，血小板计数为227×10⁹/L，血红蛋白为128g/L；心肌酶：乳酸脱氢酶为620.8U/L，肌酸激酶为481.2U/L，谷草转氨酶为90.7U/L，肌酸激酶同工酶为62.8U/L；电解质：钾离子浓度为3.0mmol/L，钠离子浓度为138.2mmol/L，氯离子浓度为108.6mmol/L，NT-proBNP为2844.0ng/L，凝血常规、肾功能正常。

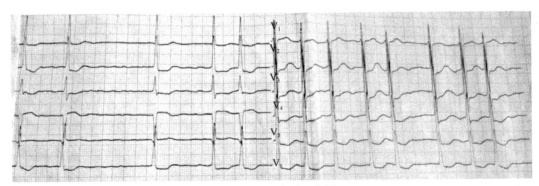

图1-29-1 入院时心电图

入院诊断：①冠心病，急性冠脉综合征？心功能Ⅱ级（NYHA）②心律失常，心房颤动③高血压3级（极高危）④甲状腺功能亢进？⑤陈旧性脑梗死⑥子宫切除术后

诊治过程：入院后当日自行转复为窦性心律（图1-29-2）。入院后第2日患者诉腹痛，同时出现体温升高（37.3℃，且呈波动性持续升高趋势）。查体：全腹软，左季肋部有轻压痛，无反跳痛，无肌紧张，肠鸣音正常。化验回报：血常规示白细胞计数为9.7×10⁹/L，中性粒细胞百分比为78%，血淀粉酶为30U/L；肝功能：谷草转氨酶为60.5U/L，谷丙转氨酶为25.1U/L，

总蛋白为 57.2g/L，白蛋白为 35.3g/L；游离甲状腺功能：血清促甲状腺激素为 0.51U/ml，游离三碘甲腺原氨酸为 4.11pmol/L，游离甲状腺素为 14.43pmol/L；尿常规：白细胞（高倍视野）计数为 7.76 个/HPF，红细胞（高倍视野）为 29.68 个/HPF，鳞状上皮细胞为 5.87 个/μl，细菌为 0.84 个/μl，余项（－）；便常规正常。心脏彩超：左心房内径为 45.3mm，右心室舒张末内径为 21.6mm，左心室舒张末内径为 47.4mm，收缩末内径为 34mm，室间隔厚度为 23.9mm，左心室后壁厚度为 12.6mm，SAM 征（＋），射血分数为 65%。结论：肥厚型梗阻性心肌病，左心房增大，主动脉瓣及二尖瓣后叶根部钙化，左心室舒张功能下降。Holter：窦性心律，室性期前收缩 4 次/24 小时，房性期前收缩 137 次/24 小时，部分成对出现，短阵房性心动过速 4 次/24 小时，冠状动脉供血不足。胸部 X 线片：主动脉硬化；双肺纹理增重。腹部超声：脂肪肝，余未见异常。泌尿系超声：双肾、双输尿管、膀胱未见异常。患者病程 1 周内体温波动，最高体温为 38.7℃，偶有咳嗽，少痰，腹痛症状较前减轻，排便正常，无尿频、尿急、尿痛，无咽痛，无耳痛、耳流脓，无头痛，无关节疼痛。查体：双肺呼吸音稍粗，心律不齐，腹平坦，全腹软、压痛、反跳痛及肌紧张，墨菲征阴性，肝区无叩痛，输尿管点无压痛，肠鸣音活跃，双下肢不肿。予补钾、抗感染等对症处理及禁食水、补液。行腹部 CT：脾脏低密度影；主动脉硬化。腹部强化 CT：可见脾楔形无强化区，左肾部分无强化区。考虑：部分脾梗死，左肾部分梗死（图 1-29-3）。请外科会诊继续抗凝、抗感染、抑酸治疗。患者腹痛逐渐完全缓解、体温恢复正常，好转出院。出院后继续给予口服抗凝治疗。出院诊断：①肥厚型梗阻性心肌病；②心律失常，心房颤动；③脾梗死；④左肾梗死；⑤高血压病 3 级（极高危）；⑥陈旧性脑梗死；⑦子宫切除术后。

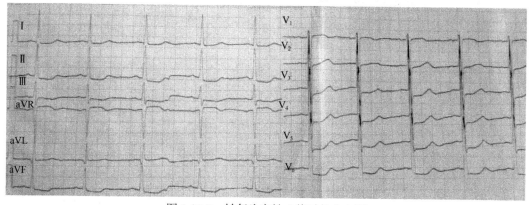

图 1-29-2 转复为窦性心律时的心电图

【经验与体会】

该例患者确诊为肥厚型梗阻性心肌病，伴阵发性心房颤动。患者入院后心房颤动自动转复为窦性心律，发热与腹痛症状同时出现，并伴有尿检红细胞轻度增加。经 CT 证实发生脾和一侧肾脏部分性梗死，临床考虑符合心房颤动导致心源性血栓栓子导致外周动脉栓塞所致。该患者 CHA$_2$DS$_2$-VASc 积分为 4 分，HAS-BLED 出血评分 3 分，栓塞及出血均属于较高危水平，应行口服抗凝药物治疗。此外，根据 AHA/ACC/HRS 心房颤动治疗指南[1]，合并肥厚型心肌病的心房颤动患者抗凝是必需的，而不需要根据 CHA$_2$DS$_2$-VASc 积分判定。故本例患者应行长期口服抗凝治疗。

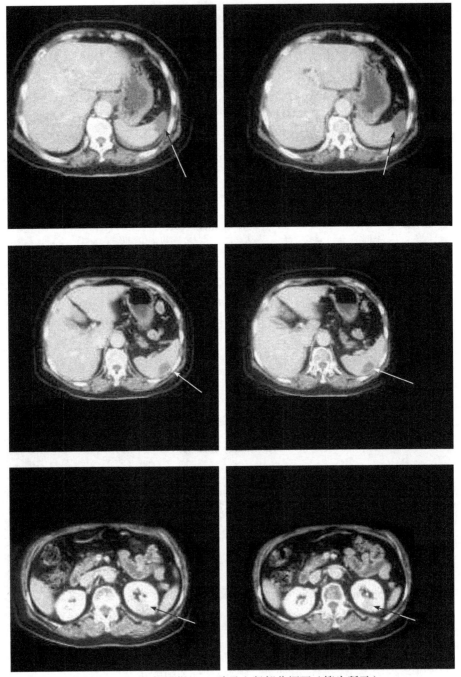

图 1-29-3 腹部强化 CT：脾及左肾部分梗死（箭头所示）

【参考文献】

[1] January C T, Wann L S, Alpert J S, et al. 2014AHA/ACC/HRS guideline for the management of patients with atrial fibrillation: executive summary: a report of the American College of Cardiology/American Heart Association Task Force on practice guidelines and the Heart Rhythm Society[J]. Circulation, 2014, 130 (23): 2071-2104.

（刘恩照　郑心田　崔　丽　路利平）

1-30 家族性左心室心肌致密化不全

【病例摘要】

例1：患者，男，64岁，天津北辰人。1年前无明显诱因出现心前区不适，活动后胸闷、憋气，无胸背疼痛，休息后可缓解。曾就诊于外院，查心脏彩超（2014年12月19日）提示扩张型心肌病，并予对症治疗（具体不详）。病程中一次突发左眼颞侧视野变黑，右眼正常，无明显头晕、头痛和肢体活动不利等症状，休息一夜后症状消失，后未再发作，未诊治。于3个月前夜间憋醒，端坐位后好转，复入睡。（2015年5月13日）就诊于某三甲医院，查ECG、UCG及冠状动脉CTA检查，考虑冠状动脉粥样硬化，三支病变并伴有左心室心肌致密化不全。出院后，间断呼吸困难发作，坐位后可稍好转，今（2015年5月27日）就诊于天津医科大学总医院。既往否认高血压、糖尿病及慢性支气管炎病史。复查超声心动图确诊为左心室心肌致密化不全。患者大女儿妊娠晚期曾发现心脏增大，半年前（38岁）猝死，无前驱症状；二女儿经超声筛查发现也患有左心室心肌致密化不全。

例2：患者，男，4岁，天津北辰人，因听诊有心脏杂音进行心脏超声心动图检查示：经胸骨旁左心室长轴切面可见左心室游离壁近心尖儿部呈现多个肉柱，肉柱间为陷窝，彩色血流可进入陷窝中，左心室未致密化内膜厚度与致密化外膜厚度比值为2∶1，心功能尚可。上述表现在胸骨旁左心室心尖部短轴切面更为明显，故可确诊为左室心肌致密化不全（图1-30-1）。随后给其父亲进行超声检查，结果相同。追溯其祖父于42岁时脑梗死，59岁时故去。祖孙三代中有2例明确诊断，第三例推测也为左心室心肌致密化不全并死于其常见的并发症即脑梗死。

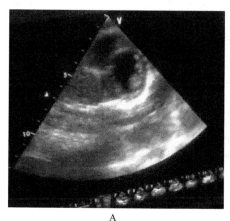
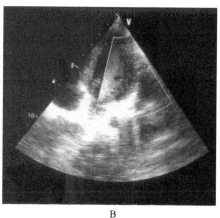

图1-30-1　超声心动图

A.左心室心尖短轴切面示多发肌小梁及小梁间陷窝，非致密化内膜与致密化外膜的比值>2；B.彩色多普勒可见
左心室腔内血流进入到小梁间陷窝

【讨论】

心肌致密化不全（noncompaction cardiomyopathy，NCCM）被认为是一种具有异质性基因遗传背景的先天性疾病[1, 2]，又称海绵状心肌、胚胎样心肌、过度小梁化综合征等。1932年在一名新生儿的尸检中发现主动脉瓣闭锁及冠状动脉-左心室瘘，NCCM首次被描述[3]。后1969年Feldt R H等[4]报道了一名3个月女婴，伴有先天性右位心、室间隔缺损及肺动脉瓣狭窄，

心室造影时发现舒张期左心室壁呈海绵状的表现，在收缩期小梁间隙仍有残留的造影剂，首次被诊断为心肌致密化不全。1984年在超声心动图下第一次发现不并发心脏畸形的孤立性心室肌致密化不全[5]。之后，心肌致密化不全被广泛报道。1995年、2006年、2008年分别对心肌致密化不全进行分类，2008年欧洲心脏病学会将其归为未分型的心肌病[6]。

　　家系遗传调查发现，12%～50%的左心室心肌致密化不全患者有家族史，且常合并心脏畸形及其他遗传性疾病。Ichida等认为该疾病为常染色体显性遗传，成人的孤立性心肌致密化不全与染色体11p15和核纤层蛋白A/C基因突变有关。Bleyletal等[7]发现部分患者是X连锁的遗传疾病，染色体Xq28区基因G4.5及Cypher/ZASP的基因突变与婴儿心肌病有关，包括一些家族形式的孤立性心肌致密化不全。非孤立性心肌致密化不全未发现G4.5的基因突变。Liu Q等的研究结果也未显示任何的研究对象发现G4.5基因突变。儿童中还存在线粒体遗传。但Liu Q等研究的3个中国家系病例中，心肌致密化不全的遗传模式是模糊的。Klaassen等在25个先证者中未鉴定出基因的突变。根据该疾病分布特点，孤立性左心室心肌致密化不全在成年人家族中再发率为18%～50%，一级亲属的检测及对预期妊娠的遗传学咨询都是必要的。

　　我们还见1例女性患者，也是天津北辰人，也为左心室心肌致密化不全，且合并心脏室内传导异常，考虑为勒内格尔（Lenegre）病。其子，男，23岁，超声确诊为左心室心肌致密化不全，目前尚无明显并发症。不得不令人惊奇，三个家系病例均出自北辰区，累计8人，其中死亡2人，是纯系偶然还是存在内在遗传学因素值得探索。追溯北辰人来源，一部分为原地人，各一部分为明朝时朱棣由安徽带来的近万名兵士，落户于北辰，其遗传背景值得历史学家、人口学家和遗传病学家作为课题进行研究。

【经验与体会】

　　随着临床经验的积累，发现本病并非罕见，诊断率会逐渐提高。作为临床和科研工作者应该予以时间、精力和资金投入，以期早期诊断、早期治疗，减少患者痛苦，降低死亡率。近年来我们发现了并诊断了数十例本病患者，他们的痛苦无不触痛我们作为医师的心。左心室心肌致密化不全具有基因异质性遗传背景，部分呈现家系发病，临床可无症状，对于确诊该病的患者同时对其一级亲属进行筛查是必要的。对年轻患者伴发心脏疾病应尤其注意此病的存在，必要时可行基因检测。

【参考文献】

[1] Lilje C，Rázek V，Joyce J J，et al. Complications of non-compaction of the left ventricular myocardium in a paediatric population：a prospective study[J]. Eur Heart J，2006，27（15）：1855-1860.

[2] Liu Q，Qi X F，Ye F，et al. Lack of mutations of G4.5 in three families from China with noncompaction of the ventricular myocardium[J]. Genet Mol Res，2013，12（1）：53-58.

[3] Bellet S，Gouley B A. Congenital heart disease with multiple cardiac anomalies：report of a case showing aortic atresia，fibrous scar in myocardium and embryonal sinusoidal remains[J]. Am J Med Sci，1932，183：458-465.

[4] Feldt R H，Rahimtoola S H，Davis G D，et al. Anomalous ventricular myocardial patterns in a child with complex congenital heart disease[J]. Am J Cardiol，1969，23（5）：732-734.

[5] Engberding R，Ender F. Identification of a rare congenital anomaly of the myocardium by two-dimensional echocardiography：persistence of isolated myocardial sinusoids[J]. Am J Cardiol，1984，53（11）：1733-1734.

[6] Elliott P，Andersson B，Arbustini E，et al. Classification of the cardiomyopathies：a position statement from the European Society of Cardiology Working Group on Myocardial and Pericardial Diseases[J]. Eur Heart J，2008，29（2）：270-276.

[7] Bleyl S B，Mumford B R，Thompson V，et al. Neonatal，lethal noncompaction of the left ventricular myocardium is allelic with barth syndrome[J]. Am J Hum Genet，1997，61（4）：868-872.

（杨　瑞　张美娟　王荣荣　王小飞）

1-31 心肌致密化不全并发脑栓塞

【病例摘要】

患者，女，60 岁，2 年前因憋气、喘息住院，诊断为"扩张型心肌病"，于住院期间突发右侧肢体瘫痪伴有言语不能，神志欠清，脑 CT 未见出血，考虑急性脑梗死。经改善循环、强心、利尿等治疗于当日下午神志转清，次日复查脑 CT 提示左侧基底节区-丘脑区梗死，治疗后病情相对平稳而出院，遗留右侧肢体活动不利和间断憋气、喘息等症状。平素口服华法林、螺内酯、卡维地洛和地高辛等治疗。既往史：30 年前剖腹产手术病史，10 年前因乳腺癌行右侧乳腺癌切除术，无高血压、糖尿病病史，无烟酒嗜好。

体格检查：T 为 36.5℃，P 为 100 次/分，R 为 24 次/分，BP 为 102/81mmHg，神志清楚，精神可，发育正常，营养中等，全身皮肤黏膜无黄染及出血点，浅表淋巴结未触及肿大。头颅无畸形，咽部无充血，扁桃体无肿大。气管居中，甲状腺未触及肿大，颈软无抵抗，颈动脉搏动无异常，颈静脉无怒张。胸廓对称无畸形，双肺呼吸音粗，双肺底可闻及湿啰音，心脏浊音界稍扩大，心律齐，HR 为 100 次/分，各瓣膜听诊区未闻病理性心音和杂音。腹软，无压痛及反跳痛，肝脾肋下未触及。双下肢指凹性水肿。右侧肌力Ⅳ级，右侧巴宾斯基征阳性。

辅助检查：心电图（2015 年 6 月 18 日）示窦性心律，左束支传导阻滞。胸部 X 线片（2015 年 6 月 5 日）：符合扩张型心肌病改变，右侧乳腺术后。颈部血管彩超（2015 年 6 月 5 日）：双侧颈动脉硬化，双侧颈动脉血流速度略减低，双侧下肢静脉未见明显异常。心脏彩超（2015 年 6 月 8 日）：左心室射血分数为 21%，左心受累性疾患，左心室心尖部，低回声条索摆动（考虑血栓形成），二尖瓣轻度反流，三尖瓣，轻中度反流，肺动脉高压，左心功能减低。随访心脏彩超（2016 年 3 月 18 日）：LA 为 38mm，LV 为 68mm，RA 为 34mm，RV 为 17mm，IVS 为 7mm，LVPW 为 7mm，MPA 为 26mm，E/A<1，LVEF 为 32%。超声诊断：左心室心肌致密化不全，主动脉瓣轻度反流，二尖瓣轻度反流，左心功能减低（图 1-31-1）。

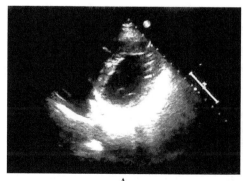
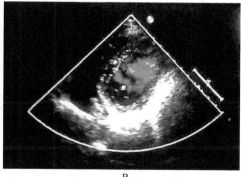

图 1-31-1 超声心动图（另附：超声心动图视频录像）

A.左心室游离壁近心尖部可见许多肉柱和期间的陷窝，非致密化内膜厚度/致密化外膜厚度＞2∶1；B.同上一切面可见彩色血流进入陷窝

临床诊断：①左心室心肌致密化不全，心脏扩大，心律失常，左束支传导阻滞，心功能不全Ⅳ级（NYHA 分级）；②陈旧性脑梗死；③乳腺癌右乳切除术后。

【讨论】

心肌致密化不全是一种罕见的先天性心肌病，根据是否合并其他先天性心脏缺陷，分为孤立性及非孤立性心肌致密化不全。临床可无症状或者表现为左心室收缩功能不全，呼吸困难是最常见的症状，也可伴有胸痛、心悸、晕厥等症状，可并发系统性栓塞或肺动脉栓塞等并发症。本例患者以充血性心力衰竭为主要表现，合并心律失常（左束支传导阻滞）和系统性栓塞（脑栓塞）。

孤立性心肌致密化不全是胚胎期心脏内膜形成过程受到抑制的结果[1]。正常情况下，妊娠早期心肌呈松散的非致密化状态。心脏内膜含有疏松的肌肉纤维呈蜂巢样结构，存在大量隐窝，心肌组织可得到直接的血供。致密化过程系由心外膜向心内膜、心底部向心尖部、室间隔向游离壁推进，最后心肌成功的转化为致密的一层。该致密化过程系由基因调控的，在妊娠期5～8周基因调控失败导致致密化过程停滞。因而心肌致密化不全的累及部位主要分布在左心室游离壁中段和近心尖部的内膜面，而室间隔、左心室基底部和外膜常不受累。这些受累节段是低动力的，且可延伸到形态学上未受累的部分，从而降低整体射血分数[2]。超声心动图被认为是确诊的选择。由于临床或超声医师对于本病知识和经验不足，常导致误诊或漏诊。

经胸心脏超声仍然是影像学检查的首选。可选择的影像学检查包括超高速计算机断层成像、心脏磁共振成像，甚至心室造影等。基于影像学的发现主要有 4 种不同建议的诊断标准[3]。①Chin 等提出的标准：选择胸骨旁左心室长轴面和短轴面，着重观察左心室游离壁和心尖部肌小梁，于舒张末期测量左心室游离壁的厚度。左心室致密化不全，定义为 X/Y≤0.5，X 代表心外膜表面到小梁隐窝凹槽部的距离，Y 代表心脏外膜表面到小梁尖端的距离。②Jenni 等提出的标准：选择胸骨旁短轴切面，于收缩末期，测量增厚的非致密化的心肌内膜厚度（NC）和薄的致密化的心肌外膜厚度（C）。左心室心肌致密化不全在成人 NC/C＞2。Pignatelli 等认为在儿童该比值大于 1.4 作为诊断标准。彩色多普勒超声检测到的由心室腔进入小梁间深隐窝的血流是确诊的标志，因从未在其他形式的左心室肥厚患者观察到此特点。③Stollberger 等提出的诊断标准：基于超声心动的表现，在单切面可见起自左心室游离壁、特别是近心尖部 3 条以上的小梁。这些小梁必须与心肌同步运动。彩色多普勒必须可见心室腔的血流灌注进入小梁间陷窝。④Petersen 等提出的诊断标准：心脏磁共振在舒张末期非致密化内膜/致密化外膜比值＞2.3。在该诊断标准下，应测量选择小梁最显著的节段。

有报道将CT检查用于心肌致密化不全的诊断。磁共振影像的诊断标准进行外推用于CT的诊断。舒张末期NC/C比值＞2.3用于鉴别病理性的左心室致密化不全的敏感性88%，特异性97%，阳性预测值为78%，阴性预测值99%。CT应用磁共振NC：C切值＞2.3作为诊断标准，亦可精确的描述病理性左心室致密化不全[4]。

左心室心肌致密化不全并发症主要有充血性心力衰竭、心律失常、血栓栓塞事件，其中以充血性心力衰竭较为常见。导致心肌致密化不全患者发生充血性心力衰竭的机制有多种[1]，如与致密化的心肌相比，非致密化的心肌更加依赖于有氧氧化，对儿茶酚胺的毒性效应及缺氧更为敏感；肌球蛋白 ATP 酶活性降低导致收缩速度降低。

心律失常和血栓栓塞事件一般在成年人中更为常见。心肌致密化不全的患者致心律失常的原因尚不清楚。有人推测与致心律失常右心室发育不全类似。电生理学研究发现延迟电位和QT间期延长，然而该类患者的心脏磁共振中并未找到心肌脂肪细胞退化的证据。小梁间非层流的血流及充血性心力衰竭构成了血栓栓塞事件危险因素。由于它是罕见疾病，对于孤立性左心室心肌致密化不全的预防血栓的循证意见尚未建立[5]。

关于本病的治疗是基于其临床表现的。无症状的患者及左心室收缩功能正常的患者无须治疗，但需要密切随访。对于射血分数降低及心力衰竭的患者，适用于ACC/AHA心力衰竭治疗指南，包括应用利尿剂、ACEI、β受体阻滞剂。药物治疗失败的患者，可以从心脏同步化治疗中获益。β受体阻滞剂、钙离子通道阻滞剂、胺碘酮及其他药物可用于心律失常的治疗，对于威胁生命的快速室性心律失常者可考虑安装ICD。

对于血栓高度易感、既往血栓事件并存心房颤动，左心室血栓、左心室收缩功能严重受损的患者，应该考虑口服抗凝药物。关于本病的预后，差异较大，主要取决于出现症状的年龄及临床表现的严重程度。节段性心内膜下灌注缺损可能导致心内膜下纤维化，该纤维化可以被心脏磁共振探测到，认为是预后欠佳的早期指标。无论在儿童还是成人，无症状的个体的预后要好于有症状者。影响预后的因素包括NYHA Ⅲ～Ⅳ级心力衰竭、左心室舒张末径超过60mm、左束支传导阻滞和持续性心房颤动[3]。

【经验与体会】

孤立性心肌致密化不全是一种罕见的先天疾病，其最常见的并发症是心力衰竭、心律失常和血栓栓塞事件。彩超仍为确诊的首选手段。由于缺少对该罕见疾病的充分认识，常导致误诊或漏诊。对原因不明的扩张型心肌病或者肥厚型心肌病应行超声心动检查并在检查过程中特别注意左心室游离壁和心尖段，特别注意其内膜层有无致密化不全表现，并注意非致密化内膜与致密化外膜比值是否大于2:1，并伴有局部收缩功能减退和整体左心功能下降，以避免漏诊。

【参考文献】

[1] Lilje C, Razek V, Joyce J J, et al. Complications of non-compaction of the left ventricular myocardium in a paediatric population: a prospective study [J]. Eur Heart J, 2006, 27 (15): 1855-1860.

[2] Jenni R, Oechslin E, Schneider J, et al. Echocardiographic and pathoanatomical characteristics of isolated left ventricular non-compaction: a step towards classification as a distinct cardiomyopathy[J]. Heart, 2001, 86 (6): 666-671.

[3] Gupta U, Makhija P. Left Ventricular Noncompaction Cardiomyopathy in Pediatric Patients: A Case Series of a Clinically Heterogeneous Disease[J]. Pediatr Cardiol, 2017, 38 (4): 681-690.

[4] Sidhu M S, Uthamalingam S, Ahmed W, et al. Defining left ventricular noncompaction using cardiac computed tomography[J]. J Thorac Imaging, 2014, 29 (1): 60-66.

[5] Kulhari A, Kalra N, Sila C. Noncompaction Cardiomyopathy and Stroke: Case Report and Literature Review[J]. J Stroke Cerebrovasc Dis, 2015, 24 (8): e213-217.

（张美娟 潘建红 崔 丽 李晓春）

1-32　以三分支传导阻滞为首发表现的左心室心肌致密化不全

【病例摘要】

患者，女，46岁，天津市人。因体检发现心电图异常于2014年9月于我院门诊就诊。自诉平日无头晕、胸痛、呼吸困难等不适，运动耐量无减低，既往每年常规体检心电图均正常，无其他疾病及相关家族史。查体无明显阳性体征。辅助检查：多次查心电图均为窦性心律，完全性右束支传导阻滞合并左后分支阻滞，一度房室传导阻滞（PR间期为278 ms），HR为75～84次/分（图1-32-1）。超声心动示心脏大小正常，射血分数为64%。24小时动态心电图示总心搏数为104778次，HR为64～103次/分，平均77次/分，完全性右束支传导阻滞合并左后分支阻滞，一度房室传导阻滞，期前收缩59次。嘱患者密切监测心电图变化及相关症状，未予特殊治疗。

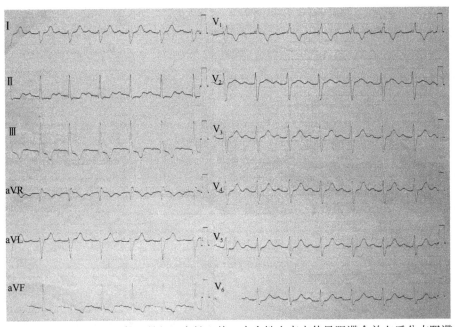

图1-32-1　心电图（2014年9月）：窦性心律，完全性右束支传导阻滞合并左后分支阻滞，一度房室传导阻滞

2016年2月，患者因晕厥1次、活动耐力稍下降再次就诊。查体：心界稍向左扩大，HR为40次/分，听诊可闻及大炮音。心电图示三度房室传导阻滞，室性逸搏心律，心室率为41次/分（图1-32-2）。超声心动图示左心房前后径为42mm，左心室舒末径为55mm，右心房左右径为40mm，射血分数为45%，左心室下后壁心尖段、前壁运动减低。化验NT-proBNP为4807pg/mL。复查24小时动态心电图示总心搏数为62 214次，HR为44～63次/分，平均52次/分，三度房室传导阻滞，室性逸搏心律，多形室性期前收缩6825次，短阵室性心动过速。予托拉塞米、螺内酯等治疗，并建议患者安装永久起搏器，患者暂未同意。

2016年5月，患者随诊复查超声心动示：左心室舒末径为50mm，射血分数为53%，左心室侧壁心尖段、室间隔基底段、前壁运动减低，左心室心肌致密化不全（图1-32-3）。心脏磁共振示：左心室前壁、外侧壁、下壁心肌内层海绵状隐窝，舒张末期内层与外层厚度之比大于2.3；室间隔、左心室下壁灌注减低，室间隔及左心室心肌多发损伤或纤维化（图1-32-4）。冠状动脉CT未见狭窄及斑块。24小时动态心电图示间歇性一度、二度、高度、三度房室传导阻滞，室性期前收缩4 390次。患者仍未接受安装永久起搏器。

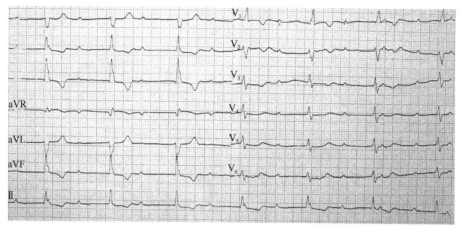

图 1-32-2　心电图（2016 年 2 月）：三度房室传导阻滞

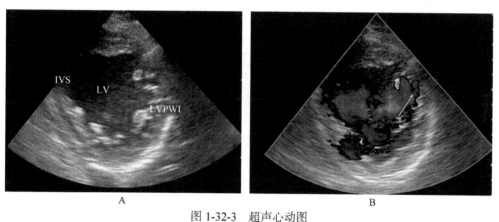

图 1-32-3　超声心动图

A.可见小梁结构；B.彩色多普勒可见血流进入隐窝（**另附：动态超声心动图视频**）

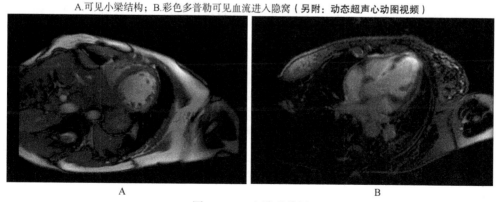

图 1-32-4　心脏磁共振

A.可见海绵状影；B.可见心肌延迟增强

2016年10月，随诊复查超声心动示左心室舒末径为58mm，射血分数为45%，左心室下壁变薄，前侧壁及下壁运动减低，左心室侧壁心尖段致密化不全。24小时动态心电图示间歇一度、二度、高度、三度房室传导阻滞，室性期前收缩2566次。目前患者无明显相关症状，仍未接受安装永久起搏器。

家系调查：先证者之子23岁，心电图无异常，超声心动符合左室心肌致密化不全表现，目前无相关症状。其他一级亲属因故无法接受影像学检查，自述体检时心电图均为正常，且无相关症状。

【讨论】

左心室心肌致密化不全（left ventricular noncompaction，LVNC）是一种较为少见的先天性疾病，据Ritter等[1]报道患病率约为0.05%。其病理基础是由于胚胎发育第6周基因调控的心肌致密化过程停滞，致使心内膜心肌残留小梁和小梁间隐窝结构，部位多见于左心室游离壁近心尖部心内膜，临床上主要表现为心力衰竭、快速性或缓慢性心律失常、血栓栓塞甚至猝死等，该病的诊断主要依靠超声心动及心脏磁共振发现心内膜的小梁和隐窝结构。

房室传导阻滞，尤其是三度房室传导阻滞是LVNC的一种相对少见的并发症。许海燕等[2]报道的103例LVNC患者中一度、二度和三度房室传导阻滞患者分别为19例（18.4%）、3例（2.9%）和1例（1.0%）。其发生机制目前尚不清楚，不同学者的观点不一。

遗传学方面，Shan等[3]的研究认为SCN5A基因的单个核苷酸突变所引起的DNA序列多态性可能与LVNC患者发生传导阻滞有关。SCN5A基因是人类心脏钠通道的调控基因之一，被证实与Lenegre病[4]及其他心脏传导缺陷[5]有关。Lenegre病的特点为发病年龄偏低（常小于40岁），心电图特征多为右束支传导阻滞逐渐累及左前或左后分支而最终进展为完全房室传导阻滞，是三度房室传导阻滞最常见的原因，约占48%[6]。本例患者的发病特征与之基本相符，支持Shan等的结论。此外，NKX2.5[7]、ZASP1-D117N[8]等基因也被认为与LVNC合并房室传导阻滞有关。

病理学方面，传导阻滞可能与传导系统的进行性纤维化有关[9]。部分LVNC的患者在进行超声心动、心脏磁共振、单光子发射计算机断层成像术、正电子发射断层成像术等检查时常常可发现局部心肌的灌注减低、纤维化甚至坏死，而心外膜冠状动脉血流多正常[10~12]，本例经冠状动脉CT及心脏磁共振检查结果与之相符。Jenni等[13]对12例LVNC患者的冠状动脉血流储备进行定量评价，结果证实LVNC患者存在冠状动脉微循环障碍，并且发现灌注减低的部位不仅出现在致密化不全受累节段，也出现在非受累节段。本例患者心脏磁共振显示室间隔及左心室心肌存在灌注减低及纤维化，提示本患者进行性的多分支传导阻滞可能是由于心肌的进行性纤维化累及传导系统所致。

就我们所知，迄今文献报道的LVNC合并三度房室传导阻滞者，仅有Taniguchi等[14]报道的1例患者于16岁时发现完全性右束支传导阻滞，于25岁时出现三度房室传导阻滞，但该患者既往心电图情况不详，因此其束支传导阻滞是否为先天性不详；另外，尽管对该患者进行心肌活检时发现存在间质纤维化，但未对患者进行心脏磁共振等检查，对于心肌灌注情况及纤维化的范围等均缺乏了解。就我们所知，本例患者是第1例有明确心电图发展变化过程的LVNC合并三分支传导阻滞病例（正常心电图，右束支传导阻滞合并左后分支阻滞，三分支传导阻滞），表明患者多分支阻滞呈进行性发展；患者在随诊的2年间逐渐出现心力衰竭症状，超声心动由正常的左心室大小、运动情况及收缩功能逐渐进展为左心室扩大（58mm），以及左心室运动、收缩功能下降（射血分数为45%），表明其心脏功能和结构的迅速进展与多分支阻滞的发展呈同步性；患者心脏磁共振显示灌注减低及纤维化的情况可能表明其病理变化与多分支阻滞可能存在相关关系。

尽管由于患者个人及家庭原因，我们未能对其进行心内电生理检查及更全面的家系调查，但此例报道详细记载了1例LVNC患者的心脏电生理及形态学发展过程，有助于进一步揭示LVNC的发生发展情况。

【经验与体会】

LVNC 是一种先天性心肌病，实践证明，它并非罕见，临床中遇到不明原因的扩张型心肌病患者时应警惕此种可能。LVNC 的并发症包括心力衰竭、栓塞及心律失常等，在心律失常中房室传导阻滞较为罕见，可能与勒内格尔病有关。作为临床医师，应遵循因果规律，即"没有无原因的结果，也没有有结果无原因者"，按照这一哲学范畴的思维途径，勿把中点作为终点，以尽可能地逼近正确诊断，给予恰当治疗。

【参考文献】

[1] Ritter M，Oechslin E，Sutsch G，et al. Isolated noncompaction of the myocardium in adults[J]. Mayo Clin Proc，1997，72（1）：26-31.

[2] 许海燕，方丕华，赵世华，等. 心肌致密化不全患者的常规心电图及心律失常分析[J]. 中华老年心脑血管病杂志，2012，14（5）：478-480.

[3] Shan L，Makita N，Xing Y，et al. SCN5A variants in Japanese patients with left ventricular noncompaction and arrhythmia [J]. Mol Genet Metab，2008，93（4）：468-474.

[4] Royer A，Van V T A，Le B S，et al. Mouse model of SCN5A-linked hereditary Lenegre's disease：age-related conduction slowing and myocardial fibrosis[J]. Circulation，2005，111（14）：1738-1746.

[5] Schott J J，Alshinawi C，Kyndt F，et al. Cardiac conduction defects associate with mutations in SCN5A[J]. Nat Genet，1999，23（1）：20-21.

[6] 郭继鸿. Lenegre 病[J]. 临床心电学杂志，2006，15（4）：287-297.

[7] Ouyang P，Saarel E，Bai Y，et al. A de novo mutation in NKX2. 5 associated with atrial septal defects，ventricular noncompaction，syncope and sudden death[J]. Clin Chim Acta，2011，412（1-2）：170-175.

[8] Xi Y，Ai T，De L E，et al. Loss of function of hNav1. 5 by a ZASP1 mutation associated with intraventricular conduction disturbances in left ventricular noncompaction[J]. Circ Arrhythm Electrophysiol，2012，5（5）：1017-1026.

[9] 蒋桔泉，夏利，丁世芳，等. 心肌致密化不全22例临床分析[J]. 临床心血管病杂志，2005，21（5）：277-279.

[10] Sato Y，Matsumoto N，Matsuo S，et al. Subendomyocardial perfusion abnormality and necrosis detected by magnetic resonance imaging in a patient with isolated noncompaction of the ventricular myocardium associated with ventricular tachycardia[J]. Cardiovasc Revasc Med，2009，10（1）：66-68.

[11] Matsumoto N，Sato Y，Kasama S，et al. Myocardial necrosis in both left and right ventricles detected by delayed-enhanced magnetic resonance imaging in a patient with isolated noncompaction of the ventricular myocardium[J]. Int J Cardiol，2009，133（3）：e94-96.

[12] Sato Y，Matsumoto N，Matsuo S，et al. Myocardial perfusion abnormality and necrosis in a patient with isolated noncompaction of the ventricular myocardium：Evaluation by myocardial perfusion SPECT and magnetic resonance imaging[J]. Int J Cardiol，2007，120（2）：e24-26.

[13] Jenni R，Wyss C A，Oechslin E N，et al. Isolated ventricular noncompaction is associated with coronary microcirculatory dysfunction[J]. J Am Coll Cardiol，2002，39（3）：450-454.

[14] Taniguchi M，Hioka T，Maekawa K，et al. Adult case of isolated ventricular noncompaction discovered by complete atrioventricular block[J]. Circ J，2004，68（9）：873-875.

（王卓群 李 东 李晓春 王佩显）

1-33　孤立性右室心肌致密化不全致肺栓塞2例

【病例摘要】

例1：患者，女，50岁，主因活动后胸闷、憋气7日就诊。既往史：18年前患药物性狼疮已治愈，高血压病史4年，2年前因子宫肌瘤行子宫切除术，无糖尿病病史，否认吸烟饮酒史，无下肢静脉曲张及血栓病史，无心脏病家族史。

查体：T为36.2℃，P为90次/分，R为20次/分，BP为167/108 mmHg。颈静脉无怒张，双肺呼吸音清，未闻及干湿啰音，心音有力，$P_2 > A_2$，心律齐，各瓣膜听诊区未闻及杂音，腹部未见异常，双踝部轻度指凹性水肿。

辅助检查：实验室检查示肝肾功能、电解质、凝血功能、血糖、血脂、心肌酶、肌钙蛋白、D-二聚体、血常规等均正常。心电图（图1-33-1）：窦性心律，HR为89次/分，左前分支阻滞，$V_{1\sim5}$ T波低平或倒置。心脏彩超（图1-33-2）：右心增大（右心房径63×54 mm、右心室内径29 mm），右心室心尖部心肌增厚，右心室内肌小梁增粗、呈"网格状"，小梁网格内可见血流信号，主肺动脉稍宽、三尖瓣中度反流、肺动脉高压（63mmHg）、后心包少量心包积液（1.0cm）、左心室舒张功能下降、EF为57%。肺动脉造影（图1-33-3）：左上肺动脉前段可见血栓影并于中段100%闭塞，右下肺动脉内基底段可见血栓影，左肺动脉压力59/33/43mmHg，右心室流出道压力60/19/29mmHg。右心室造影（图1-33-4）：右心室扩大，运动减弱，右心室心尖部呈蜂巢状，可见异常粗大的肌小梁和深陷交错的小梁间隐窝，右心室压力71/12/30 mmHg，右心房压力29/21/23mmHg。双下肢静脉造影未见异常（图1-33-5）。

治疗及随访：入院后诊断为右心室心肌致密化不全、肺栓塞，予以低分子肝素及华法林抗凝治疗，ACEI、β受体阻滞剂和螺内酯以改善右心功能。随访6个月未再发作胸闷、憋气，无活动后喘息。

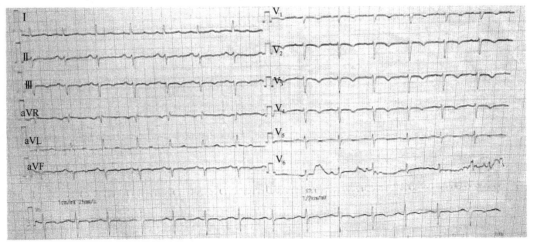

图1-33-1　心电图：窦性心律，HR为89次/分，左前分支阻滞，$V_{1\sim5}$ T波低平/倒置

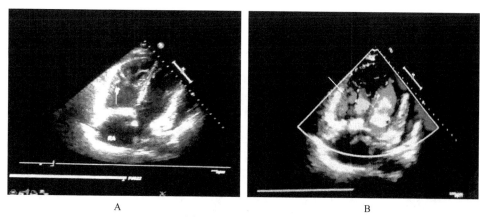

图 1-33-2 超声心动图

A.右心房、右心室增大，右心室游离壁可见增多增粗的肌小梁（箭头）；B.小梁间隐窝内可见血流信号（箭头）

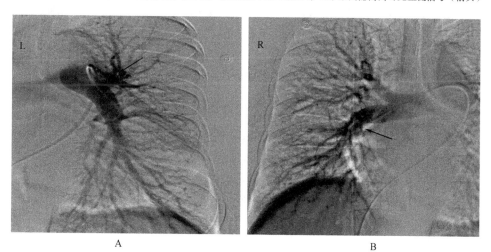

图 1-33-3 肺动脉造影

A.左上肺动脉前段可见血栓影并于中段 100%闭塞；B.右下肺动脉内基底段可见血栓影

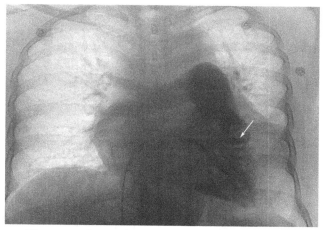

图 1-33-4 右心室造影：右心室肉柱明显、陷窝清晰

箭头所指为陷窝处造影剂残留，陷窝旁发白部分为肉柱

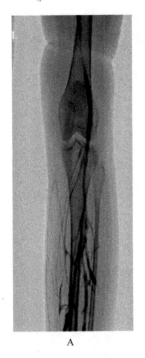
A

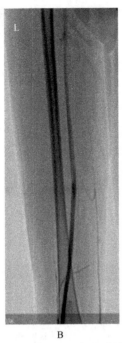
B

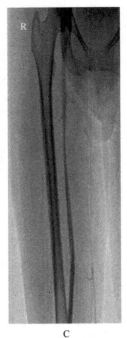
C

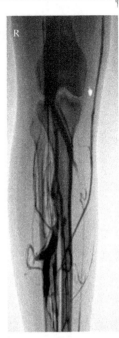
D

图 1-33-5　双下肢静脉造影未见异常

例 2：男，55 岁，主因间断劳累后胸闷、憋气伴反复黑矇、晕厥 1 年，加重 2 个月于 2016 年 12 月 26 日入院。1 年前，患者用力搬重物时突发胸闷、喘息伴晕厥，无胸痛，曾先后就诊于多家医院，查胸部 CT 未见明显异常，心脏彩超提示肺动脉高压，查 D-二聚体升高。入院前 2 个月症状逐渐加重，步行 50 米即可诱发喘息，时有黑矇，症状反复发作，为进一步诊治就诊于我院。既往史：过敏性鼻炎 30 年，高血压病史 10 年，少量吸烟饮酒；否认手术外伤史；无心脏病家族史。

查体：T 为 36.5℃，R 为 22 次/分，P 为 96 次/分，BP 为 110/76mmHg。口唇发绀，颈静脉充盈，肝-颈静脉回流征（-）。双肺呼吸音清。心音有力，心律齐，$P_2 > A_2$，各瓣膜听诊区未闻及杂音。双下肢无水肿。

辅助检查：实验室检查示肌钙蛋白、血常规正常，D-二聚体 4.50 g/ml（正常值为 0～0.3g/ml）。血气分析：PO_2 为 61.7mmHg（正常值为 75～100mmHg），PCO_2 为 29.1mmHg（正常值为 35～45mmHg），BNP 为 486.30 pg/ml（正常值为 0～100pg/ml）。

心电图（图 1-33-6）：窦性心律，$S_IQ_{III}T_{III}$，$V_{1～5}$ T 波倒置。心脏彩超（图 1-33-7）：左心房稍大（37mm），右心室增大（右心室内径为 30mm）、右心室心尖部可见多发肌小梁，与深陷隐窝形成网状结构，心尖部右心室心肌变薄，致密心肌厚度约为 0.38cm，网状心肌厚度约为 1.1cm，该处心肌运动幅度减低，隐窝内可见血流信号，主肺动脉增宽、三尖瓣轻度反流、肺动脉高压（PASP 为 69mmHg）、EF 为 59%。双下肢静脉造影未见异常（图 1-33-8）。右心导管：主肺动脉压力为 81/23/44mmHg，右肺动脉压力为 56/33/45mmHg。右心室造影（图 1-33-9）：右心室扩大，弥漫性运动减弱，RAO（右前斜位）30°：右心室前壁、侧壁及心尖部多发异常粗大的肌小梁和深陷交通的小梁间隐窝，隐窝内可见造影剂滞留，显影呈典型羽毛状。肺动脉造影（图 1-33-10）：左下肺动脉内可见血栓影，右肺动脉中叶及下叶动脉闭塞。冠状动脉造影及左心室造影未见异常（图 1-33-11）。

　　治疗及随访：入院后诊断为孤立性右心室心肌致密化不全、肺栓塞，予以尿激酶溶栓、肝素钠及华法林抗凝治疗，ACEI、β 受体阻滞剂和螺内酯以改善心功能。随访 6 个月未再发作胸闷、憋气，无活动后喘息。

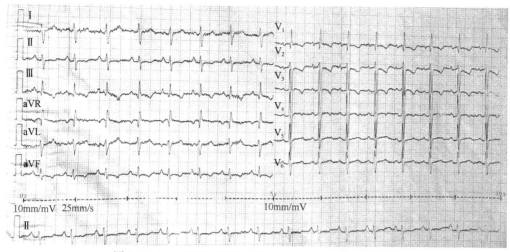

图 1-33-6　心电图：窦性心律，$S_I Q_{III} T_{III}$，$V_{1\sim5}$ T 波倒置

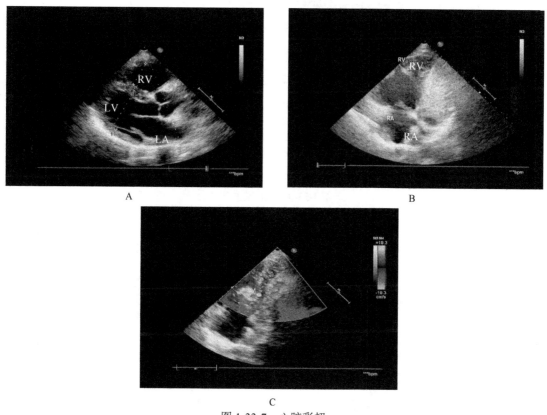

图 1-33-7　心脏彩超

A、B.左心房、右心室增大；C.右心室心尖部可见多发肌小梁，与深陷隐窝形成网状结构，隐窝内可见血流信号

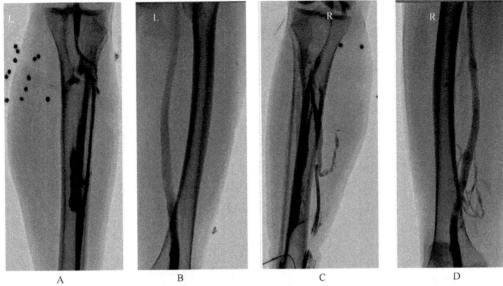

图 1-33-8　下肢静脉造影：未见异常

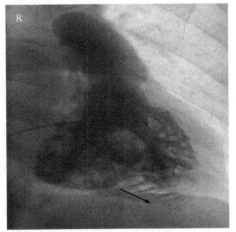

图 1-33-9　右心室造影

右心室扩大，RAO 30°，右心室前壁、侧壁及心尖部多发异常粗大的肌小梁和深陷交通的小梁间隐窝，隐窝内可见造影剂滞留显影呈典型羽毛状（箭头所示黑色部分为造影剂滞留，白色间隙为肌小梁）

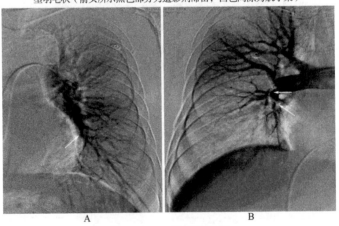

图 1-33-10　肺动脉造影

A.左下肺动脉内可见血栓影；B.右肺动脉中叶及下叶动脉闭塞

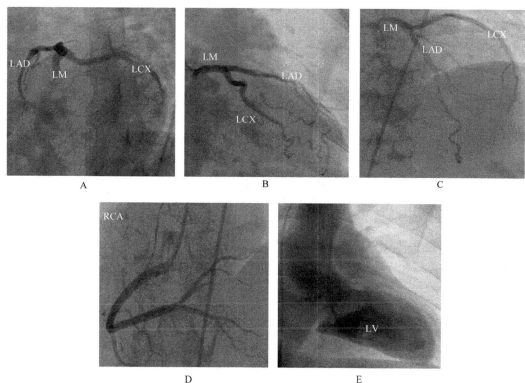

图 1-33-11 冠状动脉造影及左心室造影未见异常

【讨论】

心肌致密化不全（noncompaction cardiomyopathy，NCCM）病理特征为心室肌小梁异常增多及深陷的小梁间隐窝，多累及左心室的心尖部，也可累及双心室或右心室，可单独存在，也可合并其他先天性心脏畸形。然孤立性右心室致密化不全者较罕见。2006 年美国（American heart association，AHA）将 NCCM 归类为原发性遗传性心肌病[1]，2008 年 ESC（European society of cardiology）将其归类为未定性心肌病[2]。成人 NCCM 确切流行病学尚未清楚，所有接受超声心动图检查的患者中估计其患病率在 0.014%～0.045% [3、4]。孤立性心肌致密化不全（isolated ventricular noncompaction，IVNM）与 NCCM 不同在于，前者深陷的小梁隐窝只与心室腔相交通，而后者深陷的小梁隐窝与心室腔及冠状动脉循环均有交通[5]。

心肌致密化不全的发病机制目前尚不明确，普遍认为是胚胎时期正常心肌致密化过程停止所致，这可能与基因变异有关，12%～50%的 NCCM 患者都有家族史，且常合并心脏畸形及其他遗传性疾病[6]。正常胎儿发育至 5～8 周时，心室出现从心底至心尖、心外膜至心内膜的致密化进程，心室肌小梁消失，隐窝被压缩成毛细血管，冠状动脉微循环逐渐形成。心肌致密化过程失败导致心室致密化不全。Kohli 等[7]将心肌致密化不全划分为 3 种形态：海绵状、网格状和单纯粗大肌小梁。本文病例属于上述后两种形态混合类型。

孤立性右心室心肌致密化不全（isolated right ventricular noncompaction，IRVNC）文献罕见报道，迄今为止尚未提出用于诊断IRVNC的具体标准。Jenni等[8]提出的4项孤立性左心室心肌致密化不全（isolated left ventricular noncompaction，ILVNC）的诊断标准已被广泛应用于文献：①缺乏共存的心脏畸形；②典型双层结构的心室壁，心室收缩末期内层非致密化心肌厚度与外层致密化心肌厚度比值＞2；③病变区域主要位于心尖部、侧壁和下壁；④彩色多普勒可测及深陷隐窝之间有血流灌注并与心腔相通，而不与冠状动脉循环相通。由于解剖学特点不同，IRVNC与ILVNC相比较临床更难确诊。

　　超声心动图、心室造影、计算断层扫描和磁共振成像（magnetic resonance imaging，MRI）作为诊断模式被推荐使用[9]，MRI与超声心动图具有良好相关性。特征性超声心动图表现为心腔内异常粗大的肌小梁和交错深陷的隐窝，超声心动图检查便捷，是首选的影像学检查手段。磁共振对协助诊断该病亦有较好的敏感性（86%）和特异性（99%），可用于超声诊断不明确的情况。心室造影作为诊断手段以往文献报道较少，本文两例患者均因肺栓塞接受右心导管检查，右心室造影呈典型的右心室羽毛状特征性改变，在随后的彩色多普勒检查中得以印证，并且未发现共存的其他心脏异常，符合上述诊断标准，同时结合右心室造影及超声心动图检查结果，孤立性右心室心肌致密化不全诊断明确。

　　NCCM临床表现各异，严重程度不一，发病年龄可自胎儿至老年，可无症状，也可出现渐进性心力衰竭、室性心律失常甚至猝死、血栓栓塞或各种临床表现共存。Oeschslin等[3]对一组34例IVNM进行随访研究发现，常见临床表现依次为心力衰竭（53%），室性心动过速（41%），心源性猝死（35%），血栓栓塞（24%）及晕厥（18%）。本文2例患者均以肺栓塞为首发症状，临床极易漏诊或误诊。

　　肺血栓栓塞症是最常见的肺栓塞（pulmonary embolism，PE）类型，指来自静脉系统或右心的血栓阻塞肺动脉或其分支所致疾病，以肺循环和呼吸功能障碍为主要临床表现和病理生理特征，占PE的绝大多数。深静脉血栓形成（deep venous thrombosis，DVT）是引起PE的主要血栓来源，多发于下肢或者骨盆深静脉，而来源于右心系统的原位血栓则比较少见，迄今尚未见IRVNC致肺栓塞的文献报道。Oeschslin等[3]研究显示IVNM致心源性栓塞率高达24%，这些事件常独立于心室大小和功能，而与心腔内异常结构致深陷的隐窝形成附壁血栓密切相关[10、11]。本文2例患者反复胸闷、憋气伴晕厥，均经肺动脉造影检查确诊为肺栓塞，继而经右心室造影及超声心动图检查确诊为IRVNC。

　　NCCM的治疗原则以对症治疗为主，合并心力衰竭者可常规接受AHA/ACC心力衰竭诊断治疗指南推荐的药物治疗。无论心室大小和功能状态，所有成人NCCM建议长期接受抗凝药物治疗以预防血栓形成和肺栓塞，以保护心肺免受进一步损害[3]。本文2例提示IRVNC预后并非良性，这与Aggarwal等[12]观点不一致。尽管目前尚无IRVNC相关治疗推荐，我们建议在确诊后立即启动抗凝治疗。本文2例在确诊后接受了长期口服华法林抗凝治疗，同时口服ACEI、β受体阻滞剂和螺内酯以改善右心功能。

　　NCCM 预后差异性较大，可以从长期无症状到严重心脏功能不全，导致患者死亡或进行心脏移植。大约50%的患者突然死亡。预测指标包括心力衰竭 NYHA Ⅲ～Ⅳ级、左心室舒张末期直径＞60 mm、左束支传导阻滞、慢性心房颤动、未致密化/致密化心肌厚度的比率＞3 及涉及 3 个或更多节段[3、4]。

【经验与体会】

　　孤立性右心室心肌致密化不全临床上十分罕见，对于肺栓塞患者，特别是无明显高危因素或者下肢深静脉系统检查正常者，应考虑本病的可能性。IRVNC 右心室内血栓可导致慢性反复肺栓塞甚至是危及生命的大块肺栓塞，肺栓塞可为 IRVNC 患者的首诊原因，因此临床上应引起高度重视。超声心动图是首选的检查手段，必要时应行心脏磁共振检查、右心室造影等予以确诊。

【参考文献】

[1] Maron B J, Towbin J A, Thiene G, et al. Contemporary definitions and classification of the cardiomyopathies: an American heart

association scientific statement from the council on clinical cardiology，heart failure and transplantation committee；quality of care and outcomes research and functional genomics and translational biology interdisciplinary working groups；and council on epidemiology and prevention[J]. Circulation, 2006, 113（14）: 1807-1816.

[2] Elliott P，Andersson B，Arbustini E，et al. Classification of the cardiomyopathies: a position statement from the European Society Of Cardiology Working Group on Myocardial and Pericardial Diseases[J]. Eur Heart J, 2008, 29（2）: 270-276.

[3] Oechslin E N，Attenhofer J C H，Rojas J R，et al. Long-term follow-up of 34 adults with isolated left ventricular noncompaction: A distinct cardiomyopathy with poor prognosis[J]. J Am Coll Cardiol, 2000, 36（2）: 493-500.

[4] Ritter M，Oechslin E，Sutsch G，et al. Isolated noncompaction of the myocardium in adults[J]. Mayo Clin Proc, 1997, 72（1）: 26-31.

[5] Rigopoulos A，Rizos I K，Aggeli C，et al. Isolated left ventricular noncompaction: an unclassified cardiomyopathy with severe prognosis in adults[J]. Cardiology, 2002, 98（1-2）: 25-32.

[6] Murphy R T，Thaman R，Blanes J G，et al. Natural history and familial characteristics of Isolated left ventricular non-compaction[J]. Eur Heart J, 2005, 26（2）: 187-192.

[7] Kohli S K，Pantazis A A，Shah J S，et al. Diagnosis of left ventricular non-compaction in patients with left ventricular systolic dysfunction: Time for a reappraisal of diagnostic criteria? [J]. Eur Heart J, 2008, 29（1）: 89-95.

[8] Jenni R，Wyss C A，Oechslin E N，et al. Isolated ventricular noncompaction is aassociated with coronary microcirculatory dysfunction[J]. J Am Coll Cardiol, 2002, 39（3）: 450-454.

[9] Weiford B C，Subbarao V D，Mulhern K M. Noncompaction of the ventricular myocardium[J]. Circulation, 2004, 109（24）: 2965-2971.

[10] Chin T K，Perloff J K，Williams R G，et al. Isolated ventricular noncompaction of left ventricular myocardium: a study of eight cases[J]. Circulation, 1990, 82（2）: 507-513.

[11] Antoniades L C，Moustra I A，Zambartas C A. Isolated ventricular noncompaction[J]. Hellenic J Cardiol, 2003, 44: 286-290.

[12] Aggarwal S，Kalavakunta J，Gupta V. A case of isolated right ventricle noncompaction with ST-Elevation chest leads[J]. Heart Views, 2016, 17（1）: 30-34.

（曹艳君　张　霞　梅莲莲　刘敏敏）

1-34 致心律失常性右心室心肌病合并大面积心腔内附壁血栓

【病例摘要】

患者，男，25岁，因反复心悸6年，加重伴双下肢水肿1年，于2013年1月入院。入院前6年患者因心悸来我院就诊，行超声心动图、心电图等检查，确诊为"致心律失常性右室心肌病，室性心动过速"，行埋藏式心律转复除颤器（ICD）安置术，术后长期服用"比索洛尔、胺碘酮"等控制室性心动过速发作。入院前3年患者多次因活动耐量下降、腹胀、腹围增加来我院就诊，且住院期间反复出现急性肾衰竭、低蛋白血症、急性呼吸窘迫综合征等多器官损伤表现，均在治疗后好转。

辅助检查：2012年10月患者行超声心动图检查示右心显著增大，于右心室腔内探及多个附壁血栓，右心房内探及一处附壁血栓，最大直径为3cm×2cm。遂给予华法林3.125mg/d以抗凝治疗。2012年11月患者再次来院复查，其INR波动在2~2.5，但复查超声却提示右心系统血栓较大有所增大，最大者位于右心房（直径约为4.3cm×4.0cm）；增加华法林用量至3.75mg/d，并加强利尿、强心等治疗。患者INR波动在2.7~3.0，但其症状仍进行性加重，逐渐出现全身水肿、腹水、胸腔积液、无尿等。患者入院后复查超声心动图，结果示右心系统明显扩大，右心房及右心室内重度自发显影，右心房顶、三尖瓣前瓣下及右心室心尖部可见大块附壁血栓形成，最大者直径为8.4cm×6.0cm。右心室前壁及游离壁搏幅消失，三尖瓣环扩大，瓣环径为56mm，瓣叶明显关闭不全（图1-34-1）。

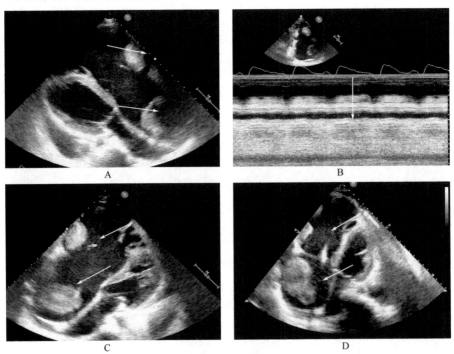

图 1-34-1 超声心动图

A.第一次超声检查，提示右心房及右心室内多发附壁血栓（箭头）形成，最大直径为3cm×2cm；B.M型超声显示三尖瓣前瓣环位移搏幅平直（箭头），提示右心室收缩功能重度受损；C.第二次超声检查提示右心房及右心室附壁血栓（箭头）较前有所增大，直径约为4.3cm×4.0cm；右心室心尖部室壁瘤形成；D.第三次超声检查示右心附壁血栓（箭头）及室壁瘤进一步增大；血栓最大直径为8.4cm×6.0cm，充填大部分右心房诊治经过：入院后虽经积极强心、利尿、抗感染、呼吸循环支持及血液滤过等治疗，患者多器官衰竭仍未能恢复，于入院后 1 周临床死亡。

【讨论】

致心律失常性右室心肌病（ARVC）是以右心室心肌不同程度地被脂肪组织或纤维组织替代为特征且具有家族遗产倾向的常染色体遗传性心肌病。该疾病多以右心室局部受累为始发表现，临床症状及影像学检查缺乏特异性，但随着疾病的进展，受累面积由右心室漏斗部、心尖部及后基底部的"发育不良三角"等部位逐步扩大，可累及左心室及室间隔等部位[1]。

ARVC 起病隐匿，早期常以恶性心律失常或猝死为首发表现，中晚期尚可伴有顽固性心力衰竭。少数患者在超声检查或尸检中可发现部分患者附壁血栓形成，但此类血栓体积多相对较小，伴有巨大附壁血栓且逐步进展者少见。回顾其病史可以发现，本例患者在随访中，INR波动在 2～3，但其血栓仍进行性增大，究其原因可能有以下几方面：①患者右室心肌受累广泛，室壁瘤面积较大，加之右心室舒缩功能均受损，加重了心腔内血流淤滞；②起搏器电极作为心腔内异物本身可增加附壁血栓发生率，ICD 电极较普通起搏器更为粗大，且除颤线圈较为粗糙，加重了血栓风险；③术后药物治疗重点在于控制心律失常及减少 ICD 放电，缺乏有效及时的抗凝治疗。此时若患者一般情况良好，可进行外科腔静脉-肺动脉吻合术（Gleen 手术）以旷置右心室，达到姑息性治疗的目的。

超声心动图是 ARVC 疑似患者最常用的影像筛查手段。典型患者表现为不同程度的右心室扩大，右心室流出道增宽、室壁运动障碍及局限性室壁瘤等。但随着认识的提高及心脏磁共振和三维电生理标测等技术的进展，人们逐渐认识到超声在发现早期病变的敏感性和特异性方面均较磁共振低[2]。即便如此，超声仍然是 ARVC 评估心功能及并发症最实用的检查。因 ARVC患者附壁血栓形成机制较为复杂，临床抗凝疗效有限，血栓一旦脱落可引起致命性的肺动脉栓塞。分析本例患者超声检查，可见其血栓位置非常固定，主要集中在右心房及三尖瓣前瓣至心尖处室壁瘤的区域。且血栓主要表现为进行性增大，其间超声检查并未见脱落迹象。通过三尖瓣反流所估测的肺动脉压力，并无明显肺动脉高压迹象，临床亦无胸痛、咯血等症状，所以本例发生了大面积肺栓塞的可能性较小，但不排除有小栓子脱落导致局部无症状栓塞可能。由于其心力衰竭严重，并出现了肾功能不全，无法进行增强 CT 和造影确诊，且其死后也未能进行尸检，所以是否存在确切肺栓塞无法最终得以肯定。

【经验与体会】

临床医生在 ARVC 检查及随访期间，除观察有无恶性心律失常及心脏结构改变外，还应该重点观察心腔内有无附壁血栓，若超声表现缺乏特异性，应结合磁共振等影像学检查综合判断，以减少误诊和漏诊。

【参考文献】

[1] 孔令秋，康彧，唐红，等. 超声诊断致心律失常性右心室心肌病的临床价值再评价[J]. 中华超声影像学杂志，2013，22（9）：737-740.

[2] Santangeli P，Marchlinski F E. Effectiveness of antitachycardia pacing for recurrent ventricular tachycardia in ARVC[J]. J Am Coll Cardiol，2014，64（23）：2558-60.

（孔令秋　伍　洲　许　勇）

1-35　下肢深静脉血栓矛盾性栓塞致急性心肌梗死

【病例摘要】

　　患者，女，61岁。因突发胸闷、大汗2小时入院。患者于2012年7月8日晨起大便时突然出现胸闷、大汗，持续2小时不缓解就诊，急诊室心电图示：窦性心律，三度房室传导阻滞，交界区逸搏心律；ST$_{II、III、aVF、V_3R～V_5R}$弓背向上型抬高0.05～0.15 mV（图1-35-1），静脉推注阿托品1 mg后转入心内科病房。既往史：2年前曾一度出现口唇发绀，未诊治；1年半前曾因右侧肢体活动障碍伴言语不利来我院查头颅CT，未见异常，诊断为短暂性脑缺血发作；1年前步行250米即感胸闷，休息后可缓解，曾于外院查超声心动图，结果提示"肺动脉高压"。

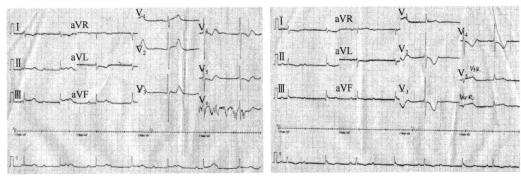

图1-35-1　心电图：窦性心律，三度房室传导阻滞，交界区逸搏心律；急性下壁、右心室心肌梗死

　　查体：P为78次/分，BP为93/65mmHg，口唇发绀，颈静脉怒张，双肺未闻及干湿啰音；叩诊心界无扩大，HR为78次/分，节律整齐，S$_1$低钝，P$_2$亢进，未闻及病理性杂音。

　　入院行急诊冠状动脉造影：右冠状动脉于第 2 转折前完全闭塞，可见血栓影（图1-35-2A）。经指引导管注入替罗非班 0.5mg。经血栓抽吸导管抽吸出 1 个粟粒大小的血栓块。2 次血栓抽吸后均出现血压下降，负压下指引导管无回血。观察指引导管无深插，小心回撤整体操作系统并使指引导管退出至体外。经指引导管分别抽吸出两个较完整的长约 2.0 cm 的质韧血栓块（图 1-35-2B）。再次造影显示：右冠状动脉通畅，血栓完全消失，无狭窄及夹层，前向血流 TIMI 3 级（图 1-35-2C）。继之给予抗栓、调脂等治疗。术后血肌酸激酶同工酶为 462.9 U/L（正常值为 0～25 U/L）；超敏肌钙蛋白 T＞10000 ng/L（正常值为 0～100 ng/L）；血气分析：动脉血氧分压为 44.0 mmHg（正常值为 75～100 mmHg），动脉二氧化碳分压 36.0 mmHg（正常值为 35～45 mmHg）；胸部 X 线片：肺动脉段突出，右心室增大（图 1-35-3）；超声心动图：卵圆孔处探及右向左彩色过隔血流信号，右心扩大（右心室内径为 34 mm，右心房内径为 61 mm×48 mm），主肺动脉增宽（内径为 31 mm），肺动脉高压（肺动脉平均压3 为 6 mmHg），三尖瓣轻度反流（图 1-35-4）。住院第 18 日行右心导管检查，测肺动脉压为 60/24 mmHg（平均动脉压为 37 mmHg）；应用伊洛前列腺素雾化吸入行急性肺血管扩张试验，结果为阴性；肺动脉造影：双侧肺动脉栓塞（图 1-35-5A、B）。行下肢静脉造影：双小腿深静脉可见血栓影（图 1-35-5C）。住院第 25 日，行下腔静脉永久滤器置入术，并加用华法林抗栓。住院第 31 日，患者好转后出院。出院主要诊断：下肢深静脉血栓形成、急性心肌梗死（矛盾性栓塞）。

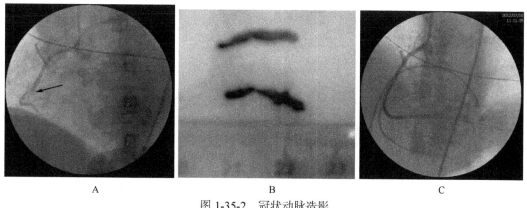

图 1-35-2 冠状动脉造影

A.右冠状动脉于第 2 转折前 100%闭塞，内可见血栓影；B.指引导管抽出的 2 个较完整的长约 2.0cm 的质韧血栓块；C. PCI 后造影：

右冠状动脉通畅，血栓消失，内膜光滑，无狭窄及夹层，前向血流 TIMI 3 级

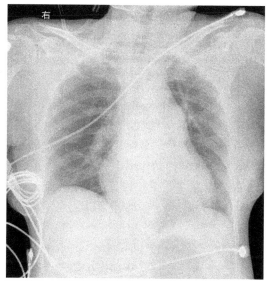

图 1-35-3 胸部 X 线片：肺动脉段突出，右心室增大

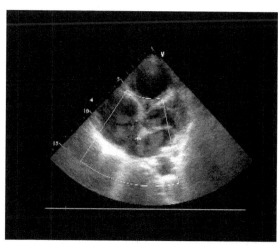

图 1-35-4 超声心动图：实时检查时于卵圆孔处探及

右向左彩色过隔血流信号

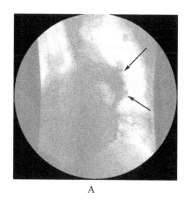
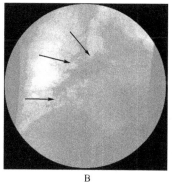
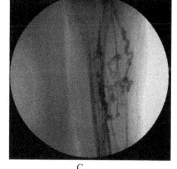

图 1-35-5 血管造影

A.肺动脉造影：左下肺动脉内基底段近端 100%闭塞，前基底段及外基底段内可见血栓影（箭头所示）；B.右上肺动脉中段 100%闭塞，右中肺动脉 100%闭塞，右肺下动脉外基底段可见血栓影（箭头所示）；C.下肢静脉造影：左小腿深静脉血栓影

【讨论】

下肢深静脉血栓形成和肺栓塞统称为静脉血栓栓塞症,而矛盾性栓塞是静脉血栓栓塞症的一种并发症。Julius Cohnheim于1877年首先提出矛盾性栓塞的概念,其定义为静脉系统的血栓通过由右向左的分流途径进入体循环动脉系统所造成的栓塞[1]。临床诊断矛盾性栓塞须符合以下4个条件[2,3]:①存在深静脉血栓形成伴或不伴肺栓塞;②有心内异常交通或体、肺动静脉瘘;③没有与动脉栓塞相应的左心及近心段大动脉的栓子来源;④有持续性（如肺动脉高压）或短暂性（如Valsalva动作）右心压力增高。

卵圆孔开放与矛盾性栓塞关系密切。文献报道,72%的矛盾性栓塞是栓子通过卵圆孔所致。卵圆孔是出生后原发隔与继发隔未能正常自然黏合融合,在两者之间残存宽为1～6 mm、长约7 mm的裂隙样异常交通,类似功能性瓣膜。事实上,并非所有矛盾性栓塞患者均能发现卵圆孔开放和血流右向左分流,其原因是这些患者在静息状态下并无卵圆孔开放和血流右向左分流,但在Valsalva动作时可以出现一过性卵圆孔开放和右向左分流,可导致矛盾性栓塞。Lynch等[4]利用超声心动图声学造影检查发现,在18～35岁正常人群中,静息状态和Valsalva动作时卵圆孔开放的检出率分别为5%和18%,为Valsalva动作可引发矛盾性栓塞提供实践证据。在现实生活中人类不乏存在一些效果等同于Valsalva动作的行为,如用力、咳嗽、打喷嚏、大便、哭闹等,这些行为均可成为矛盾性栓塞的危险因素。经胸超声心动图对卵圆孔未闭的检出率不高,最敏感的检测方法是经食管超声心动图加声学造影,辅以咳嗽或做Valsalva动作可进一步提高其检出率。近年来,为更好评估卵圆孔未闭的检出效果,Buttignoni S C等[5]利用超声造影方法以提高其检出率,并比较了两种声学造影剂（聚明胶肽和震荡盐水）的检出敏感性,结果显示聚明胶肽敏感于震荡盐水,但后者经济实惠,已被临床所采纳。本例患者有下肢深静脉血栓形成伴肺栓塞,有持续性肺动脉高压和发病前排便时的Valsalva动作可引起卵圆孔开放的条件,无系统动脉栓塞形成的高危因素且超声心动图检查未发现左心系统栓子,更直接地经胸超声心动图获取到在卵圆孔处由右向左彩色过隔血流信号,所以本例矛盾性栓塞导致右冠状动脉栓塞和急性心肌梗死的诊断成立。

矛盾性栓塞在临床上并非罕见,其临床发生率可占全部系统动脉栓塞的2%～16%,栓塞部位多发生于四肢（49%）,脑部（37%）,冠状动脉、肾动脉或脾动脉则较少累及,偶可同时累及两种或三种不同部位[6]。本例患者1年半前有肢体活动障碍和言语不利,估计可能发生过1次矛盾性栓塞,造成脑栓塞,此次再发矛盾性栓塞导致急性心肌梗死。一旦发生冠状动脉的矛盾性栓塞,应在第一时间进行选择性溶栓、抗凝治疗或应用血栓抽吸导管将栓子吸出,如本例。

【经验与体会】

随着人口老龄化和生活方式的改变,下肢深静脉血栓形成已屡见不鲜,部分患者尚可伴发慢性肺动脉高压;此外,生活中类似于Valsalva动作的行为（如打喷嚏、便秘、咳嗽等）随着增龄也逐渐增多,因此导致矛盾性栓塞的发生风险增加。本病例提醒临床医师,对于体循环栓塞,特别是不明原因栓塞的患者,应考虑矛盾性栓塞的可能,需要进一步明确栓子的来源,为患者审慎选择合适的治疗方案及有效的预防措施。

【参考文献】

[1] Ttavis J A, Fuller S B, Ligush J, et al. Diagnosis and treatment of aradoxical embolus[J]. J Vasc Surg, 2001, 34（5）: 860-865.

[2] Podroužková H, Horváth V, Hlinomaz O, et al. Embolus entrapped in patent foramen ovale: impending paradoxical embolism[J]. Ann Thorac Surg, 2014, 98（6）: e151-152.

[3] Meacham R R, Headley A S, Bronze M S, et al. Impending paradoxical embolism[J]. Arch Intern Med, 1998, 158（5）: 438-448.

[4] Lynch J J, Schuchard G H, Gross C M, et al. Prevalence of right-to-left atrial shunting in a healthy population: detection by Valsalva maneuver contrast echocardiography[J]. Am J Cardiol, 1984, 53（10）: 1478-1480.

[5] Buttignoni S C, Khorsand A, Mundigler G, et al. Agitated saline versus polygelatine for the echocardiographic assessment of patent foramen ovale[J]. J Am Soc Echocardiogr, 2004, 17（10）: 1059-1065.

[6] Islam M A, Khalighi K, Goldstein J E, et al. Paradoxical embolism-report of a case involving four organ systems[J]. J Emerg Med, 2000, 19（1）: 31-34.

（张红雨 曹艳君 王淑静 吴志国）

1-36 老年人二尖瓣腱索自发性断裂 3 例

例1：患者，男，90岁，主诉因间断性胸闷、气促1年余，加重10日就诊。既往无高血压、高血脂、糖尿病及慢性支气管炎等器质性疾病。平素饮食、起居尚能自理。

查体：T 为 36.5℃，P 为 80 次/分，BP 为 120/80mmHg。神志清楚，言语尚清晰。颈静脉无怒张，双肺呼吸音稍粗，心律齐，心尖区闻及Ⅱ/6级收缩期吹风样杂音。腹软，无压痛，肝脾肋下未及，双下肢无水肿。辅助检查：实验室检查示血常规（－）。肝肾功能（－）。心电图：窦性心律（图1-36-1）。心脏彩超：二尖瓣少量偏心反流，二尖瓣后叶腱索部分断裂（图1-36-2）。

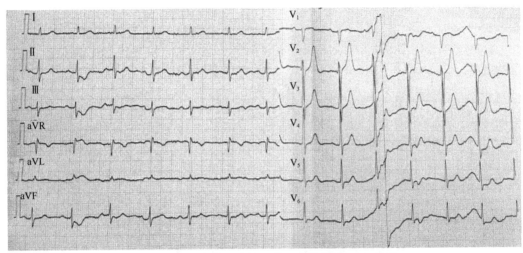

图 1-36-1 心电图：窦性心律，未见明显 ST-T 异常

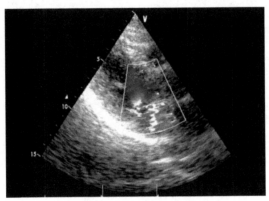

图 1-36-2 超声心动图

胸骨旁左心室长轴切面彩色多普勒示二尖瓣反流，反流束沿二尖瓣前叶房面传导

例2：患者，女，70岁，主诉因胸闷憋气就诊，既往高血压，最高收缩压为210mmHg，平素收缩压为150mmHg，无高血脂、糖尿病等其他器质性疾病。

辅助检查：心脏彩超示二尖瓣反流，二尖瓣后叶脱垂（图1-36-3）。

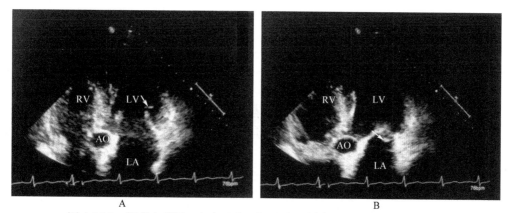

图 1-36-3　超声心动图：心尖四腔心切面示二尖瓣后叶运动呈"连枷样"

例 3：患者，男，65 岁，间断憋气、多汗半年余，加重 5 日就诊。既往无高血压、高血脂及糖尿病等其他器质性疾病。

辅助检查：心电图未见异常。心脏彩超：左心房增大，二尖瓣轻-中度偏心反流，二尖瓣后叶腱索断裂（图 1-36-4）。

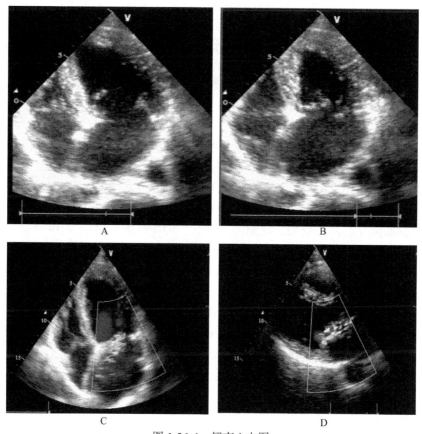

图 1-36-4　超声心电图

A.为心尖四腔心切面舒张期；B.为收缩期，断裂的腱索及失去牵拉的后叶进入左心房；C.为心尖四腔心切面二尖瓣收缩期彩色多普勒，反流束沿前叶朝向房间隔；D.为胸骨旁左心室长轴切面彩色多普勒，二尖瓣收缩期反流束沿前叶朝向左心房前壁及主动脉根部

【讨论】

二尖瓣腱索断裂（chordae tendinae rupture，CTR）由 Corvisart 于 1806 年首先描述，是二尖瓣反流的重要原因之一，大多发生于 50 岁以上的成年男性[1]。1934 年 Frothingham 等首次提出了二尖瓣腱索自发性断裂的概念[2]。

老年部分二尖瓣腱索自发断裂患者，一般无特殊临床症状，常因胸闷、憋气等症状就诊，多于行超声心动图检查时发现二尖瓣偏心性反流，仔细察之发现为 CTR。反流量小者多无血流动力学改变，急性严重二尖瓣腱索断裂者，一如急性心肌梗死乳头肌断裂，可引发急性大量二尖瓣反流（acute mitral regurgitation，AMR），出现严重呼吸困难，病性严重者可进展为肺水肿。查体中二尖瓣腱索断裂为全收缩期吹风样杂音，前后叶腱索断裂听诊上有所不同：后叶者杂音沿二尖瓣前叶向主动脉瓣根部传导，从心尖部向心底部发展，故该杂音多在心底部听诊明显；前叶者反流束多冲向左心房后壁及其毗邻的脊柱，杂音传向左侧胸、腋下，乃至可达到头顶。

二维超声心动图胸骨旁左室长轴切面或心尖四腔心切面上，可以看到由于失去腱索的牵拉作用，二尖瓣瓣叶呈"挥鞭样"、"连枷样"运动，即收缩期异常脱入左心房，且前后叶对合点位于或超过瓣环水平 2mm 以上[3]，舒张期返回左心室，但其断段可做"多余动作"。在胸骨旁左心室长轴切面上，二尖瓣部分腱索断裂的彩色多普勒血流信号为偏心性，后叶腱索断裂，可见反流束沿前叶向左心房前壁；前叶腱索断裂，反流束沿后叶朝向左心房后壁。近年来，随着三维超声心动图的发展，其在二尖瓣细微的形态学特征到定量分析的复杂诊断中，对病变定位有重要价值。相信三维超声心动图对于老年二尖瓣腱索断裂的诊断有其独特的价值[4]。

近 10 年，我们遇到过各种原因致二尖瓣腱索断裂病例 10 余例，他们多从其他医院转来，均为二尖瓣脱垂（mitral valve prolapse，MVP），且不分性别与年龄，因此我们深感 CTR 与 MVP 鉴别诊断是必要的。CTR 应与 MVP 相鉴别，可从以下几方面进行。①从年龄、性别上看，MVP 一般多为年轻女性，而 CTR 多为 50 岁以上老年人，男性居多。②从病理学上看，MVP 为瓣叶的冗长和黏液性改变，以及伴扩张的瓣环及变异的腱索，而 CTR 为瓣叶、腱索纤维化增生，系退行改变。③从听诊上，MVP 可听到一个或多个收缩中期喀喇音（clicks）和收缩晚期杂音，而 CTR 多为全收缩期杂音。④在超声心动图上，MVP 收缩期二尖瓣叶不同程度的、不同部位的凸向左心房并受限，收缩晚期多有二尖瓣反流，M 型超声可呈"吊床样"改变，而 CTR 则为全收缩期反流，断裂的腱索为"连枷样"改变。

二尖瓣装置（mitral valve aparatus）是一组结构复杂、功能一致的统一体，包括 1 个瓣环、2 个瓣叶、多条腱索和 2 组乳头肌，当然它的工作完成也需要跨瓣上下的左心房和左心室的密切配合。CTR 发生的机制是腱索承受的应变力超过腱索伸展的临界值[4]。应变力不变，腱索本身承受的应变的能力减弱，或者腱索承受能力不变，所承受的应变力的增加，2 种情况都会导致腱索的自发断裂。二尖瓣腱索断裂的病因学包括缺血、心内膜炎、急性风湿热、风湿性心脏病、少部分川崎病、胸部钝伤、结缔组织病和左心室容量负荷过重等。这些都是从不同方面改变了腱索本身的应变能力和（或）腱索承受的收缩张力。尽管一些报道表示二尖瓣黏液性改变也是引起腱索断裂的原因，但是其流行病学仍在研究[4]。

正常人从等容收缩期开始到整个收缩期内，二尖瓣腱索都承受着左心室内压，防止二尖瓣反流，高血压患者更甚。即高血压是腱索承受应变力增加的重要因素，因此，高血压是 CTR 的重要促发因素之一。胸部钝伤也是腱索承受应变力增加的另一个因素。有研究表明，瓣环的钙化，特别是严重的钙化，会减弱瓣环的弹性运动，把牵拉的力量径直地施加在腱索上，使其承受更大的应变力，老年人经常存在二尖瓣后环钙化，有学者认为老年人之所以易发二尖瓣后叶 CTR，二尖瓣后环钙化难脱其咎[5]。

腱索本身应变力，即承受牵张能力之强弱与其自身的解剖学、组织学、生理学，以及所承受的物理力学相关，也与二尖瓣装置的其他结构的改变密切相关。随着年龄的增长，机体各器官、组织均发生着各自的退行改变，二尖瓣装置亦然，特别是腱索，它承受应变力的能力，会随着增龄而减弱，是为自发性 CTR 发生的重要的内在条件之一。总之 CTR 的发生是内外因共同作用的结果。

二尖瓣腱索解剖学示二尖瓣前叶覆盖着二尖瓣口的大部分，后叶包绕前叶游离缘，形成一个闭合的装置。二尖瓣腱索对维持瓣叶功能起着至关重要的作用，其大部分起源于乳头肌，小部分起源于左室后壁，嵌入瓣叶中[6]。腱索包含 3 部分：边缘（marginal）腱索、基底（basal）腱索和支柱（sturt）腱索，此 3 部分在二尖瓣开放和关闭的机制上起着不同的作用。边缘腱索连接着二尖瓣瓣叶游离缘，基底及柱状腱索连接着二尖瓣基底部[7]。柱状腱索是 2 个最为粗壮的腱索，基底腱索次之，边缘腱索最为薄弱。

儿童和青年二尖瓣瓣叶、腱索均富含丰富的血管网，随着年龄的增长，这种血管网日益减少[8-10]。这些血管网被认为可供给那些弥散受限的幼稚瓣叶组织细胞提供营养，年老的瓣叶的这种功能逐渐消失。由此可见，老年人的瓣叶、腱索得到营养少，这是老年人易于出现 CTR 的内在原因之一。

二尖瓣腱索组织学示腱索是一种肌腱组织，由胶原纤维、糖蛋白、弹性纤维和水组成。因此二尖瓣腱索的功能与肌腱和韧带非常相似，它能承受相对高的持续的负荷。老年人腱索的退行性改变，导致腱索胶原纤维分解，弹性纤维减少，因此腱索易发生自发性断裂。二尖瓣腱索的物理学示腱索的 3 部分，对承受应变力的能力亦有不同。边缘和后叶腱索比起基底和前叶腱索更薄弱，承受的应变力更少，负荷潜能更差[11]。因此，边缘腱索特别是后叶更易发生断裂。Oliveira[12]等报道，收缩期血流压力施之于前叶者是切线性的，相反对后叶则是垂直性的。所以一些研究表明，在成人，原发或者继发腱索断裂，后叶断裂最为常见[12、13]。

CTR 在治疗上可分为内科治疗和外科治疗。内科治疗为药物保守治疗，主要为降低血压、改善二尖瓣瓣叶所承受的压力、减少二尖瓣反流、缓解肺淤血、增加心排血量。轻微的腱索断裂通常只涉及单一的腱索断裂，引起较小的血流动力学改变，既不需要手术，也不需要内科更多的治疗，但要注意亚急性感染性心内膜炎的发生。依如前述，如多条腱索或主要腱索断裂，可导致严重的二尖瓣反流，需要立刻外科手术治疗[14]。二尖瓣腱索断裂确诊后，由于腱索不能自行修复，甚至还会引起新的腱索断裂，因此中重度反流者应及早手术治疗。对于发病急的二尖瓣腱索断裂，可造成严重的二尖瓣关闭不全，致急性肺水肿者，需要及时行瓣膜置换术或成形术。

对于手术方式的选择，根据不同的适应证，选择二尖瓣成形术或二尖瓣置换术。二尖瓣置换术有许多问题存在，例如，假体瓣叶的尺寸限制，患者的生长与假体瓣叶间的误差限制，以及术后长期抗凝药物所带来的并发症。文献中也曾见过小儿 CTR 修复成功的案例，但自身也面临着诸多问题，在此不再赘述[15]。

【经验与体会】

人类二尖瓣装置作为心脏机械运动中的重要组成部分，一生运动多达 20 亿次，流量逾 20 万吨。随着机体衰老，一如其他器官组织，也会发生生物学退行性改变，如果对此认识或重视不够，势必造成漏诊和或误诊，因此，老年患者行心脏彩超检查时，必须对此予以关注，以便及时发现和适时恰当处理。

【参考文献】

[1] Corvisart J N. Essai sur les maladies et les lesions organiques du coeur et des gros vaisseaux. Migneret[M]. Paris：Imprimerie de Migneret, 1806.

[2] Yu H T, Moon J, Yang W I, et al. High prevalence of unrecognized chordae tendineae rupture in mitral valve prolapse patients undergoing valve replacement surgery[J]. Can J Cardiol, 2013, 29（12）：1643-1648.

[3] Luo X L, Qiao S B, Yuan J S, et al. Clinical and echocardiographic characteristics of mirtal chordal rupture from 292 hospitalized patients[J]. Zhonghua Xin Xue Guan Bing Za Zhi, 2009, 37（3）：253-256.

[4] Gabbay U, Yosefy C. The underlying causes of chordae tendinae rupture：A systematic review[J]. Int J Cardiol, 2010, 143（2）：113-118.

[5] Hickey A J, Wilcken D E, Wright J S, et al. Primary（spontaneous）chordal rupture：relation to myxomatous valve disease and mitral valve prolapse[J]. J Am Coll Cardiol, 1985, 5（6）：1341-1346.

[6] Chikwe J, Adams D H, Su K N, et al. Can three-dimensional echocardiography accurately predict complexity of mitral valve repair?[J]. Eur J Cardiothorac Surg, 2012, 41（3）：518-524.

[7] Grande-Allen K J, Liao J. The Heterogeneous Biomechanics and Mechanobiology of the Mitral Valve：Implications for Tissue Engineering[J]. Curr Cardiol Rep, 2011, 13（2）：113-120.

[8] Swanson J C, Davis L R, Arata K, et al. Characterization of mitral valve anterior leaflet perfusion patterns[J]. J Heart Valve Dis, 2009, 18（5）：488-495.

[9] Ritchie J, Warnock J N, Yoganathan A P. Structural characterization of the chordae tendineae in native porcine mitral valves[J]. Ann Thorac Surg, 2005, 80（1）：189-197.

[10] Duran C M, Gunning A J. The vascularization of the heart valves：A comparative study[J]. Cardiovasc Res, 1968, 2（3）：290-296.

[11] Sedransk K L, Grand-Allen K J, Vesely I. Failure mechanics of mitral valve chordae tendineae[J]. J Heart Valve Dis, 2002, 11（5）：644-650.

[12] Oliveira D B, Dawkins K D, Kay P H, et al. Chordal rupture. I：aetiology and natural history[J]. Br Heart J, 1983, 50（4）：312-317.

[13] Zemer W N, Shapira Y, Weisenberg D, et al. Association Between Mitral Annular Calcium and Flail Mitral Leaflet in Degenerative Mitarl Valve Disease[J]. Am J Cardio, 2015, 116（1）：121-124.

[14] Aydemir B, Akdemir R, Vatan M B, et al. The Circulating Levels of Selenium, Zinc, Midkine, Some Inflammatory Cytokines, and Angiogenic Factors in Mitral Chordae Tendineae Rupture[J]. Biol Trace Elem Res, 2015, 167（2）：179-186.

[15] Yanase Y, Ishikawa N, Watanabe M, et al. Mitral Valve Plasty for Idiopathic Rupture of Mitral Valve Posterior Chordae in Infants[J]. Ann Thorac Cardiovasc Surg, 2014；20（2）：150-154.

（王荣荣　潘建红　乔媛媛　王佩显）

1-37　胸部顿伤导致二尖瓣前叶断裂

【病例摘要】

患者，男，63岁，无明显不适，于2014年4月28日、5月18日和10月8日发作心房颤动3次，分别持续1.5日，6小时和12小时，应用胺碘酮转复治疗（静脉注射加口服），分别于用药后24小时、4小时和12小时成功。既往无高血压、糖尿病及高脂血症等病史。曾有2次胸部顿伤史，一次于买球票时胸部受到人群强烈挤压，另一次被一青年人用砖块猛击后背（用力很重）。

查体：BP为128/70mmHg，心律齐，为70次/分，心尖部可闻及全收缩期近Ⅳ/6级杂音，可疑震颤；未闻及收缩中期喀喇音。

辅助检查：超声心动图（图1-37-1）示心尖四腔面可见左心房、左心室扩大，左心室收缩功能正常，可见二尖瓣前叶舒张期断裂，未见二尖瓣黏液性改变的组织征；M型舒张期E峰形态异常，呈现图形模糊，似有断裂。

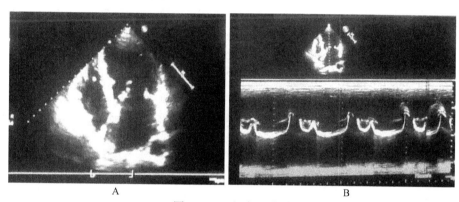

图 1-37-1　超声心动图

A.心尖四腔面可见左心房、左心室扩大，舒张期可见二尖瓣前叶破裂；B.M型超声示二尖瓣E峰失去其正常形态，二尖瓣闭合线呈吊床样改变（另附：超声心动图动态影像）

【讨论】

文献报道二尖瓣顿伤的原因很多[1]，常发生在汽车碰撞（51%）、摩托车碰撞（13%）、高处坠落（15%），少见者有运动损伤、胸背部击伤及被动物踢伤等。平均发病年龄32岁，男性占80%。

胸部钝伤后心脏内部结构的创伤性破裂相对少见。心脏损伤可累及心室游离壁、室间隔、瓣膜装置（瓣叶、腱索、乳头肌）、大血管，甚至累及冠状动脉血管致内膜解离而发生急性心肌梗死者。最常见的损伤是心肌挫伤，累及瓣膜者相对少见。其中最常见的是主动脉瓣，随后是二尖瓣和三尖瓣。关于二尖瓣创伤性破裂，1936年首次报道了二尖瓣创伤性破裂，1964年首次报道被成功修复，以及至2001年英文文献中约有40例报道[2]。

胸部创伤对心脏的损害是多变的，因力量大小、受力部位和方向、呼吸时相及心动周期而异。最脆弱的点是在最大的深吸气相，心脏等容收缩期。因为在此时，所有瓣膜关闭，心腔血容量达到最大，为心脏的易损期[3]。实验研究显示，当心脏内压力超过320mmHg时，可以引起任何心室壁或者瓣膜的损伤[1]。与游离壁相比，主动脉瓣和二尖瓣精巧柔弱的结构更易于损伤。最常见的二尖瓣装置损伤是乳头肌断裂，随后是腱索断裂及瓣叶破裂[2]。

解释二尖瓣瓣叶损伤的另一种可能机制为，胸部受到外物撞击，以质量（m）×速度（v）=冲量（mv）冲击于胸壁，产生机械压力波，并经过胸部组织包括骨骼、肌肉、血液等组织，把冲量传导而施加于脆弱的瓣膜及内在的心脏各结构，导致相应的损伤。

二尖瓣破裂导致突发的或者逐渐恶化的二尖瓣反流，引发急性或慢性血流动力学异常，相应出现心律失常（如本例），或急慢性充血性心力衰竭[4]。二尖瓣反流者于心尖部听诊或可闻及全收缩期杂音，甚至伴有震颤（如本例）。

由于受力大小和方向的不同，胸部顿伤后二尖瓣破裂的形态表现多样，超声心动图可见二尖瓣回声不连续，形态无固定规律。胸部钝伤史有助于诊断。此病尚须与先天性心血管病不完全性心内膜垫缺损之二尖瓣前叶裂及二尖瓣脱垂相鉴别。

先天性二尖瓣前叶裂见于不完全性心内膜垫缺损，包括原发孔房间隔缺损和二尖瓣前叶裂，或伴有三尖瓣膈叶裂。其二尖瓣前叶裂超声表现为舒张期二尖瓣前叶分成上下两部分，每个部分都有不同的舒张期震颤。完全分裂者，在很大范围内都能很容易的探查到舒张期的分裂；不完全分裂者，在环部看不到分裂。于收缩期瓣叶的两个部分在中心相遇，并形成一个回声结，好像两只手握在一起，此结的大小因人而异，从轮廓分明到几乎看不到。二尖瓣反流取决于分裂的两部分贴合，以及腱索和乳头肌等诸多因素。M型超声出现双重二尖瓣，出现这种图形强烈提示二尖瓣裂的存在，是一个很有价值的征象，常记录到多重二尖瓣，尤其是收缩期，这种图形的产生可归咎于分裂瓣叶的不规则增厚和冗长[5]。顿伤破裂者较之前者表现更为复杂多样，如本例。

顿伤所致二尖瓣前叶破裂造成反流者更应与二尖瓣脱垂（mitral valve prolapse，MVP）相鉴别。流行病学上，二尖瓣脱垂常见于年轻女性，发病率估计为 2%～4%[6]；组织病学上，瓣叶为黏液性改变，瓣叶冗长富余；临床上，心尖部可闻及收缩中期喀喇音，是由于收缩中期瓣叶部分突向左心房突然受限震动而产生，如果多部位，可产生多个喀喇音，听诊可发现，心电图可确切证实；于收缩晚期可出现二尖瓣反流，心尖部听诊可闻及收缩晚期杂音，因此本病又称为收缩中期喀喇音收缩晚期杂音综合征。二维超声可显示，于收缩期二尖瓣叶越过二尖瓣环突入左心房，前叶、后叶均可受累，后叶多见。M 型超声显示，脱垂的瓣叶于收缩期 CD 段可呈吊床样改变。彩色多普勒可显示二尖瓣反流程度。

对于二尖瓣破裂的治疗，初始治疗为支持治疗，包括减轻后负荷及应用正性肌力心脏药。对于不稳定的患者及难治性心力衰竭的患者需紧急心脏外科手术治疗。在某些情况下手术可以延迟数年（本例已延迟多年，迄今劝说多次仍未下定决心手术），如有进行性充血性心力衰竭以或难治性心力衰竭可考虑手术治疗[1]。

【经验与体会】

在生活和工作过程中，胸部常受到机械的顿伤，可累及心内多种结构，包括主动脉瓣、二尖瓣（乳头肌、腱索和瓣叶）、室间隔、游离壁及大动脉。临床上，胸部顿伤多合并脑外伤、肺外伤、肝脾外伤、肾外伤乃至复合伤。其中心脏损伤可能被忽略，甚至迟之以后才被发现，我等心内科医师需警惕。如前所述心脏损伤可累及多个部位，超声心动图是发现心内损伤的最佳无创手段。在超声检查过程中要警惕以二尖瓣脱垂为名而漏掉二尖瓣真正的损伤而延误必要的治疗。

【参考文献】

[1] Pasquier M，Sierro C，Yersin B，et al. Traumatic mitral valve injury after blunt chest trauma：a case report and review of the literature[J]. J Trauma, 2010, 68（1）：243-236.

[2] Bernabeu E，Mestres C A，Loma-Osorio P，et al. Acute aortic and mitral valve regurgitation following blunt chest trauma[J]. Interact Cardiovasc Thorac Surg, 2004, 3（1）：198-200.

[3] Farmery A D, Chambers P H, Banning A P. Delayed rupture of the mitral valve complicating blunt chest trauma[J]. J Accid Emerg Med, 1998, 15（6）：422-423.

[4] Kumagai H, Hamanaka Y, Hirai S, et al. Mitral valve plasty for mitral regurgitation after blunt chest trauma[J]. Ann Thoracic Cardiovasc Surg, 2001, 7（3）175-179.

[5] 张楚武，汪师贞. 实用超声心动图进展[M]. 乌鲁木齐：新疆人民解放出版社，1983：120-121.

[6] Turker Y，Turker Y，Baltaci D，et al. The prevalence and clinical characteristics of mitral valve prolapse in a large population-based epidemiologic study：the MELEN study[J]. Eur Rev Med Pharmacol Sci, 2015, 19（12）：2208-2212.

（王小飞　张美娟　潘建红　王佩显）

1-38　心脏起搏器植入术后电极穿孔至亚急性心包炎

【病例摘要】

患者，女，71 岁，因头晕乏力、胸闷气短 1 周来就诊。既往有冠心病，多支血管病变，因高度房室传导阻滞于 1 个多月前行心脏双腔起搏器植入术。术后进行性乏力虚弱，并自觉低热，直至 1 周前出现头晕及胸闷气短来急诊科就诊，以心内膜炎待除外收入院。

查体：T 为 37.1℃，P 为 102 次/分，R 为 24 次/分，BP 为 95/70mmHg。神清，轻度呼吸困难，能平卧，颈静脉怒张，奇脉，心尖冲动不明显，未触及震颤及心包摩擦感。叩诊心界向两侧扩大。心音遥远，未闻及病理性杂音。双下肢轻度可凹陷性水肿。

辅助检查：心电图示起搏心律。胸部 X 线片：心脏轮廓增大及双腔起搏器导线，导线顶端的电极位置不清。CT：不除外右心室电极穿孔，因金属伪像，起搏器电极位置不能准确判定。超声心动图：二维超声心动图胸骨旁左心室长轴及胸骨旁四腔心切面均清晰显示右心室内电极穿过右心室心尖心肌而至心包腔内。并可见中大量心包积液（图 1-38-1）。在食管超声心动图引导下，经静脉电极重置后自觉症状消失，2 个月后复查超声心动图如下（图 1-38-2）。心包积液已基本消失。

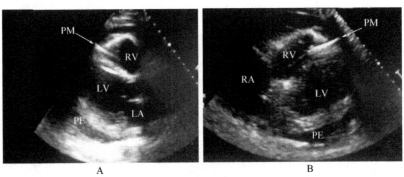

图 1-38-1　超声心动图（另附：超声心动图视频 1、2）

A.胸骨旁左心室长轴切面；B.胸骨旁四腔心切面；箭头为 PM 起搏器电极，LA 为左心房，RA 为右心房，LV 为左心室，RV 为右心室，PE 为心包积液

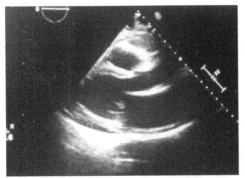

图 1-38-2　起搏器电极重置后胸骨旁左心室长轴切面示微量心包积液（PE）

【讨论】

起搏器电极穿孔是起搏器植入术少见的并发症。文献报道发生率只有 0.3%～1%，多发生于术中及术后 24 小时之内（早期穿孔）。极少数病例发生于 1 个月后（晚期穿孔或慢性穿孔）。虽然穿孔的发生率低，一旦发生可引起致命性心律失常、心包填塞，甚至危及生命。因此及时正确的诊断及处理至关重要。

起搏器穿孔可发生在大静脉管壁、心房或心室。而右心室心尖部的室壁较薄弱，是最易发生穿孔的部位。穿孔的临床表现因穿孔的部位和程度而不同，常为胸痛、呼吸困难、头晕及膈神经刺激引起的反复呃逆等。慢性穿孔往往临床表现不典型，症状不一，患者可无明显自觉症状或仅有头晕、乏力等，也可表现为亚急性心包炎的症状，因此仅仅根据临床表现很难诊断，也很容易漏诊。

影像学检查则成为诊断本病的关键及重要手段，尤其是超声心动图因无创、简单易行而成为起搏器术后评价导线及电极位置的首选方法（图 1-38-3）。超声心动图虽可探查起搏器导线及心包腔内的电极的位置，明确并定量心包积液的诊断，但对于穿出心包腔外的电极则无能为力。因受近场增益的影响，有时不能得到满意的图像，因此检查医师需保持高度敏感性，对有心包积液及起搏器植入患者多切面多角度探查电极位置以免漏诊。胸部 X 线片是穿出心包腔外的起搏器电极定位诊断的最常用方法。同时还可以检测胸腔积液、气胸及心包积液（图 1-38-4）。胸部 CT 被认为是诊断起搏器电极穿孔的金标准，但因金属伪像，有时也不能正确辨别电极的位置，正如本例所示（图 1-38-3）。因而应综合超声心动图，CT 及胸部 X 线片检查确立起搏器穿孔的诊断，尤其是三维超声的应用可立体多角度地提供更多的诊断信息，使超声心动图成为更敏感的定位起搏器电极的方法。

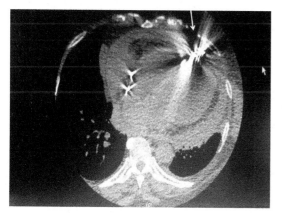

图 1-38-3　心脏 CT：箭头示起搏器电极

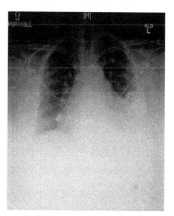

图 1-38-4　胸部 X 线片：中等量心包积液及双腔起搏器导线

【经验与体会】

在心包积液的病因学诊断上不要遗漏晚期起搏器穿孔所至的慢性心包积液及临床表现不典型的亚急性心包填塞。超声心动图是起搏器术后评价导线及电极位置的首选方法。

【参考文献】

[1] Nichols J, Berger N, Joseph P, et al. Subacute right ventricle perforation by pacemaker lead presenting with left hemothorax and shock[J]. Case Rep Cardiol, 2015：2015：983-930.

[2] Sugano A, Seo Y, Atsumi A, et al. Three-dimensional echocardiography in the diagnosis of pacemaker lead perforation[J]. J Echocardiogr, 2012, 10（4）：141-142.

[3] Migliore F, Zorzi A, Bertaglia E, et al. Incidence, Management, and Prevention of Right Ventricular Perforation by Pacemaker and Implantable Cardioverter Defibrillator Leads[J]. Pacing Clin Electrophysiol, 2014, 37（12）：1602-1609.

[4] Haq S A, Heitner J F, Lee L, et al. Late Presentation of a Lead Perforation as a Complication of Permanent Pacemaker Insertion[J]. Angiology, 2008, 59（5）：619-621.

[5] Singhal S, Cooper J M, Cheung A T, et al. Images in cardiovascular medicine. Rib perforation from a right ventricular pacemaker lead[J]. Circulation, 2007, 115（14）：e391-392.

（陈启明）

1-39　巴洛综合征

【病例摘要】

患者，男，58 岁，间断胸闷气短胸痛心慌半年。患者半年前无明显诱因突感胸闷气短胸痛心慌，伴背部放射痛，不伴恶心呕吐，不伴眩晕黑矇，不伴咳嗽、咳痰，不伴大汗，当时未予重视，此后上述症状间断发作，半个月前患者就诊于其他医院，行心脏彩超，示二尖瓣脱垂伴重度反流，三尖瓣中度反流，主动脉瓣及肺动脉瓣轻度反流，中度肺动脉高压。建议患者行手术治疗。此次患者为求进一步诊治入我院。既往高血压病史 40 年，最高血压为 190/100mmHg，未服用降压药，平时血压控制不佳；心房颤动病史 10 年。30 年前行扁桃体摘除术，3 年前车祸至右侧肋骨骨折，现已痊愈。有否认糖尿病病史；否认高脂血症病史。个人史：吸烟 40 年，平均 20 支/日；饮酒 30 年，平均每日 150g。家族史：父母已故，兄弟姐妹健康状况良好，无与患者类似疾病，无家族遗传倾向的疾病。

体格检查：T 为 36.7℃，P 为 72 次/分，R 为 18 次/分，BP 为 128/73mmHg；双肺呼吸音清晰，双肺未闻及湿啰音，双侧未闻及胸膜摩擦音。心尖冲动于左侧第 5 肋间锁骨中线内 0.5cm，搏动正常，未触及震颤。心脏相对浊音界正常。HR 为 72 次/分，心律不齐，房颤心律，S_1 强弱不等，房颤心律，S_1 强弱不等，S_2 正常，$P_2 < A_2$，未闻及额外心音，二尖瓣听诊区可闻及粗糙的收缩期杂音，未闻及心包摩擦音。腹部平坦，腹壁软，全腹无压痛，无反跳痛、肌紧张，肝肋下未触及，胆囊未触及，脾不大，无移动性浊音，双侧肾区无叩痛，肠鸣音正常。双下肢无水肿。

辅助检查：心电图示窦性心动过缓，交界性逸搏心律，完全性房室分离，不除外三度房室传导阻滞，T 波改变（图 1-39-1）。动态心电图诊断：①主导心律为心房扑动（呈 2∶1～6∶1 下传），间断窦性心律；②间断一度房室传导阻滞；③偶发房性期前收缩；④频发室性期前收缩，偶呈二、三联律，偶成对，偶呈短阵室性心动过速；⑤间断 ST-T 改变（二、三通道）（图 1-39-2）。胸部 X 线片：胸廓对称，气管居中，肋骨排列规则。膈面光滑，双侧肋膈角锐

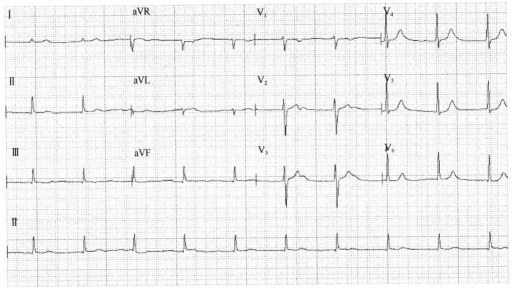

图 1-39-1　心电图：窦性静止，交界性逸搏心律，完全性房室分离，不除外三度房室传导阻滞，T 波改变

利。两肺纹理增重，无实变。主动脉结凸出，肺动脉段平直，心脏各房室无增大。心胸比率为0.54（图1-39-3）。胸部CT：胸廓对称，肺内血管走行分布正常，右肺中叶少量索条影，余双肺野内未见异常密度影，双肺门未见增大。气管和支气管无狭窄和阻塞。双侧胸腔未见积液。冠状动脉走行区、主动脉弓及降主动脉见散在钙化影（图1-39-4）。

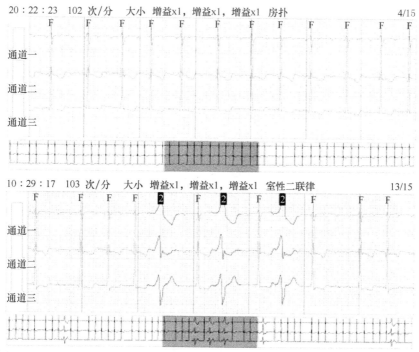

图 1-39-2　动态心电图：心房扑动，间断窦性心律，间断一度房室传导阻滞；偶发房性期前收缩，频发室性期前收缩，间断 ST-T 改变

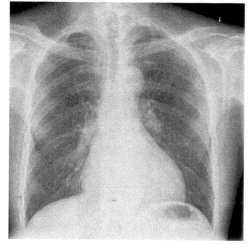

图 1-39-3　胸部 X 线：主动脉结凸出，肺动脉段平直，心脏各房室无增大。心胸比率为 0.54

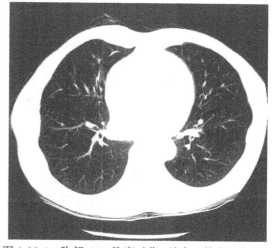

图 1-39-4　胸部 CT：胸廓对称，肺内血管走行分布正常，右肺中叶少量索条影，余双肺野内未见异常密度影，双肺门未见增大。气管和支气管无狭窄和阻塞。双侧胸腔未见积液。冠状动脉走行区、主动脉弓及降主动脉见散在钙化影

超声心动图：二尖瓣瓣叶增厚、松软，开放尚好，收缩期关闭时瓣叶向左心房侧膨隆（前叶较著），前后叶对合不拢，左心房内见大量偏心性反流信号。二尖瓣环内径约为 41mm×36mm。三尖瓣瓣叶稍增厚，瓣叶亦松软冗长，开放尚好，关闭对合欠佳，闭合时右心房内见中量反流信号，以此估测肺动脉收缩压约为 50mmHg。肺动脉瓣回声及活动尚可，闭合时见少量反流信号。各房、室均增大，左心为著。室间隔与左心室游离壁厚度正常范围，室间隔中下段及左心室下、后壁中段运动轻度减低，余室壁运动尚可。双平面 Simpson 法测量左心室射血分数约为 50%。升主动脉内径正常上限，肺动脉不宽。心包腔内未见液性暗区。诊断：心脏瓣膜病（考虑巴洛综合征），二尖瓣脱垂并大量反流，三尖瓣中量反流，室间隔及左心室壁节段性运动轻度减低，建议进一步检查除外冠心病，左心室射血分数正常下限，轻-中度肺动脉高压（轻-中度）（图 1-39-5～图 1-39-7）。

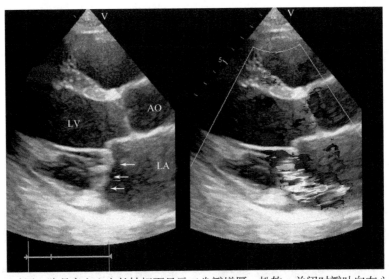

图 1-39-5   超声心动图：胸骨旁左心室长轴切面显示二尖瓣增厚、松软，关闭时瓣叶向左心房膨隆脱垂，左心房内见大量偏心性反流（箭头示二尖瓣脱垂）

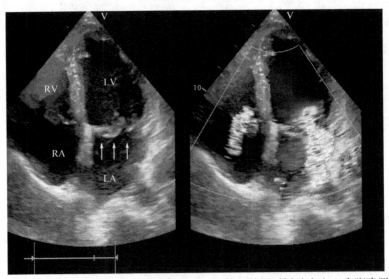

图 1-39-6   超声心动图：心尖四腔切面显示二尖瓣增厚、松软，关闭时瓣叶向左心房膨隆脱垂，左心房内见大量偏心性反流（箭头示二尖瓣脱垂）

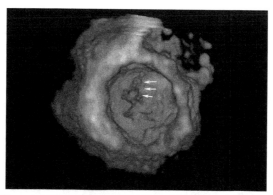

图 1-39-7　经胸实时三维超声：二尖瓣心室侧剖视面显示二尖瓣增厚、松软，关闭时瓣叶向左心房膨隆脱垂
（箭头示二尖瓣脱垂）

冠状动脉造影：左前降支示散在斑块，近中段局限偏心狭窄 30%，远端血流 TIMI3 级。右冠状动脉示管腔通畅，未见狭窄闭塞病变。远端血流 TIMI 3 级（图 1-39-8）。诊断结论：冠状动脉粥样硬化斑块形成。

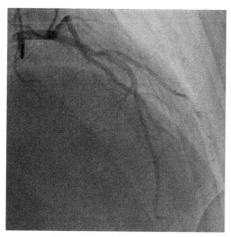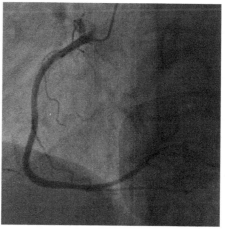

图 1-39-8　经皮冠状动脉造影：左前降支冠状动脉粥样硬化斑块形成

患者后行心脏外科二尖瓣置换、三尖瓣成形、心房颤动消融、左心耳切除术。术前诊断：心脏瓣膜病：巴洛综合征，二尖瓣大量反流，三尖瓣中量反流，肺动脉瓣少量反流，轻-中度肺动脉高压，冠状动脉粥样硬化，双侧颈动脉粥样硬化，高血压 3 级，心房颤动。术前围术期经食管超声心动图示：二尖瓣瓣环扩大，约为 42 mm×39 mm，瓣叶回声增厚、松软，开放尚可，闭合时瓣体脱向左心房侧，以前叶为著，可见大量反流信号（图 1-39-9）。三尖瓣瓣环扩大，约为 40 mm，开放尚好，闭合时可见少量反流信号。术后围术期经食管超声心动图显示：二尖瓣位可见生物瓣回声，瓣架固定良好，瓣叶启闭自如，未见明确瓣周反流信号。术后诊断：心脏瓣膜病，巴洛综合征，二尖瓣大量反流，三尖瓣中量反流，肺动脉瓣少量反流，轻-中度肺动脉高压，冠状动脉粥样硬化，双侧颈动脉粥样硬化，高血压 3 级，心房颤动。术中所见：左心房、左心室增大，二尖瓣瓣叶增厚、冗长，腱索延长断裂，瓣口重度关闭不全，左心房内无血栓，三尖瓣瓣环扩大，中度关闭不全。

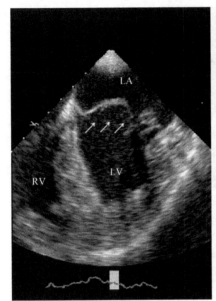
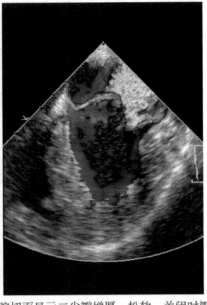

图 1-39-9　经食管超声心动图：食管下段四腔切面显示二尖瓣增厚、松软，关闭时瓣叶
向左心房膨隆脱垂（箭头示二尖瓣脱垂）

【讨论】

　　20 世纪 70 年代，Barlow 首先发现了收缩中期喀喇音-收缩晚期杂音与二尖瓣黏液样变性导致膨隆及脱垂有关，因而后来人们将这类疾病命名为巴洛病或巴洛综合征[1]。本病曾用名甚多，包括“收缩中期喀喇音-收缩晚期杂音”、“松软二尖瓣综合征”、“黏液样变性二尖瓣脱垂”、“特发性二尖瓣脱垂”、“球形二尖瓣后叶综合征”、“二尖瓣叶脱垂性心肌病”及“二尖瓣脱垂综合征”等。

　　本病的典型病理解剖表现为二尖瓣瓣叶增厚、松软伴有冗赘组织，约 50%的患者可以观察到瓣膜和腱索的黏液样变性[2]，瓣叶海绵层增生并侵入纤维层，海绵层明显增厚伴蛋白多糖堆积。脱垂的二尖瓣瓣叶变长面积增大，以二尖瓣的后叶最常见，有时后叶面积可增至前叶的2 倍，导致二尖瓣叶在心室收缩时呈半球状向左心房膨隆和脱垂，既可单独表现为单纯的瓣体膨隆（billowing），亦可表现为瓣体膨隆与瓣缘的脱垂（prolapse）并存[3]。

　　研究发现，几乎所有的原发性松软二尖瓣均合并二尖瓣环纤维分离，分离部位介于左心房-二尖瓣连接与左心室游离壁顶端之间，常导致二尖瓣松软而产生脱垂。瓣架纤维层萎缩变薄，其连续性中断，或被黏液样物质所取代，整个瓣叶因失去支架作用而呈松软状态[4]。同时，腱索变细、变长、扭曲，继之纤维化而增厚，腱索张力增加可发生腱索断裂。当心室收缩时，在压力作用下，二尖瓣向心房膨隆或翻转，导致二尖瓣脱垂和瓣膜反流，使左心容量负荷加重。本病亦可累及三尖瓣、主动脉瓣及肺动脉瓣。

　　目前研究已表明，巴洛综合征属于常染色体显性遗传，定位于16p11.2～p12.1，文献报道该病的发生率为1%～35%，女性可高达6%～20%。可发生于各年龄组，以14～30岁女性最多。这种差别可能与种族、检测手段及诊断标准不同有关[5, 6]。大部分本病患者的自然病程为良性，也可进展为体循环栓塞、感染性心内膜炎、严重二尖瓣反流、心律失常，少数可猝死[7]。本病约2/3患者有心电图异常，可发生T波或ST段改变、房性或室性心律失常、窦房结功能不全和房室传导阻滞等。巴洛综合征多有焦虑、心动过速、不典型胸痛、高儿茶酚胺、体位性低血压等β受体高敏表现，不能用单纯的瓣膜病变来解释，可能存在一种复杂的"神经内分泌-心血管变化"机制[8]。原发性-继发性二尖瓣脱垂、松软二尖瓣-生理性二尖瓣脱垂及二尖瓣脱垂-神经内分泌症状之间的联系与区别仍然存在多方面的歧义。对巴洛综合征统一认识并阐明其发病机制，有待于超声诊断、病理解剖学和组织学及分子生物学等多学科的更深入研究。

相比较于心电图、X线及CT等技术，超声心动图技术在本病的诊断中具有特殊的地位。M型超声、二维超声心动图至实时三维超声心动图等技术已成为当前诊断巴洛综合征的主要方法[9]。

M型超声征象：①二尖瓣闭合线（CD段）分离为两条或多条线样回声；②CD段收缩中晚期或全收缩期明显下移呈吊床样改变，下移幅度可达2~3mm；③二尖瓣开放幅度增大，甚至可碰撞室间隔。由于M型超声假阳性率较高，现在已不再提倡单独应用M型超声，而应与二维超声心动图联合应用于诊断本病。

二维超声心动图观察到以下征象可作为本病诊断依据：①瓣叶增厚且冗长，运动幅度增大；瓣环扩张，腱索变细延长。一般认为，胸骨旁左心室长轴切面上二尖瓣叶厚度大于主动脉后壁，典型者其舒张期的瓣叶厚度应≥5mm。②瓣环扩大伴不同程度的二尖瓣环分离，分离部位介于左心房-二尖瓣连接与左心室游离壁顶端之间。TTE 表现为二尖瓣后叶位置增高，伴后壁基底段变薄、运动幅度增强。二尖瓣环分离的存在减弱了二尖瓣环的功能，导致了瓣叶脱垂。同时，严重的二尖瓣环分离提示可能会发生非持续性室性心动过速。③瓣叶关闭时呈明显气球样改变。在心室收缩期瓣叶关闭时向心房侧膨隆（billowing），是本病另一重要的超声心动图表现。本病最常累及后叶，在胸骨旁左心室长轴切面上，二尖瓣后叶或前后双叶收缩期向上移位并呈圆屋顶样或波浪样向左心房膨隆，瓣体或两瓣叶的闭合线越过瓣环水平突入左心房腔≥3mm[10]。实时经胸或经食管超声心动图能提供比二维超声更全面、更详细的心脏解剖信息，尤其后者能任意从心房侧和心室侧清晰显示二尖瓣的立体结构，明确脱垂部位、累及范围及脱垂程度[11~13]。自左心房观察，在心室收缩期脱垂的瓣叶组织局部向左心房膨凸；自左心室观察，收缩期前后叶关闭线缺失，可见脱垂瓣膜局部凹陷，同时可直观显示有无腱索断裂，为二尖瓣成形或置换术前评估、尤其术中指导外科医师选择合适的手术方案提供了理想的评价方法。

巴洛综合征若伴有中度以上二尖瓣关闭不全，则具备心脏外科手术指征。传统二尖瓣脱垂的外科治疗方法是腱索转移、缩短或人工腱索成形等，近年来，"双孔式"（或"缘对缘"）成形技术的应用大大提高了巴洛综合征的手术效果和预后[14]。超声心动图在此类术式的术中评价及术后疗效随访中可发挥重要作用（**另附：所有超声心动图视频**）。

【经验与体会】

超声心动图技术在本病的诊断中具有特殊的地位，已成为当前诊断巴洛综合征的主要方法，可为二尖瓣成形或置换术前评估，尤其术中指导外科医师选择合适的手术方案提供了理想的评价方法，在术中评价及术后疗效随访中亦可发挥重要作用。

【参考文献】

[1] Obel I W. Mitral valve billow and prolapse：a brief review at 45 years - with reference to：mitral valve billowing and prolapse：perspective at 25 years[J]. Cardiovasc J Afr, 2009, 20（1）：24-26.

[2] Trisvetova E L, Bova A A. Causes and risk factors for development of mitral valve prolapse[J]. Klin Med（Mosk）, 2003, 81（3）：4-8.

[3] Barlow J B，Pocock W A. Mitral valve billowing and prolapse：perspective at 25 years[J]. Herz，1988，13（4）：227-234.

[4] Hutchins G M，Moore G W，Skoog D K. The association of floppy mitral valve with disjunction of the mitral annulus fibrosus[J]. N Engl J Med. 1986. 314（9）：535-540.

[5] Belozerov I M，Osmanov I M，Magomedova S M. Diagnosis and classification of mitral valve prolapse in children and adolescents[J]. Kardiologiia，2011，51（3）：63-67.

[6] Sattur S，Bates S，Movahed M R. Prevalence of mitral valve prolapse and associated valvular regurgitations in healthy teenagers undergoing screening echocardiography[J]Exp Clin Cardiol，2010，15（1）：e13-15.

[7] Rampp T，Von E R. 30 years mitral valve prolapse——what has stayed the same?[J]Fortschr Med，1995，113（17）：257-262.

[8] Parlapinano C，Paoletti V，Alessandri N，et al. Mitral prolapse. A heart anomaly in a clinical neuroendocrine context[J]. Minerva Cardioangiol，2000，48（6）：161-168.

[9] 任书堂，黄云洲，陈元禄. Barlow综合征的临床及超声心动图诊断进展[J]. 心血管病学进展，2012，33（1）：103-106.

[10] Kaymaz C，Ozdemir N，Ozkan M. Differentiating clinical and echocardiographic characteristics of chordal rupture detected in patients with rheumatic mitral valve disease and floppy mitral valve：impact of the infective endocarditis on chordal rupture[J]. Eur J Echocardiogr，2005，6（2）：117-126.

[11] Sugeng L，Chandra S，Lang R M. Three-dimensional echocardiography for assessment of mitral valve regurgitation[J]. Curr Opin Cardiol，2009，24（5）：420-425.

[12] Manda J，Kesanolla S K，Hsuing M C，et al. Comparison of real time two-dimensional with live/real time three-dimensional transesophageal echocardiography in the evaluation of mitral valve prolapse and chordae rupture[J]. Echocardiography，2008，25（10）：1131-1137.

[13] Grewal J，Mankad S，Freeman W K，et al. Real-time three-dimensional transesophageal echocardiography in the intraoperative assessment of mitral valve disease[J]. J Am Soc Echocardiogr，2009，22（1）：34-41.

[14] 张纯，李治安，王炯，等. 超声心动图在"缘对缘"技术治疗 Barlow 病致二尖瓣关闭不全中的监测价值[J]. 中华超声影像学，2007，16（3）：205-207.

（任书堂）

1-40 人工机械瓣血栓卡瓣误诊为肺栓塞 1 例

【病例摘要】

患者，女，51 岁，因膝关节疼痛伴活动受限 10 年，加重 10 日，以"双膝关节重度骨关节炎"于 2016 年 12 月入我院骨科。既往无高血压病、糖尿病、慢性阻塞性肺疾病等病史；自诉 6 个月前曾于外院行"心脏搭桥"术。

入院后完善血常规、血沉、C 反应蛋白、血生化、心肌损伤标志物、二便常规检查均未见明显异常。X 线检查：双肺纹理增多增粗、模糊，双肺未见实变影，心影增大，主动脉未见异常。双侧膈面光滑，双侧肋膈角锐利；双侧膝关节间隙无变窄，骨性关节面硬化，边缘骨质轻微增生，髁间嵴稍变尖，髌骨后缘稍致密变尖（图 1-40-1A～C）。

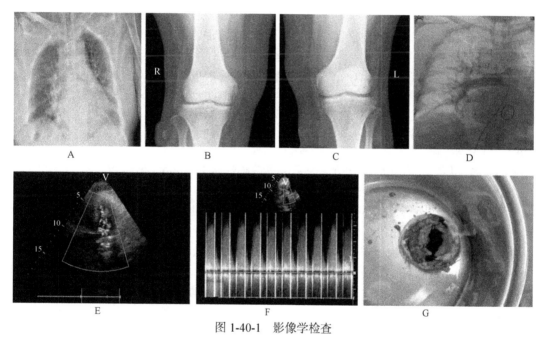

图 1-40-1　影像学检查

A～C.胸部及双膝关节 X 线检查；D.肺动脉造影未见明显血栓，二尖瓣瓣位机械瓣影；E、F.患者入 CCU 后床旁超声心动图；G.手术取出的二尖瓣机械瓣血栓形成

诊疗经过：入院后患者膝关节疼痛明显，自行卧床制动、减少下肢活动，治疗上给予玻璃酸钠、双氯芬酸钠等对症治疗。入院后第 3 日，患者卧床期间突发呼吸困难、大汗出，动则尤甚，伴有恶心并呕吐胃内容物数次。立即予床旁心电监护示：HR 为 130 次/分，R 为 28 次/分，BP 为 84/46mmHg，外周血氧饱和度为 76%。急查动脉血气分析 pH 为 7.38（正常值为 7.35～7.45），二氧化碳分压为 4.5kPa（正常值为 4.66～6.0kPa），氧分压为 6.6kPa，（正常值为 10.6～13.3kPa）血糖为 8.8mmol/L（正常值为 3.3～5.3mmol/L），乳酸为 2.6mmol/L（正常值为 0.5～2.2mmol/L），实测碳酸氢根为 20.1mmol/L（正常值为 21.4～27.3mmol/L），标准碳酸氢根为 21.4mmol/L（正常值为 21.3～24.8mmol/L），碱剩余为-5mmol/L（正常值为-3～3mmol/L），动脉血氧饱和度为 79%（正常值 95%～99%）。血生化示肌红蛋白为 35μg/L（正常值为 10～46μg/L），肌钙蛋白为 0.09ng/ml（正常值为 0～0.01ng/ml），B 型利钠尿肽为 744pg/ml（正常

值为 0～100pg/ml)，D-二聚体＞16μg/ml（正常值为 0～1μg/ml)，纤维蛋白原降解产物为 31.63μg/ml（正常值为＜5μg/ml)，心电图示窦性心动过速。骨科拟诊为"急性肺栓塞"，经心内科急会诊后，建议行肺动脉造影及导管内溶栓治疗。术中造影示双侧肺动脉主干及分支内未见血栓征象（图 1-40-1D)；术后转入心血管科 CCU 继续治疗。

患者转入 CCU 后，体格检查示 HR 为 125 次/分，BP 为 80/50mmHg，外周血氧饱和度为 78%，双肺满布湿啰音，心脏相对浊音界向双侧扩大，二尖瓣听诊区似可闻及舒张期杂音。再次详细追问病史，患者诉既往从未有过胸闷胸痛症状，亦未进行过冠状动脉造影检查，半年前因"感染性心内膜炎"行心外科手术（自认为心脏搭桥术)，结合其入院胸部 X 线片检查可知其心脏手术实为"二尖瓣人工机械瓣置换术"（胸片内可见二尖瓣机械瓣影，且未见外科搭桥术后所特有的"钛夹"影)。继续追问病史显示其近 1 个月来因厌倦检测凝血功能，故自行停用华法林。

结合患者病史、查体及用药史，怀疑其症状是停用华法林后二尖瓣机械瓣血栓形成所致。急诊床旁超声心动图检查示二尖瓣前向血流束细小，血流速度明显加快（3.2m/s)，二维超声图像仅见机械瓣前叶开闭，后瓣僵硬，未见启闭运动（图 1-40-1E、F)。急诊转心外科行手术治疗，术中见二尖瓣位机械瓣置换术后，人工瓣周围组织增生、瓣口大量血栓形成，确诊为二尖瓣机械瓣血栓卡瓣（图 1-40-1G)；予切除毁损瓣膜后，重新植入人工瓣 1 枚，术后继续华法林抗凝治疗，随访至今，人工机械瓣功能正常，多次检测凝血功能示 INR 波动在 2.4～2.7 之间。

【讨论】

本例患者临床经过及实验室检查，确实与急性肺栓塞（pulmonary embolism, PE）相类似。对照 2014 年欧洲 PE 诊治指南[1]，该患者同时具备"卧床""肥胖"等危险因素，加之其临床表现为卧床期间突发呼吸困难伴 I 型呼吸衰竭及 D-二聚体明显升高，其 Wells 评分为 6 分，故其 PE 诊断基本成立。而根据简化的 PE 危险指数评分（PESI）判断，本例患者同时存在心率＞110 次/分，收缩压＜90mmHg，动脉血氧饱和度＜90%，属于 PE 危险分层的高危人群。

对于高危的 PE 患者，尽快明确诊断并给予再灌注治疗。CT 肺动脉造影可直观判断肺动脉栓塞的程度和形态，以及累及的部位及范围，是诊断 PE 的重要无创检查技术，敏感性为 83%，特异性为 78%～100%。其主要局限性是对亚段及远肺动脉内血栓的敏感性较差。经皮肺动脉造影是诊断 PE 的"金标准"，其敏感性为 98%，特异性为 95%～98%。在其他检查难以肯定诊断时，如无禁忌证，可进行造影检查。与 CT 肺动脉造影检查相比，经皮肺动脉造影检查虽为侵入性检查，但不仅可用于明确诊断，还同时行导管内介入治疗，如经导管碎栓、溶栓或血栓抽吸等[2]。患者经肺动脉造影排除肺栓塞后，再次经详细体格检查及病史询问，最终确诊为人工机械瓣功能障碍，并急诊开胸手术治疗。

【经验与体会】

该患者一波三折的诊治过程，有以下几点应引以为戒。①忽视诊断学基本功：该患者病史采集中错失了其心脏手术的真实信息，且对于其术后用药信息亦未能重视。入院体格检查中，首诊医师忽视了二尖瓣机械瓣音，病情恶化后也未能进行全面、细致的体格检查，致使疾病进一步误诊。②过于相信检查报告而未能自行阅读胸部 X 线片：本例患者入院时胸部 X 线片即提示存在轻度肺水肿，且该胸部 X 线片已为患者二尖瓣手术病史提供了直接佐证。放射科及临床医师未能重视其胸部 X 线片所透露的手术信息，是导致其病史再次并掩盖的重要因素。③思维局限、先入为主：该患者院内突发呼吸困难症状，实为二尖瓣机械瓣卡顿所致急性肺水肿，后者可导致换气功能障碍、低氧血症改变。凝血检查所示 D-二聚体升高，实际为停用华法林后心房内血栓形成引起。临床医师对于以上临床及生化改变，先入为主地认为系 PE 所致，而未能考虑更多鉴别诊断是导致再次误诊的至关重要原因。④超声心动图应用不够及时：在 PE 诊治流程中，合并有休克的高危患者可随时危及生命，首选 CT 肺动脉造影明确诊断。如患者和医院条件所限无法行 CT 肺动脉造影或经皮肺动脉造影，则首选床旁超声心动图检查，以发现急性肺高压和右心室功能障碍的证据。对于病情不稳定不能行 CT 肺动脉造影者，超声心动图证实右心室功能障碍足以立即启动再灌注治疗，无须进一步检查，如果发现右心血栓则更强化 PE 诊断[3]。本例患者在肺动脉造影检查前，未能进行超声心动图检查，如果及时进行超声检查，亦可尽早明确诊断。

　　临床上急性血栓卡瓣所致机械瓣膜功能障碍死亡率极高，尽早确诊并积极手术是重中之重。对于难以彻底清除瓣膜上的血栓者，应该重新换瓣。因发病率相对较低，此类患者静脉溶栓的安全性和有效性，目前尚有争议。

【参考文献】

[1] Konstantinides S V, Torbicki A, Agnelli G, et al. 2014 ESC guidelines on the diagnosis and management of acute pulmonary embolism[J]. Eur Heart J, 2014, 35（43）: 3033-3069.

[2] 中华医学会心血管病学分会肺血管病学组. 急性肺栓塞诊断与治疗中国专家共识（2015）[J]. 中华心血管病杂志, 2016, 44（3）: 197-211.

[3] 胡利群, 席晶晶, 孔令秋, 等. 术中经食管实时三维超声心动图诊断机械瓣卡瓣 1 例[J]. 临床超声医学杂志, 2014, 16（10）: 709-714.

（孔令秋　伍　洲　许　勇）

1-41　经导管主动脉瓣植入术治疗海德综合征

【病例摘要】

患者，女，76岁，因反复便血1周入我院消化内科；入院查体示血压95/65mmHg，贫血貌，双肺呼吸音清，未闻及干湿啰音；心界向左侧扩大，主动脉瓣第一听诊区闻及Ⅳ/6级收缩期喷射性杂音，并向颈部传导；腹软，肝脾不大，无压痛及反跳痛，双下肢无水肿。

辅助检查：患者入院时Hb为65g/L，RBC为2.04×10^{12}/L，MCV、MCH及MCHC正常范围。其大便为鲜红色，考虑为上消化道出血可能性小。入院后行肠镜检查见乙状结肠黏膜充血，血管扩张，未见明显溃疡及出血点。小肠胶囊内镜亦未见明显异常。消化道血管造影未见血管畸形及出血点。PT及INR均正常，APTT略延长。患者经积极止血、补液、输血等治疗后，血压及血红蛋白含量明显回升。后完善超声心动图检查示左心室肥厚，LVEF=45%；主动脉瓣增厚、钙化，收缩期开放明显受限，瓣环径为24mm，主动脉窦为35mm及升主动脉增宽（42mm），主动脉瓣前向血流速度为4.7m/s，遂邀请我院心内科会诊，结合患者反复便血病史，且胃肠道血管造影及内镜检查未见器质性病变的特点，考虑患者为海德综合征，其后完善大分子的血管性血友病因子（vWF）值为33%（参考值为50%～160%），证实该临床诊断（图1-41-1）。

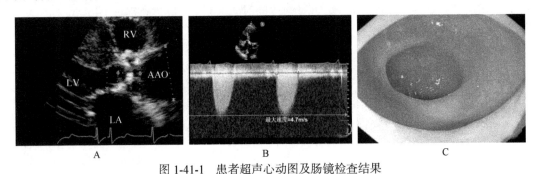

图1-41-1　患者超声心动图及肠镜检查结果

A.主动脉瓣增厚、钙化，开放受限；B.多普勒超声示主动脉瓣前向血流速度明显加快；C.肠镜检查示结肠黏膜轻度充血，未见确切出血点

诊治经过：因患者高龄，且合并有慢阻肺、糖尿病等慢性病史，行外科主动脉瓣置换术风险极高，故建议患者转外院行经导管主动脉瓣植入术（TAVI），术中植入Venus-A瓣膜1枚，恢复良好。患者出院后再次来我院随诊，复查vWF值为89%，左心室射血分数为56%，继续给予口服抗栓药物治疗，随访至今未再出现便血事件，且多次查大便隐血均为阴性。

【讨论】

海德综合征（Heyde syndrome）指的是同时合并有消化道出血的严重钙化性主动脉瓣狭窄的病例，两者之间的关联由Heyde于1958年在《新英格兰医学杂志》首次报道，并因此得名[1]。据文献报道，因病情进展入院的主动脉瓣狭窄患者中，2.95%的患者合并消化道出血。近年来，随着人口老龄化进程的加速，老年钙化性主动脉瓣狭窄已成为临床上最常见的心脏瓣膜病，海德综合征发病率亦呈上升趋势[2]。

本例患者以下消化道出血为首发表现入院，结肠镜及消化道血管检查仅见皮肤黏膜充血，无血管曲张、血管瘤等畸形，结合其重度主动脉瓣狭窄及vWF测值降低，故诊断海德综合征。

主动脉瓣狭窄导致消化道出血风险增加的机制尚不明确,可能发病机制如下所述。①主动脉瓣狭窄引起肠黏膜血管缺氧,血管反射性扩张、充血;故海德综合征的患者在行胃肠镜及血管造影检查中,除局部黏膜充血、血管扩张外,多无异常发现。②主动脉瓣跨瓣压升高所致血流内剪切力明显增加,从而破坏了大分子的 vWF,导致凝血功能障碍。vWF 是一种重要的血浆成分,既可与血小板膜 GP Ⅰ b-Ⅸ复合物及内皮下胶原结合,介导血小板在血管损伤部位的黏附;又能与因子Ⅷ结合,作为载体具有稳定因子Ⅷ的作用。当各种遗传或获得性因素导致血浆 vWF 量有显著减低或有质的缺陷,即表现为血管性血友病综合征(VWS)。因此,有学者[3]将海德综合征归为获得性血管性血友病的一种亚型(VWS-2A)。

【经验与体会】

主动脉瓣狭窄是海德综合征患者胃肠道出血的始动因素,故主要治疗手段系实施主动脉瓣置换术。但本例患者系高龄,左心室射血分数下降,且合并有慢阻肺等慢性疾病,行外科主动脉瓣置换术的风险极高。近 10 年介入心脏病学领域广泛开展的 TAVI 因其创伤小、无须体外循环等,已成为不耐受外科手术的老年钙化性主动脉瓣狭窄患者的良好选择[4]。但需要说明的是,并非所有海德综合征患者接受瓣膜置换术后,消化道出血均可治愈。Henne 等[5]研究即显示,少数患者仍残留出血,且其 vWF 水平未能回升,考虑与此类患者有 vwF 基因突变,并非VWS-2A 有关。无论外科换瓣抑或 TAVI,患者均需在术后使用抗凝或抗血小板药物,因此对海德综合征的患者术后尤其应加强随访,除定期复查其人工瓣工作状态及心功能外,还应定期复查 vWF 水平。该患者在接受 TAVI 术后,未在出现消化道出血,且心脏射血分数及 vWF 水平均较术前有所回升,考虑治疗有效。

【参考文献】

[1] Heyde E C. Gastrointestinal bleeding in aortic stenosis(Letter)[J]. N Engl J Med, 1958, 259(4): 196.

[2] 刘芳, 江成功, 冯雪茹, 等. 主动脉瓣狭窄合并消化道出血病例分析[J]. 中华内科杂志, 2013, 52(9): 753-756.

[3] Alsidawi S, Couto M, López-Candales A. Acquired Von Willebrand Syndrome In Aortic Stenosis: Case Report And Review[J]. Bol Asoc Med P R, 2015, 107(2): 86-88.

[4] Godino C, Lauretta L, Pavon A G, et al. Heyde's Syndrome Incidence and Outcome in Patients Undergoing Transcatheter Aortic Valve Implantation[J]. J Am Coll Cardiol, 2013, 61(6): 687-689.

[5] Henne S, Denzer U, Seitz U, et al. Recurrent gastrointestinal bleeding and aortic valve stenosis(Heyde syndrome): need for valve replacement?[J]. Z Gastroenterol, 2007, 45(3): 245-249.

(孔令秋)

1-42 自发性二尖瓣腱索断裂引起急性二尖瓣反流

【病例摘要】

患者，女，61岁，主诉突发胸背部疼痛伴胸闷、憋气、乏力1日，既往高血压病史1年，糖尿病病史1年。无家族心脏病史。

查体：T为36.5℃，P为78次/分，BP为140/80mmHg。急性病容，端坐呼吸，咳粉色泡沫痰，双肺底可闻及湿性啰音，心律齐，心尖部可闻及Ⅲ/6级全收缩期杂音。辅助检查：实验室检查示心肌酶、电解质、肝肾功能及凝血功能、血常规等均未见明显异常，BNP为2110pg/ml。心电图：窦性心律，未见明显异常。心脏超声：左心房前后径为42mm，左心室舒末径为52mm，EF为57%，右心房左右径为42mm，右心室前后径为25mm，二尖瓣后叶 P_2 区腱索断裂，瓣叶脱垂，二尖瓣中—重度反流，肺动脉收缩压为45～50mmHg，左侧胸腔少-中量积液，右侧胸腔少量积液。冠状动脉造影示未见明显冠状动脉狭窄。

入院诊断：①二尖瓣关闭不全，急性左心衰竭；②高血压1级；③2型糖尿病。治疗：急诊手术治疗，术中可见心脏扩大，二尖瓣后叶腱索断裂，P_2～P_3 区瓣叶脱垂，予以切除病变后叶脱垂部分，植入26号Edwards成形环。效果：术后心脏超声示左心房前后径为34mm，左心室舒末径为47mm，EF为62%，右心房左右径为32mm，右心室前后径为18mm，肺动脉收缩压为30mmHg，二尖瓣启闭正常。顺利脱机，转回普通病房，好转出院。

【讨论】

二尖瓣腱索断裂是一种临床心脏急重症，是引起二尖瓣反流的主要原因，在急性二尖瓣反流手术中约占26%[1]。二尖瓣腱索断裂使得二尖瓣的支持结构发生异常，引起急性二尖瓣反流，引发急性左心衰竭。在成人、青少年及大龄儿童中均可发生，大于50岁的男性更常见，婴儿较罕见[1]。其中后叶腱索断裂占54%，前叶腱索断裂占36%，双叶腱索断裂占10%[2]。

二尖瓣腱索断裂可分为部分性二尖瓣腱索断裂和完全性二尖瓣腱索断裂。按病因学又可分为继发性二尖瓣腱索断裂和自发性（或原发性）腱索断裂。继发性二尖瓣腱索断裂是由明确的心脏或全身基础病变导致。自发性（或原发性）腱索断裂无基础心脏疾病，尚无直接明确原因，自发性断裂占二尖瓣腱索断裂的74%左右[2, 3]。婴儿二尖瓣腱索断裂多为自发性。有离体研究证明，二尖瓣腱索断裂时的张力与腱索的粗度和伸长度有关[4]。

二尖瓣腱索断裂后，瓣叶活动度增大，导致急性二尖瓣反流（acute mitral regurgitation, AMR），左心容量负荷剧增，左心室舒末压急剧上升，进而左心房、肺静脉（无静脉瓣）压力也急剧上升，乃至发生肺淤血和肺水肿，同时左心室前向心搏量和心排量也明显减少。临床症状轻重取决于反流量大小、二尖瓣基础病变、断裂腱索数目及位置。临床上可表现为突发严重的呼吸困难，强迫坐位，发绀，大汗，烦躁，咳粉红色泡沫痰，极重者可因缺氧导致神智障碍，严重合并右心功能不全者可出现肺动脉压增高、双下肢水肿，肝大，颈静脉充盈怒张，胸腔积液，最后全心衰竭。心尖部突然出现响亮的全收缩期杂音，心率增快，可有心律失常，根据病情轻重不同听诊双肺可有不同程度的湿啰音和（或）哮鸣音及不同程度的心力衰竭表现。急性患者胸部X线片心影可正常或左心房轻度增大伴明显肺淤血，甚至肺水肿征象；病程较长者常见左侧房室增大，左心衰竭时可见肺淤血和间质性肺水肿者。心脏超声是临床诊断二尖瓣腱索断裂最常用的检查，经胸超声对二尖瓣腱索断裂的诊断符合率为96.7%[7]。它可清楚地评估心腔大小改变及瓣膜腱索情况，多普勒超声示二尖瓣口反流量，可见到一心室面有纤细的回声带呈"链枷样"或"挥鞭样"运动——收缩期进入左心房，舒张期返回左心室，二尖瓣前后叶的对合点超过瓣环水平面以上 2mm。心导管及造影检查评估左心室大小、功能状况，亦可明确有无合并冠心病。

二尖瓣腱索断裂的病死率达到 6%，内科治疗以增加心排量、扩血管、利尿降低前后负荷、减轻肺水肿为主，必要时 IABP 辅助，适当镇静，无创呼吸机或机械通气降低氧耗、改善通气、增加回心血量。内科治疗一般为术前过渡治疗，根本治疗仍需外科手术治疗，依据病情选择瓣膜成型术、腱索修补术或瓣膜置换手术，根据反流程度、内科治疗反应和血流动力学状态，选择紧急手术或择期手术。对继发性二尖瓣腱索断裂患者，还需要同时治疗原发疾病，有风湿活动者应控制在 3～6 个月后手术，对合并有感染性心内膜炎患者，一般应在炎症控制在 4～6 周后手术[3]。肥厚性心肌病患者二尖瓣腱索断裂行修复术后仍可能存在 SAM 现象，因此推荐二尖瓣置换术同时行室间隔肌肉部分切除术[8]。对于婴幼儿二尖瓣腱索断裂治疗，如果呼吸循环衰竭不可控，需紧急手术，人工腱索或直接腱索成型术是首选治疗方案，若大于 3 根的复杂腱索断裂，成型修复困难者，需考虑机械瓣膜置换[6]。

【经验与体会】

自发性二尖瓣腱索断裂虽然发病机制尚未明确，但其引起的急性二尖瓣反流往往发病急骤，若不及时干预治疗，可引起急性左心衰竭，预后很差，所以及时诊断，选择合理治疗方案及治疗时机显得极为重要。

【参考文献】

[1] Gabbay U, Yosefy C. The underlying causes of chordae tendinae rupture: a systematic review[J]. Int J Cardiol, 2010, 143(2): 113-118.

[2] Oliveira D B, Dawkins K D, Kay P H, Paneth M. Chordal rupture. I: aetiology and natural history[J]. Br Heart J, 1983, 50 (4): 312-317.

[3] 罗晓亮, 乔树宾, 袁建松, 等. 二尖瓣腱索断裂 292 例临床分析[J]. 中华心血管病杂志, 2009, 37 (3): 253-256.

[4] Lobo F L, Takeda F R, Brandao C M, et al. Study of the traction resistance of mitral valve chordae tendineae[J]. Clinics (Sao Paulo), 2006, 61 (5): 395-400.

[5] Kimura N, Shukunami C, Hakuno D, et al. Local tenomodulin absence, angiogenesis, and matrix metalloproteinase activation are associated with the rupture of the chordae tendineae cordis[J]. Circulation, 2008, 118 (17): 1737-1747.

[6] Shiraishi I, Nishimura K, Sakaguchi H, et al. Acute rupture of chordae tendineae of the mitral valve in infants: a nationwide survey in Japan exploring a new syndrome[J]. Circulation, 2014, 130 (13): 1053-1061.

[7] 吴伟春, 罗晓亮, 王浩, 等. 二尖瓣腱索断裂 295 例超声与手术结果的比较研究[J]. 中国医学影像学杂志, 2011, 19(7): 555-557.

[8] Yang M J, Kang S J, Yoon M H, et al. Acute Mitral Regurgitation due to Spontaneous Chordal Rupture in a Patient With Obstructive Hypertrophic Cardiomyopathy[J]. Korean Circ J. 2009, 39 (7): 292-294.

（李景辉 孙 静）

1-43 超声心动图及超声造影结合 PET/CT 诊断右心室占位

【病例摘要】

患者，女，67岁，主因间断胸闷 10 余年，心前区疼痛 1 个月就诊。既往高血压病史 13 年，无糖尿病及高血脂病史。无吸烟史，无饮酒史，无心脏病家族史。

查体：T 为 36.7℃，P 为 70 次/分，BP 为 144/88mmHg。意识清楚，自动体位，查体合作。颈静脉无怒张，双肺呼吸音清，心律齐，未闻及杂音，腹软，无压痛，肝脾肋下未及，双下肢无水肿。

辅助检查：实验室检查：电解质、肝肾功能、凝血常规、血常规均正常。肌钙蛋白（cTnI）为 0.007 ng/ml（正常值＜0.1 ng/ml），D-二聚体为 355 ng/ml（正常值＜500 ng/ml），BNP 为 50 pg/ml（正常值＜100 pg/ml）。肿瘤标记物：甲胎蛋白为 3.3μg/l（参考值为 0～20μg/l），癌胚抗原为 1.32 ng/ml（参考值为 0～5 ng/ml），糖类抗原 CA19-9 为 15.88 U/ml（参考值为 0～27 U/ml），鳞癌抗原 SCC 为 1.00 ng/ml（参考值为 0～1.5 ng/ml），胃泌素释放肽体为 50.39μg/ml（参考值为 0～70μg/ml）。心电图（图 1-43-1）：窦性心律，$T_{II、III、aVF}$ 低平。肺功能检查结果如下所述。①通气功能：轻度阻塞性障碍；②小气道功能：中度阻塞；③弥散功能，轻度减低；④残气功能：残气量/肺总量轻度增高；⑤中心气道阻力：轻度增高。心脏彩超（图 1-43-2）：右心室前后径为 16mm，右心室左右径为 35mm。二维及实时三维超声显示右心室腔内可见大小约 28mm×24mm 的团块回声，附着于右心室游离壁上，基底径宽约为 19mm，呈中等强回声，随心搏轻度运动，右心室心腔内血流绕行，团块内未见血流信号。心腔造影显示：右心室腔内团块样充盈缺损，造影剂密度少量增加；造影定量分析：病灶 A 值/同一水平心肌 A 值＜1。超声诊断：右心室内占位病变。超声造影提示缺乏血供性占位。冠状动脉 CTA：①右状动冠、左前降支开口处稍细，管壁不规则；②左前降支中段肌桥；③右心室内混杂密度影，建议进一步检查。外院 PET/CT 全身检查：①右心室内混杂密度结节影，放射性分布未见明显异常，多考虑良性病变；

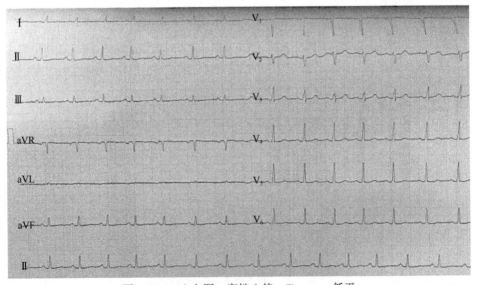

图 1-43-1 心电图：窦性心律，$T_{II、III、aVF}$ 低平

②左附件囊肿，考虑子宫肌瘤，请结合妇科检查；③双肺上叶结节，代谢未见异常，考虑炎性结节，建议随诊观察；④口咽右侧壁放射性分布增高，考虑生理性或炎性；⑤双侧颈部、右侧腹股沟及盆腔髂血管旁多发淋巴结伴代谢性增高，多考虑淋巴结炎性反应性增生；⑥右肾小囊肿，左侧肾上腺腺瘤；⑦脊柱退行性变，考虑双侧肩周炎。

随访 1 年，患者胸闷、胸痛症状无明显加重，体重无减轻。超声每 3 个月随访显示右心室内占位病变未见明显变化。

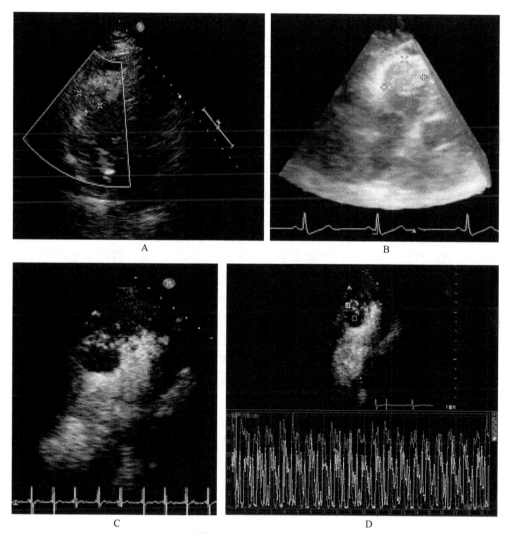

图 1-43-2 超声心动图

A.右心室实性占位，彩色多普勒示占位内无血流信号；B.实时三维超声示肿瘤位于右心室内，附着于右心室游离壁；C.超声造影目测实性病灶少量显影；D.定量测量病灶 A 值大于同水平心肌 A 值

【讨论】

原发性心脏肿瘤（primary cardiac neoplasms，NCE）指原发于心脏各腔室及其相通大血管的肿瘤，临床发病率低，尸检报告 NCE 的发病率为 0.017%～0.28%[1]。其中约 75% 为良性，良性肿瘤中 75%～95% 为黏液瘤[2]。国内文献报道[3~5]，我国手术治疗的心脏肿瘤中良性的占 90%～94%，其中黏液瘤占良性肿瘤的 88%～94%。原发性良性非黏液性心脏肿瘤还有乳头状

弹性纤维瘤、纤维瘤、脂肪瘤、横纹肌瘤等。原发性恶性心脏肿瘤 90%以上为肉瘤，其他为淋巴瘤、白血病或黑色素瘤[6]。

心脏肿瘤常发生于特定的心脏部位。黏液瘤最常发生于左心房，血管肉瘤常发生于右心房，横纹肌瘤及纤维瘤常发生于心室，乳头状弹性纤维瘤常发生在瓣膜。原发性右心室肿瘤发病率很低，占 NCE 的 3%～8%[7]。而右心系统恶性肿瘤比例高于左心系统[8]。虽然 NCE 发病率低，但其致死率高，严重威胁到患者的生命安全。因此，选择有效的诊断方法，并对其良性、恶性做出初步判断，对患者选择治疗方法具有重要的临床意义。

心脏肿瘤临床表现多种多样，缺乏特异性，主要包括心血管系统疾病非特异性症状（胸闷、胸痛、心慌等）、器官梗死（心、脑、肺、四肢、肾、脾梗死）、全身症状（发热、消瘦）等。其中以胸闷、胸痛等血流阻塞症状最常见。临床表现主要取决于肿瘤的性质、大小、生长部位、生长速度及肿瘤的侵袭性。心脏听诊方面仅有 33.1%患者可闻及心脏杂音[8]。临床上主要依据 UCG、CT、MRI 和 PET/CT 做出诊断。

增强 CT 不仅可以发现心脏充盈缺损，而且可以显示心脏肿瘤与纵隔、大血管的毗邻关系、心外组织病变。双源 CT 可以发现肿瘤供血血管，但 CT 特异性较低，增强扫描时需要注射大剂量造影剂，不适于病情危重和造影剂过敏的患者。MRI 能够显示心脏肿瘤的形态、大小、位置，能更好地评价心肌的浸润范围。MRI 心肌灌注和延迟强化检查对心脏肿瘤与肿瘤样病变的鉴别诊断具有重要的价值，但 MRI 禁用于部分植入了心脏起搏器等金属装置的患者，检查时间往往较长，患者需屏气配合，不适于病情较重和不能配合的患者。PET/CT 有功能显像和解剖影像同机融合的优势，能提供解剖影像以外的功能代谢信息，可初步鉴别肿瘤良恶性，明确累及心脏解剖部位，一次扫描即可完成全身检查，可有效减少病灶的遗漏，该技术对发现恶性肿瘤原发病灶或全身转移病灶具有重大优势。^{18}F-FDG PET 通过肿瘤对 ^{18}F-FDG 的摄取反映其葡萄糖代谢率，是判断各种恶性肿瘤的常用手段，但在心脏占位性病变的临床应用还较少，仅有少数报道[9]。孙晓昕等对中国医学科学院阜外病医院的 9 例心脏占位性病变患者进行回顾性分析，将 SUV_{max} 4.6 作为恶性的阈值，^{18}F-FDG PET/CT 诊断心脏恶性肿瘤的灵敏度为 4/4，特异性为 4/5，准确性为 8/9，仅 1 例血栓病变被误判为恶性[10]。但是 PET-CT 检查具有放射性，且价格较高，不能反复多次检查。

UCG 可直接显示 NCE 的位置、形态、大小、内部回声及其与周围结构的关系，较其他影像学检查的优点是可以评价肿瘤引起的继发性血流动力学改变。且具有无创伤、方便、经济、可反复检查、不受 X 线及放射性辐射等优点。其可重复性和准确性得到多项研究的证实[11]。常见 NCE 的超声心动图表现：①黏液瘤好发于左心房、其次为右心房，极少数位于心室。为团块状等回声，呈分叶状、息肉状或不规则状，绝大多数有长短不一的蒂，发生于左心房者常附着于房间隔中部卵圆窝附近。瘤体随心脏舒缩运动发生位置和形态改变。②脂肪瘤向心腔内突入性生长，呈圆形、卵圆形，可呈单发或多发，呈高回声，内部回声均匀，有完整包膜，基底较宽。彩色多普勒血流成像示其内无明显彩色血流信号。③横纹肌瘤由房、室壁局限性向心腔内生长，呈椭圆形高回声，内部回声分布尚均匀，多无蒂，活动度较小，心内膜面粗糙不平但有完整边界。彩色多普勒血流成像示其基底部可有少许彩色血流信号。④纤维瘤好发于心室肌，以左心室前游离壁和室间隔多见，形态较规则，边界欠清晰，为中等回声，内部回声分布均匀。⑤恶性肿瘤肿瘤形态不规则，无完整包膜，呈浸润性生长，与心肌分界不清，内部呈不均匀性低回声，内部可出现无回声或钙化，基底附着面较广，活动度差，多伴心包腔积液。彩色多普勒血流成像示其基底部及肿瘤内部血流成像较丰富。

传统 UCG 对黏液瘤之外心脏肿瘤的良恶性鉴别存在困难。随着超声造影剂的发展，心脏超声造影成为无创性鉴别病变良恶性的有力手段。心脏超声造影通过病变对造影剂的吸收鉴别病变良恶性。分析方法如下所述。①目测分析：观察患者的二维图像及造影及充填增强程度，通过目测病变处显影强度将病灶分为无显影、少量显影和明显显影。无显影常见于血栓，少量显影考虑为良性病变，明显显影考虑为恶性病变。②定量分析：将图像导入 Q-lab 工作站，启用软件分析。将感兴趣区至于病变内部，同时取同一水平处心肌为对照。根据灌注的函数公式 $y（t）=A[1-e^{-kt}]+B$ 执行灌注曲线拟合，软件自动得出感兴趣区 A 值（造影剂峰值强度，代表感兴趣区血液容积）。实性病灶 A 值/同一水平心肌 A 值<1，考虑为良性病灶。郭灵丹、邓又斌等对 36 例心脏实性占位的患者进行了心脏超声造影检查，目测结果：9 例无造影剂增强的实性病灶，诊断为血栓，与手术结果一致。27 例肿瘤良恶性鉴别的敏感度为 100%，特异度为 91%。时间-强度曲线分析结果：以实性病灶 A 值与同一水平心肌 A 值对比，造影定量分析鉴别心脏室性病灶良恶性的敏感度为 100%，特异度为 100%[12]。

【经验与体会】

原发性右心室肿瘤发病率低，且恶性肿瘤比例高于良性肿瘤。但此病例通过 UCG 检查具有良性肿瘤的特点：①内部回声较均匀；②边界清晰；③彩色多普勒显示其内无彩色血流信号；④不伴有心包积液；⑤超声造影目测法病灶少量显影，定量分析病灶 A 值/同一水平心肌 A 值<1。结合 PET/CT 检查对 ^{18}F-FDG 摄取，SUV_{max}<4.6，考虑为良性病变。此例患者肿瘤发生位置对血流动力学无影响，患者胸痛、胸闷症状无加重，不伴全身症状。UCG 密切随访 1 年，肿瘤大小、特点无明显改变，亦倾向于考虑肿瘤为良性病变。右心室良性肿瘤完整切除后远期效果良好，手术切除是治疗右心室肿瘤的首选方法。本例因患者拒绝手术故未行手术治疗。

【参考文献】

[1] Morphet J A. A 30-year analysis of cardiac neoplasms at autopsy[J]. Can J Cardial, 2006, 22（1）：80.

[2] Debourdeau P, Gligorov J, Teixeira L, et al. Malignant cardiac tumors[J]. Bull Cancer, 2004, 91（Suppl 3）：136-146.

[3] 郑颖，刘启明，周胜华. 186 例心脏肿瘤临床特征分析[J]. 中国循环杂志，2014, 29（1）：52-54.

[4] 韩劲松，安君，阎德民. 原发性心脏肿瘤 232 例临床分析[J]. 中华外科杂志，2006, 44（2）：87-89.

[5] 王咏，肖颖彬，陈琳，等. 心脏肿瘤 181 例外科治疗的临床分析[J]. 中国胸心血管外科临床杂志，2013, 20（2）：155-158.

[6] Butany J, Nair V, Naseemuddin A, et al. Cardiac tumours：diagnosis and management[J]. Lancet Oncol, 2005, 6（4）：219-228.

[7] Komoda S, Komoda T, Weng Y, et al. Surgical experience with right ventricular tumors in 17 patients[J]. Gen Thorac Cardiovasc Surg, 2010, 58（7）：317-322.

[8] 卢淡泊，黎音亮，夏利民，等. 106 例心脏肿瘤的临床特点分析[J]. 复旦学报（医学版），2015, 42（5）：574-578.

[9] Rahbar K, Seifarth H, Schafers M, et al. Differentiation of malignant and benign cardiac tumors using ^{18}F-FDG PET/CT[J]. J Nucl Med, 2012, 53（6）：856-863.

[10] 孙晓昕，何作祥，张晓丽，等. ^{18}F-FDG PET/CT 在心脏占位性病变良恶性鉴别诊断中的应用[J]. 中华核医学与分子影像杂志，2015, 35（2）：85-87.

[11] Broeyer F J, Osanto S, Suzuki J, et al, Evaluation of lecithinized human recombinant super oxide dismutase as cardioprotectant in anthracycline-treated breast cancer patients[J]. Br J Clin Pharmacol, 2014, 78（5）：950-960.

[12] 郭灵丹，邓又斌，刘琨，等. 心脏超声造影定量分析对判断心脏实性病灶性质的价值[J]. 中国超声医学杂志，2013, 29（10）：898-902.

（林云佳　关　欣）

1-44　静脉内平滑肌瘤病

【病例摘要】

患者，女，49岁，活动后心慌、呼吸困难2个月，晕厥4次。患者于2个月前某日早晨劳累后上楼梯时突发心悸、呼吸困难，随即出现黑矇、晕厥（当时无他人在场，时间不详），自行苏醒，有头枕部血肿，无活动障碍，无失语，不伴发热、咳嗽、咯血、腹痛等不适，类似症状当日上午再发1次，情况同前，在当地医院行头颅CT、胸部CT、心电图等检查未见明显异常。1个月前在快步行走时上述症状再发，情况同前，6日前提重物时再次发作，在当地医院行心脏彩超检查示：右心房高回声团（黏液瘤可能）。建议上级医院进一步诊治。近1周来反复发作心慌及一过性失神发作，昨日来我院途中再发失神1次。既往史和家族史无特殊。

查体：T为36.5℃，P为64次/分，R为19次/分，BP为134/88mmHg，神志清楚，颈软，颈静脉充盈，肝颈征阴性，双肺呼吸音清晰，未闻及干湿性啰音。叩诊心界不大，HR为64次/分，律齐，胸骨左缘第4肋间可闻及Ⅱ/6级全收缩期杂音，吸气时增强。腹肌软，肝脾肋下未及，双下肢无水肿，双侧足背动脉搏动对称、有力，生理反射存在，病理反射未引出。心电图：①窦性心律；②室内传导延迟。

影像检查：心脏超声心动图检查示右心房内可见一大小约为4.8cm×2.7cm实质性低回声光团，边界清晰，形态不规则，呈菜花样，随心动周期活动度大，部分瘤体舒张期经过三尖瓣进入右心室内，收缩期回缩至右心房（图1-44-1）。下腔静脉增宽，内径为2.9cm，腔内可见条索样结构，近心端与右心房腔内实性占位相连续，远心段显示不清，下腔静脉血流未见加速（图1-44-2）。结论：右心房异常占位，考虑子宫静脉平滑肌瘤移行至右心房、三尖瓣轻度关闭不全。

妇科超声检查：子宫体积明显增大，切面径为8.1cm×10.2cm×7.2cm，形态不规则，实质紊乱，不均匀，由稍低回声及稍强回声光团组成（图1-44-3）。由此超声诊断：右心房异常实性占位，为子宫静脉内平滑肌瘤病累及右心房。

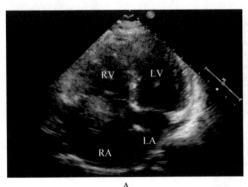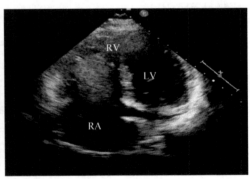

图1-44-1　超声心动图（心尖四腔心切面）

A.收缩期右心房内低回声实性占位，随心动周期摆动于右心房、右心室之间；B.舒张期右心房内低回声实性占位部分进入右心室

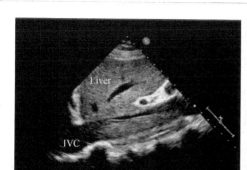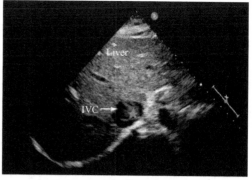

A　　　　　　　　　　　　　　　　B

图 1-44-2　超声心动图（剑下下腔静脉长轴切面）

A.下腔静脉腔内低回声实性占位，与右心房内占位相连续；B.下腔静脉腔内低回声实性占位

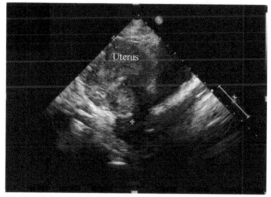

图 1-44-3　妇科超声（经腹子宫长轴切面）：子宫体积增大、回声增强，内可见多个低回声实性占位

腹部大血管、双侧颈总动脉、双侧颈内静脉及四肢血管彩超未见异常。胸部 X 线片：心胸比率为 0.53。

腹部 CT 检查：子宫体积明显增大、形态不规则，内可见团块状低密度影，主要位于子宫体右前方，边界尚清，内可见分隔。右侧附件增粗，结构显示不清。自右侧子宫静脉—右侧髂内静脉—右侧髂总静脉—下腔静脉—右心房可见长条状及团块状低密度影游离于管腔内，右心房内瘤体形态不规则，部分瘤体随心动周期往复活动于右心房与右心室之间（图 1-44-4）。CT 结论：子宫及下腔静脉、右心房占位，考虑为子宫平滑肌瘤病累及右心房。

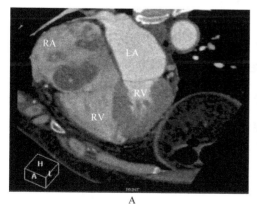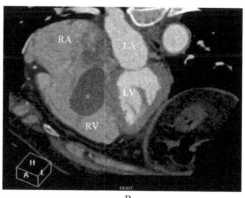

A　　　　　　　　　　　　　　　　B

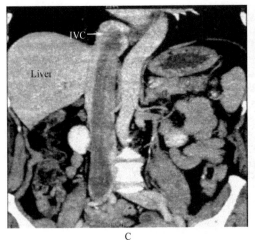 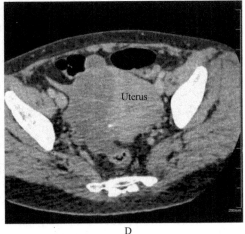

图 1-44-4　腹部 CT 检查

A.收缩期右房内低回声实性占位；B.舒张期右房内实性占位部分进入右室；C.自右侧子宫静脉—右侧髂内静脉—右侧髂总静脉—下腔静脉—右心房可见长条状及团块状低密度影游离于管腔内；D.子宫体积增大，形态不规则，多个团块状低密度影，右侧附件增粗，结构分界不清

冠状动脉 CTA：冠状动脉未见斑块及狭窄性病变，左前降支中段心肌桥。

治疗：明确诊断后患者行胸腹联合手术，右心房、下腔静脉肿瘤切除术+全腔子宫切除+右侧卵巢切除+右侧附件肌瘤切除术，术中所见：子宫如男子拳头大，形态不规则，右侧血管迂曲、膨大形成如女子拳头大小包块，右输卵管系膜可见鸡蛋大小囊肿，左附件无异常。病理结论：（子宫及右侧附件、下腔静脉）静脉内平滑肌瘤病（图 1-44-5）。2015 年术后随访至今，患者无异常。

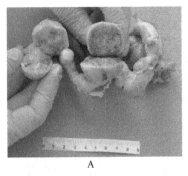 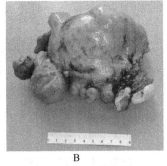 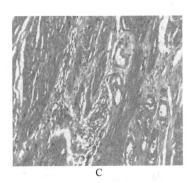

图 1-44-5　形态学

A.大体标本图像：下腔静脉内肿瘤组；B.送检的子宫及肿瘤组织；C.病理切片：HE 染色示 10cm×20cm 肿瘤细胞呈长梭形，间质黏液样变性

【讨论】

静脉内平滑肌瘤病（intravenous leiomyomatosis，IVL）一种罕见的良性平滑肌肿瘤，是子宫肌瘤或子宫阔韧带内肌瘤向血管内生长或由血管壁本身的平滑肌组织增生后突向管腔内的肿瘤。早期表现为多发性或累及盆腔的子宫肌瘤，后期肿瘤常突入子宫或盆腔的静脉血管内，沿静脉回流方向通过子宫静脉、卵巢静脉延伸至下腔静脉内，累及多器官，具有不同临床表现的一组疾病。当累及右心或肺动脉时，有学者称其为心脏内平滑肌瘤病（intracardiac leiomyomatosis）[1]。因此 IVL 的组织病理为良性，生物行为为恶性。1896 年英国学者 Birch-Hirschfeld 首次报道了该病，1907 年有报道尸体解剖发现 IVL 侵犯至心脏的患者，1974 年首次成功切除累及心脏的子宫静脉内平滑肌瘤病[2]。国内最早于 1991 年报道了静脉内平滑肌瘤延伸至右心腔[3]。发病机制尚不清楚，关于该病的组织来源及机制存在两种观点：①子宫平滑肌组织侵入脉管内生长形成的；②直接来源于子宫、盆腔内静脉壁的平滑肌组织。

超声心动图对于心腔内的占位非常敏感，是目前检出和评价心脏肿瘤的首选方法，对病变的大小、形态、部位、肿瘤数目、活动度、蒂的附着部位等可清晰显像、肿瘤与周邻组织结构的关系（粘连、推挤、压迫）可准确描述，实时动态的评价继发的血流动力学改变。

【经验与体会】

静脉内平滑肌瘤早期缺乏特异性临床症状，无特异性影像学表现，无特异性临床症状，随着肿瘤在静脉内生长延伸累及右心房，甚至经三尖瓣入右心室、肺动脉，可造成严重的循环障碍而出现晕厥或猝死。应及早发现并给予手术治疗，而完整切除瘤体及后续的激素治疗是防止复发的关键。因此对于女性右心腔内的占位，超声心动图医师就要提高警惕，排查血管平滑肌瘤病，探查下腔静脉全程，图像条件好的情况下尽量探查髂静脉和子宫静脉，并扫查子宫、附件和盆腔是否存在占位。同时联合 CT 或 MRI 检查，能更为准确的全程显示病变的连续性，提供疾病更多的诊断信息，指导心外科医师和普外科医师联合制定手术方案，共同完整的切除心腔内、静脉内及盆腔内的肿瘤。避免由于缺乏对于本病的认识，仅仅考虑右心腔内占位，没有检查其他部位，由心外科医师打开心脏后才发现肿瘤不仅仅局限于心腔，而需要临时扩大手术范围，并且难以及时明确病变累及范围，将会影响患者治疗及预后。

【参考文献】

[1] Li B，Chen X，Chu Y D，et a1. Intracardiac leiomyomatosis：a comprehensive analysis of 194 cases[J]. Interact Cardiovasc Thorac Surg，2013，17（1）：132-138.

[2] Hinojosa C A，Medina-Franco H，Orozco-Zepeda V，et a1. Infrarenal transcaval extraction of intracardiac leiomyomatosis[J]. Ann Vase Surg，2013，27（2）：238. el-e4.

[3] 曹向戎，张建群，伯平，等. 静脉内平滑肌瘤延伸至右侧心腔的诊断及治疗[J]. 中国循环杂志，2003，18（2）：141-142.

（马小静　夏　娟）

1-45 左心房非霍奇金淋巴瘤误诊为附壁血栓 1 例

【病例摘要】

患者，男，61 岁，因反复心悸 9 个月，于 2015 年 4 月入我院心内科。既往体健，无烟酒等不良嗜好及心血管疾病家族史。

入院查体：BP 为 160/75mmHg，全身浅表淋巴结及甲状腺无肿大，双肺呼吸音粗，未闻及明显干湿啰音；心界稍向左侧扩大，心律齐，HR 为 89 次/分，各瓣膜区未闻及杂音。

辅助检查：血常规及生化未见明显异常。甲状腺功能检查：FT_3 为 5.45pmol/L，FT_4 为 19.17pmol/L，TSH 为 0.76mU/L；动态心电图检查提示阵发性心房颤动；经胸超声心动图检查示：左心房内径增大（前后径为 44mm），其内未见明显自发显影，左心耳开口附近探及一不规则团块，大小约为 22mm×16mm×9mm，回声不均，基底部较大，边缘不规整，活动度差（图 1-45-1）。

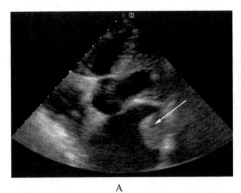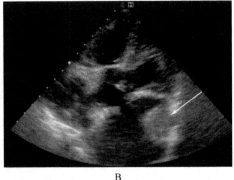

图 1-45-1 超声心动图

A.首次超声检查示左心耳开口附近附壁占位，回声不均，基底部较大（箭头）；B.超声复查提示左心房内占位较前有所增大（箭头）

诊治经过：患者为阵发性心房颤动，拟行心房颤动导管消融术，因患者有左心房附壁血栓形成，暂缓导管消融，先后给予低分子肝素钙及华法林桥接抗凝治疗。患者门诊随访，先后 3 次复查国际标准化比值（INR）均控制在 2.3～2.7。1 个月后患者因发热（T 为 38.5℃）再次入院，胸部 CT 提示双肺下叶感染，纵隔内多发肿大淋巴结。复查超声心动图示左心房内异常团块体积约为 23mm×19mm×12mm，较术前超声心动图检查有所增大；化验血肿瘤标志物未见异常。院内予以抗炎、抗凝治疗后患者体温恢复正常。因患者心房颤动发作频繁，转入外科拟行"血栓清除术+双极射频消融术"。术中见左心耳附近一大小约为 25mm×20mm×18mm 的质硬团块，基底部较大，表面凹凸不平，术中快速病理提示为"恶性肿瘤"，故放弃射频消融，并于心房内行瘤体广泛剥离。术后常规石蜡切片诊断为示"ALK 阴性间变性大细胞淋巴瘤"（图 1-45-2）；免疫表型检测：CD3ε（＋），CD30（＋），PCK（－），ALK（－），CD79a（－），CD20（－），MPO（－），bc16（－），Ki67 阳性率为 85%；PCR 检测提示 $TCR\gamma$ 基因克隆性重排，支持上述病理诊断。建议患者血液科或肿瘤科继续就诊，患方拒绝，并自动出院，电话随访，4 个月后死亡。

【讨论】

左心房附壁血栓是心房颤动（AF）患者最常见的合并症，在 AF 导管消融术前需规范抗凝并行经食管超声心动图检查以排除附壁血栓，防止术中出现栓子脱落导致外周动脉栓塞[1]。本例患者为阵发性 AF 患者，每次发作时持续时间均未超过 24 h，故而未建议其选择抗凝 3 周后手术，而是直接使用超声检查排除血栓。

该例患者为 61 岁高血压男性，其 CHA_2DS_2-VASc 评分为 1 分，但仍给予低分子肝素及华法林抗凝治疗，以试图将"附壁血栓"溶解。但随着规范抗凝时间的延长，定期复查超声心动图却显示患者

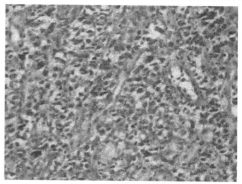

图 1-45-2　病理检查：中等偏大的瘤细胞弥漫分布（HE×40）

"血栓"进行性增长；并且患者于治疗后 30 日左右开始出现间断性发热，温度波动在 37.5～39.7℃，伴纵隔多发淋巴结肿大（肿瘤标志物检测为阴性，考虑肺部感染所致）。患者因心房颤动发作频繁而转入外科手术治疗，经病理检查确诊为心腔内淋巴瘤。

相对其他脏器肿瘤，心脏原发性肿瘤的发生率较低，其中以黏液瘤最为常见，心腔外肿瘤转移或浸润生长亦不在少数。本例发热、纵隔淋巴结肿大，临床应考虑到淋巴瘤的鉴别诊断。淋巴瘤是一组起源于淋巴结和其他淋巴组织的全身性恶性肿瘤，由于没有其他器官组织淋巴瘤的证据，考虑为原发性左心房非霍奇金淋巴瘤（NHL）可能大（而非淋巴瘤累及左房）。我国人群最常见的淋巴瘤类型是 B 细胞淋巴瘤，占所有淋巴瘤的 66.3%，其中弥漫大 B 细胞淋巴瘤（DLBCL）为最常见的亚型，占 B 细胞 NHL 的 54%。近年靶向治疗药物妥昔单抗使 DLBCL 的 10 年生存率达 44%。本例病理示 ALK 阴性及 PCR 检测 $TCR\gamma$ 基因克隆重排提示为 T 细胞淋巴瘤，T 细胞淋巴瘤的预后比 B 细胞淋巴瘤差，Ki67 阳性率高提示淋巴瘤生长快，也提示预后差，一旦诊断明确，应尽早建议患者积极进行化疗。

【经验与体会】

虽然此类病例极其罕见[2]，国内文献报道极少；但是从本病例诊治过程中，可得到以下几点启示。①患者既往体健，心房颤动病史不长，CHA_2DS_2-VASc 评分不高，且每次发病持续时间较短，超声检查未提示合并有瓣膜病变及自发显影，其左心房内孤立性占位便显突兀。因此，凡遇心腔内占位者，需警惕有无肿瘤可能，不能一概而论归于附壁血栓。②除非血栓已完全机化，否则经规范抗凝治疗后，其体积应有所减小甚至消失。本例患者在随访中继续生长，亦间接提示占位性质系血栓可能性小。③虽然超声心动图对于发现心腔内占位的敏感性较高，但其特异性较差，在超声无法明确占位性质时，应结合其他影像学检查或直接手术切除以明确诊断。④淋巴瘤分型较多，治疗方案及预后不一，其中 T 细胞淋巴瘤预后较差，若患者为弥漫大 B 细胞淋巴瘤，则妥昔单抗可改善预后。

【参考文献】

[1] 黄从新，张澍，马长生，等.心房颤动：目前的认识和治疗建议——2012[J]. 中华心律失常学杂志, 2012, 16（4）：246-289.

[2] 陈洁，王健民，杨建民，等. 老年非霍奇金淋巴瘤的临床特征及预后相关因素分析[J]. 中华血液学杂志, 2010, 31（8）：551-553.

（孔令秋　伍　洲　许　勇）

1-46　累及心脏的静脉内平滑肌瘤病

患者，女，45 岁，主因双下肢肿胀伴腹胀 3 个月入院。既往体健，无吸烟、饮酒史，无心脏病家族史。

查体：T 为 36.4℃，BP 为 127/87mmHg。神志清晰，浅表淋巴结未触及肿大。两肺呼吸音清晰。心率为 84 次/分，律齐，各瓣膜听诊区未闻及病理性杂音。全腹膨隆，无腹壁静脉曲张，肝脾未触及肿大，中下腹可触及 20cm×15cm 肿块，表面光滑，边界不清，质硬，无压痛，活动度相对较小，腹部叩诊肿块区域为实音，余区域为鼓音，无移动性浊音，肠鸣音正常。双下肢重度凹陷性水肿。妇科协助妇检示子宫触诊不清，子宫直肠窝被肿物填塞，有结节感。

辅助检查：实验室检查示血常规、肝肾功能、血脂、凝血功能均正常。肿瘤指标：肿瘤糖蛋白抗原（CA）125 为 789.2U/ml（正常值＜35U/ml）；CA199、CA72-4、癌胚抗原、甲胎蛋白未见异常升高。胸部 X 线片：心脏不大，右膈面抬高。心电图：窦性心律，肢体导联低电压，心肌缺血样改变。心脏彩超：右心房、右心室巨大占位，主动脉硬化，三尖瓣狭窄，EF 为 71%（图 1-46-1）。胸腹部 CT（平扫+增强+三维重建）：双侧胸膜增厚，双侧少量胸腔积液；下腹部至盆腔见一巨大分叶状软组织肿块，大小约为 13.4cm×10.1cm×24.6cm，病灶与子宫分界不清，增强扫描呈不均匀强化；子宫轮廓欠清，双侧附件未见异常显示，腹腔大量积液；增强扫描见右心房、右心室、下腔静脉全程、肝右静脉及其分支、肠系膜下静脉、左侧髂总静脉栓塞（图 1-46-2）。

患者入院后行 B 超引导下腹腔肿物穿刺活检术，病理结果示：腹腔平滑肌瘤，子宫型；SMA、Desmin、Vim 及 ER（+），PR 弱（+），Ki-67（＜1%呈+）（图 1-46-3）。术后营养支持、腹腔引流管引流腹水等治疗。患者反复腹胀、双下肢浮肿，于我院行右心肿物切除术，术中所见：剖胸探查切开右心房，见右心房血栓形成，肿瘤呈白色长条状，从下腔静脉长入右心房、三尖瓣至右心室，表面较光滑，质地坚韧，肿块在心室内大小约为 4cm×6cm。肿瘤已长入肝静脉等分支内，无法将其拔出，切除右心房内肿瘤及部分下腔静脉至肝静脉水平肿瘤，切除长度约为 8cm。右心肿物切除术后病理示：静脉内平滑肌瘤累及心脏；SMA、Desmin、Vim 及 ER（+），PR（小灶性+），S-100（-），p53（-），HMB45（-）（图 1-46-4）。患者术后因大量腹水行腹腔穿刺引流术，之后患者出院未复诊，随访约 4 周患者死亡。

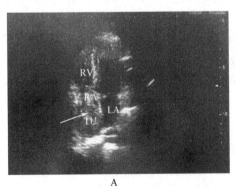
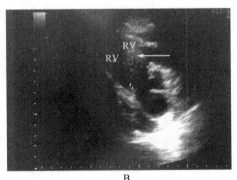

图 1-46-1　超声心动图

A.右心房内肿块（箭头）；B.右心室内肿块（箭头）

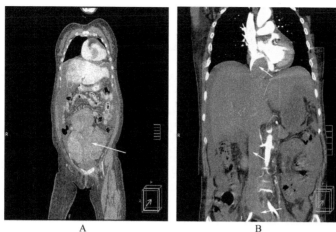

图 1-46-2 胸腹部 CT（平扫及增强后三维重建）

A.下腹部至盆腔见一巨大分叶状软组织肿块（箭头）；B.右心房、右心室、下腔静脉全程、肝右静脉及其分支、肠系膜下静脉、双侧髂总静脉内见充盈缺损（箭头）

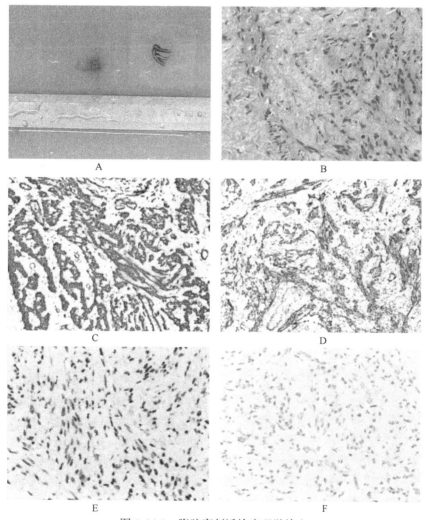

图 1-46-3 腹腔穿刺活检病理学检查

A.大体组织标本；B.HE 染色；C.免疫组化 SMA（＋）；D.免疫组化 Vim（＋）；E.免疫组化 ER（＋）；F.免疫组化 PR 弱（＋）

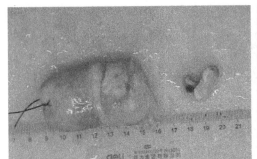
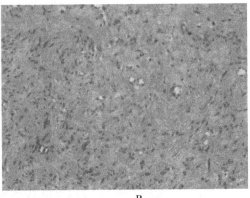

图 1-46-4　右心肿物病理学检查

A. 大体组织标本；B. HE 染色

【讨论】

静脉内平滑肌瘤病（intravenous leiomyomatosis，IVL）是一种较罕见的中胚叶细胞源性肿瘤，其特点是子宫平滑肌细胞超出子宫范围向静脉血管内生长，或由静脉血管壁本身的平滑肌组织增生突出于血管腔内的肿瘤。Birch-hirschfeld 在 1896 年对 IVL 首次进行过临床报道。1907年德国 Durck 经尸体解剖首次发现 IVL 病变延伸至右心房，目前国内外文献报道 IVL 侵及心脏病例 100 余例。该病发病机制尚不清楚，通常认为其具有雌激素依赖性，文献报道均发生于女性，多见于育龄期，部分患者有子宫肌瘤手术史。

IVL 原发与子宫或盆腔的静脉壁，属于良性肿瘤，但具有恶性生物学行为。10%～30% IVL沿静脉血管壁呈蔓延式生长，可累及盆腔静脉、髂静脉和下腔静脉。临床表现因累及部位差异而各不相同，盆腔病变主要表现为阴道不规则出血、下腹疼痛、局部肿块等妇科表现；下腔静脉受累可出现下肢肿胀、布加综合征、腹水等静脉回流障碍等表现。IVL 病变可进一步蔓延，而累及右心房、右心室，甚至肺动脉，出现心脏相关症状，如三尖瓣堵塞导致的晕厥、继发性血栓形成相关的猝死和肺栓塞等。腹部增强 CT、MRI 等可以评估肿瘤的大小、范围和性质，超声检查有助于了解肿瘤在心腔内的活动程度，必要时需要行右心房及下腔静脉造影。IVL 的确诊则依赖于组织病理学检查，主要表现为梭形平滑肌细胞组成、细胞内细胞质略呈嗜酸性，细胞核呈钝圆形或梭形，染色质细腻，核仁小，核分裂象少见（通常＜4 个/10 个高倍镜视野）。

目前认为，累及心脏的 IVL 的最佳处理措施是手术治疗，应切除子宫、卵巢及输卵管等组织，并完整切除静脉内肿瘤。手术方法分为一期手术和二期手术，前者是指在心脏外科、血管外科和妇产科医师共同参与，一次性切除原发肿瘤及下腔静脉和心脏内侵及的肿瘤，适用于一般情况较好、血流动力学稳定的患者，其优点在于一次性彻底切除肿瘤、降低肺栓塞发生风险等，缺点在于手术时间长、创伤大、出血多、术后并发症多等；后者为分期手术，通常分为肾静脉上和肾静脉下两个阶段，先行开胸手术取出心房及下腔静脉上段内的肿瘤，4～6 周后再行开腹手术切除子宫、子宫旁组织及下腔静脉下段内的肿瘤，本法适用于体质较弱、预计难以耐受一期手术的患者。二期手法避免了一期手术的弊端，但可能增加静脉内残余瘤栓脱落导致肺栓塞的风险。尽管二期手术是目前较多采纳的手术方式，不过近期多个小规模单中心的回顾性研究显示，尽管一期手术的创伤较大，但并未明显增加严重并发症，也未导致患者康复延迟。因此，部分学者认为随着技术水平的不断提高和多学科协同治疗的不断发展，IVL 患者应倾向于进行一期手术，除非肿瘤特别巨大、粘连严重或同期手术困难者。

【经验与体会】

IVL 发病率低，起病隐匿，临床表现无特异性，临床中应提高对该病的认识，对于可疑患者及时进行有效的影像学检查，同时注意与右心肿瘤、原发性平滑肌肉瘤、恶性肿瘤侵犯、转移至下腔静脉或心脏等相鉴别。

治疗上，IVL 患者应采用合理的个体化手术策略，以期达到完整切除肿瘤并确保患者安全的临床效果。

【参考文献】

[1] Zhang A Q，Xue M，Wang D J，et al. Two-stage resection of a disseminated mixed endometrial stromal sarcoma and smooth muscle tumor with intravascular and intracardiac extension[J]. Taiwan J Obstet Gynecol，2015，54（6）：776-779.

[2] Brunel I，Iacoponi S，Hernandez A，et al. Intravascular leiomyomatosis：an exceptional entity[J]. Clin Exp Obstet Gynecol，2016，43（3）：443-445.

[3] 马国涛，苗齐，刘兴荣，等. 右侧心腔受累的静脉内平滑肌瘤病的外科治疗策略[J]. 中国医学科学院学报，2016，38（4）：438-443.

（陈　兴　徐米清　李昭骥）

整 合 篇

2-1 以右心衰竭为临床表现的 POEMS 综合征

【病例摘要】

患者，男，61岁，主因双下肢浮肿11月余，于2015年10月30日就诊于我院门诊，疑似右心衰竭收入我科。既往乙肝病毒携带者60年；银屑病史40余年，长期外用激素类药物；糖尿病病史10年，2年前曾服二甲双胍，因恶心停用，1年前空腹血糖为8mmol/l，餐后2小时血糖为15mmol/l，予以伏格列波糖片及甘精胰岛素治疗；脑梗死11月余，遗留左侧肢体乏力；高血压病史2个月，血压最高为160/100mmHg；抑郁症2个月，服用抗抑郁药物（中药）；否认食物及药物过敏史；否认外伤手术史，否认输血史。

查体：T为36.1℃，P为75次/分，R为16次/分，BP为140/85mmHg。发育正常，体型正常，神清合作，动作缓慢。全身皮肤黏膜可见色素沉着，尤以乳头、腋下等为主。全身浅表淋巴结未触及肿大。眼睑轻度水肿，睑结膜稍苍白，巩膜无黄染，口唇无发绀，咽无充血，扁桃体不大。颈软无抵抗，颈静脉充盈，气管居中，甲状腺不大，未及杂音。胸廓对称，双肺呼吸音清，未闻及干湿啰音，心音有力，律齐，HR为75次/分，各瓣膜听诊区未闻及病理性杂音。腹软无压痛，肝脾肋下未及，双肾区无叩痛，肠鸣音为3次/分。四肢无畸形，运动正常，双上肢及双下肢对称高度指凹性水肿，左下肢肌力Ⅳ级，余肢体肌力Ⅴ级（图2-1-1）。双侧足背动脉搏动弱。生理反射存在，巴宾斯基征及凯尔尼格征阴性。

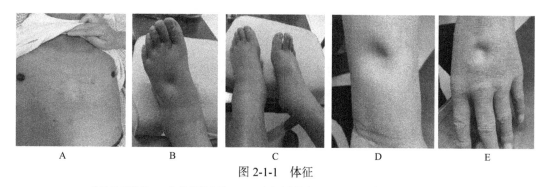

图 2-1-1 体征

A.皮肤色素沉着；B.左足高度水肿；C.双下肢对称性水肿；D.上肢屈侧水肿；E.手背部水肿

实验室检查：血常规示轻度贫血，Hb为112g/L，NT-proBNP为2010ng/L（正常值为450～900ng/L）；肌钙蛋白Ⅰ（cTnI）<0.012ng/ml（正常值为0～0.12ng/ml），血ALB为33g/L，24小时尿蛋白为0.53g/24h，D-二聚体为478ng/ml（正常值<500ng/ml），尿常规、便常规正常。

辅助检查：心电图示窦性心动过缓，V_2ST段弓背向下抬高（图2-1-2），胸部CT（2015年6月1日）示：左肺尖斑片结节样影，性质待定，建议进一步检查；心影增大，心包积液，请临床注意心功能；双侧胸膜增厚，双侧胸腔积液。UCG（2015年11月2日）：各腔室内径正常，二尖瓣反流（轻-中度），三尖瓣反流（轻度），主动脉瓣反流（轻度），心包积液（少-中量），EF为59%。双下肢静脉彩超（2015年11月2日）示右侧大隐静脉静脉瓣关闭不全，左侧大隐静脉近端及双侧股总静脉、股浅静脉、腘静脉未见明显异常（血流通畅）。

追问病史，患者双下肢水肿还伴有明显的双下肢对称性麻木，双足疼痛症状，近1年体重明显下降，食欲缺乏；另外患者在其他医院诊为甲状腺功能减退及肾上腺皮质功能低下（addison disease）6个月，目前氢化可的松2片 qd，优甲乐 200μg qd。既往辅助化验检查：游离甲状腺功能见表2-1-1；肾上腺皮质功能见表2-1-2；肌电图（2014年11月27日）示上下肢周围神经源性损害(下肢明显)，上下肢感觉，传导通路异常(下肢明显)。经颅多普勒（2014年11月28日）示右侧大脑中动脉重度狭窄，双侧大脑前动脉、左侧大脑中动脉、右侧大脑后动脉、基底动脉血流速度增快，血管硬化。头MRI（2014年11月28日）：右侧基底节区及右侧额顶叶多发梗死灶。UCG（2014年11月28日）：三尖瓣反流（轻度），心包积液（少-中量）EF为62%。胸CT平扫（2015年8月1日）：与之前6月份比较，左肺尖斑片影较前变化不著，右侧水平裂旁小结节基本同前，双侧胸膜增厚，双侧胸腔积液较前减少。垂体MRI平扫（2015年8月3日）：垂体MRI平扫未见异常，右侧基底节-丘脑区软化灶左侧蝶窦黏膜囊肿。甲状腺B超（2015年8月3日）：甲状腺右叶等回声实性结节（TI-RADS 3类，结甲？），甲状腺左叶及峡部内未见明显异常。肾上腺CT（2015年8月5日）：双侧肾上腺CT检查未见异常。

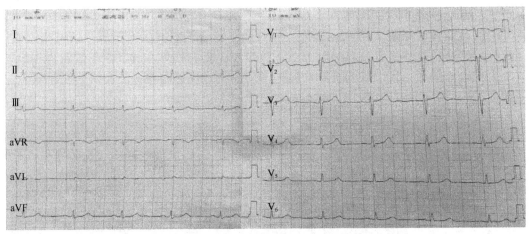

图 2-1-2　心电图：窦性心动过缓，V_2 ST段弓背向下抬高

表 2-1-1　患者游离甲状腺功能及甲状腺抗体情况

游离 甲功	TF3 （3.8～6.0pmol/L）	FT4 （7.86～14.41pmol/L）	TSH （0.34～5.6mIU/ml）	TGAb （0～40U/ml）	TPOAb （0～35U/ml）
14.12.6	2.88	9.73	10.52	<20	<10
14.12.29	3.67	9.25	9.889	—	—
15.8.1	2.23	12.85	1.557	—	—
15.9.11	4.17	10.2	3.84	—	—
15.10.28	4.79	8.97	3.11	—	—
15.12.18	5.18	18.52	0.11	—	—

表 2-1-2   患者肾上腺皮质功能及 24 小时尿皮质醇情况

日期	Cor （6.7~22.6μg/dL）	ACTH （0~46pg/ml）	24 小时尿 Cor （30~110μg/24h）
2014 年 12 月 11 日	21.6	67.4	49.72
2015 年 8 月 3 日	15.8	180	246.25
2015 年 9 月 11 日	11.4	–	–
2015 年 10 月 28 日	10.65	–	–
2015 年 12 月 18 日	11.51	–	–

入院后予以氢化可的松及优甲乐口服，托拉塞米利尿，氨基酸补充营养，并先后予以甲钴胺、硫辛酸、鼠神经生长因子营养神经对症，但患者症状无明显缓解。患者不思饮食，乏力，双下肢水肿、麻木疼痛，活动缓慢，无法外出及自理，睡眠差，情志抑郁，多次流露出轻生的想法。新查腹部 B 超回报（2015 年 11 月 2 日）：胆囊壁增厚，脾大（4.8cm×13.8cm），脾静脉轻度扩张，肝、胰头、体未见明显异常，胰尾因干扰未能显示，双肾未见明显异常，腹水（少量），结合患者双下肢水肿、内分泌改变、周围神经病变、脏器肿大，故考虑可能为 POEMS 综合征；遂进一步检查：骨髓穿刺（2015 年 11 月 9 日）示骨髓浆细胞成团分布，建议查免疫蛋白电泳、活检、免疫、以排除浆细胞病。血清蛋白电泳（2015 年 11 月 9 日）：α1 球蛋白 4.1（参考值为 1.1~3.7），未见 M 球蛋白。血清免疫固定电泳（2015 年 11 月 23 日）：IgA λ 型 M 球蛋白阳性。

最终诊断：POEMS 综合征。确诊后治疗：口服来那度胺抑制免疫，并于 2016 年 3 月于北京协和医院行自体干细胞移植，目前已停用利尿剂、氢化可的松及优甲乐，可以自理及外出活动。

【讨论】

POEMS 综合征是一种由潜在的浆细胞瘤或浆细胞增生引起的罕见的多系统副肿瘤性疾病，发病高峰在 50~60 岁，男女比例接近 2∶1[1]。2003 年，日本的一项全国性调查显示发病率为 0.3 人/10 万人[2]。最早认为多见于日本裔，随着认识的深入，欧洲裔、非洲裔、西班牙裔及亚洲裔也多有报道。Crow 和 Fukase 分别于 1956 年和 1968 年描述了浆细胞的恶性增生合并周围神经病变，因此该综合征又称为 Crow-Fukase 综合征，也称为 Takatsuki 综合征[3]；至 1980，Bardwick 提出 POEMS 综合征，临床表现包括周围神经病变（peripheral neuropathy）、脏器肿大（organomegaly），内分泌病变（endocrinopathy），单克隆浆细胞增生（monoclonal plasma cell disorder）和皮肤改变（skin changes）[4]。

本例患者为中老年男性，病史近 1 年，病情逐渐加重，尽管在病程中出现了高度的双下肢水肿伴有食欲缺乏、运动耐力下降、疲乏症状，查体有颈静脉充盈，化验示 NT-proBNP 升高，检查见胸腔积液、腹水、心包积液，但患者既往无冠心病病史，无心肌病病史，高血压病史仅 2 月余，无肺动脉高压，无慢性阻塞性肺病等右心衰竭的病因，超声心动图未见右心结构的改变，右心衰竭的证据不足，而且从疾病"一元论"的角度出发，右心衰竭不能解释上述症状：脾大、周身皮肤黏膜色素沉着、贫血、蛋白尿、周围神经病变等。故右心衰竭的诊断排除；那患者以双下肢高度水肿就诊，心源性已排除，那是否是肝源性、肾源性、内分泌性抑或自身免疫性？患者有乙型肝炎病史，但 B 超示肝脏大小正常，无肝硬化，门静脉无扩张，脾静脉无扩张，无肝脏酶谱的异常，无黄疸，虽然有轻度的低蛋白血症，但解释不了高度的水肿，因而不是肝源性水肿；患者无肾病病史，尽管有高血压，中度的蛋白尿，白蛋白轻度下降，但尿中无潜血，无肾功能异常，且 B 超肾脏未见异常，并不是肾病综合征或者肾炎导致的水肿；后经追问病史，患者院外曾诊断为甲状腺功能减退及肾上腺皮质功能低下，其多浆膜腔积液、周身黏膜色素沉着、贫血等症状似乎用其解释更为合理，然而患者无低钠血症，无低血压，而且加用氢考可的松及优甲乐后，患者的游离甲状腺功能已经恢复正常，但是水肿及其他的症状并无一丝缓解，反而进行性加重，用内分泌系统解释也行不通；患者无慢性发热、关节痛、光敏感，免疫全项仅补体 C3 稍低，ANA 等均阴性，不符合免疫系统的问题。

　　患者就诊过多家医院，先后诊断了脑梗死、糖尿病周围神经病变、甲状腺功能减退和肾皮低及抑郁症。复杂的诊断之间是否有内在的联系，是否为复杂的系统性疾病？此次入院，和院外的检查相比，患者腹部 B 超提示脾大，我们在患者众多的临床表现中，终于发现了蛛丝马迹，于是我们建议患者行骨髓穿刺检查，检查回报骨髓浆细胞成团分布，建议查免疫蛋白电泳、活检、免疫、以排除浆细胞病，此正是柳暗花明又一村，后进一步行血清免疫固定电泳示 IgAλ 型 M 型蛋白阳性。至此，水落石出，真相大白——患者的最终诊断：POEMS 综合征。

　　关于 POEMS 综合征的发病机制，目前认为循环中升高的细胞因子包括 IL-1β，IL-6 和 TNF-α（tumor necrosis factor-α），以及 VEGF（vascular endothelial growth factor）和 MMP 均在其发病中发挥了重要的作用，其中，VEGF 升高是其特征性血清标志物[5]。

　　2003 年 Mayo 诊所提出了其诊断标准，主要标准为：①多发神经病变；②单克隆浆细胞增殖异常。次要标准为：①骨硬化性病变，卡斯特尔曼代病，视神经盘水肿；②器官巨大症（肝脾肿大或淋巴结病）；③水肿（凹陷性水肿、胸腔积液或腹水）；④内分泌病变（肾上腺、甲状腺、垂体、胰腺）；⑤皮肤病变（色素沉着、多毛症、血管瘤、白甲等）。已知相关为杵状指、体重减轻、血小板增多症、红细胞增多症和多汗症；可能相关为肺动脉高压、限制性肺疾病、血栓形成、关节痛、心肌病、维生素 B12 缺乏、腹泻等；其中，2 条主要和 1 条次要可以诊断 POEMS 综合征（2+1）。2014 年，Mayo 诊所的 Dispenzieri 教授更新了上述标准，增加了其他主要标准 3 选 1：①卡斯特尔曼代病；②骨硬化性病变；③VEGF 水平升高。但我国开展检测 VEGF 的医院不多，故 2014 年标准并不如 2003 标准深入人心。该病需要和心力衰竭、多发性骨髓瘤、格林-巴利综合征、肝硬化、结缔组织病、糖尿病性周围神经病、原发性肾上腺皮质功能减退等疾病相鉴别。

　　治疗方面，该病目前尚无标准治疗；常用的治疗方法包括放疗、烷化剂为基础的化疗，以及激素、自体造血干细胞移植（ASCT）等[6]。其中，孤立性或局部多发的骨硬化性病变可行放疗治疗，Mayo 诊所的经验为 4 年生存率 97%，经过无菌舱考验的 ASCT 患者 100% 症状得到改善，皮肤等系统性症状可在有效治疗的 1 个月内改善，而神经病变常 6～12 个月才显效[4]。

　　POEMS 综合征的预后：因其通常为慢性病程，一项日本研究报道该病生存期大于 10 年，而不同的病例系列显示生存期为 33 个月至 165 个月[7、8]，其中，合并水肿、胸腔积液、呼吸系统症状和肺动脉高压的患者预后更差。本患者经过 ASCT 治疗后已逐渐停用优甲乐及氢化可的松，一般情况明显好转。

【经验与体会】

　　POEMS 综合征因为是一个缓慢进展的系统性疾病，早期因为症状多种多样但不典型，容易误诊和漏诊（该患者误诊时间长达 12 个月），曾被误诊为心力衰竭、肾上腺皮质功能低下、甲状腺功能减退等，延误诊治，患者及家属常奔波于多个医院的多个科室，但治疗效果差，患者日夜忍受巨大的痛苦，自觉"生不如死"，如能尽早诊断明确并系统治疗，尚能恢复一部分生活质量。

虽然"术业有专攻"，但人体是一个整体，我们不能只盯着自己的"一小片天"，临床不仅要有"深度"，也要有"广度"，这样才能避免"头痛医头、脚痛医脚"的片面思维。不管我们工作在哪一个科室，如果遇到双下肢高度水肿（尤其是多浆膜腔积液）、周围神经病变、皮肤色素沉着同时或先后发生者，一定要提高警惕，把该病放入鉴别诊断中。

【参考文献】

[1] Dispenzieri A.POEMS syndrome：2014 update on diagnosis，risk-stratification，and management[J]. Am J Hemato，2014，89（2）：214-223.

[2] Nasu S, Misawa S, Sekiguchi Y, et al. Different neurological and physiological profiles in POEMS syndrome and chronic inflammatory demyelinating polyneuropathy[J]. J Neurol Neurosurg Psychiatry，2012，83（5）：476-479.

[3] Marinho F S，Pirmez R，Nogueira R，et al. Cutaneous Manifestations in POEMS Syndrome：Case Report and Review[J]. Case Rep Dermatol，2015，7（1）：61-69.

[4] Dispenzieri A.POEMS syndrome：2014 update on diagnosis，risk-stratification，and management[J]. Am J Hematol，2014，89（2）：214-223.

[5] Ji Z F，Zhang D Y，Weng S Q，et al. POEMS Syndrome：A Report of 14 Cases and Review of the Literature[J]. ISRN Gastroenterol，2012，2012：584287.

[6] Santos G，Lestre S，Joao A. Do you know this syndrome? POEMS syndrome[J]. An Bras Dermatol，2013，88（6）：1009-1010.

[7] Kourelis T V，Buadi F K，Kumar S K，et al. Long-term outcome of patients with POEMS syndrome：An update of the Mayo Clinic experience[J]. Am J Hematol，2016，91（6）：585-589.

[8] Thomas J，Maramattom B V，Varghese J，et al. POEMS syndrome associated with plasmacytoma of the clivus："Time discovers the truth"[J]. J Postgrad Med，2016，62（3）：205-207.

（李　汇　李　岩　李京艳　郑宝忠　刘　铭）

2-2 右肾肿瘤确诊肾球旁细胞瘤 1 例

【病例摘要】

患者，男，52 岁，查体偶发右肾肿瘤，于 2015 年 1 月收入我院，患者无明显临床症状，包括无明显乏力、软瘫等表现；查体：BP 为 120/70mmHg，HR 为 80 次/分，心肺（－），腹部未触及包块，肾区无叩击痛，外生殖器未见异常；既往无高血压及低血钾病史。

实验室检查：术前血钾浓度为 4.35mmol/L，立位血管紧张素 I（37℃）为 5.6，血管紧张素 I（4℃）为 1.58，肾素活性为 4.02ng/ml/h，血管紧张素 II 为 55.8pg/ml，醛固酮为 7.4ng/dl，血浆醛固酮/血浆肾素活性比值为 1.84；未查卧位肾素及卧位醛固酮。

辅助检查：超声检查显示右肾下极外侧实质可见一大小约为 1.7cm 低回声结节，边界清，略凸出肾外，血流信号不明显；腹部 CT 检查提示右肾中下部结节影，大小约为 1.9cm×1.7cm，平扫及增强各期 CT 值为 40.0Hu、132.2Hu、117.8Hu、100.5Hu；未发现肾血管阻塞或狭窄。

诊疗结果：本例行开放根治性肾切除术；标本经 10% 中性甲醛液固定，常规脱水、透明、包埋、切片、HE 染色、光学显微镜下观察。手术获得成功，标本大体：肿瘤位于右肾背侧中下部，单发，类圆形，部分突向肾外，直径约为 2cm，边界清楚，包膜完整，质实，切面红白相间，以苍白为主，无坏死；镜检：肿瘤边界清楚；肿瘤细胞呈巢状和片状排列，肿瘤细胞为多角形和梭形，胞界清楚，细胞质丰富淡染，局部可见颗粒状嗜酸性细胞质，细胞核较规则，呈圆形或卵圆形，位于细胞中央，染色质匀细；肿瘤间质富含毛细血管。免疫组化：CD31、CD34 和 vimentin 均弥漫强（＋）；EMA 和 CD10 灶性（＋）；RCC 和 HMB45（－），Ki-67 指数 <5%；病理诊断：右肾球旁细胞瘤。

【讨论】

肾球旁细胞器瘤（juxtaglomerular cell tumor，JGCT），由 Robertson 于 1967 年首次报道后由 Kihara 命名，也称为肾素瘤（reninoma）或称为 Robertson-Kihara 综合征；高血压、低血钾为其主要临床表现。

JGCT 起源于肾小球旁器中的入球小动脉壁上的平滑肌细胞演化而来的球旁细胞，多属良性的血管外皮细胞瘤，因瘤细胞可分泌肾素进而引起高醛固酮血症，临床特点主要为高血压、高肾素、高醛固酮和低钾血症[1]。李汉忠等[2]依据 JGCT 患者肾素血管紧张素醛固酮水平及血钾，血压等情况将 JGCT 分为 3 型，即典型、非典型和静止型。对于明确肾肿瘤的患者同时具有高血压低血钾、高肾素和高醛固酮等表现，病理证实为 JGCT 应考虑典型肾球旁细胞器瘤；对于仅合并高血压者，肾素及醛固酮均在正常范围，术后病理证实 JGCT 应考虑非典型球旁细胞瘤；对于术前仅表现为肾肿瘤，血压、血钾及肾素、醛固酮均正常者，术后病理证实为 JGCT 应归入静止型肾球旁细胞器瘤。本例患者符合静止型 JGCT 的临床表现。

影像学表现：文献报道典型 JGCT 腹部 CT 平扫通常表现为肾实质低密度肿物，边缘规则，直径很少超过 3cm；强化表现为轻度强化及延迟强化，肿瘤强化程度低于肾皮质，肿瘤多于静脉期，排泄期逐渐强化。对此表现，有学者解释[3]可能与高肾素引起肿瘤血管收缩及肿瘤小动脉、微动脉血管内膜和中层增殖使血管腔变窄等，最终导致肿瘤血流量减少。本患者 CT 平扫表现符合文献报道，CT 可强化呈典型"快进快出"表现，肿瘤强化程度明显高于肾皮质，并且动脉期强化最为显著，与文献报道的 CT 特征明显不符；对此笔者分析可能原因有两个方面，首先，通过对本例病理检查可以证实肿瘤间质富含大量毛细血管，肿瘤血运丰富，因此具备本例强化 CT 表现的解剖基础；其次，本例患者术前肾素血管紧张素醛固酮结果正常，无明显高血压及低血钾表现（笔者将本例患者归为静止型 JGCT），因未出现高肾素引起的肿瘤血管收缩及血管腔变窄等情况，所以 CT 表现为明显强化。

病理学特点：大体，肿瘤常呈圆形或类圆形，瘤体常较小，包膜完整，文献报道瘤体大小为 0.8～0.9cm，平均为 3.1cm[4]，切面灰黄至苍白色；本例大体特征与上述相似，有文献报道肿瘤直径≥8cm[5]。镜下特点：肿瘤由实性巢索状、片状、小梁状、乳头状排列，细胞呈圆形或多角形，大小不等，细胞核呈圆形或椭圆形，位于中央，核仁不明显，胞质淡染或嗜酸性，肿瘤间质的特点是血管丰富，可见较多的薄壁血管及局灶分布的厚壁血管；本组病例镜下特征与上述情况较为符合，有文献报道镜下观察到病理性核分裂象[6]，纤维包膜浸润或血管浸润[7、8]。上述情况在本组病例中均未见到。免疫组化 vimentin 和 CD34 弥漫阳性，Actin、CD68、SMA 和 CD117 不同程度阳性，RCC、desmin、S-100、HMB45、NSE、CgA 和 Syn 均阴性，本组免疫组化结果与上述基本符合；肾素免疫组化染色呈阳性反应，曾认为 JGCT 特征标志，但肾素分泌并非球旁细胞瘤所特有，也可见于肾母细胞瘤、肾透明细胞癌和肾嗜酸细胞腺瘤[9]。电镜表现：肿瘤细胞可见丰富粗面内质网，大量肾素颗粒，多位于细胞质周边部，同时还可见圆形肾素样电子致密颗粒。

【经验与体会】

JGCT 发病率较低，临床诊断困难，通过总结 JGCT 患者临床资料可以发现如下特点。①本例临床表现缺乏典型"三高一低"症候群，即严重的高血压、继发性高肾素、高醛固酮和低血钾；②强化 CT 可出现典型"快进快出"表现，肿瘤强化程度明显高于肾皮质，并且动脉期强化最为显著，比较相关文献尚未报道相似 CT 表现，是否可以成为静止型 JGCT 的特征表现尚需更多病例证实。JGCT 行肾部分切除术或肾根治术是公认可靠的治疗方法；JGCT 多为良性过程，罕见恶性报道[8、10]。

【参考文献】

[1] Capovilla M, Couturier J, Molinive V, et al. loss of chromosomes 9and11 maybe recurrent chromosome imbalances in juxtaglomerular cell tumors[J]. Humpathol, 2008, 39（3）: 459-462.

[2] Dong D, Li H, Yan W, et al. Juxtaglomerular cell tumor of the kidney--a new classification scheme[J]. Urol Oncol, 2010, 28（1）: 34-38.

[3] Prasad S R, Sursbhi V R, Menias C O, et al. Benign renal neoplasms in adults: cross-sectional imaging findings[J]. AJR, 2008, 190: 158-164.

[4] Chambo J L, Falci J R, Lucon A M.Juxtaglomerular cell tumor as a rare cause of hypertension in adults[J]. Int Braz J Urol, 2004, 30（2）: 119-120.

[5] Shera A H, Baba A A, Bakshi I H, et al. Recurrent malignant juxtaglomerular cell tumor: a rare cause of malignant hypertension in a child[J]. J Indian Assoc Pediatr surg, 2011, 16（4）: 152-154.

[6] 游燕, 梁智勇, 朱翀, 等.肾球旁细胞瘤 2 例临床病理探讨[J]. 诊断病理学杂志, 2012, 19（4）: 259-262.

[7] Kodet R, Taylor M, Vachalova H, et al. Juxtaglomerular cell tumor: an immunobistochemical, electron-microscopic, and in situ hybridization study[J]. Am J Surg Pathol, 1994, 18（8）: 837-842.

[8] Duan X, Bruneval P, Hammadeh R, et al. Metastatic juxtaglomerular cell tumor in a 52-year olf man[J]. Am J Surg Pathol, 2004, 28（8）: 1098-1102.

[9] Lopez-Beltran A, Scarpelli M, Montironi R, et al. 2004 WHO classification of the renal tumors of the adults[J]. Eur Urol, 2006, 49（5）: 798-805.

[10] Beaudoin J, Perigny M, Tetu B, et al. A patient with a juxtaglomerular cell tumor with histological bascular invasion[J]. Nat Clin Pract Nephrol, 2008, 4（8）: 458-462.

（杨 龙 彭 杰 林 毅）

2-3 典型嗜铬细胞瘤 1 例

【病例摘要】

患者，女，48 岁，主因阵发性血压升高伴头痛、大汗、心慌 1 年余就诊。患者于 1 年前无明显诱因开始出现血压升高，最高时达 200/110mmHg，发作时伴有明显头痛、大汗症状，并伴有心慌，无恶心及呕吐，无肢体活动不利，休息片刻后症状可自行缓解，血压平时未见明显升高。既往无糖尿病、冠心病等病史，无外伤手术输血史；无吸烟饮酒史，无高血压、心脏病家族史。

查体：T 为 36.6℃，R 为 16 次/分，P 为 94 次/分，BP 为 160/95mmHg。神志清楚，查体合作，颈静脉无怒张，双肺呼吸音清，心律齐，HR 为 94 次/分，腹软，无压痛，肝脾肋下未及，双下肢不肿，双肾上腺区及肾区未及膨隆，无压痛及叩击痛，双输尿管走行区未及压痛点，膀胱区正常，双侧腹股沟未及肿大淋巴结。

实验室检查：血常规、电解质、肝肾功能、凝血常规均正常。血尿皮质醇未见异常，肾素、血管紧张素、醛固酮均处于正常范围内，三次尿香草苦杏仁酸（VMA）浓度分别为 108.52μmol/24h、100.38μmol/24h、98.46μmol/24h（正常值＜68.6μmol/24h）。

影像学检查：肾上腺 CT 平扫加强化：左侧肾上腺区可见大小约为 4cm×3cm 椭圆形肿块影，边界清晰，邻近左肾、胃大弯侧胃壁轻度受压。病灶内部呈等、低混杂密度，周边见线样等密度包膜，伴散在点状钙化致密影。增强扫描后病灶实性成分呈中等度强化，囊性低密度影未见强化，包膜呈明显线样强化（图 2-3-1）。

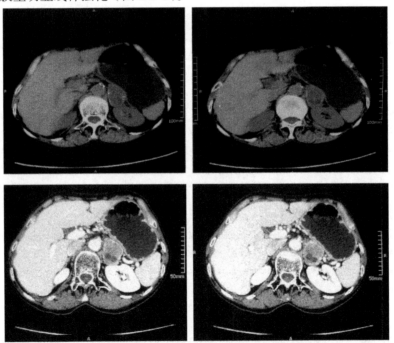

图 2-3-1　肾上腺 CT （平扫加强化）：左侧肾上腺区可见大小约为 4cm×3cm 椭圆形肿块影，边界清晰，邻近左肾、胃大弯侧胃壁轻度受压。病灶内部呈等、低混杂密度，周边见线样等密度包膜，伴散在点状钙化致密影。增强扫描后病灶实性成分呈中等度强化，囊性低密度影未见强化，包膜呈明显线样强化

治疗经过：入院后给予患者 α 受体阻滞剂多沙唑嗪 0.4mg qd，并给予美托洛尔缓释片 47.5mg qd，上述药物准备共 10 日，多次复测使 BP 控制在 140/90mmHg 以内，HR 在 80～90 次/分后行腹腔镜下左肾上腺肿物切除术。术后病理回报：左肾上腺嗜铬细胞瘤。

【讨论】

嗜铬细胞瘤是指起源于肾上腺髓质嗜铬细胞的肿瘤，其合成、存储和分解代谢儿茶酚胺[肾上腺素、去甲肾上腺素和（或）多巴胺]，并因后者的释放引起相应的临床症状。2004 年，WHO 的内分泌肿瘤分类将嗜铬细胞瘤定义为来源于肾上腺髓质的产生儿茶酚胺的嗜铬细胞的肿瘤，即肾上腺内副神经节瘤；而将交感神经和副交感神经节来源者定义为肾上腺外副神经节瘤[1]。目前比较统一的观点是嗜铬细胞瘤特指肾上腺嗜铬细胞瘤，而将传统概念的肾上腺外或异位嗜铬细胞瘤统称为副神经节瘤。

嗜铬细胞瘤主要分泌肾上腺髓质相关的激素儿茶酚胺，如肾上腺素、去甲肾上腺素和（或）多巴胺，分泌激素增多就会出现对应的临床症状，统称为儿茶酚胺增多症，其表现为：①"头痛、心悸、多汗三联征"，这是最典型的症状，其发生率在 50%以上；②高血压是最常见的临床症状，发生率为 80%～90%，50%～60%为持续性，40%～50%为阵发性；③体位性低血压，10%～50% 患者可出现，由血容量减少所致；④心血管并发症，约 12%患者首次以心血管并发症就诊，特别是肿瘤较大患者；⑤此外，部分患者可伴有白细胞增多症、红细胞增多症，部分患者可能会以心肌病、高钙血症、血尿、糖尿病、库欣综合征、肠梗阻甚至视力下降等原因就诊[2、3]。

嗜铬细胞瘤的辅助检查主要包括实验室定性检查和影像学定位检查两个部分。目前测定血浆和尿的游离儿茶酚胺[肾上腺素、去甲肾上腺素和（或）多巴胺]及其代谢产物如 VMA 是传统诊断嗜铬细胞瘤的重要实验室检查方法：测定 24 小时尿儿茶酚胺含量升高 2 倍以上即有意义；血儿茶酚胺测定在高血压发作时较有意义；VMA 是肾上腺素和去甲肾上腺素的代谢产物，检测时通常需送检 24 小时尿标本 3 次。目前用于肾上腺嗜铬细胞瘤定位检查主要是 CT。CT 可发现肾上腺 0.5cm 和肾上腺外 1.0cm 以上的嗜铬细胞瘤，其 CT 表现为圆形、椭圆形或梨形、边界清晰的实性肿块，一般均较大，多数为 3～5cm，个别可达 20cm，肿块多数密度不均匀，以低等混杂密度为主，少数伴有出血或钙化者密度可增高，增强扫描由于嗜铬细胞瘤血供丰富，多呈明显增强，边缘增强更明显，而实质除坏死囊变部分外亦增强，增强后可类似厚壁内腔不规则囊肿样改变。肿瘤内密度不均和显著强化为其特点，能充分反映肿瘤形态特征及与周围组织的解剖关系。

嗜铬细胞瘤目前的治疗标准是完整的手术切除[4]。根据手术医师及麻醉医师的能力、经验，手术存活率在 98%～100%。腔镜下的肿瘤切除已经成为绝大部分肾上腺肿瘤治疗的标准术式，同样也适用于嗜铬细胞瘤的处理。PHEO/PGL 术前充分的准备是手术成功的关键，术前药物准备的目标在于阻断过量儿茶酚胺的作用，维持正常血压、心率/心律，改善心脏和其他脏器的功能；纠正有效血容量不足；防止手术、麻醉诱发儿茶酚胺的大量释放所致的血压剧烈波动，减少急性心力衰竭、肺水肿等严重并发症的发生[5～7]。目前术前药物准备的时间推荐 7～10 日，发作频繁者需准备 4～6 周。

嗜铬细胞瘤的预后与年龄、良恶性、有无家族史及治疗早晚等有关。良性者 5 年生存率>95%，但约 50%患者仍持续高血压。复发率为 6.5%～17%，复发者恶性率约 50%，家族性、肾上腺外及右侧者更易复发。

【经验与体会】

嗜铬细胞瘤被称之为"10%肿瘤"：10%可以恶变，多见于女性，多见于肾上腺外，5 年生存率为36%～60%；10%为双侧多发，多见于家族性疾病；10%好发于肾上腺以外，称之为副神经节瘤，最多见于主动脉旁嗜铬体；10%为儿童发病，多见于家族性疾病。因而以上情况在临床诊治时须引起注意。

　　此外，嗜铬细胞瘤术前药物准备的时间应充分，一般推荐7～10日，发作频繁者需准备4～6周。以下几点提示术前药物充分：①BP稳定在120/80mmHg左右，HR<80～90次/分；②无阵发性血压升高、心悸、多汗等现象；③体重呈增加趋势，血细胞比容<45%；④轻度鼻塞，四肢末端发凉感消失或有温暖感，甲床红润等表明微循环灌注良好。

【参考文献】

[1] Delellis R A，Lidyd R V，Heitx P U，et al. Pathology and genetics of tumours of endocrine organs.In World Health Organization classification of tumors[M].Lyon：IARC Press，2004.

[2] Ilias I，Pacak K.Current approaches and recommended algorithm for the diagnostic localization of pheochromocytoma[J]. J Clin Endocrinol Metab，2004，89（2）：479-491.

[3] Shlomo M，Kenneth S P，Larsen P R，et al. Williams Textbook of Endocrinology[M].12th Editioned，2011：559.

[4] Duh Q Y.Evolving surgical management for patients with pheochromocytoma[J]. J Clin Endocrinol Metab，2001，86（4）：1477-1479.

[5] Pullerits J，Ein S，Balfe J W.Anaesthesia for phaeochromocytoma[J]. Can J Anaesth，1988，35（5）：526-534.

[6] Plouin P F，Chatellier G，Fofol I，et al. Tumor recurrence and hypertension persistence after successful pheochromocytoma operation[J]. Hypertension，1997，29（5）：1133-1139.

[7] Amar L，Servais A，Gimenez-Roqueplo A P，et al. Year of diagnosis，features at presentation，and risk of recunence in patients with pheochromocytoma or secreting paraganglioma[J]. J Clin Endocrinol Metab，2005，90（4）：2110-2116.

（赵广宁　林　毅）

2-4 原发性醛固酮增多症合并高血压及主动脉夹层动脉瘤

【病例摘要】

患者，男，50岁，主因间断胸痛9年余，加重10日入院。患者于9年前无明显诱因出现剧烈持续性胸痛，就诊于胸科医院，诊为降主动脉夹层瘤，予以胸主动脉支架植入术治疗；此后多次因胸闷在胸科医院及我院住院治疗，经扩血管、降血压等治疗后，症状好转出院。入院前1年无明显诱因出现胸痛，呈撕裂样疼痛，伴胸闷、心悸，伴大汗淋漓，无恶心、呕吐，无咳嗽、咳痰，无头痛、头晕，无黑朦及一过性意识丧失，症状持续不缓解，遂至我院。入院后心脏彩超回报：左心房增大，左心室壁非对称性肥厚（室间隔厚度为20.4mm，左心室后壁厚度14.8mm），左心室舒张功能下降。主动脉CTA回报：主动脉夹层术后，胸主动脉、腹主动脉及部分右侧髂总动脉"双腔性"改变，考虑主动脉夹层残留伴夹层内血栓形成；左侧肾上腺结节影；左侧胸腔积液。入院后予以降压、止痛、抗炎等对症治疗后好转出院。后患者多次就诊于我院，对症治疗后好转出院。入院前10日因房屋起火而烧伤后再次出现胸痛，呈撕裂样疼痛，伴胸闷，症状经休息后可逐渐缓解。此后上述症状反复发作，性质伴随症状同前，伴食欲缺乏。于入院前6小时，患者再次出现胸痛，呈撕裂样疼痛，向背部放射，伴大汗，症状持续不缓解，为求进一步诊治收入院。

既往高血压病史11年余，血压最高达270/130mmHg，平素自服"硝苯地平控释片、缬沙坦、酒石酸美托洛尔"控制血压，但血压控制不佳；6年前于外院CT检查时发现肾上腺占位病变，查RAAS测定示血浆醛固酮ALD为160.85ng/L、血浆肾素活性PRA为0.16ng/（ml·h）、血管紧张素Ⅱ为45.5ng/L，可疑为原发性醛固酮增多症，外院未予手术治疗。3年前曾患脑出血，目前遗留右侧肢体感觉障碍及右侧肢体活动不利。吸烟史20余年，20支/日，饮酒史20余年，50g/d。

查体：BP为150/90mmHg，神志清，言语欠流畅，对答切题，伸舌右偏，双肺呼吸音粗，未及明显干湿罗音，HR为66次/分，律不齐，心音可，主动脉瓣听诊区可及收缩期吹风样杂音Ⅲ/6级，腹软，无压痛及反跳痛，肝脾肋下未及，双下肢无明显水肿，右侧肢体感觉减退，右侧肢体活动不利，双侧巴氏征阳性。

辅助检查：实验室检查示血常规WBC为10.3×10^9/L，NEU%为75.4%，Hb为128g/L，PLT为194×10^9/L。血钾浓度为3.3mmol/L，血钠浓度为150.6mmol/L；D-二聚体为2.0mg/L（正常值<0.5mg/L）；肝肾功能正常。皮质醇23.70μg/dl（正常值为5.00~25.00μg/dl），促肾上腺激素42.60pg/ml（正常值<46.00pg/ml）。心电图（图2-4-1）示窦性心律，Ⅰ、Ⅱ、aVL、$V_{2\sim6}$导联T波倒置。Holter示窦性心律，房性期前收缩、阵发心房颤动、室性期前收缩，室内传导阻滞，ST-T缺血改变。心脏彩超（图2-4-2）示左心房增大（42.1mm），室间隔及左心室后壁增厚，以室间隔为著（20.4mm），室间隔回声增强，颗粒增厚，运动僵硬，左心室流出道内径约为18.9mm，LVEF为56%，左心室舒张功能减低，左心室舒张末内径为47.8mm；胸骨上窝切面示主动脉弓增宽，内径约为38.9mm，其中可见金属状强回声。腹部B超（图2-4-3）示左肾上腺区可见2.1cm低回声结构。肾上腺强化CT（平扫）示腹主动脉明显增粗，其密度不均匀，可见不规则钙化样高密度影。左侧肾上腺可见结节状软组织影，与左肾上极分界清楚，病变CT值约为16Hu，右侧肾上腺未见明显异常。双肾形态正常，肾实质及肾窦区未见异常

密度改变。强化 CT 检查示：腹主动脉明显增粗，并密度不均匀，腹主动脉自肠系膜上动脉根部水平呈双腔状改变，假腔密度稍低，提示主动脉夹层。左肾上腺病变可见强化，动脉期及延时期 CT 值分别约为 25Hu、78Hu，边缘清晰。右侧肾上腺未见异常。腹主动脉旁未见异常肿大淋巴结影。

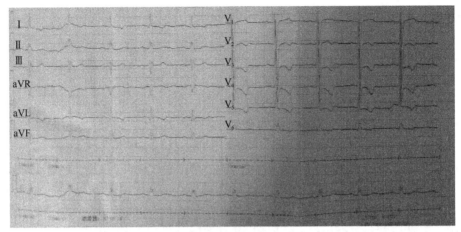

图 2-4-1　ECG：窦性心律，Ⅰ、Ⅱ、aVL、V$_{2\sim6}$ 导联 T 波倒置

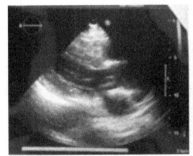
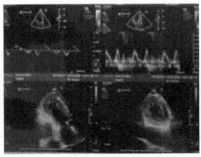
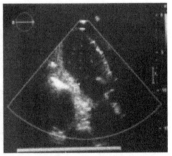

图 2-4-2　心脏彩超：左心房增大（42.1mm），室间隔及左心室后壁增厚，以室间隔为著（厚度为 20.4mm），室间隔回声增强，颗粒增厚，运动僵硬，左心室流出道内径约为 18.9mm，胸骨上窝切面示主动脉弓增宽，内径约为 38.9mm，其中可见金属状强回声，LVEF 为 56%，左心室舒张功能减低，左心室舒张末内径为 47.8mm

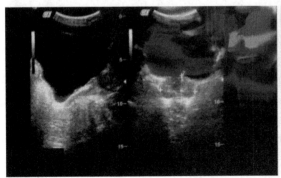
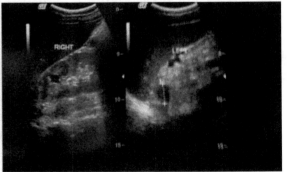

图 2-4-3　腹部 B 超：左肾上腺区可见 2.1cm 低回声结构，左肾大小形态内部结构及血管血流未见异常，右肾上极实质可见 1.0cm 液性暗区，考虑右肾囊肿，前列腺 2.8cm×4.1cm，内部回声欠均匀，边缘包膜尚光滑

诊断：①主动脉夹层，主动脉夹层支架术后；②心律失常，房性期前收缩，室性期前收

缩，阵发心房颤动；③烧伤，继发感染；④高血压 3 级（极高危）；⑤左侧肾上腺占位性病变，原发性醛固酮增多症；⑥陈旧性脑出血。诊疗经过：予硝普钠泵入联合口服降压药物治疗，同时补钾治疗。根据患者的临床特点：①难治性高血压；②低钾血症；③肾上腺占位病变；④ALD/PRA 比值为 100，考虑原发性醛固酮增多症诊断成立，加用螺内酯，并将剂量逐渐增加。最终口服降压药治疗方案为硝苯地平控释片 30mg tid，缬沙坦胶囊 160mg qd；美托洛尔缓释片 142.5mg qd；螺内酯 80mg tid；氯化钾缓释片 1g tid。经以上药物治疗患者血压平稳，血钾浓度为 3.8mmol/L 后，请泌尿外科会诊，考虑左侧肾上腺解剖位置较深，其上方和前方与胃、胰尾和脾血管相邻，动脉来源为膈下动脉、主动脉直接分支、同侧肾动脉分支，中央静脉短而粗，与膈下静脉汇合入左肾静脉，因该患者合并腹主动脉夹层，可能出现肾上腺周围粘连，手术时暴露不佳，切除时易损伤血管造成出血及邻近组织损伤。患者血压不易控制且螺内酯用量较大，患者已出现乳房胀痛，患者手术切除肾上腺肿瘤后获益颇多，因此和家属充分沟通后同意手术治疗，在全麻下行后腹腔镜左侧肾上腺切除术，手术顺利，术中发现在左侧肾上腺区有一直径约为 2.0cm 淡黄色结节样肿物，完整游离切除并送检病理。病理回报（图 2-4-4）示左侧肾上腺皮质腺瘤。患者术后血压、心率、呼吸平稳，复查血钾浓度正常，肝肾功能正常，降压药物调整剂量，硝苯地平控释片 30mg qd、缬沙坦胶囊 80mg qd、酒石酸美托洛尔缓释片 47.5mg qd；血压稳定，波动在 100/70mmHg～140/80mmHg，胸痛、腹痛未发作，病情好转出院。

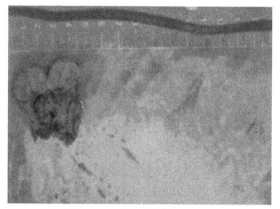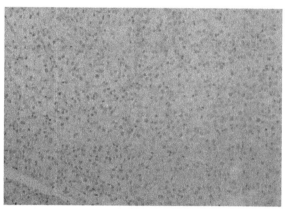

图 2-4-4　肾上腺切除术病理报告：送检淡黄色不整形组织一块，大小为 5cm×2cm×1.5cm，期间可见一结节状肿物，直径为 2cm。病理诊断为左肾上腺皮质腺瘤

随访：术后半年复查 RAAS 示血浆醛固酮为 0.05ng/ml、血浆肾素活性为 0.41ng/（ml·h）、血管紧张素 Ⅱ 为 94.96pg/ml；血钾浓度为 4.3mmol/L；肝肾功能正常；动态血压监测为（100～140）/（70～80）mmHg。

【讨论】

原发性醛固酮增多症（primary aldosteronism，PA），以下简称原醛症，是一种由于肾上腺皮质球状带病变导致醛固酮分泌异常增加所致的临床综合征。1955年由Jerome W.Conn首先报道，故又称Conn综合征，其典型的临床表现应具备高血压、低血钾、高血清醛固酮水平及低血浆肾素活性等特征，但多数患者仅以高血压为主要表现[1]。高血压是PA患者主要和早期的表现，98%的患者伴有不同程度的高血压，随着病程进展，血压可逐渐增高，呈中度及重度高血压，且对一般降压药物治疗效果欠佳。PA所致高血压的发病机制与醛固酮分泌增多引起水钠潴留和血管壁对去甲肾上腺素反应性增高有关。但长期的高醛固酮作用有"盐皮质激素逃逸"现象，因此PA患者血钠并不会明显升高，多在正常或正常高限水平，多无水肿发生[2、3]。在高血压病程较长的晚期病例，由于有肾小动脉及外周动脉硬化等因素加入，致使醛固酮肿瘤切除后血压仍不易完全恢复正常，本例患者腺瘤切除后血压未完全恢复正常，但所需降压药量明显减少。

在临床上，将 PA 分为 6 个亚型：①产生醛固酮的肾上腺醛固酮腺瘤（APA）；②产生醛固酮的肾上腺皮质癌 APC；③原发性肾上腺增生 PAH；④特发性醛固酮增多症（IHA）；⑤糖皮质激素可抑制的醛固酮增多症 GSA；⑥异位产生醛固酮的肿瘤。其中以 APA 和 IHA 最为常见，两者合计占 95%。在这两类中，病灶可以位于单侧也可位于双侧，其中腺瘤型原醛症绝大多数都是单侧单发，双侧或单侧多发病例较少，占 10% 左右[4]。

以往认为 PA 在高血压人群中并不常见，其只占高血压患者的 0.4%~2.0%，但有研究显示，5%~13% 高血压患者为 PA，而在难治性高血压中 PA 可高达 20%，Savard S 等[5]研究表明，PA 患者与血压水平相当的原发性高血压相比，PA 患者的心脑血管病及心律失常的发生率比后者高 3~5 倍，醛固酮分泌增多是导致左心室肥厚、血管损伤、心律失常、脑梗死、肾功能损害的重要危险因素。根据 2013 年中国高血压指南，左心室肥厚诊断标准为超声心动图 LVMI $\geq 125g/m^2$（男）或 LVMI $\geq 120g/m^2$（女）。本例患者超声心动图提示室间隔厚度（IVSd）为 20.4mm，左心室后壁厚度（LVPWd）为 14.8mm，左心室舒张末内径（LVEDd）内 47.8mm，LVMI $= 266.5g/m^2$。左心室肥厚，近年来被认为是 PA 的主要并发症，洪维等[6]在研究中指出，与原发性高血压患者相比，PA 患者的左心室重量指数（LVMI）明显升高，左心室肥厚发生率明显增多，且在剔除血压、病程等因素影响后，LVMI 与 PA 患者醛固酮水平呈显著正相关，证实了醛固酮过度分泌是左心室肥厚的重要危险因素。Nakahara 等[7]进一步证实了血浆醛固酮引起左心室肥厚不仅仅是由于其能增加循环血容量升高血压，更重要的是它可作用于心肌组织的盐皮质激素受体，直接介导心肌重构。

此外，此例患者发生主动脉夹层和脑出血均与长期难以控制的高血压有关。因此，早期诊断，对于改善 PA 患者预后有极大的意义。早期诊断 PA，首先需筛查整个高血压人群，特别是合并低血钾的患者，但是血钾浓度正常并不一定代表患者没有 PA，对于青少年患高血压，一般降压效果不显著，有低血钾及其症状或者心电图有低血钾表现，应用利尿剂后出现肌无力或者周期性瘫痪的患者均应考虑 PA 的可能。近年来大多研究者采用 ARR 来筛选 PA，即醛固酮 ALD（ng/dl）与血浆肾素活性 PRA[ng/（ml·h）]比值，并提出以 20~50 为切点。ARR > 25，高度怀疑 PA；ARR ≥ 50 可确诊 PA；此比值以立位 2 小时的测定值计算，其诊断符合率较卧位时更高。此例患者 ARR 术前为 100，术后为 12.1。Strauch 等报道根据此标准筛查高血压患者得出 PA 的患病率为 19%。在临床上，已确诊的 PA 患者中仍有部分患者比值 < 50，易导致漏诊。因此，对高血压患者先予 ARR 筛查，再结合肾上腺影像学检查进行综合判断，可提高 PA 的确诊率。大多数学者认为此比值 ≥ 30 时可诊断为 PA，比值 20~35 为灰阶区，怀疑 PA。目前，在高血压患者中使用 ARR 进行 PA 筛选有着重要的意义，可提高 PA 的检出率，并可指导治疗。但是 ARR 受人种差异、体位、药物、血钾及采血时间多种因素影响，在行该试验时要求停服利尿剂至少 4 周，停服 β 受体阻滞剂，以及双氢吡啶类 CCB、ACEI、ARB 等至少 2 周。

除了定性诊断之外，尚需定位诊断。目前肾上腺静脉取血 AVS 被认为是原醛分型、定位的金标准，该技术在两侧肾上腺静脉直接取血，能较精确地反映患者两侧肾上腺分泌醛固酮的量。其判别一侧肾上腺优势分泌的敏感性和特异性分别是 95% 和 100%。但此法穿刺技术难度高，有创伤性，故一直不被用作常规检查。目前主要依靠影像学检查做出形态上的诊断，随着影像技术的提高，采用 B 超和 CT 检查，特异性分别达到 67% 和 95.3%，对定性明确而定位不准确者，重复 B 超检查很重要。但 B 超检查的准确率与操作者的经验有很大关系。CT 检查具有定位准确，可靠性强等特点，可减少手术的盲目性，尤其在扫描层距为 2mm 时，准确性大大提高。但对于较大的结节性增生和腺瘤有时在 CT 上不易鉴别。杨东益等提出了腺瘤和结节性增生的鉴别诊断方法如下所述。①结节的密度和强化程度：腺瘤常为低密度或稍低密度，无强化或增强后 CT 值小于 70 HU 或与平扫比较 CT 值增加在 40 HU 以内；而结节性增生呈等密度明显强化，增强后 CT 值大于 80 HU 或 CT 值增加在 50 HU 以上。②周围及对侧腺体：对侧腺体如有萎缩，支持腺瘤诊断；如有增大，则支持增生诊断。③大小：增生者常小于 1cm。④边缘情况：多数腺瘤可显示部分包膜，而增生常无包膜。

手术治疗是原醛症的主要治疗方法之一，自 1992 年 Gagner 等首次报道了腹腔镜肾上腺切除术（laparoscopic adrenalectomy，LA）以来，国内外有许多关于腹腔镜肾上腺切除术的报告由于 LA 具有损伤小、恢复快、住院时间短等优点，现已成为肾上腺切除新的金标准[8]。术前准备包括纠正电解质紊乱、低钠饮食，每日补钾 3～6g，使血钾恢复正常，并适当地降低血压，螺内酯是醛固酮特异性受体拮抗剂，是目前原醛症患者术前控制高血压的核心药物，王翰博等[4]对 42 例原醛症合并高血压患者中，以大剂量螺内酯控制患者术前血压至稳定，予 120～540mg/d，每日分 3 次口服，血压控制至稳定时间 3～6 日（平均 3.6 天），结果显示大剂量螺内酯在 PA 患者术前降压中，疗效确定，安全可行。术前螺内酯的降压效果常可预测手术疗效，螺内酯降压效果好者，术后疗效亦好。应用时应根据患者既往高血压程度选择起始剂量，及时调整剂量，力求短时血压达标，以避免术前准备时间过长，对于肾功能不全患者应注意在降压同时及时复查肾功能及血钾变化。

【经验与体会】

PA 诊断步骤分 3 步：①在有原醛高危因素的高血压患者中筛查可能的原醛患者；②进行原醛的确诊试验；③进行原醛的亚型分型及定位诊断。

筛查人群：①血压水平相当于高血压 2 级（血压≥179/109mmHg）、高血压 3 级（血压≥180/110mmHg）的患者；②难治性高血压：包括使用 3 种以上降压药物，血压未能控制在 140/90mmHg 以下者，或者使用 4 种及 4 种以上降压药物，血压控制在正常范围的高血压患者；③高血压伴有持续性或利尿剂引起的低血钾；④高血压伴有肾上腺偶发瘤；⑤有早发高血压或 40 岁以前发生脑血管意外家族史的高血压患者；⑥一级亲属中有原醛症患者的所有高血压患者。

控制高血压和低血钾及降低醛固酮水平是治疗原发性醛固酮增多症的目的。PA 患者一旦被确诊就意味着部分患者有治愈的可能，对于 APA 患者可以行单侧肾上腺切除术，不能耐受手术的 APA 及 IHA 患者可以服用醛固酮受体拮抗剂如螺内酯等药物保守治疗。由于长期的高血压也致使患者心脑血管病、肾脏损害的发生率增加。控制血压达到目标血压（140/90mmHg）以下并长期维持降压治疗是预防高血压者发生主动脉夹层的重要手段[9]。主动脉夹层的急性期血压控制要求更严格，收缩压要控制在 120mmHg 以下，心率控制在 60～70 次/分。血压、心率控制不达标易发生主动脉夹层的再次撕裂。总之，从此例患者的临床过程我们能够吸取的教训是，对于年轻的顽固性高血压患者一定要进行 PA 的排查，早期诊断 PA，对于改善 PA 患者预后有极大的意义。

【参考文献】

[1] Papanastasiou L, Markou A, Pappa T, et al. Primary aldosteronism in hypertensive patients：clinical implications and target therapy[J]. J Clin Invest, 2014, 44（8）：697-706.

[2] Young W F J.Minireview：primary aldosteronism-changing concepts in diagnosis and treatment[J]. Endocrinology, 2003, 144: 2208-2213.

[3] Strauch B, Zelinka T, Hampf M, etal.Prevalence of primary hyperaldosteronism in moderate to severe hypertension in the Central Europeregion[J]. JHumHypertens, 2003, 17（5）: 349-352.

[4] 王翰博, 蒋绍博, 张沂南, 等.大剂量螺内酯方案在原发性醛固酮增多症术前准备中的应用研究[J]. 泌尿外科杂志, 2011, 3（4）: 29-32.

[5] Savard S, Amar L, Plouin P F, et al. Cardiovascular complications associated with primary aldosteronism：a controlled cross-sectional study[J]. Hypertension, 2013, 62（2）: 331-336.

[6] 洪维, 龚艳春, 初少莉, 等.原发性醛固酮增多症患者与左心室肥厚[J]. 中华高血压杂志, 2008, 16（2）: 112-115.

[7] Nakahara T, Takata Y, Hirayama Y, et al. Left ventricular hypertrophy and geometry in untreated essential hypertension is associated with blood levels of aldosterone and procollagen type RI aminoterminal peptide[J]. Circulation, 2007, 71（5）: 716-721.

[8] Ahmed A H, Cowley D, Wolley M, et al. Seated saline suppression testing for the diagnosis of primary aldosteronism：a preliminary study[J]. J ClinEndocrinol Metab, 2014, 99（8）: 2745-2753.

[9] Howard D P J, Sideso E, Ashok H, et al. Incidence, risk factors, outcome and projected future burden of acute aortic dissection[J]. Ann CardiothoracSurg, 2014, 3（3）: 278-284.

（梁　冰　车京津）

2-5 嗜铬细胞瘤危象 1 例

【病例摘要】

患者，女，41 岁。主因头痛、心悸 2 周，加重 4 日入院。患者于入院前 2 周改变体位后突然出现头痛、心悸，未监测血压，休息后数分钟症状减轻，后就诊于外院，测血压 150/100mmHg，心电图示窦速，T 波低平，予美托洛尔 47.5mg qd，依那普利、稳心颗粒治疗后症状缓解，血压波动于 160/90mmHg 左右。入院前 4 日改变体位后再次出现上述症状，血压最高达 220/105mmHg，持续 1～2 分钟后，症状可自行缓解，复测血压波动在 130/80mmHg～160/90mmHg，自行咨询后，将美托洛尔加量为 47.5mg bid，余药物未调整，近期症状反复发作，为求进一步诊治收住院。患者发病以来饮食可，精神、睡眠欠佳，二便如常，体重无明显变化。既往发现空腹血糖升高半年，波动于 7mmol/L 左右，未系统诊治。无吸烟、饮酒史。有高血压、糖尿病家族史。患者近期离异，无子女。

查体：T 为 36.5℃，R 为 18 次/分，P 为 66 次/分，左上肢血压为 136/83mmHg，右上肢血压为 140/90mmHg。BMI：$55.5/1.71^2=18.98kg/m^2$。神清，自主体位。全身皮肤黏膜无紫纹。颈软，无抵抗。颈动脉未闻及血管杂音，甲状腺无肿大，双肺呼吸音清，心率为 66 次/分，律齐，各瓣膜听诊区未闻及明显杂音。腹平软，肾动脉未闻及血管杂音，双下肢不肿，足背动脉波动可及。

辅助检查：血常规、肝肾功能、心肌酶、免疫全项、肾上腺皮质功能、甲状腺功能、甲状旁腺素、性激素：未见异常；电解质正常，其中血钾浓度为 4.31mmol/L；空腹血糖为 9.3mmol/L↑；血醛固酮：卧位为 16.8ng/dl，立位为 25.2ng/dl，尿醛固酮：2.07μg/24h；尿皮质醇：83.58μg/24h；血儿茶酚胺：多巴胺为 135.26ng/L（正常值＜200.00ng/L），去甲肾上腺素为 821.63ng/L（正常值＜1700.00ng/L），肾上腺素为 167.14ng/L（正常值＜280.00ng/L）；尿 VMA 三次结果：26.33μmol/24h、76.29μmol/24h↑、22.72μmol/24h。血压波动时心电图：一度房室传导阻滞，T 波低平。肾上腺 CT 平扫：右侧肾上腺区可见软组织肿块影，大小约为 35mm×59mm，边界欠清，右侧肾上腺显示不清。病灶向上突入肝右叶与右侧膈脚间，达右膈下方，肝右叶受压，肝段下腔动脉显示不清；下达右肾上极水平，周围脂肪密度增高。左侧肾上腺大小形态正常，密度均匀，各肢厚度均未超过 10mm，未见确切异常结节和肿块（图 2-5-1）；颅脑 CT 平扫：未见确切异常；甲状腺超声：未见明显异常；超声心动图：左心室舒张功能减低，左心室收缩功能正常，射血分数为 64.8%。

诊治经过：入院次日下午患者再次出现头痛、心悸，血压剧烈波动，（250～60）/（123～40）mmHg，并伴有短暂意识丧失，先后予以 α 受体阻断剂降压、补液、降糖、补钾、营养心肌等对症支持治疗，患者病情平稳。继续予酚苄明降压、胰岛素降糖治疗，患者血压波动于（105～150）/（70～95）mmHg，血糖平稳。术前准备充分后行右侧肾上腺肿物切除术，手术顺利。病理报告（图 2-5-2）：右侧肾上腺嗜铬细胞瘤伴广泛坏死，包膜不完整，考虑恶性倾向，免疫组化示肿瘤细胞呈 CGASYA、S-100、CD56 阳性。最终诊断：①嗜铬细胞瘤，恶性倾向，嗜铬细胞瘤危象；②糖尿病；③高胆固醇血症。

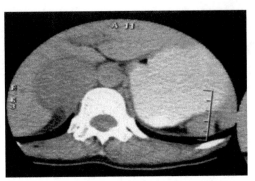

图 2-5-1　肾上腺 CT

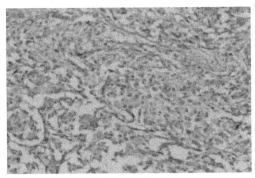

图 2-5-2　病理

随访：患者无不适，行 PET-CT 检查（2015 年 2 月 26 日），提示：未见肿物及占位性病变。未用药物情况下，患者空腹血糖为 4～5mmol/L，血压（100～110）/（60～70）mmHg。

【讨论】

2016 年 3 月，中华医学会内分泌学分会肾上腺学组在《中华内分泌代谢杂志》发表了《嗜铬细胞瘤和副神经节瘤诊断治疗的专家共识》，描述了嗜铬细胞瘤和副神经节瘤（pheochromocytoma and paraganglioma，PPGL）的定义、发病机制、诊断和治疗等方面的问题[1]。嗜铬细胞瘤和副神经节瘤是分别起源于肾上腺髓质或肾上腺外交感神经链的肿瘤，主要合成和分泌大量儿茶酚胺（CA），如去甲肾上腺素（NE）、肾上腺素（E）及多巴胺（DA），引起患者血压升高等一系列临床症候群，并造成心、脑、肾等严重并发症。肿瘤位于肾上腺称为 PCC，位于肾上腺外则称为 PGL，两者合称为 PPGL。各年龄段均可发病，发病高峰为 30～50 岁，男女发病率基本相同。当在非嗜铬组织中存在转移病灶时则定义为恶性 PPGL，占 10%～17%。国内尚缺乏 PPGL 发病率或患病率的数据。国外报道在普通高血压门诊中 PPGL 的患病率为 0.2%～0.6%。

PPGL 的发生与致病基因的种系突变有关，目前已知有 17 个致病基因，超过 40% 的恶性 PPGL 的发病与 *SDHB* 的基因突变有关。故共识推荐对所有 PPGL 患者均应进行基因检测。

PPGL 的主要临床表现为高儿茶酚胺分泌所致的高血压及其并发症，由于肿瘤持续性或阵发性分泌释放不同比例的肾上腺素和去甲肾上腺素，故患者的临床表现不同。可表现为阵发性、持续性或在持续性高血压的基础上阵发性加重，约 70% 的患者合并体位性低血压；另有少数患者血压正常。由于肾上腺素能受体广泛分布于全身多种组织和细胞，故患者除高血压外，还有其他的特征性临床表现，包括头痛、心悸、多汗、面色苍白/面红、体重下降、头晕、高血糖等，其中头痛、心悸、多汗是最常见的三联征，对诊断具有重要意义。

共识推荐诊断 PPGL 的首选生化检验为血、尿游离甲氧基肾上腺素和甲氧基去甲肾上腺素，因为它们是肾上腺素和去甲肾上腺素的中间代谢产物，仅在肾上腺髓质和 PPGL 瘤体内代谢生成，并且以高浓度水平持续存在，故是 PPGL 的特异性标记物。在诊断嗜铬细胞瘤后，还应考虑患者是否合并其他相关疾病，构成 PPGL 遗传综合征，如多内分泌腺瘤病 2A 型（包括甲状腺髓样癌、原发性甲状旁腺功能亢进症、皮肤苔藓样淀粉样变性）、2B 型[包括甲状腺髓样癌、皮肤黏膜神经瘤、类马凡体型、角膜神经髓鞘化、肠神经节瘤（先天性巨结肠病）]等。

PPGL 危象可因大量 CA 突然释放而发生，发生率约为 10%，临床表现可为严重高血压或高、低血压反复交替发作；出现心、脑、肾等多器官系统功能障碍，严重者导致休克，最终致呼吸、循环衰竭死亡。如高、低血压反复交替发作时，除静脉泵入 α 受体阻滞剂外，还需另建一条静脉通道进行容量补液、监测血流动力学指标并纠正低容量休克,有病例报告必要时可行血液过滤治疗[2]。

确诊 PPGL 后应尽早手术切除肿瘤,但手术前必须进行充分的药物准备,要达到的标准如下所述。①患者血压控制正常或基本正常,无明显体位性低血压;②血容量恢复:红细胞压积降低,体重增加,肢端皮肤温暖,微循环改善;③高代谢症群及糖代谢异常得到改善;④术前药物准备时间存在个体差异,一般至少为 2~4 周,对较难控制的高血压并伴有严重并发症的患者,应根据患者病情相应延长术前准备时间[3]。^{18}F-脱氧葡萄糖正电子发射断层扫描(^{18}F-FDG-PET/CT):建议用于肾上腺外的交感性 PGL、多发性、恶性和(或)SDHB 相关的 PPGL 的首选定位诊断,其对转移性 PPGLs 的诊断敏感性为 88%[4]。

【经验与体会】

该病虽然较少见,但血压波动后果严重,故日常工作中医师仍应加强对该病的警惕,尤其是阵发性高血压患者。一旦疑及该病,不能贸然加用 β 受体阻滞剂。本病例在应用 α 受体阻滞剂前,单用 β 受体阻滞剂,实为"助纣为虐",增加了急性肺水肿和左心衰竭的发生概率;而在应用 α 受体阻滞剂后 5 日,加用 β 受体阻滞剂,可以达到"协同双降"(降低血压和心率)的效果。

【参考文献】

[1] 嗜铬细胞瘤和副神经节瘤诊断治疗的专家共识.中华医学会内分泌学分会肾上腺学组[J]. 中华内分泌代谢杂志,2016,32(3):181-187.

[2] Zhou X,Zhao C,Feng X,et al. Continuous renal replacement therapy for haemodynamic collapse and rhabdomyolysis induced by pheochromocytoma crisis[J]. ESC Heart Fail,2016,3(4):282-287.

[3] Rao N,Ramachandran R,Tandon N,et al. Surgical and Hemodynamic Outcomes in Pheochromocytoma Surgery:A Prospective Cohort Study[J]. Urology,2016,98:103-106.

[4] Riester A,Weismann D,Quinkler M,et al. Life-threatening events in patients with pheochromocytoma[J]. Eur J Endocrinol,2015,173(6):757-764.

(李京艳 李 岩 李 汇 戈红雨 郑宝忠)

2-6 利德尔综合征 1 例

【病例摘要】

患者，男，46 岁，因"发现血压升高 1 年，四肢乏力 8 个月"于 2016 年 3 月入院。入院前 1 年患者体检时发现血压升高，测得血压为 156/94mmHg，未予以重视及治疗。8 个月前无明显诱因出现四肢乏力、行走困难，于当地医院就诊，自述当时血压为 166/104mmHg，血钾浓度为 2.0mmol/L，予静脉及口服补钾治疗，并先后予酒石酸美托洛尔、卡托普利片和硝苯地平控释片进行降压治疗，但血压仍波动在 150/95mmHg 左右，乏力等症状未见明显缓解，并逐渐出现烦渴、多尿症状。为进一步明确诊断于我院就诊。追溯其既往史和个人史无特殊，家族中患者大姨、母亲及姐姐均有"低钾血症"病史。入院查体示血压 164/108mmHg。四肢肌力为 IV 级，肌张力正常。

辅助检查：入院行血常规、全血 C 反应蛋白、血沉、尿常规、便常规、肝肾功、甲状腺功能、凝血功能检查未见异常。口服葡萄糖耐量试验未见明显血糖升高，胰岛素及 C 肽释放功能正常。血尿皮质醇、血浆儿茶酚胺水平无异常；卧位肾素为 0.12ng/（ml·h）[正常值为 0.1～5.5ng/（ml·h）]，血管紧张素 II 为 26ng/dl（正常值为 18～103ng/dl），醛固酮为 46.5pg/ml（正常值为 29.4～161.5pg/ml），卧位醛固酮/肾素活性比值=38.7；立位肾素为 0.15ng/（ml·h）[正常值为 0.73～17.4ng/（ml·h）]，血管紧张素 II 为 30ng/dl（正常值为 26～208ng/dl），醛固酮为 48.7pg/ml（正常值为 38.1～313.3pg/ml），立位醛固酮/肾素活性比值=32.4。盐水负荷试验，醛固酮分泌未被抑制。血尿同步电解质示血钾浓度为 2.64mmol/L（正常值为 3.5～5.3mmol/L）、尿钾浓度为 135.4mmol/24h（正常值为 51～100mmol/24h），血钠正常，尿钠为 64.7mmol/24h（正常值为 137～257mmol/24h）。尿 pH 为 5，尿醛固酮为 0.7μg/24h（正常值 2.25～21.4μg/24h），尿可滴定酸为 26.4mEq/L（正常值为 9.15～30.7mEq/L）；血气分析示二氧化碳分压为 54.1mmHg（正常值为 35～45mmHg），氧分压为 82mmHg（正常值为 80～100mmHg），pH 为 7.53，实际碳酸氢盐为 43.2mmol/L（正常值为 21～28mmol/L），标准碳酸氢盐为 46.4mmol/L（正常值为 21～25mmol/L），剩余碱为 19.8（正常值为-3～3）。动态血压结果示 24 小时平均血压为 160/100mmHg；超声示左心房增大（前后径为 38mm）、室间隔增厚、左心室收缩功能测值正常、舒张功能降低；腹部增强 CT 示右侧肾上腺少血供占位病灶（图 2-6-1A）。

诊治经过：结合患者上述检查结果，高度考虑为原发性醛固酮增多症，遂安排行肾上腺占位外科切除术，术后病理提示"肾上腺皮质腺瘤"（图 2-6-1B）。术后患者仍存在血压升高、血钾水平持续低下，故加予螺内酯（40mg tid）治疗。1 个月后门诊随诊测得血压为 162/106mmHg，复查血钾浓度为 2.21mmol/L，肾素-血管紧张素-醛固酮结果较术前未见明显变化。结合患者家族史及治疗经过，考虑其为假性醛固酮增多症，即利德尔综合征，进一步行基因检测示 SCNN1G 基因第 567 位碱基 CAG-TAG 杂合无义突变，使其所编码的谷氨酰胺变为终止密码子（图 2-6-1C）。修正诊断为利德尔综合征。立即停用螺内酯，予以氨苯喋啶（150mg qd）、硝苯地平控释片（30mg qd）及补钾治疗。随访至今患者自觉四肢乏力、烦渴多尿等症状明显改善，血压及血钾已恢复正常水平。

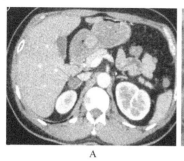
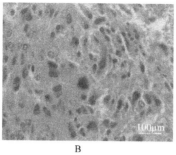
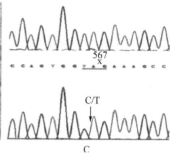

图 2-6-1　患者检查及基因检查

A. 腹部 CT：右肾上腺大小约 2.0cm×1.8cm 占位病灶（箭头）；B. 肾上腺占位切除术后病理：肾上腺皮质腺瘤（HE×200）；C. 患者基因测序：*SCNN1G* 基因第 567 位碱基 CAG-TAG 杂合无义突变（上方为正常人，下方为先证者）

【讨论】

利德尔综合征，又称假性醛固酮增多症，最早报道于 1963 年，是一种常染色体显性遗传性疾病，临床误诊率和漏诊率较高，故其真正的发病率可能高于目前文献报道。其主要发病机制是因为肾小管上皮钠通道（ENaC）的 *SCNN1B*、*SCNN1G* 发生基因突变[1]，使肾小管上皮钠通道结构发生改变，最终使钠离子重吸收增多，尿钾增多，可出现低血钾、血容量增多。低钾血症使细胞内钾离子外移，细胞外液的钠离子和氢离子向内转移，可出现细胞外液代谢性碱中毒。肾小管上皮细胞内钾离子减少，使氢离子分泌增多，可出现反常性酸性尿。而血容量可能直接导致血压升高，进一步抑制肾素-血管紧张素-醛固酮系统（RAAS），使醛固酮分泌减少，可出现低肾素性低醛固酮血症，但也有醛固酮水平正常或升高的情况。因此，在临床实践中，对于高血压合并低血钾的患者进行全面鉴别诊断尤为重要。

本例患者症见四肢乏力、烦渴、多尿、血压升高、低钾血症、代谢性碱中毒，与原发性醛固酮增多症极为相似。前已述利德尔综合征患者未都出现低醛固酮改变；当患者醛固酮水平升高时，误诊为原发性醛固酮增多症的可能性极大。本例患者初次就诊时醛固酮水平及醛固酮/肾素活性比值升高，加之盐水抑制实验未能抑制醛固酮分泌，CT 检查亦提示肾上腺占位，故而导致误诊及手术治疗。术后患者血压、血钾及 RAAS 水平无明显改变，考虑其肾上腺占位实为无功能腺瘤。

【经验与体会】

该病例提示我们，利德尔综合征与原发性醛固酮增多症的鉴别，不能仅着眼于 RAAS 激素水平，前者主要特征还包括以下几点[2]。①利德尔综合征多有家族史，基因检测有 *ENaC* 相关基因的突变；②螺内酯治疗无效，氨苯蝶啶或阿米洛利疗效显著。本例患者家族中有多人存在"低钾血症"病史，且螺内酯治疗无效，最终通过基因检测发现 *SCNN1G* 突变，利德尔综合征诊断明确，故在治疗上改用氨苯蝶啶，其症状、血压水平及相关实验室检查迅速改善。需要注意的是，近期也研究发现各种新生突变位点可引起散发的病例，故不能因为无家族史而完全排除利德尔综合征的诊断。文献报道显示 Liddle 综合征多在青少年时期发病，但也有研究显示其诊断年龄可达 53.7～80.5 岁，本例患者即在中年期起病，这便提示对于年龄较大的高血压患者，仍有必要进行继发性高血压的病因筛查，不能一概而论归为原发性高血压[1]。在本例患者经治过程中仅对先证者进行基因测序，未能进行全面的家系调查，也是诊治的不足之处，其家族中有类似症状者是否利德尔综合征仍是未知[3]。

综上，利德尔综合征作为继发性高血压病的少见病因，临床对其认知水平仍有待提高。全面认识高血压合并低钾血症患者的病因,加强利德尔综合征与原发性醛固酮增多症的鉴别尤为重要。基因检测有助于利德尔综合征的确诊, 但当存在对经济及设备等条件受限的情况, 可试用氨苯蝶啶或阿米洛利进行诊断性治疗。

【参考文献】

[1] Nesterov V, Krueger B, Bertog M, et al. In Liddle Syndrome, Epithelial Sodium Channel Is Hyperactive Mainly in the Early Part of the Aldosterone-Sensitive Distal ephron[J]. Hypertension, 2016, 67（6）: 1256-1262.

[2] 鄞国书, 张少玲, 严励, 等.原发性醛固酮增多症筛查中血浆醛固酮/肾素活性比值的影响因素[J]. 中华内分泌代谢杂志, 2009, 25（2）: 238-241.

[3] 中华医学会内分泌学分会肾上腺学组.原发性醛固酮增多症诊断治疗的专家共识[J]. 中华内分泌代谢杂志, 2016, 32（3）: 188-195.

（孔令秋）

2-7 老年肾上腺皮质功能不全超声心动图表现引发新思考

【病例摘要】

患者，女，77 岁，主因间断乏力 2 周就诊，既往有肺结核、双侧肾脏结核和肾上腺结核病史 50 余年，继而发展成慢性肾上腺皮质功能不全（阿狄森氏病），发病早期出现牙龈和舌表面黏膜、指掌关节背侧、手掌褶皱处、乳头、乳晕、脐周及瘢痕处皮肤色素沉着，伴有乏力及体重下降。生化检查发现 24 小时尿 17-羟和 17-酮类固醇排泄量降低，诊断为肾上腺皮质功能不全，给予地塞米松替代治疗（最高剂量每日 4.5mg，维持剂量每日 1.5mg），然患者用药不规律，多次出现低血糖和低血压甚至血压测不到等肾上腺皮质危象表现，经补液治疗及恢复用药后症状消失。近 2 周患者感冒后出现乏力不适，无胸闷气短。

查体：身材瘦小，H 为 62 次/分，BP 为 94/56mmHg，R 为 16 次/分，皮肤未见明显色素沉着，心肺查体未见异常。

辅助检查：血皮质醇 180nmol/L（正常值为 275～555nmol/L）；多导心电图未见异常。心脏超声提示：主动脉内径为 27mm，左心房内径为 25mm，右心房内径为 29mm，左心室舒张期内径为 48mm，右心室内径为 20mm，左心室壁厚为 10mm，所有房室运动协调，无反流，主动脉瓣轻度钙化。左心室射血分数 62%，E/A＞1。（图 2-7-1、图 2-7-2）。治疗：基于以上检查，将患者地塞米松加量至每天 2.25mg，患者乏力症状逐渐消失。

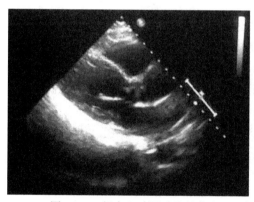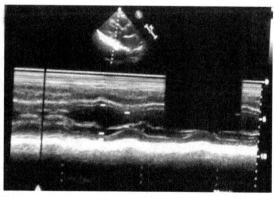

图 2-7-1　超声心动图（胸骨旁左心室长轴面）：左心房、左心室、右心室、室间隔、
左心室后壁和主动脉根部；左心室结构和收缩功能正常

【讨论】

肾上腺皮质功能不全，又称阿狄森病，1855 年首先由 Thomas Addison 进行描述，其临床症状和体征主要是由于不同程度的糖皮质激素和盐皮质激素不足所致。皮质醇为升糖激素之一，具有促进糖异生、拮抗胰岛素、减少葡萄糖利用的作用导致血糖增高，同时可升高血浆肾素活性导致血压升高。醛固酮在调节体内水盐平衡及维持血压的过程中起关键作用。肾上腺皮质功能不全导致患者发生低血压及低血糖，严重者可发生肾上腺皮质危象。其常见病因为肾上腺结核或自身免疫性肾上腺炎，由于目前我国结核得到很好控制，肾上腺结核导致的肾上腺皮质功能不全已少见，本病例根据病史、临床表现及生化检查，肾上腺皮质功能不全可明确诊断，且经过药物替代治疗后好转。

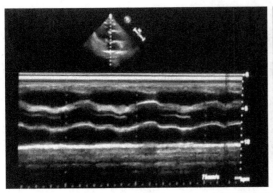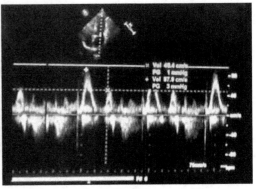

图 2-7-2　超声心动图（M 型）：主动脉根部 M 型曲线示主动脉壁弹性良好；二尖瓣血流频谱显示 E/A＞1，左心室舒张功能正常（另附视频）

　　本例患者令人感到惊讶的地方在于患者的心脏超声表现，患者实际年龄近八旬，但其心脏结构功能一如青年人，两者相差悬殊，令人深思。该患者彩超结果显示主动脉重搏波正常，提示弹性良好，房室内径及室壁厚度正常，舒张及收缩功能良好，室壁运动协调，无明显瓣膜反流。推敲其可能的原因：患者间断服药说明患者很可能长期处于一种低血压、低血容量的状态，而该状态使心脏的前后负荷减轻，心脏的做功明显减低，从而使心脏功能并没有由于年龄的增长而明显下降。此外，长期的低血糖状态也能避免由于高血糖所致的心血管损害[1]。许多研究证实，高血压和高血糖能够诱发血管的氧化应激、炎症反应和内皮细胞凋亡等多种机制导致血管损害[2、3]。因此，推测低血压和低血糖状态有可能在保护心血管功能衰退方面发挥着重要作用。

【经验与体会】

　　由于生活的改善及医学的进步，结核病发病率已明显下降，肾上腺皮质功能不全更为罕见，数十年前病例虽多，然而无现代化设备。现在设备虽先进，高龄肾上腺皮质功能不全患者已几乎绝迹，本例患者遇此良机，使我们能得以观察肾上腺皮质功能不全对于心脏的保护作用这一现象，十分难能可贵。许多社会调查显示长寿老人常在偏远地区，除了水源、空气良好、饮食富含微量元素等通用假说。这一说法虽不能完全排除，但本病例为我们揭示了另一种新的可能及探讨方向。本病例因低激素水平致低血压和低血糖对心脏衰老具有客观保护作用，推测其机制可能为低血压和低血糖抑制了氧化应激、细胞凋亡和炎症反应等，从而遏制了老年人心脏衰老过程，出现了"人老心不老"这一奇特现象。此发现值得老年社会学、老年病学（geriatrics），甚至老年医学（geratology）工作者的深思。通过对本病例的分析，希望能为老年学工作者研究延长人类长寿提供新的思维，低血压和低血糖可能更是长寿的真谛所在，有待长期深入的研究去检验。

【参考文献】

[1] Fiorentino T V, Prioletta A, Zuo P, et al. Hyperglycemia-induced oxidative stress and its role in diabetes mellitus related cardiovascular diseases[J]. Curr Pharm Des，2013，19（32）：5695-5703.

[2] Akash M S, Rehman K, Chen S J, et al. Role of inflammatory mechanisms in pathogenesis of type 2 diabetes mellitus[J]. Cell Biochem，2013，114（3）：525-531.

[3] Urbanski K，Nowak M，Guzik T J，et al. Oxidative stress and vascular function[J]. PostepyBiochem，2013，59（4）：424-431.

（李晓春　崔　丽　姚民强　王佩显）

2-8 2型糖尿病合并下肢血管病变和糖尿病足

【病例摘要】

患者，男，74岁，主因口干、多饮2年，右足第五趾破溃1个月，加重1周入院。查体：T为36.5℃，P为80次/分，BP为140/70mmHg，R为18次/分，心脏、肺部、腹部无异常，双下肢不肿，右足背红肿，右足第五趾破溃，双侧足背、胫前、胫后动脉搏动减弱，10g纤维尼龙丝检查示浅感觉减弱，音叉振动觉正常，肌力，腱反射正常。入院诊断：2型糖尿病合并糖尿病足4级（骨髓炎），双下肢动脉硬化闭塞症，糖尿病周围神经病变。吸烟史50年，每日30支。

辅助检查：实验室检查结果如下所述。WBC：4.54×10^9/L，L：19.42%↓，N：71.1%↑，RBC：3.57×10^{12}/L↓，Hb：106 g/L↓，HCT：33.10%↓，MCV：92.7fl，MCH：29.7pg，MCHC：320g/L，PLT：135×10^9/L。下肢动脉CTA：双下肢动脉多发硬化、狭窄、闭塞，最大狭窄位于股动脉（右侧狭窄66.3%，左侧狭窄71.8%）及胫前动脉（右侧狭窄62.2%，左侧狭窄65.9%）。

下肢血管彩超：双侧股总动脉、股浅动脉、腘动脉、胫前动脉、足背动脉内径正常，内膜呈不规则增厚，其内可见多个斑块强回声，最大者直径为0.5cm。ABI：左侧为0.81，右侧为0.65。动脉硬化指数：左侧为1387cm/s，右侧为1898cm/s。

入院后给予胰岛素注射控制血糖，根据分泌物细菌培养和药敏实验结果给予抗生素治疗，口服西洛他唑，静脉输注前列地尔、神经妥乐平，局部清创引流，后在神经阻滞麻醉下行右足第5趾截趾术（图2-8-1）。

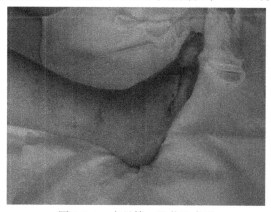

图2-8-1 右足第5趾截趾术后

【讨论】

根据1999年世界卫生组织（WHO）定义：糖尿病足即糖尿病患者由于合并神经病变及各种不同程度末梢血管病变而导致下肢感染、溃疡形成和（或）深部组织的破坏，为糖尿病慢性并发症之一[1]。糖尿病足的发病基础为动脉血管阻塞、糖尿病性神经病变、感染因素，治疗目标为促进溃疡愈合，避免截肢[2]。该例患者存在明显的下肢血管病变，静息ABI≤0.9。同时，患者也存在糖尿病性神经病变。因此，除降糖、降压、调脂外，应积极改善循环、抗凝、营养神经[3]。全身治疗包括以下几点。①积极改善糖尿病：应用胰岛素强化治疗。血糖控制差不利于创口的愈合和感染的控制，使用胰岛素治疗并尽可能使血糖控制在理想的范围内。②抗血小板药物，如西洛他唑（培达50mg bid）在抗血小板的同时尚具良好的扩张外周血管作用，明显增加血流量，对糖尿病足溃疡有良好的效果。前列腺素E1、前列地尔静脉滴注亦有较好的效果，其他如丹参、脉络宁注射液等[4, 5]。③神经病变的治疗。④抗生素的使用：感染导致足坏疽，是病情迅速恶化的重要原因，早期常为多菌株混合感染，且往往并有厌氧菌感染，一般在病原菌不明的情况下应给予广谱抗生素和甲硝唑治疗，待细菌和药敏试验结果报道之后必要时再调整治疗[6]。⑤高压氧治疗：可改善血循环和改善下肢缺氧，可试用。局部治疗主要包括局部清创术和创面处理[7]。

【参考文献】

[1] 吴石白，关小宏.糖尿病足的诊断治疗及研究进展.空军总医院学报，2010，26（2）：92-96.

[2] 张喜英，王涤非.2 型糖尿病患者糖尿病足危险因素研究[J]. 中国全科医学，2011，14（15）：1629-1631.

[3] 国际血管联盟中国分会糖尿病足专业委员会.糖尿病足诊治指南[J]. 介入放射学杂志，2013，22（9）：705-708.

[4] 李津凯，阚世廉，张秀军等.前列地尔联合胰激肽原酶治疗早期糖尿病足的疗效观察[J]. 国际内分泌代谢杂志，2016，36（2）：121-123.

[5] 杨祖蓉.血栓通联合丁咯地尔治疗糖尿病足疗效观察[J]. 四川医学，2011，32（1）：93-94.

[6] 万金星，余旭良，胡朝晖等.糖尿病足患者严重感染的治疗方案研究[J]. 中华医院感染学杂志，2015，（23）：5409-5411.

[7] 吴汉妮，孙晖.高压氧治疗糖尿病足的临床疗效.中华物理医学与康复杂志，2003，25（6）：371-373.

（潘从清　单春艳　常宝成）

2-9　糖尿病合并微血管并发症

【病例摘要】

患者，男，47 岁，主因发现血糖升高 6 年，间断下肢水肿 2 个月，于 2014 年 8 月入院。患者 6 年前查体时发现血糖升高，空腹血糖为 11.2mmol/L，无明显多尿、多饮、多食、消瘦，诊断为"2 型糖尿病"，予门冬胰岛素 30 联合二甲双胍降糖。近 1 年频繁低血糖，1 年前开始发现血压升高，最高时达 170/110mmHg，不规律服用抗高血压药。2 个月前出现间断双下肢水肿，晨轻暮重，尤以长坐或运动后加重，无明显心前区不适、胸闷；无排尿费力、尿不尽、夜尿增多、腰痛、血尿等症状。家族史：舅舅患糖尿病，死于糖尿病肾病。

体格检查：BP 为 140/95mmHg，P 为 66 次/分，BMI 为 28.3kg/m^2。双肺呼吸音清，未闻及干湿啰音。腹软，无压痛、反跳痛及肌紧张，腹部未闻及血管杂音。双下肢轻度指凹性水肿。双足背动脉搏动良好。

辅助检查：血常规大致正常。HbA1c 为 6.4%；肝功能基本正常；肾功能 BUN 为 3.44mmol/L，Cr 为 92.7μmol/L，UA 为 306.7μmol/L，eGFR（MDRD）为 80.4ml/min；血脂：TG 为 0.88mmol/L，TC 为 5.93mmol/L↑，LDL-c 为 4.45mmol/L↑，HDL-c 为 1.20mmol/L。尿常规：Pro$^+$。肾小球损伤指标：24 小时尿蛋白为 1.02g↑，UMA＞300mg↑，ACR 为 32.81mg/mmol↑（正常值为 0.0～2.5）。尿转铁蛋白：18.22mg/L↑（正常值为 0.0～5.0）；IgG 为 10.19mg/L↑（正值值为 0.0～17.5）。肾小管损伤指标：RBP 为 4.92mg/L↑（正常值为 0～0.7mg/L），β$_2$-MG 为 0.04mg/L（正常值为 0～0.3mg/L），NAG 为 4.9U/L（正常值为 0.3～12.0U/L），Gal 为 2.8U/L↑（正常值为 0～17.5U/L）。心电图：窦性心律，HR 为 66 次/分。胸部 X 线片：大致正常。双下肢血管彩超：左股总动脉粥样斑块，狭窄度为 31%。甲状腺 B 超：正常。腹部 B 超示：轻度脂肪肝，肾脏大小形态大致正常。检眼镜：可见硬性渗出、出血点（图 2-9-1）。

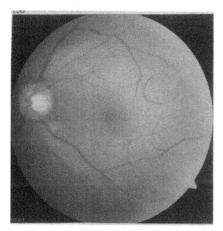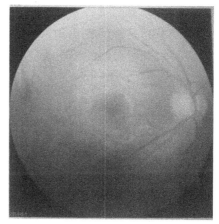

图 2-9-1　眼底检查可见微血管瘤、硬性渗出及出血点；无眼底动脉硬化

治疗经过：嘱患者首先以生活方式干预：戒烟戒酒，减重 2kg。降糖治疗改为甘精胰岛素联合二甲双胍、拜糖平，空腹血糖为 6～7mmol/L，餐后 2 小时血糖为 8mmol/L 左右，无频繁低血糖发生。降压治疗：服用代文、氨氯地平、美托洛尔降压，血压控制在（130～140）/80mmHg。抗血小板聚集：拜阿司匹林 0.1g qd。改善循环：前列腺素 E1 10μg qd；胰激肽原酶 240U tid；

改善电荷屏障：舒洛地特 250U bid。其他中药治疗。经治疗 3 个月后，患者 24 小时尿蛋白从 1.02g 下降至 0.42g。血肌酐从 92.7μmol/L 降至 90.6μmol/L。eGFR（MDRD）由 80.4 ml/min 略上升至 82.7ml/min。

【讨论】

糖尿病是一组由胰岛素分泌不足和（或）胰岛素生物学效应降低引起的，以碳水化合物、蛋白质、脂肪代谢紊乱为特征的综合征。临床典型表现为高血糖，其长期后果可导致多器官、多系统的血管病变包括大血管病变及微血管病变。大血管病变如冠状动脉硬化性心脏病、脑卒中、下肢血管闭塞性硬化症，是糖尿病患者主要的死亡原因。而微血管病变也是导致糖尿病患者致死、致残及早期死亡的重要原因，如肾脏的微血管病变可导致糖尿病肾病，视网膜的微血管病变可导致糖尿病视网膜病，两者已分别成为全球终末期肾病或失明的首要原因[1]。而心脏的微血管病变或冠状动脉的微血管病变已成为影响患者心功能的重要原因[2]。

该患者需要进行肾病的病因诊断：①糖尿病肾病？糖尿病病程在 5～10 年以上，持续进展的尿（白）蛋白排出，持续进展的血压增高，肾小球滤过率进行性下降直至终末期肾病，常伴有糖尿病视网膜病变，除外其他的肾脏疾病[3]。该患者糖尿病病史符合，同时合并有糖尿病视网膜病变，因此糖尿病肾病的可能性大。②高血压肾病？高血压 5～10 年以上，主要以肾小管功能损害为主：如夜尿增多、肾小管性蛋白尿、尿 NAG 及 β_2 微球蛋白增高，轻中度蛋白尿，24 小时尿一般小于 1.5g，可有少量红细胞尿及肾功能减退，伴有高血压的靶器官损伤：眼底动脉硬化、左心室对称性增厚等，影像学检查：肾脏大小早期正常，晚期缩小[4]。该患者高血压病史短，无夜尿增多等肾小管受损表现，无眼底动脉硬化及左心室肥厚等高血压靶器官损害，因此不支持。③原发性肾小球疾病？可表现为蛋白尿、血尿、水肿、高血压及肾功能异常。该患者临床表现不支持。虽然确诊肾病的病因需进行肾活检，但根据患者的病史、症状及实验室检查，考虑糖尿病肾病[5]。

糖尿病肾病的治疗原则：有效控制危险因素，降低蛋白尿，防止或延缓糖尿病肾病进展，尽量延缓进行肾脏替代治疗的时间，并加强糖尿病相关血管并发症的评估和治疗[6]。糖尿病肾病的危险因素包括可控制的危险因素（高血糖、高血压、蛋白尿、吸烟、脂代谢紊乱）和不可控制的危险因素（遗传背景，糖尿病病程）[7]。目前除血管紧张素转换酶抑制剂或血管紧张素 Ⅱ 受体拮抗剂有延缓肾病进展的循证医学证据外，尚无特效方法，危险因素的综合管理有助于延缓病情进展。

【经验与体会】

随着糖尿病患者人数的不断增长，由糖尿病导致的微血管病变患病率也在不断上升。糖尿病肾病、糖尿病视网膜病变及糖尿病周围神经病变已成为导致糖尿病患者致死致残的重要原因。强化控制患者的血糖、血压、血脂并积极抗凝已证实可延缓糖尿病患者微血管病变的发生。另一方面，微血管病变的早期识别和早期干预对于延缓病变的进展至关重要。糖尿病患者往往合并高血压、高尿酸血症等，而且慢性肾小球肾炎的比例也较高，以上均可损伤患者的肾脏导致蛋白尿，因此应积极鉴别诊断，以助于正确的治疗。

【参考文献】

[1] Valencia W M, Florez H.How to prevent the microvascular complications of type 2 diabetes beyond glucose control[J]. BMJ, 2017, 356: i6505.

[2] Hinkel R, Hoewe A, Renner S, et al. Diabetes Mellitus-Induced Microvascular Destabilization in the Myocardium[J]. J Am Coll Cardiol, 2017, 69（2）: 131-143.

[3] Fineberg D, Jandeleit-Dahm K A, Cooper M E.Diabetic nephropathy: diagnosis and treatment[J]. Nat Rev Endocrinol, 2013, 9（12）: 713-723.

[4] Hill G S.Hypertensive nephrosclerosis[J]. Curr Opin Nephrol Hypertens.2008, 17（3）: 266-270.

[5] 郑法雷, 向红丁.糖尿病肾病的诊断思路: 进步与问题[J]. 诊断学理论与实践, 2011, 10（3）: 189-191.

[6] 牛春波, 李建华.糖尿病肾病发病机制及治疗研究新进展[J]. 国际检验医学杂志, 2014,（16）: 2204-2206.

[7] 范文君, 祝菁菁, 黄韵宇, 等.我国糖尿病肾病的流行现状及其危险因素[J]. 中国慢性病预防与控制, 2013, 21（6）: 748-751.

（杨菊红　单春艳　陈　莉）

2-10 以高血压急症为首发症状的糖尿病乳酸酸中毒

【病例摘要】

患者，男，47岁，因腹部不适2日，意识不清伴烦躁大汗1日入院。患者于入院前2日无明显诱因出现腹部不适，无明显腹痛、腹泻，无发热，无胸闷、胸痛，无言语及肢体活动障碍，未诊治。入院前1日开始出现意识不清伴烦躁大汗，无抽搐，无大小便失禁，无口吐白沫，为进一步诊治就诊于我院。既往史：既往体健，否认糖尿病史和高血压史，无特殊药物史。

查体：T为36℃，HR为82次/分，BP为260/160mmHg，R为33次/分，双瞳等大等圆，对光反射迟钝，颈软，心肺查体无明显异常，腹部查体未见异常，双下肢无水肿，生理反射存在，病理反射未引出。

辅助检查：血常规示WBC为$19.98×10^9$/L↑、L为17%↓、N为76%↑、RBC为$6.62×10^{12}$/L↑、Hb为196g/L↑、HCT为60.6%↑、MCV为91.5fl、MCH为29.6pg、MCHC为323 g/L、PLT为$387×10^9$/L↑；尿常规示尿糖（++）、酮体（±）；肾功能示Cr为216μmol/L↑、UA为502μmol/L↑、BUN为6.7mmol/L；心肌酶示cTnT为7.29ng/L、CK为328U/L↑、CK-MB为13.23ng/ml；电解质示钠离子浓度为140mmo l/L、氯离子浓度为95mmol/L↓、钾离子浓度为5.56mmol/L↑；血气分析：pH为6.98、pCO_2为12mmHg↓↓、pO_2为154mmHg↑、SpO_2为98.8%↑、钙离子浓度为1.13mmol/L（正常值为1.15～1.29mmol/L）↓、血糖为15.2mmol/L↑、乳酸为16.8mmol/L↑（正常值为0.5～1.6mmol/L）。实测总血红蛋白为20.3g/dl↑、氧合血红蛋白为97.1%、高铁血红蛋白为0.6%、碳氧血红蛋白为1.1%、实际碳酸氢根为2.7mmol/L↓、碱剩余为-27.1mmol/L↓、总二氧化碳含量为2.6mmol/L↓、标准碳酸氢根离子为8.5mmol/L↓；糖化血红蛋白HbA1c为10.1%↑；D-二聚体为2.05mg/L↑。ECG示窦性心律，无ST-T改变。头颅、胸腹CT均未见异常。

治疗及随访：患者入院血压为260/160mmHg，考虑高血压急症，予乌拉地尔、甘露醇、地尔硫䓬治疗后血压迅速下降至90/60mmHg，停用上述药物。观察期间出现阿斯综合征，心电监护示心室颤动，经转复心律、CPR及气管插管呼吸机辅助呼吸后生命体征相对稳定，此后又先后出现3次心室颤动均CPR成功，复苏后心电监护可见短暂的交界区逸搏心律，予阿托品和肾上腺素提升心率后转为窦性心律。患者入院后无尿，予保留导尿，引出尿液100ml，结合患者血糖及血气分析结果，考虑为糖尿病合并乳酸酸中毒及休克，予补液、升压、纠正酸中毒、保护脑、肾功能、血液滤过及支持对症治疗，患者最终死亡。

【讨论】

糖尿病乳酸酸中毒是由于糖尿病患者葡萄糖氧化过程受阻，糖酵解增加，产生大量乳酸，乳酸合成大于降解和排泄，导致体内乳酸堆积而诱发酸中毒，是糖尿病的一种较少见的急性并发症。因其发病率较低，症状及体征隐匿，容易被漏诊，特别是老年人合并有心、脑、肾血管病变者，易发展为休克及多器官功能障碍甚至导致死亡[1]。本病常见的诱因为不合理地使用双胍类药物（主要是苯乙双胍），糖尿病合并酮症酸中毒、感染、休克等，合并心、肺、肝、肾功能异常，酗酒、一氧化碳中毒及水杨酸、儿茶酚胺等药物过量使用等[2]。乳酸酸中毒的诊断标准：①乳酸酸中毒患者往往有明确的糖尿病病史及发病诱因，临床表现主要为突发疼痛不适、呕吐、意识改变、过度通气、低血压和循环衰竭等[3]。②乳酸酸中毒时疼痛可急可缓，可伴有腹胀、腹部压痛，但反跳痛不明显，疼痛多呈弥漫性，位置不固定，甚至可出现在四肢等部位，且绝大多数表现为肌肉酸痛[4]。③相关实验室检查提示酸中毒、高乳酸血症（乳酸＞5mmol/L）、血钾及血磷浓度升高，当阴离子间隙＞18mmol/L 或血 pH＜7.30、实际碳酸氢根＜10mmol/L，二氧化碳结合力降低，丙酮酸升高，乳酸/丙酮酸＞30∶1，酮体一般不高等[5]。

　　本例患者以消化道症状起病，以意识障碍及血压极度升高就诊，入院后查腹部 CT 未见异常，不支持急腹症诊断，头颅 CT 未见异常，无脑源性意识障碍，入院后考虑为高血压急症并予降压治疗，但应用降压药物后血压迅速下降并出现休克、阿斯综合征、无尿，查血气分析示 pH、实际碳酸氢根降低，乳酸明显升高，故支持乳酸酸中毒诊断。患者否认糖尿病病史，未口服降糖药物，入院查血糖及糖化血红蛋白支持糖尿病诊断，肾功能提示肌酐明显升高，合并肾功能不全，故患者血糖未控制及合并肾功能不全为乳酸酸中毒的诱因。患者既往否认高血压病史，入院查血压明显升高，不排除合并高血压，亦不排除应激状态使血压明显升高，但本次患者合并乳酸酸中毒，重度乳酸酸中毒引起外周小动脉扩张，出现血压下降甚至休克[6]，故考虑患者出现腹痛，意识障碍的原因为乳酸酸中毒而非高血压脑病。该患者出现严重心律失常，考虑与乳酸堆积，导致心脏传导组织和心脏自主神经功能异常有关[7]。D-二聚体升高与酸中毒高凝状态有关。血钾升高与酸中毒有关。

　　乳酸酸中毒的治疗：①早期给氧，严重者予呼吸机辅助呼吸，因机械通气通过提高动脉氧分压，可在一定程度上改善周围组织的氧供，减少乳酸的产生，加速乳酸的代谢[8]。②补碱，当血 pH＜7.0 时，生存率极低，且会加重休克时微循环障碍及组织缺氧，影响心血管功能，降低扩容和血管活性药物的效应，但补碱不宜过多过快，否则可加重缺氧及颅内酸中毒[9]。③充分补充液体及能量，使用低剂量胰岛素控制血糖，避免血糖过高或过低，减少乳酸生成。④积极去除诱因，维持循环功能及电解质平衡。

【经验与体会】

　　当患者以某一临床表现入院时，需重视明显而突出的临床表现但不应局限于该临床表现，应寻找潜在的、根本的病因，如本例患者以高血压急症入院，最终确诊为乳酸酸中毒。临床诊疗过程中不应呈管状思维而应呈发散思维，寻找根本病因，为治疗提供线索。

【参考文献】

[1] 黎磊石，季大玺. 连续性血液净化[M]. 南京：东南大学出版社，2004，213.

[2] Salpeter S R，Greyber E，Pasternak G A，et al. Risk of fatal and nonfatal lactic acidosis with metformin use in type 2 diabetes mellitus[J]. Cochrane Database Syst Rev，2010，163（1）：CD002967.

[3] Seidowsky A，Nseir S，Houdret N，et al. Metformin-associated lactic acidosis：a prognostic and the rapeuticstudy[J]. Crit care med，2009，37（7）：2191-2196.

[4] Yang P W，Lin K H，Lo S H，et al. Successful treatment of severe lactic acidosis caused by a suicide attempt with a metformin overdose[J]. Kaohsiung J Med Sci，2009，25（2）：93-97.

[5] 雷闽湘，张巾超. 内分泌学[M]. 北京：人民卫生出版社，2006：1535.

[6] 李世军，胡炀林，胡伟新. 重度乳酸酸重度伴多器官功能不全[N]. 中国医学论坛报，2010，3（30）.

[7] 江华，尹士男，胡景胜，等. 严重糖尿病乳酸酸中毒并心跳骤停抢救成功 1 例[J]. 感染、炎症、修复，2007，8（2）：112.

[8] 伍军伟，何雪明，王福诩，等. 1 例糖尿病乳酸酸中毒合并休克患者的救治体会[J]. 当代医学，2009，15（4）：73.

[9] 张淑芹，马立新. 糖尿病乳酸酸中毒 20 例救治护理体会[J]. 临床急诊杂志，2014，（9）：552-553.

（常　柏　单春艳　陈莉明）

2-11 合并心功能不全 2 型糖尿病患者的降糖药物选择

【病例摘要】

患者，女，66 岁，主因多食、多饮、多尿 17 年，双下肢水肿 1 年，加重 1 个月入院。患者 17 年前出现多饮、多食、多尿症状，诊断为"2 型糖尿病"，开始口服降糖药物治疗；10 余年前间断出现胸闷憋气，诊断为"冠心病，稳定性心绞痛，心功能 II 级"；8 年前出现双眼视物模糊，诊断为"糖尿病性视网膜病变"；6 年前出现"间歇性跛行"；1 年前查血肌酐及尿蛋白升高，同时间断出现双下肢水肿；近 1 个月双下肢水肿加重，为求进一步诊治入院。

查体：T 为 36.2℃，P 为 80 次/分，R 为 18 次/分，BP 为 175/80mmHg。Ht 为 152cm，Wt 为 69kg，BMI 为 29.8kg/m^2。双肺呼吸音清，未闻及干湿啰音。心音有力，律齐，心率为 80 次/分，各瓣膜听诊区未闻及病理性杂音。腹软，无压痛、反跳痛、肝脾未及，墨菲征阴性。双下肢中度指凹性水肿。双足皮温低，双侧足背动脉搏动减弱。双侧膝腱反射无异常，病理征阴性。

辅助检查：尿常规示葡萄糖（+++），尿蛋白（+++）。血常规：Hb 为 106g/L↓，MCV 为 90 fL，MCH 为 327 g/L；HbA1c 为 9.8%；肝功能：γ-GT 为 49.7 IU↑；肾功能：BUN 为 12.06mmol/L↑，SCr 为 173.2μmol/L↑，UA 为 370.5μmol/L↑；血脂：TG 为 18.70mmol/L↑，TC 为 11.04mmol/L↑，LDL-C 为 3.81mmol/L；血钙为 2.06mmol/L↓，血钾为 5.53mmol/L↑；FIB 为 6.5 g/L↑；铁蛋白为 409.5 ng/ml↑；血叶酸为 9.10 ng/ml，维生素 B$_{12}$ 为 607 pg/ml，1,25（OH）$_2$D$_3$ 为 10.0 ng/ml↓；总铁结合力（TIBC）为 37.0μmol/L↓；PTH 为 124.10 pg/ml↑。24 小时尿蛋白为 5.21g/24h。估算 eGFR 为 27 ml/min。

检眼镜：中度非增殖性糖尿病性视网膜病变；心电图示窦性心率，律齐，HR 为 77 次/分。腹部 B 超：轻度脂肪肝；心脏彩超：左心房径 46mm，室间隔厚度为 14mm，左心室舒张末径为 42mm；EF 为 62%；超声诊断：主动脉硬化，左心房增大，左心室顺应性下降，左室壁对称性增厚；胸部 X 线片：心影增大，主动脉迂曲、硬化，胸椎骨质增生。

入院诊断：①2 型糖尿病，合并视网膜病变，周围神经病变，下肢动脉硬化闭塞症；②慢性肾病 4 期，高钾血症，肾性贫血，肾性骨病；③冠状动脉性心脏病，稳定性心绞痛，心功能 II 级；④高血压 3 级（极高危）；⑤肥胖症；⑥脂代谢紊乱；⑦非酒精性脂肪性肝病；⑧高纤维蛋白原血症。入院后予低分子肝素、拜阿司匹林抗凝，单硝酸异山梨酯扩冠，比索洛尔减慢心率，普罗布考调脂稳定斑块，呋塞米及螺内酯利尿消肿稳定心功能。同时予拜新同降压、雷公藤总甙降尿蛋白、尿毒清降肌酐治疗。入院后以甘精胰岛素联合门冬胰岛素降糖。

【讨论】

心血管疾病（CVD）是 2 型糖尿病患者常见慢性并发症，也是患者过早死亡的主要原因。临床试验及荟萃分析已证实改善血糖控制可改善 CVD 预后[1、2]。因此长期以来人们一直致力于开发并应用不同降糖药物降低血糖以降低患者的心血管疾病风险。然而，2007 年 5 月 21 日，美国《新英格兰医学杂志》在线发表了罗格列酮可能升高患者心脏病死亡危险的荟萃分析结果。2007 年 7 月 30 日，美国食品药品管理局（FDA）举行听证会，认为罗格列酮存在心血管安全隐患。2007 年 8 月 14 日，FDA 决定全部噻唑烷二酮类药物说明书中增加心力衰竭危险的黑框警告。之后，FDA 发表了新的指南明确指出应注意所有降糖药物的心血管安全性。对于新开发的降糖药物，正式上市前必须提供其心血管安全性的临床研究结果证明。自此，已有大量研究评估了不同降糖药物的心血管安全性。

（1）二甲双胍：是目前为止最常用的口服降糖药物，因同时具有改善血脂、减轻体重、增加胰岛素敏感性等心血管保护作用，而被全球各国指南推荐为 2 型糖尿病患者的一线用药。英国前瞻性糖尿病研究（UKPDS）显示对于具有低 CVD 风险且体重超过标准体重 120% 的新诊患者，二甲双胍使患者的心肌梗死、冠心病死亡及全因死亡率分别降低 39%、50% 和 36%[3]。UKPDS 后 10 年的研究中，二甲双胍使心肌梗死（33%）和任何原因引起的死亡（33%）风险进一步下降[2]。但本例患者肾功能明显下降，eGFR＜30 ml/min，不宜应用二甲双胍，以避免引起酸中毒。

（2）胰岛素促泌剂：通过阻断胰岛细胞上 ATP 敏感性钾离子通道促进 β 细胞胰岛素分泌而降低血糖。由于可导致低血糖并使体重增加，这些均与心血管疾病风险增加有关[4、5]。此外一些非选择性磺脲类药物可同时阻断心肌细胞的 ATP 敏感性钾离子通道，从而阻断了心肌的缺血预适应机制，一直被认为会加重心血管事件。然而，除格列本脲外，不管是长期研究还是短期研究，均未发现胰岛素促泌剂对 2 型糖尿病患者心血管系统有不良影响。

（3）噻唑烷二酮类药物（TZDs，吡格列酮和罗格列酮）通过作用在过氧化物酶体增殖物激活受体-γ 而发挥其代谢和心血管调节作用。TZDs 具有明显多重心血管保护作用，理论上可减少 2 型糖尿病患者的心血管疾病患病风险及死亡率。2011 年，因对罗格列酮心血管安全性的担忧美国 FDA 限制了罗格列酮在美国的使用，同年该药撤出欧洲市场。2013 年，FDA 重新审查了相关资料认为罗格列酮没有增加总体心血管风险并解除了该药的限制[6]。近期 PRO-active 及卒中后胰岛素抵抗干预（IRIS）试验显示 TZDs 类药物明显降低死亡、心肌梗死和卒中的风险[7]。然而值得注意的是以上心血管保护作用与 TZDs 的抗动脉粥样硬化作用有关；由于吡格列酮还具有明显的水钠潴留作用，不管是 PROactive 研究还是荟萃分析，均发现吡格列酮可增加充血性心力衰竭的风险[8、9]，仍然建议高危心力衰竭患者停用或谨慎应用 TZDs[10]。

（4）DPP-4 抑制剂：阿格列汀心血管安全性研究（EXAMINE）及沙格列汀心血管结局实验（savor-timi）中，未发现阿格列汀或沙格列汀可增加心血管事件的风险[11]。与此同时，西他列汀研究也证实不增加患者的心血管疾病风险[12]。需要注意的是，虽然最终数据尚未确定，但这几项试验均已观察到 DPP-4 可以增加心力衰竭的风险，尤其是那些心力衰竭高危人群[13、14]。然后，目前并未找到 DPP-4 抑制剂增加心力衰竭的机制[15]。此外，在 TECOS 研究中也未发现 DPP-4 抑制剂增加患者因心力衰竭住院风险[16]。因此，DPP-4 是否真的增加糖尿病患者的心力衰竭风险并没有一致结论，可能不同的 DPP-4 抑制剂的风险不同；同时也期待正在进行更大规模的利格列汀心血管结局研究（CAROLINA）结果[15]。本例患者心功能明显下降，而且存在慢性肾脏病，双下肢水肿，因此不宜应用该类降糖药物。

（5）GLP-1 受体激动剂：对 GLP-1 心血管安全性评价的第一个研究为 ELIXA 研究，发现利司那肽对心血管事件发生的影响无明显差异，也没有增加患者因心力衰竭住院的风险。甚至对于近期合并急性冠脉综合征的患者，也没有发现利司那肽可增加心血管相关死亡及心力衰竭入院的风险[17]。而对于另一种 GLP-1 受体激动剂利拉鲁肽，研究结果发现其具有明显的心血管保护作用，主要终点事件、心血管疾病相关死亡及任何原因相关死亡率均明显降低[18]。另一个药物索马鲁肽也使主要复合终点明显下降，非致死性心肌梗死、非致死性卒中及心血管相关死亡均明显下降[19]。值得注意的是，GLP-1 受体激动剂具有增加心率的作用，该不良反应是否带来潜在的危害，或者可被 GLP-1 受体激动剂其他心血管保护作用可抵消仍期待其他种类 GLP-1 受体激动剂的研究结果。

（6）SGLT2 抑制剂：通过抑制 SGLT2 减少近曲小管葡萄糖的重吸收而具有明显的降糖作用。EMPA-REG 是第一个旨在评价 SGLT2 抑制剂恩格列净心血管安全性的临床研究。结果发现恩格列净组主要复合终点与安慰剂组比较下降 14%；其中心血管相关死亡降低 38%，心力衰竭住院治疗下降 35%[20]。值得注意的是，恩格列净没有减少非致死性心肌梗死或中风的风险，提示恩格列净对心脏结局的改善与动脉粥样硬化及血糖、血压的改善无关[21、22]。但恩格列净的心脏保护作用是否可扩展到其他 SGLT2 研究目前的数据并未得到一致结论。一项荟萃分析对 21 项 Ⅱ b/Ⅲ 期临床研究分析认为，达格列净并不增加也不降低老年 2 型糖尿病患者的心血管疾病风险[23]。但不管是卡格列净还是达格列净均具有降低血压、血尿酸并降低体重等心血管系统保护作用[24、25]。结合本例患者，心肾功能不全，适合应用 SGLT2 抑制剂，不仅可达到利尿消肿的目的，还有利于血压、体重及尿蛋白的控制。

【经验与体会】

在已经上市的降糖药物中，有些药物对心血管有益，而另一些药物可能带来心血管系统的潜在风险。而且随着新一类药物的不断开发和使用，降糖药物的种类不断增多，增加了 2 型糖尿病患者血糖管理的复杂性。因此，对于存在高心血管疾病风险的 2 型糖尿病患者，在制定降糖方案时，不仅要考虑降糖疗效，也应综合考虑药物对心血管疾病的风险，权衡利弊。

【参考文献】

[1] Gerstein H C, Miller M E, Ismail-Beigi F, et al. Effects of intensive glycaemic control on ischaemic heart disease: analysis of data from the randomised, controlled ACCORD trial[J]. Lancet, 2014, 384（9958）: 1936-1941.

[2] Holman R R, Paul S K, Bethel M A, et al. 10-year follow-up of intensive glucose control in type 2 diabetes[J]. N Engl J Med, 2008, 359（15）: 1577-1589.

[3] Listed N. Effect of intensive blood-glucose control with metformin on complications in overweight patients with type 2 diabetes（UKPDS 34）.UK Prospective Diabetes Study（UKPDS）Group[J]. Lancet, 1998, 352（9131）: 854-865.

[4] Desouza C V, Bolli G B, Fonseca V.Hypoglycemia, diabetes, and cardiovascular events[J]. Diabetes Care, 2010, 33（6）: 1389-1394.

[5] Calle E E, Thun M J, Petrelli J M, et al. Body-mass index and mortality in a prospective cohort of U.S. adults[J]. N Engl J Med, 1999, 341（15）: 1097-1105.

[6] Mahaffey K W, Hafley G, Dickerson S, et al. Results of a reevaluation of cardiovascular outcomes in the RECORD trial[J]. Am Heart J, 2013, 166（2）: 240.

[7] Kernan W N, Viscoli C M, Furie K L, et al. Pioglitazone after Ischemic Stroke or Transient Ischemic Attack[J]. N Engl J Med, 2016, 374（14）: 1321-1331.

[8] Dormandy J A, Charbonnel B, Eckland D J, et al. Secondary prevention of macrovascular events in patients with type 2 diabetes in the PROactive Study（PROspective pioglitAzone Clinical Trial In macroVascular Events）: a randomised controlled trial[J]. Lancet, 2005, 366（9493）: 1279-1289.

[9] Lincoff A M, Wolski K, Nicholls S J, et al. Pioglitazone and risk of cardiovascular events in patients with type 2 diabetes mellitus: a meta-analysis of randomized trials[J]. JAMA, 2007, 298（10）: 1180-1188.

[10] Standl E, Schnell O, Mcguire D K.Heart Failure Considerations of Antihyperglycemic Medications for Type 2 Diabetes[J]. Circ Res, 2016, 118（11）: 1830-1843.

[11] Scirica B M, Bhatt D L, Braunwald E, et al. Saxagliptin and cardiovascular outcomes in patients with type 2 diabetes mellitus[J]. N Engl J Med, 2013, 369（14）: 1317-1326.

[12] Green J B, Bethel M A, Armstrong P W, et al. Effect of Sitagliptin on Cardiovascular Outcomes in Type 2 Diabetes[J]. N Engl J Med. 2015, 373（3）: 232-242.

[13] Standl E.Saxagliptin, alogliptin, and cardiovascular outcomes[J]. N Engl J Med, 2014, 370（5）: 483.

[14] Holman R R, Bethel M A, Chan J C, et al. Rationale for and design of the Acarbose Cardiovascular Evaluation（ACE）trial[J]. Am Heart J, 2014, 168（1）: 23.

[15] Wu S, Hopper I, Skiba M, et al. Dipeptidyl peptidase-4 inhibitors and cardiovascular outcomes: meta-analysis of randomized clinical

trials with 55, 141 participants[J]. Cardiovasc Ther, 2014, 32（4）: 147-158.

[16] Mcguire D K, Van E W F, Armstrong P W, et al. Association Between Sitagliptin Use and Heart Failure Hospitalization and Related Outcomes in Type 2 Diabetes Mellitus: Secondary Analysis of a Randomized Clinical Trial[J]. JAMA Cardiol, 2016, 1（2）: 126-135.

[17] Pfeffer M A, Claggett B, Diaz R, et al. Lixisenatide in Patients with Type 2 Diabetes and Acute Coronary Syndrome[J]. N Engl J Med, 2015, 373（23）: 2247-2257.

[18] Marso S P, Daniels G H, Brown-Frandsen K, et al. Liraglutide and Cardiovascular Outcomes in Type 2 Diabetes[J]. N Engl J Med, 2016, 375（4）: 311-322.

[19] Marso S P, Bain S C, Consoli A, et al. Semaglutide and Cardiovascular Outcomes in Patients with Type 2 Diabetes[J]. N Engl J Med, 2016, 375（19）: 1834.

[20] Zinman B, Wanner C, Lachin J M, et al. Empagliflozin, Cardiovascular Outcomes, and Mortality in Type 2 Diabetes[J]. N Engl J Med, 2015, 373（22）: 2117-2128.

[21] Rajasekeran H, Lytvyn Y, Cherney D Z.Sodium-glucose cotransporter 2 inhibition and cardiovascular risk reduction in patients with type 2 diabetes: the emerging role of natriuresis.[J]. Kidney Int, 2016, 89（3）: 524-526.

[22] Defronzo R A.The EMPA-REG study: What has it told us? A diabetologist's perspective[J]. J Diabetes Complications, 2016, 30（1）: 1-2.

[23] Fioretto P, Mansfield T A, Ptaszynska A, et al. Long-Term Safety of Dapagliflozin in Older Patients with Type 2 Diabetes Mellitus: A Pooled Analysis of Phase Ⅱ b/ Ⅲ Studies[J]. Drugs Aging, 2016, 33（7）: 511-522.

[24] Davies M J, Trujillo A, Vijapurkar U, et al. Effect of canagliflozin on serum uric acid in patients with type 2 diabetes mellitus[J]. Diabetes Obes Metab, 2015, 17（4）: 426-429.

[25] Dziuba J, Alperin P, Racketa J, et al. Modeling effects of SGLT-2 inhibitor dapagliflozin treatment versus standard diabetes therapy on cardiovascular and microvascular outcomes[J]. Diabetes Obes Metab, 2014, 16（7）: 628-635.

（单春艳　孔　岩　张立弋　杨菊红）

2-12　服用华法林伴发腹泻后多浆膜腔出血致休克

【病例摘要】

患者，女，40岁，主因二尖瓣置换术后1个月，腹泻4日于2002年6月18日入院。患者2年前被诊断为"风湿性心脏病，二尖瓣狭窄"，1个月前行二尖瓣机械瓣置换术，术后长期口服华法林。10日前因心悸、乏力、食欲减退于门诊就诊，查 Hb 为 90g/L，PT-INR 为 2.24、PT 为 18.5s，考虑为"失血性贫血"，予以口服福乃得（硫酸亚铁-维生素 C 和维生素 B 复合物）1片 qd。4日前出现上腹部不适、食欲减退及腹泻，为绿色稀便，每日 3～4 次，每次量约为 100 ml，伴心悸、气促加重。

查体：T 为 36.0℃，P 为 150 次/分，R 为 25 次/分，BP 为 85/50mmHg。发育正常，营养欠佳，神志清楚，急性病容，贫血貌，巩膜无黄染，全身皮肤黏膜无出血点及瘀斑。颈静脉无怒张，胸骨正中可见长约为 20cm 的手术瘢痕，双肺未闻及干湿啰音。心脏浊音界无扩大，心律齐，HR 为 150 次/分，心尖部可闻及机械瓣音，余瓣膜听诊区未闻及病理性杂音。腹软，无压痛及反跳痛，肝脾肋下未触及。双下肢无水肿。

辅助检查：血常规示 Hb 为 90g/L，WBC 为 7.9×10^9/L，PLT 为 255×10^9/L；尿常规正常；便常规：外观呈深绿色，无脓血，OB（−）；血电解质：钾离子浓度为 2.82mmol/L，钠离子浓度为 139mmol/L，氯离子浓度为 99mmol/L；肝肾功能正常；凝血功能：PT 为 28.8s（正常值为 11～15s），PT-INR 为 2.52，APTT 为 78.8s（正常值为 30～50s）；肝胆 B 超未见异常；心脏超声：LA 为 39mm，LV 为 48mm，RA 为 25mm，RV 为 20mm，二尖瓣机械瓣结构、功能正常；心电监护显示：心房扑动 2∶1 下传，心室率为 150 次/分。

治疗经过：入院后给予胺碘酮 150mg 先后 2 次静脉注射，30 分钟后，HR 逐渐降至 100 次/分，给予 1mg/min 持续静脉点滴，6 小时后减量至 0.5mg/min 维持。同时给予羟乙基淀粉 40 及林格氏液扩容，静脉补钾 6g，华法林 3mg 口服，停用福乃得。入院 2 小时后心悸、气促症状消失，血压稳定在 100/80mmHg，48 小时后转复窦性心律，HR 为 75 次/分，血钾浓度为 4.65mmol/L。患者仍觉上腹部胀满伴恶心、呕吐，呕吐物为少量胃内容物，排深绿色稀便，给予左氧氟沙星静点，蒙脱石散口服。入院后 5 日上述症状消失。复查 PT-INR 为 2.78，PT 为 28.96s（正常值为 11～15s），APTT 为 63.35s（正常值为 30～50s）。入院后第 8 日患者突发上腹部剧痛，呈持续性，伴周身湿冷、少尿。查体：面色苍白，脉搏细速，表情淡漠，强迫坐位，血压为 80/50mmHg，颈静脉充盈差，双肺呼吸音粗，心音尚有力，未闻及杂音及心包胸膜摩擦音，全腹压痛、反跳痛，肌紧张，移动性浊音（＋）。床旁超声显示：腹腔内大量积液。腹腔穿刺抽出不凝性液体 1000ml。凝血检查：PT 为 108.6s，PT-INR 为 45.75，APTT 为 83.6s，立即快速输注新鲜血液 800ml、羟乙基淀粉 40、生理盐水等抗休克治疗，同时停用华法林，并维生素 K 首剂 20mg iv，继以静脉注射维生素 K 20mg q8h 及血凝酶 1IU qd。经上述治疗 2 小时后患者病情有所好转，腹痛减轻，冷汗减少，血压升至 100/50mmHg，导出尿液 100ml，呈洗肉水样，尿常规：红细胞满视野/HP，蛋白（＋＋），6 小时后复查凝血功能 PT-INR 为 4.11，PT 为 27.2s，APTT 为 49s。7 小时后患者病情再次恶化，呼吸困难明显，血压降至 70/40mmHg，颈静脉怒张，心音遥远，左下肺呼吸音消失，床旁超声显示心包大量积液、左侧胸腔大量积液，行紧急心包穿刺术及心包置管引流术，首次放出血性液体 500ml，行胸腔穿刺放出血性液体 1100ml，同时加压输注新鲜血液 1000ml。11 小时后呼吸困难明显缓解，颈静脉怒张消失，血压回升至 100/70mmHg，期间每 2 小时监测凝血指标 1 次。24 小时后复查 PT-INR 为 1.89，PT 为 17.4s，APTT 为 33.7s；血常规：Hb 为 118g/L，WBC 为 24.5×10⁹/L，PLT 为 254×10⁹/L；尿常规正常；便常规外观呈深绿色，OB（－）。生命体征平稳，尿量为 1780ml。维生素 K 减量至 10mg iv q8h，输新鲜血 400ml，并反复进行浆膜腔穿刺，总计放液 5080ml，其中心包为 780ml，胸腔为 1950ml，腹腔为 2350ml。5 日后患者腹痛、腹胀缓解，食欲正常，多浆膜腔积液消失，临床无活动性出血，凝血功能逐渐恢复并稳定在 PT 为 14.1～14.4s，PT-INR 为 1.31～1.35，APTT 为 33.7～34.3s，FIB 为 2.1～2.3g/L，遂停用维生素 K 及血凝酶。7 日后在密切监测凝血指标的情况下重新恢复抗凝治疗，华法林从每日 2mg 起始，逐渐调整剂量，2 周后复查 PT 为 17.4s，PT-INR 为 1.89，APTT 为 33.7s；血常规：Hb 为 126g/L，WBC 为 7.4×10⁹/L，PLT 为 226×10⁹/L，患者病情稳定，生活完全自理，于 2002 年 7 月 6 日好转出院。

【讨论】

华法林为香豆素类抗凝血药，通过抑制维生素 K 依赖性凝血因子Ⅱ、Ⅶ、Ⅸ、Ⅹ及抗凝蛋白 C 和 S 发挥抗凝作用，用于防治动静脉内血栓形成或血栓栓塞。华法林口服给药吸收迅速，且几乎被完全吸收[1~3]，在血液循环中几乎全部与白蛋白结合，仅少许游离状态华法林发挥抗凝作用，其效应可持续 5～7 日[1]。因此体内维生素 K 及白蛋白减少可使华法林抗凝效果增强。华法林治疗窗较窄，量不足使血栓形成的风险增加，而过量易引起出血。出血是华法林最常见的不良反应，常见的出血部位为胃肠道、泌尿生殖道、软组织等，轻者表现为皮肤瘀点、瘀斑，重者可因严重出血而危及生命。但如本例，同时出现胸腔、腹腔、心包等多浆膜腔、泌尿系统大量出血伴休克者尚属罕见。

大部分服用华法林的患者 INR 应控制在 2～3，而二尖瓣及主动脉瓣非双叶机械瓣置换术后患者 INR 应控制在 2.5～3.5。研究证实 INR 小于 2，患者发生急性冠脉综合征、卒中、血栓形成等风险增高；而 INR＞3.0 发生出血的风险增加[4]。导致 INR 升高的常见原因包括体内维生素 K 及白蛋白的含量减少、剂量错误，与胺碘酮、阿司匹林、左氧氟沙星、肝素等药物相互作用[5]，检测错误或未按医嘱定期监测 INR、急性病等。

分析本例患者 INR 骤然升高的原因：①瓣膜置换术后体质虚弱、食欲减退，蛋白质摄入减少，体内游离的华法林浓度升高；②进食差、呕吐、腹泻可致维生素 K 摄入吸收减少，导致体内维生素 K 依赖的凝血因子合成减少；③口服福乃得（硫酸亚铁-维生素 C、维生素 B 复合物）后胃肠蠕动及胆汁的肝肠循环减弱，导致维生素 K 吸收减少；④胺碘酮、左氧氟沙星等药物可竞争性抑制华法林与白蛋白结合，提高血中游离的华法林浓度，使抗凝作用增强。

接受华法林治疗的患者，在治疗的前 6 个月出血风险较高（16.5%～25%）[6~8]，凝血酶原时间（PT）可在治疗范围内，也可超出治疗范围。轻度出血如皮下瘀点、瘀斑等可减少华法林用量，严重的出血应采取紧急有效的处理：停用华法林，尽快输入新鲜血液或凝血因子浓缩物、给予维生素 K 静脉注射，并严密监测凝血时间。本例使用大剂量的维生素 K，使 INR 迅速在 18 小时内恢复正常是抢救成功的关键所在。一旦活动性出血停止，INR 恢复至治疗范围时可谨慎恢复抗凝治疗。

该患者为风湿性心脏病行机械瓣置换术的患者，有抗凝指征，对于该患者何时恢复抗凝治疗及如何调整抗凝药物起始剂量至关重要，本例患者 INR 稳定及无活动性出血后再密切监测凝血指标的情况下重新恢复抗凝治疗，华法林从每日 2mg 起始，无再发出血，INR 及 PT 稳定。

本文提示对口服华法林的患者，应保持食谱的相对恒定，若合并消化道功能紊乱，如呕吐、腹泻或其他疾病，以及同时应用与华法林存在相互作用的药物时，应加大对凝血功能的监测频率，观察有无出血倾向，必要时调整华法林剂量。

【经验与体会】

该例患者出现多浆膜腔及泌尿系统严重出血，导致失血性休克危及生命，病情凶险，而抢救成功的关键在于病情变化的及时识别及迅速有效的治疗措施，另外患者仅存在凝血功能紊乱，而心功能相对稳定，无肺、肝、肾等重要脏器及血液系统疾病也是抢救成功的关键因素。对于合并消化道功能紊乱、其他用药情况及严重疾病处于应激状态等情形者，应增加凝血功能监测频率，及时调整药物剂量。

【参考文献】

[1] Ansell J，Hirsh J，Hyley E，et al. Pharmacology and management of the Vitamin K antagonist：American College of Chest Physicians Evidence-Based Clinical Practice Guidelines，8th ed[J]. Chest，2008，133（6 Suppl）：160S-198S.

[2] Brigden M L.Oral anticoagulant therapy：Practical aspects of management[J]. Postgrad Med，1996，99（6）：81-84.

[3] Hirsh J，Dalen J，Anderson D R，et al. Oral anticoagulants：mechanism of action，clinical effectiveness，and optimal therapeutic range[J]. Chest，2001，119（1 Suppl）：8S-21S.

[4] Nelson W W，Wang L. Out-of-range INR values and outcomes among new warfarin patients with non-valvular atrial fibrillation[J]. Int J Clin Pharm，2015，37（1）：53-59.

[5] Glenda C，Lisa D，Courtney K，et al. Quality of anticoagulation and use of warfarin-interacting medications in long-term care：a chartreview[J]. BMC Geriatrics，2008，8（1）：1-6.

[6] Epstein R S，Moyer T P，Aubert R E，et al. Warfarin genotyping reduces hospitalization rates results from the MM-WES（medco-mayo warfarin effectiveness study）[J]. J Am Coll Cardiol，2010，55（25）：2804-2812.

[7] Willey V J，Bullano M F，Hauch O，et al. Management patterns and outcomes of patients with venous thromboembolism in the usual community practice setting[J]. Clin Ther，2004，26（7）：1149-1159.

[8] Beyth R J，Quinn L，Landefeld C S.A multicomponent intervention to prevent MB complications in older patients receiving warfarin：a randomized，controlled trial[J]. Ann Intern Med，2000，133（9）：687-695.

（曹艳君　张红雨　吴志国　仇宝华）

2-13 替格瑞洛 1 种可能的不良反应——心房颤动

【病例摘要】

患者，男，74 岁，因间断心前区不适伴右臂疼痛 8 年余，再发加重 1 月余，于 2015 年 10 月 12 日就诊我院。患者于入院前 8 年余无明显诱因出现间断心前区不适伴右臂疼痛，可自行缓解或舌下含服硝酸甘油缓解，无头痛、头晕，无恶心、呕吐，无晕厥、黑矇及一过性意识丧失，无腹痛、腹泻，患者未予重视，入院前 1 月余再次出现心前区不适伴右臂疼痛，发作频率较前增多，程度较前加重，休息及舌下含服硝酸甘油后症状缓解不明显，无胸闷、憋气，无头痛、头晕，无恶心、呕吐，无晕厥、黑矇及一过性意识丧失，遂于我科就诊。患者自发病以来，精神可，饮食可，睡眠可，大小便无明显异常，体重无明显变化。既往 1 年半前心电图记录有 1 次阵发性心房颤动发作病史，以后未在发作心悸症状，有高血压病史 20 年，BP 最高达 180/90mmHg，平素不规律服用降压药物，血压控制不佳；否认脑梗死、糖尿病等病史，无过敏史，有吸烟史，有饮酒史。

查体：T 为 36℃，P 为 64 次/分，R 为 16 次/分，BP 为 180/80mmHg，神清语利，未见颈静脉怒张，双肺呼吸音清，未闻及干湿啰音，HR 为 64 次/分，律齐，各瓣膜听诊区未闻及病理性杂音，腹软，肝脾肋下未触及，双下肢无水肿，足背动脉搏动良好。

实验室检查：入院 ECG 示窦性心律，完全性右束支传导阻滞（图 2-13-1）。急查 cTnI 为 0.002ng/ml（正常值为 0～0.02ng/ml），CK 为 60.6U/L（正常值为 0～190U/L），CK-MB 为 12U/L（正常值为 0～24U/L）。血常规、电解质、肝肾功能、血脂、甲状腺功能未见异常。

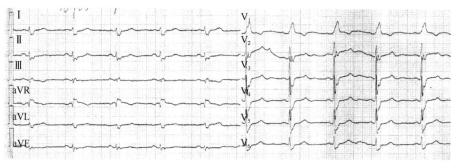

图 2-13-1　心电图：入院时窦性心律

诊治过程：患者入院后予以吸氧，心电监护及动态心电图监测，并予单硝酸异山梨酯 20mg tid、阿司匹林 100mg qd、氯吡格雷 75mg qd、比索洛尔 5mg qd 口服，予低分子肝素钙 5000U 皮下注射。超声心动图示左心房直径为 32mm，左心室舒张末内径为 48mm，左心室射血分数为 55%。冠状动脉造影检查显示左前降支中段偏心不规则 90% 狭窄伴钙化，左回旋支和右冠状动脉未见明显狭窄，于前降支中段植入支架 1 枚。考虑到患者前降支病变为钙化病变，我们将氯吡格雷改为替格瑞洛（负荷剂量 180mg，维持剂量 90mg bid），替格瑞洛负荷剂量 6 小时后患者突发心悸，复查心电图示心房颤动（图 2-13-2），持续 30 分钟后自行缓解。随后心房颤动每日发作 4～5 次，每次持续 30～60 分钟。两次复查心肌酶学均在正常范围，排除了围手术期心肌梗死的可能，考虑这次的心房颤动发作跟替格瑞洛的不良反应相关。期间动态心电图回报：平均心率 64 次/分，最大心率为 80 次/分，最小心率为 51 次/分，心搏总数为 89367 次，窦性心律，阵发性心房颤动 3 次/24 小时，短阵房性心动过速为 104 次/24 小时，房性期前收缩 1064 次/24 小时，142 次成对出现，部分形成二、三、四联律，完全性右束支传导阻滞。因此，将替格瑞洛改为氯吡格雷 75mg Qd，比索洛尔增为 7.5mg Qd。随后，心房颤动发生的频率减小到 1 次/日，并在停用替格瑞洛后第 4 日未再发作心房颤动未再发作，后患者好转出院，门诊随访 6 个月内并未记录到任何房性心律失常。

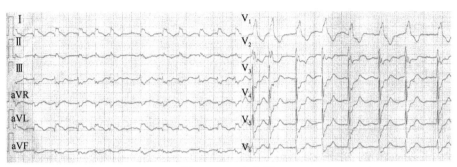

图 2-13-2　心电图

服用替格瑞洛负荷量 6 小时后心电图记录到心房颤动发作

【讨论】

PLATO 研究显示替格瑞洛作为一种新型的 P_2Y_{12} 受体拮抗剂较传统的抗血小板药物氯吡格雷能更有效降低冠心病患者心血管不良事件的发生[1]。然而也有越来越多的文献报道了替格瑞洛相关不良反应，如心动过缓、呼吸困难、痛风[2]等。替格瑞洛相关不良反应的可能机制如下所述。其一，这种 P_2Y_{12} 受体拮抗剂能直接影响心脏自律性和心脏传导；其二，替格瑞洛会影响腺苷代谢，通过抑制红细胞摄取腺苷增加血清中腺苷浓度，进而增加窦房结和房室结中腺苷浓度，影响窦房结和房室结生理功能[3]。腺苷被广泛用于心房颤动射频消融后肺静脉触发灶的诱发，用以明确肺静脉和左心房间隐匿的肺静脉传导，腺苷指导下进一步消融可以定位触发灶，精确消融，减少心房颤动复发。而这个病例，患者在使用替格瑞洛 6 小时后心电图记录到心房颤动发作，但在仅停用替格瑞洛而未使用任何抗心律失常药的情况下心房颤动得以终止。所以我们高度怀疑患者用药后，替格瑞洛增加了机体腺苷水平，过量的腺苷触发了隐匿的肺静脉传导，最终诱发心房颤动。因此，我们在临床开始应用替格瑞洛阶段应进行连续心电监测，以观察可能出现的快速或缓慢性心律失常并及时处理。

【经验与体会】

心房颤动是临床上最常见的持续性心律失常，可使心血管死亡和猝死的风险增加 2～3 倍[4、5]，脑卒中风险增加 5 倍[6]，心力衰竭风险增加 3 倍[7]。临床医师应该做到早识别、早诊断和早治疗，而发现及去除心房颤动病因在心房颤动管理和控制中十分重要。替格瑞洛作为一种新型抗血小板药物逐渐应用于冠心病的治疗，我们要警惕其可能导致心房颤动的这一可能的不良反应[8]。

【参考文献】

[1] Wallentin L，Becker R C，Budaj A，et al. Ticagrelor versus clopidogrel in patients with acute coronary syndromes[J]. N Engl J Med，2009，361（11）：1045-1057.

[2] Zhang N，Zhang Z，Yang Y，et al. Ticagrelor-related gout：an underestimated side effect[J]. Int J Cardiol，2015，192：11-13.

[3] Scirica B M，Cannon C P，Emanuelsson H，et al. The incidence of bradyarrhythmias and clinical bradyarrhythmic events in patients with

acute coronary syndromes treated with ticagrelor or clopidogrel in the PLATO(Platelet Inhibition and Patient Outcomes)trial：results of the continuous electrocardiographic assessment substudy[J]. J Am Coll Cardiol，2011，57（19）：1908-1916.

[4] Benjamin E J，Wolf P A，D'agostino R B，et al. Impact of atrial fibrillation on the risk of death：the Framingham Heart Study[J]. Circulation，1998，98（10）：946-952.

[5] Chen L Y，Sotoodehnia N，Buzkova P，et al. Atrial fibrillation and the risk of sudden cardiac death：the atherosclerosis risk in communities study and cardiovascular health study[J]. JAMA Intern Med，2013，173（1）：29-35.

[6] Kannel W B，Wolf P A，Benjamin E J，et al. Prevalence，incidence，prognosis，and predisposing conditions for atrial fibrillation：population-based estimates[J]. Am J Cardiol，1998，82（8A）：2N-9N.

[7] Wang T J，Larson M G，Levy D，et al. Temporal relations of atrial fibrillation and congestive heart failure and their joint influence on mortality：the Framingham Heart Study[J]. Circulation，2003，107（23）：2920-2925.

[8] Zhang N，Chen K Y，Zhao J，et al. Another side effect of ticagrelor：Atrial fibrillation[J]. Int J Cardiol，2016，212：242-244.

（刘　彤　张妮潇　赵建平　许　纲　李广平）

2-14 电梯性晕厥 1 例

【病例摘要】

患者，女，42 岁。因反复一过性意识丧失，于 2010 年 6 月 11 日就诊。4 年来，因血压高，一直口服厄贝沙坦 150mg qd、氢氯噻嗪 12.5mg qd 和美托洛尔 25mg bid。6 个月前，一次于口服上述药物 0.5～1 小时的，当乘直升电梯达第 42 层时，突感头晕，伴出汗、眼前发黑和双下肢无力，随即瘫倒于地，意识丧失，1～2 分钟后意识自行恢复。发作时无咬舌、四肢抽搐及小便失禁。而于乘电梯下行时无任何不适感。此后类似情况又发生过两次。既往高血压病史 4 年，最高达 170/100mmHg，无糖尿病、冠心病及神经系统等病史。体检：P 为 75 次/分，律齐，未闻及心脏杂音，BP 为 150/100mmHg；颈部、两肺及腹部无异常发现；下肢无水肿。外院检查：血尿常规、血糖、血脂、肝肾功能、ECG、Holter 及心脏彩超等均未见异常。化验检查结果附后。

【讨论】

分析本患者反复发生晕厥的原因主要有以下两点。

第一，晕厥均发生在高速上升的电梯中（速度为 2m/s），当电梯加速和快速上升时，人体骨骼、肌肉等固态组织及附着其上的动静脉血管等也随之快速上升，而血管内，特别是静脉（容量血管）系统内的血液却因惯性作用使部分血液滞留于腹部内脏和下肢，致回心血量减少、心输出量降低，从而引起脑部血液灌注不足，乃至发生前晕厥甚或晕厥，其机制如直立性低血压。此外，乘上升电梯时，供应下肢的动脉血流方向与其相反，得到较好的灌注，而脑则不然，这也可能是发生电梯性晕厥的次要因素之一。显然，乘高速高层电梯中发生的物理-生理-病理生理变化远较直立性低血压严重，特别是本例患者服用高血压药物，又增添了药理作用，使情况更为复杂。

第二，患者长期服用抗高血压药物，包括厄贝沙坦（angiotensin receptor blocker，ARB，A）、美托洛尔（β-blocker，B）和噻嗪类利尿剂（diuretics，D）。它们的药理作用：①厄贝沙坦，属 ARB 类，它特异性地拮抗血管紧张素 II AT_1 受体[1]，一方面阻断外周血管平滑肌 AT_1 受体，抑制血管收缩，降低系统血管阻力（systemic vascular resistence，SVR）；另一方面阻断肾上腺皮质球状带 AT_1 受体，减少醛固酮的合成，致血浆醛固酮水平降低，使远曲小管对 Na^+、水的重吸收减少和血容量（volume，V）降低。②美托洛尔主要是阻断心脏 $β_1$ 受体，阻断儿茶酚胺的正性肌力作用和正性变率作用[2]，从而降低心输出量（cardiac output，CO）；阻断球旁器的 $β_1$ 受体，减少肾素分泌，从而抑制 RAS 活性，导致 SVR 降低。③双氢克尿噻，通过其利尿作用减少血容量，导致 CO 降低；此外，因其排钠而降低血浆和血管平滑肌细胞内 Na^+ 浓度，进而通过 Na^+-Ca^{2+} 交换机制，使细胞内 Ca^{2+} 减少，从而降低血管平滑肌细胞表面受体对缩血管物质的亲和力与反应性，增强对舒血管物质的敏感性[3]，致 SVR 和血压下降。不难看出，上述 3 种药物分别从 1～3 个方面影响了维持血压的 3 个决定性因素，即心输出量、系统血管阻力和血容量。

综合上述两点，患者乘高速电梯时，如第一条原因所分析，重力和惯性作用使血液重新分布，如直立性低血压，500～800ml 血液滞留于下肢及腹部内脏循环中[4]，使回心血量锐减、每搏量下降。正常情况下，每搏量的下降会刺激位于心、肺、颈动脉窦和主动脉弓的压力感受器，反射性地增加交感神经信号传出和降低迷走神经活性，使 CO 得以代偿。但如因素②的分析，本例患者联合服用 3 种药物，不但降低 SVR 和 V，同时也阻断了神经反射的代偿作用。无奈心脏只能依靠自身固有的 Frank-starling 机制，不幸的是它只能工作在该曲线上升段的起始部分和在低水平下运行，不足以产生足够的心搏出量，因此患者屡屡发生晕厥。

【经验与体会】

随着高速电梯的广泛使用和高血压 ABD 药物联合方案的广泛应用，电梯性晕厥的发生率预期会逐渐增加，在晕厥的病因学名单上应增加新的一员——电梯性晕厥。建议采取以下预防措施：①高血压患者在应用 ACEI/ARB、β 受体阻滞剂和利尿剂（简称 ABD 联合治疗）时，医师应提醒患者警惕电梯性晕厥或嘱其乘电梯前适量饮水。此外，为宣教方便，提出一警句："ABD—乘电梯—Syncope，maybe!"②高层高速电梯中应备有座椅，若感不适时立即坐下或躺下，马上中断电梯的上行。

此外，应当前瞻性地想到，随着我国上天工程和入海工程的飞速发展，医务人员应保障宇航员及潜海员们的安全，当密切观察，适时提供预防和治疗意见。

【参考文献】

[1] Modesti P A，Omboni S，Taddei S.Zofenopril or irbesartan plus hydrochlorothiazide in elderly patients with isolated systolic hypertension untreated or uncontrolled by previous treatment：a double-blind，randomized study[J]. J Hypertens，2016，34（3）：567-587.

[2] Gierthmuehlen M，Plachta D T.Effect of selective vagal nerve stimulation on blood pressure，heart rate and respiratory rate in rats under metoprolol medication[J]. Hypertens Res，2016，39（2）：79-87.

[3] Vivencio B，Carlos E.Which thiazide to choose as add-on therapy for hypertension?[J]Integr Blood Press Control，2014，30（7）：35-47.

[4] Ricci F，Caterina R，Fedorowaski A.Orthostatic hypotension epidemiology，prognosis，and treatment[J]. J Am Coll Cardiol，2015，66（7）：848-860.

（马丽娜　王佩显）

2-15 咳嗽性晕厥 1 例

【病例摘要】

患者，男，61岁，因阵发性晕厥7小时，于2016年3月17日入院治疗。于入院前7小时，剧烈咳嗽时突发晕厥，无肢体活动障碍，无二便失禁，症状持续数秒钟自行缓解。此后晕厥发作3次，性质相同，均于剧烈咳嗽时发作。既往冠心病、糖尿病、脑梗死、慢性支气管炎病史，长期吸烟史。

查体：血压为139/79mmHg，双肺呼吸音粗，双肺可闻及少量干湿啰音，心率为90次/分，心音有力，心律齐，各瓣膜听诊区未闻及病理性杂音，腹软无压痛，双下肢不肿。

实验室检查：血常规示WBC为6.8×10^9/L，N为87.0%↑。生化全项示CK为476 U/L↑，CK-MB为15 U/L，BUN为7.2mmol/L，Cr为167.0μmol/L↑，UA为442μmol/L↑，Glu为15.1mmol/L↑，TG为0.41mmol/L，TC为3.75mmol/L，LDL-c为2.16mmol/L，肝功能、电解质正常。HbA1c为10.4%。尿常规：pro（＋），Glu（＋）。超声心动图示左心房内径为33mm，左心室舒末径为49mm，左心室缩末径为30mm，EF=60%，肺动脉平均压为29mmHg，下壁运动幅度减低，节段性室壁运动异常，左心室舒张功能减低。头颅MRI示双侧基底节、侧脑室旁及额叶腔隙性梗死灶。双侧侧脑室旁脑白质轻度脱髓鞘改变。胸部CT示双侧支气管病变伴肺感染，双侧多发索条影，双侧胸膜增厚，肺动脉增宽。

治疗及随访：入院后予患者氨曲南静脉滴注抗炎，氨溴索静脉滴注化痰，可待因口服镇咳，并同时予以改善心脑供血、降糖、降压、调脂稳定粥样斑块治疗，经治疗，患者咳嗽减轻，无晕厥发作，病情好转出院。

【讨论】

咳嗽性晕厥是指因连续剧咳后即刻发生的一过性意识丧失，能自行迅速恢复而不留任何后遗症的一种良性综合征，属神经介导性晕厥。本病多见40～60岁男性。患者外貌多呈中等或矮胖体型，颈部短粗。常有慢性肺部疾病史，如慢性支气管炎、阻塞性肺气肿等。咳嗽性晕厥的发病机制目前尚不十分明确：①普遍被接受的机制是脑循环学说，即剧烈咳嗽期间胸腹内压异常升高，使静脉血回流至右心房发生障碍，左心排血量下降，导致脑循环不足；剧烈咳嗽升高胸腹内压时，通过硬脑膜使脑脊液压力升高，压迫颅内血管，造成脑组织缺血，脑循环障碍[1]。②脑震荡学说，在剧烈咳嗽时，突然增加的静脉、动脉、脑脊液压力导致脑组织产生脑震荡样变化，从而发生脑组织功能失调[2]。③韩梅香等[3]研究表明睡眠呼吸暂停有可能是发生咳嗽性晕厥的促发因素。其可能机制是睡眠呼吸暂停伴有反复发作的低氧，使血液黏稠、血流减慢、内皮受损、血管张力反复变化，使脑血管弹性减低，容易导致一过性脑血流灌注不足，使患者发生晕厥。另外，Hu等[4]研究表明胃食管反流有可能是发生咳嗽性晕厥的促发因素。Chung等[5]研究表明血管内皮素-1升高有可能促发咳嗽性晕厥。

关于咳嗽性晕厥的诊断，有明确的病史可明确诊断。Roberto等[6]研究表明直立倾斜试验有助于咳嗽性晕厥的诊断。

关于咳嗽性晕厥的治疗，①积极治疗原发病，这是控制晕厥的关键。如控制肺感染、治疗慢性阻塞性肺病、治疗睡眠呼吸暂停、治疗胃食管反流等。②按需服用含有可待因的有效镇咳药，避免剧咳时胸膜腔内压骤升。③加强护理，病床两侧加护栏。嘱患者，症状发生时要卧床，避免摔伤。④做好宣传工作，消除患者的恐慌心理，了解自我安全保护方法。戒烟、均衡饮食、控制体重。

咳嗽性晕厥预后良好，减少发病的危险因素，是预防咳嗽性晕厥的措施之一。

【经验与体会】

咳嗽性晕厥是指因连续剧咳后即刻发生的一过性意识丧失，能自行迅速恢复而不留任何后遗症的一种良性综合征，属神经介导性晕厥。直立倾斜试验有助于咳嗽性晕厥的诊断。咳嗽性晕厥预后良好，减少发病的危险因素，是预防咳嗽性晕厥的措施之一。

【参考文献】

[1] Peter V，Leonard L C F.Cough syncope[J]. Respiratory Medicine，2014，108（1）：244-251.

[2] 刘吉友.咳嗽性晕厥的诊断、预防及治疗[J]. 现代诊断与治疗，2013，24（14）：3236.

[3] 韩梅香，曹洁，王彦，等.持续气道正压通气治疗阻塞性睡眠呼吸暂停低通气综合征合并咳嗽性晕厥的临床观察[J]. 天津医药，2016，44（4）：487-490.

[4] Hu Z W，Wang Z G，Zhang Y，et al. Gastroesophageal Reflux in Chronic Cough and Cough Syncope and the Effect of Antireflux Treatment：Case Report and Literature Review[J]. Ann OtolRhinolLaryngol，2014，123（10）：719-725.

[5] Chih-Ping C，Cheng C Y，Robert Z，et al. Jugular venous reflux and plasma endothelin-1 are associated with cough syncope：a case control pilot study[J]. BMC Neurol，2013，13（1）：1-8.

[6] Roberto M，Patricia T，Arunashis S，et al. Diagnostic role of head-up tilt test in patients with cough syncope[J]. Europace，2016，10（4）：283-290.

（齐惠英　郑　刚）

2-16 嗜酸性粒细胞白血病致 Löffler 心内膜炎及心源性栓塞 1 例

【病例摘要】

患者，男，42 岁，因发现心脏杂音 1 月于 2013 年 5 月 9 日来我院就诊；入院前 1 月患者逐渐出现活动耐量下降，偶有脚踝处水肿。既往体健，无高血压、冠心病及心房颤动等家族史，无疫区居住史。

查体：R 为 20 次/min，P 为 80 次/分，BP 为 130/70mmHg，T 为 36.8℃；神志清，精神可，轻度贫血貌，心脏向左侧扩大，二尖瓣听诊区闻及Ⅲ/6 级收缩期吹风样杂音。双肺呼吸音粗，未闻及干湿啰音。腹软，肝脾不大，移动性浊音阴性，双下肢轻度凹陷性水肿。

辅助检查：血常规检查示 RBC 为 3.5×10^{12}/L，Hb 为 87g/L，WBC 为 14.1×10^9/L，EOS% 为 86.8%，PLT 为 126×10^9/L。血清电解质检查未见异常，Cr 为 97μmol/L，BUN 为 8.2mmol/L，ALB 为 39g/L，GPT 为 100U/L，GOT 为 80U/L，CHO 为 2.06mmol/L，CK 为 93U/L，CK-MB 为 27U/L，Mb 为 82μg/L，cTn Ⅰ 为 0.15μg/L；NT-pro-BNP 为 1410pg/ml；凝血功能检查：PT 为 21.8sec，APTT 为 39.9sec，D-二聚体为 5.08μg/ml，纤维蛋白原降解产物为 16.44μg/ml；肿瘤相关抗原 125 为 340.7U/ml；甲状腺功能及免疫全套检查未见异常；大便常规未查见寄生虫；超声心动图示：左心房（37mm）及左心室（53mm）增大，静息状态下未见节段性室壁运动异常，左心室心内膜增厚，心腔内壁上探及一处强回声光团，质地疏松，致心尖部环形增厚、闭塞。M 型超声提示心尖部搏幅正常，考虑附壁血栓形成（图 2-16-1、图 2-16-2）；二尖瓣上探及中量反流，左心室射血分数为 55%。后患者相继行心电图（图 2-16-3）及冠状动脉造影检查未见明显异常。

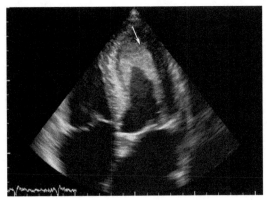

图 2-16-1 超声心动图：心腔内壁上探及一处强回声光团，心尖部明显增厚（箭头）

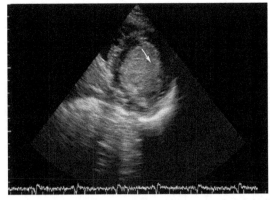

图 2-16-2 超声心动图（心尖短轴切面）：质地疏松的附壁血栓（箭头）致心尖部闭塞

初步诊断：①Löffler 心内膜炎、二尖瓣反流（中度）、心脏扩大、心功能Ⅱ级（NYHA 分级）；②轻度贫血、嗜酸细胞增多症。患者无寄生虫及肿瘤相关证据，遂诊断性给予泼尼松 40mg qd，伊诺肝素 5000IU q12h，皮下注射。治疗 5 日后，患者嗜酸粒细胞绝对值及比例仍居高不下，且逐渐出现发热症状，复查超声提示心腔内附壁血栓无明显进展。安排行骨髓细胞学及骨髓活检，确诊为嗜酸性粒细胞白血病（图 2-16-4）。患者转回当地医院血液科接受羟基脲等药物化疗后，病情仍进一步恶化，电话随访多次，其心力衰竭、贫血症状逐渐加重，患者于 2013 年 10 月 3 日突发脑梗死，继发坠积性肺炎，1 周后死亡。

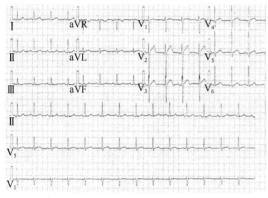

图 2-16-3　心电图：未见明显异常

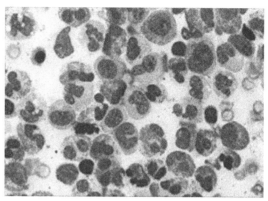

图 2-16-4　骨髓细胞学检查（瑞氏染色，×100 倍）：嗜酸粒细胞单克隆性增生

【讨论】

　　Löffler 心内膜炎又称嗜酸粒细胞增多性心内膜炎，此病于 1932 年由 Löffler 最早报道并因此得名，本症可见于单纯嗜酸性粒细胞增多症或白血病患者。其病理特点可分为 3 期：①坏死期，主要表现为心肌嗜酸粒细胞浸润及炎性改变导致局部心肌损伤与坏死；②血栓形成期，随心肌炎症消退，心腔随之形成附壁血栓；③纤维化期，嗜酸粒细胞等炎症细胞完全消失，主要表现为胶原纤维广泛增生[1]。该疾病早期以局部炎症损害为主要特点，缺乏特异性超声改变。本例患者左心室心尖部心内膜回声呈环状增强，心尖部心腔变小，局部心肌收缩活动尚可，且患者局部血栓的质地较为松软，故符合血栓形成期超声表现。但当疾病进展到晚期，其超声表现与心内膜纤维化不易区分，故有作者将其命名为嗜酸细胞增多症性限制型心肌病[2]，患者可表现为限制性充盈障碍等超声表现，而此时的血栓质地多较前期更为致密。

　　因 Löffler 心内膜炎仅是血浆嗜酸粒细胞增多心脏受累的表现，一旦发现此类疾病，应积极结合临床，寻找嗜酸粒细胞增多的确切病因，以针对病因进行积极治疗。嗜酸细胞增多症可以是原发性也可继发于其他基础疾病；变态反应性疾病是原发性增多者最常见的病因，以呼吸道和皮肤疾病较为多见。继发性者主要见于免疫性疾病（如变应性肉芽肿性血管炎）、肿瘤性疾病（淋巴瘤、嗜酸性粒细胞白血病）、寄生虫病等。

　　Löffler 心内膜炎血栓形成期超声表现主要应与冠心病心肌梗死患者的左心室附壁血栓相互鉴别，后者是室壁运动降低后局部血流瘀滞所致，多伴有节段性室壁运动异常，冠状动脉造影可明确诊断。而 Löffler 心内膜炎患者则局部心肌运动受限较轻，但随病程进展患者仍可出现室壁运动异常。需要注意的是，Löffler 心内膜炎的血栓形成机制及其主要成分不尽相同，但同样可出现心力衰竭及心源性栓塞等并发症。因此，临床除积极处理原发病外，应加强抗栓治疗，以规避外周动脉栓塞[3]。

【经验与体会】

　　本例患者在治疗中出现多发性脑梗死考虑为心源性栓塞，可能与抗栓治疗不足相关。但因该病相对罕见，其抗栓方案是选择低分子肝素、口服抗凝药物，还是抗血小板治疗，目前尚无定论，仍需要病例积累及临床总结方能确定有效药物及其用法用量。

【参考文献】

[1] Kocaturk H, Yilmaz M.Idiopathic hypereosinophilic syndrome associate with multiple intracardiac thrombi[J]. Echocardiography, 2005, 22（8）: 675-676.

[2] 朱霎谨，韩克，杨芝兰.嗜酸细胞增多症性限制型心肌病的超声诊断[J]. 中国超声医学杂志，2004，20（5）: 379-380.

[3] Cincin A A, Ozben B, Tanrikulu M A, et al. Large apical thrombus in a patient with persistent heart failure and hypereosinophilia: Löffler endocarditis[J]. J Gen Intern Med，2008，23（10）: 1713-1718.

（孔令秋　伍　洲　许　勇）

2-17 真性红细胞增多症合并脑梗死

【病例摘要】

患者，男，49岁，主因反复右侧偏身麻木无力1月余，发现红细胞计数增多半月余就诊。既往高血压病史2年，血压最高为160/100mmHg，口服缬沙坦降压，血压可控制在130/100mmHg；颈椎病病史十余年。否认冠心病、糖尿病病史。吸烟30年，平均10支/日，无饮酒史，否认心脑血管疾病家族史。

查体：T为36.5℃，P为81次/分，R为16次/分，BP为160/105mmHg。神清语利，多血貌，皮肤黏膜未见黄染、皮疹、出血。全身浅表淋巴结未及肿大、压痛。睑结膜充血，双瞳等大等圆，光反射存在，耳鼻未见异常分泌物，口唇无发绀。颈软无抵抗，气管居中，甲状腺不大。双肺呼吸音清，未闻及干湿啰音。心音可，律齐，各瓣膜听诊区未闻及病理性杂音。腹软，无压痛、反跳痛，肝脾肋下未触及。双下肢不肿。右侧肢体肌力减退，指鼻试验（+）。

实验室检查：血常规示WBC为 $9.73 \times 10^9/L$，Hb为207g/L，RBC为 $8.02 \times 10^{12}/L$，PLT为 $613 \times 10^9/L$，HCT为65%。促红细胞生成素为4.53mIU/ml。花生四烯酸诱导血小板聚集率、ADP诱导血小板聚集率（-）。凝血功能：部分活化凝血活酶时间40.9s，余（-）。肝肾功能电解质：ALT为46U/L，LDH为461U/L，余（-）。BNP为29.8pg/ml。血脂：三酰甘油为3.3mmol/L，余（-）。尿常规、便常规潜血（-）。

辅助检查：髂骨骨髓穿刺细胞学报告示红细胞增多症。髂骨骨髓活检：骨髓增生活跃，粒红比例略降低，骨髓过氧化物酶（MPO）多呈阳性，粒红两系各阶段细胞可见，比例未见特殊，巨核细胞可见，CD42b阳性，数量略多，局灶呈小簇，胞体大，多分叶；CD117、CD34染色未见原始细胞明显增多，均散在少阳性，CD20、CD30染色未见淋巴细胞明显增多，CD138染色示少许浆细胞散在分布。骨髓增殖性肿瘤相关融合基因：*JAK2* 基因（EXON12）V617F（+）。颅脑MRI：左侧小脑半球、桥臂、脑桥左侧梗死（图2-17-1）。颈MRA：①左侧椎动脉全程显影浅淡、纤细，局部未见显影，考虑重度狭窄至闭塞；②右侧椎动脉椎间孔段局部管腔轻度狭窄（图2-17-2）。头MRA：①左侧椎动脉硬膜内段显影浅淡，局部未见显影，考虑重度狭窄至闭塞；

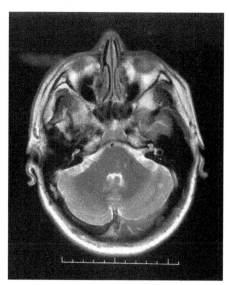

图2-17-1 头颅MRI：

②基底动脉近端管腔中重度狭窄；③脑桥梗死（图2-17-3）。胸部CT：①肺动脉增宽，提示肺动脉高压；②两肺支气管炎；③双侧胸膜增厚；④双肺间质纹理增多。

治疗及随访：给予患者羟基脲口服、干扰素皮下注射及红细胞单采术，Hb降至145g/L，RBC为 $5.36 \times 10^{12}/L$，HCT为45.1%。同时予阿加曲班抗凝、氯吡格雷抗血小板、瑞舒伐他汀调脂等治疗，患者右侧偏身麻木无力症状未再加重。

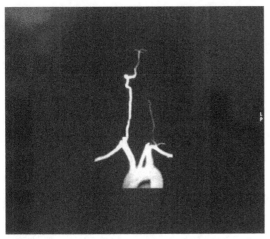

图 2-17-2　弓上动脉 MRA：椎动脉狭窄至闭塞

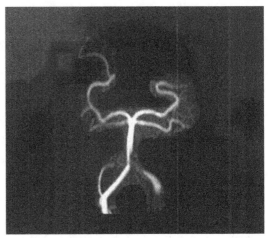

图 2-17-3　头颅 MRA：左侧椎动脉硬膜内段显影浅淡，局部未见显影，考虑重度狭窄至闭塞；基底动脉近端管腔中重度狭窄

【讨论】

真性红细胞增多症（PV）属于骨髓增殖性肿瘤，是一种慢性的造血干细胞异常所致的疾病。自 1967 年红细胞增多症研究组第一次提出 PV 的诊断治疗方案，再到 JAK2 V617F 突变被发现后进入 PV 诊疗的新时代，最近我国专家在 WHO（2008）诊断标准的基础上提出的 2014年修订建议标准如下所述。主要标准：①男性 Hb＞165g/L、女性 HGB＞160g/L，或男性 HCT＞49%、女性 HCT＞48%；②骨髓活检示三系高度增生伴多形性巨核细胞；③有 JAK2 突变。次要标准：血清促红细胞生成素（EPO）水平低于正常参考值水平。PV 诊断需符合 3 条主要标准或第①、②条主要标准和次要标准[1、2]。

超过 95%的 PV 患者存在 JAK2 V617F 突变，它通过激活 JAK-STAT 信号传导通路刺激红系祖细胞的增殖。在正常的红系增殖中，只有 STAT5 途径被激活。而如果出现 JAK2 V617F突变，其他细胞系增殖通路 STAT1 和 STAT3 同时被激活，从而出现红细胞分裂过度而分化受抑。而在剩余少部分检测不到 JAK2 V617F 突变的 PV 患者中，常能够发现 JAK2 exon 12 的其他突变，如 JAK2-N542-E543 等。动物实验发现存在该突变时一般只有红细胞增高，不伴白细胞计数和血小板计数的增高，可能与铁代谢的改变相关[3]。

血栓形成是真性红细胞增多症的重要并发症之一，也是其最主要的死亡原因[4]。约 1/4 患者因血栓性疾病初诊，如心肌梗死、脑梗死、肠系膜静脉血栓等，常需要急症处理。这部分患者再发血栓概率高于初诊无血栓性疾病患者。研究发现，合并血栓形成的 MPN 患者 JAK2V617F 突变率明显高于无血栓形成患者，因此推断该基因突变与血栓形成密切相关，JAK2V617F 检测在疾病的诊断治疗中有重要意义。此外，对于潜在的 PV 患者，即血红蛋白数值尚未达到确诊指标，但 JAK2 V617F（＋）且骨髓活检存在典型的形态学改变，血栓事件发生率明显高于确诊患者[5、6]。PV 患者存在出血倾向，个别研究表明其发生率约为 8%，真性红细胞增多症后骨髓纤维化是发生出血的独立危险因素。PV 高风险转化为骨髓纤维化及急性白血病。

真性红细胞增多症在多血症期治疗目标是控制 HCT＜45%，以明显减低血栓形成风险。红细胞单采术可在短时间内快速降低 HCT[7]。羟基脲或干扰素为任何年龄 PV 患者降细胞治疗的一线药物。芦可替尼是针对 JAK2 突变治疗 MPN 的靶向药物[8]，然而目前它虽然能够缓解

PV 症状及毛细血管情况，但是否能够改变 PV 的自然病程成为新的治疗手段仍有待研究。

【经验与体会】

对于尚未发生血栓事件的 MPN 患者，其中很大一部分已经存在颅内无症状性局部异常，血管内皮严重受损，因此尚未诊治的 MPN 患者是发生脑血管事件的高危人群。并且，以血栓性疾病初诊的 PV 患者再发血栓事件明显升高。因此，MPN 的早期诊断治疗非常重要。

【参考文献】

[1] 中华医学会血液学分会白血病淋巴瘤学组.真性红细胞增多症诊断与治疗中国专家共识，2016，37（4）：265-268.

[2] Shi J，Yuan B，Hu W，et al. JAK2 V617F stimulates proliferation of erythropoietin-depengdent erythroid progenitors and delays their differentiation by activating Stat1 and other nonerythroid signaling pathways[J]. Exp Hematol，2016，44（11）：1044-1058.

[3] Grisouard J，Li S，Kubovcakova L，et al. JAK2 exon 12 mutant mice display isolated erythrocytosis and changes in iron metabolism favoring increased erythropoiesis[J]. Blood，2016，128（6）：839-851.

[4] Yesilova A M，Yavuzer S，Yavuzer H，et al. Analysis of thrombosis and bleeding complications in patients with polycythemia vera：a Turkish retrospectivestudy[J]. IntJHematol，2017，105（1）：70-78.

[5] Alvarez-Larran A，Perez-Encinas M，Ferrer-Marin F，et al. Risk of thrombosis according to need of phlebotomies in patients with polycythemia vera treatd with hydroxyurea[J]. Haematologica，2017，102（1）：103-109.

[6] Li Z C，Fu H J，Wang Z M，et al. Correlative study between the JAK2V617F mutation and thrombosis in patients with myeloproliferative neoplasm[J]. Genet Mol Res，2016，15（3）.

[7] Melikyan A L，Subortseva I N，Kovrighinsa A M，et al. Diagnosis of latent polycythemia vera：A clinician's opinion[J]. Ter Arkh，2016，88（7）：25-30.

[8] Tanashyan M M，Kuznetsova P I，Shabalina A A，et al. Clinical Characteristics of Cerebrovascular Pathology with Patients Suffering from Ph-Negarive Myeloproliferative Disease[J]. Cerebrovasc Dis Extra，2016，6（3）：66-70.

（宋　嘉）

2-18 以尿失禁为主要表现的癫痫 1 例

【病例摘要】

患者，女，47 岁，主因胸闷、气短、反复出现尿失禁就诊于门诊。患者于 2～3 年前反复出现尿失禁症状，反复多次就医未能确诊，情绪极为低落，出现胸闷、气短、叹气、打嗝等焦虑症状，患者自己不清楚液体的来源是属于阴道分泌物还是漏尿。为了寻找原因，她就诊了不同的科室，但没有一个科室可以解决她的问题。最后她来到了心脏内科专家门诊。医师详细的询问了她的病史；无白带异常、阴道瘙痒、下腹疼痛等妇科疾病的病史。其次，她没有提供如意识丧失、咬舌、抽搐、肌肉痉挛或者感觉、情绪、行为异常等神经系统的病史。心脏科检查未见明显异常，考虑胸闷憋气为患者反复尿失禁引起焦虑导致。进行了脑电图检查，证实了癫痫的诊断，予以服用卡马西平等抗癫痫治疗 1 个月后症状缓解。随访 2 年，状况良好。

【讨论】

尿失禁是癫痫的临床表现之一，是需要综合评估的疾病。病因的重叠导致其诊断极具挑战性。在 38.6% 的癫痫患者中可以出现尿失禁的症状[1]，在本文当中，该例患者表现为不适当漏尿，为癫痫不常见的临床表现。病史是有效评估漏尿患者最重要的组成部分。既往的多个研究报道了尿失禁与癫痫高度相关[2, 3]。Oliva M 等研究中发现，在癫痫患者中尿失禁的客观证据对诊断的特异性为 94%，敏感性 23%。因此，全面的系统性评估是确定病因和指导治疗基础。

【经验与体会】

患者因尿失禁多方求医未能确诊，导致出现胸闷、气短、打嗝、后背痛、睡眠欠佳、面色暗淡等焦虑表现，自认为有心脏病而就诊于心脏科专家门诊。经仔细诊治排除妇科、泌尿科等疾病，建议行脑电图检查明确了癫痫的诊断，治疗效果满意，精神状态焕然一新，作为临床医师要有全面的医学治疗，关注病患心理状况，适当处理。

【参考文献】

[1] Liu J，Meng F，Liu Z.Seizure-related adverse events during video-electroencephalography monitoring[J]. Epileptic disord，2012，14（1）：51-53.

[2] Motamedi M，Nikoobakht M R，Aloosh M，et al. Peri-ictal urinary dysfunction in patients with epilepsy：a cross-sectional study[J]. Uol J，2011，8（3）：222-226.

[3] Oliva M，Pattisow C，Carino J，et al. The diagnosticvalue of oral lacerations and incontinence during convulsive seizures[J]. Epilespia，2008，49（6）：962-967.

（Samjhana Basnet　张美娟　王佩显）

2-19 系统性淀粉样变性致多器官损害

【病例摘要】

患者，男，60 岁，主因间断直立性低血压 1 年，加重伴反复晕厥 3 个月于 2016 年 11 月 7 日入院。入院前 1 年无明显诱因于直立体位或步行数米后出现头晕、乏力，测血压，波动在 60/40mmHg 左右，平卧 5～10 分钟后症状缓解，血压恢复至 110/80mmHg 左右，未诊治。入院前 3 个月患者于直立体位出现一过性意识丧失，无四肢抽搐及二便失禁，1～2 分钟意识恢复，意识恢复后无胸闷、胸痛，曾就诊于某三甲医院，查头颅核磁未见异常，诊断为"体位性低血压"，予"米多君、生脉饮"等药物治疗无效，病情仍进行性加重，入院前 1 个月患者由平卧位坐起后即出现晕厥，被迫卧位。

患者于 2 年前开始出现性功能障碍并逐渐丧失，未诊治。入院前 6 个月出现反复腹泻，1 个月前就诊于我院门诊，查结肠镜诊断为结肠炎，予止泻等对症治疗无效。既往史：30 年前因"胃穿孔"行修补术；3 年前因腹股沟疝行疝修补术；4 个月前因左下肢静脉曲张行大隐静脉高位结扎术。

查体：T 为 36.3℃，P 为 86 次/分，R 为 18 次/分，BP 为 79/49mmHg（平卧位），无力体型，慢性病容，神志清楚，双侧瞳孔等大等圆，口唇无发绀，伸舌居中，双侧颈静脉无怒张。双肺呼吸音清，双肺未闻及干湿啰音。心前区无异常隆起及凹陷，未及震颤及心包摩擦感，心界无扩大，心率为 86 次/分，心律齐，心音有力，各瓣膜听诊区未闻及杂音，未闻及心包摩擦音。腹部平坦，质软，无压痛、反跳痛及肌紧张，肝脾未触及。双下肢轻度指凹性水肿，双侧足背动脉搏动弱，四肢肌力正常，双侧巴宾斯基征阴性。

主动性直立激发试验：平卧位 BP 为 136/81mmHg，坐位 BP 为 111/56mmHg，双足下垂位 BP 为 95/51mmHg，站立 1 分钟 BP 为 80/42mmHg，随即患者出现亚晕厥症状，终止试验。测试过程中心律、心率无明显变化。

化验检查：肾功能、电解质、凝血四项正常，心肌酶、肌钙蛋白、甲状腺功能、血常规正常。D-二聚体为 3.14μg/mL（正常值为 0～1μg/ml）。肝功能示 TP 为 36.3g/L（正常值为 35～56g/L）ALB 为 16.1g/L（正常值为 35～56g/L）；血脂：TG 正常；TC 为 6.10mmol/L（正常值为 0.56～1.71mmol/L）；HDL 为 1.93mmol/L（正常值为 0.8～1.7mmol/L）；LDL 为 2.81mmol/L（正常值为 2.07～3.1mmol/L）。血 β_2-微球蛋白为 3.47mg/L（正常值为 1～3mg/L）。尿常规：PRO++，24 小时 PRO 为 6.14g/24h（正常值为 0～0.15g/24h）。高血压五项立卧位试验（肾素、Ag Ⅱ、皮质醇、醛固酮、ACTH）：卧位 Ag Ⅱ 为 172.82pg/ml（正常值为 25～129pg/ml），余正常；立位 Ag Ⅱ 为 298.11pg/ml（正常值为 49～252pg/ml）、皮质醇 28.31μg/dl（正常值为 4.26～24.85μg/dl 7：00～9：00am）、ACTH 为 97.72pg/ml（正常值为 7.2～63.4pg/ml），余正常。免疫球蛋白：免疫球蛋白 G 为 5.63g/L（正常值为 8～16g/L）；免疫球蛋白：Lambda-轻链为 0.82g/L（正常值为 1.1～2.4g/L）；k 轻链 0.81g/L（正常值为 2～4.4g/L）；k 轻链/λ 轻链 0.99g/L（正常值为 1.35～2.65g/L），免疫球蛋白 A、免疫球蛋白 M、补体 C3、补体 C 正常；抗核抗体谱、抗环瓜双肽抗体、抗角蛋白抗体正常；红细胞沉降率为 40mm/h（正常值为 0～15mm/h）。

辅助检查：ECG 示窦性心律，HR 为 81 次/分，肢体导联低电压，$QS_{Ⅱ、Ⅲ、aVF}$，$QS_{V_1～V_2}$，rS_{V_3}（图 2-19-1）。双肾及双侧肾上腺 CT 未见明显异常（图 2-19-2）。心脏超声：LA 为 32mm，LVD 为 46mm，RV 为 19mm，IVS 为 10.3mm，LVPW 为 10.8mm，EF 为 59%，左心室舒张功

能下降、二尖瓣及主动脉瓣轻度反流，心包积液（前后心包腔内可见约 0.4cm 液性暗区）（图 2-19-3）。颈椎、胸椎、腰椎 MRI 示：①颈椎骨质增生，第 2～4 颈椎体局限性脂肪浸润

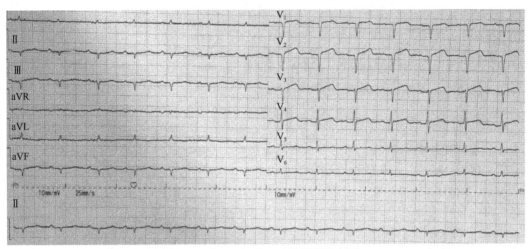

图 2-19-1　心电图：窦性心律，HR 为 81 次/分，肢体导联低电压，$QS_{II、III、aVF}$，$QS_{V_1～V_2}$，rS_{V_3}

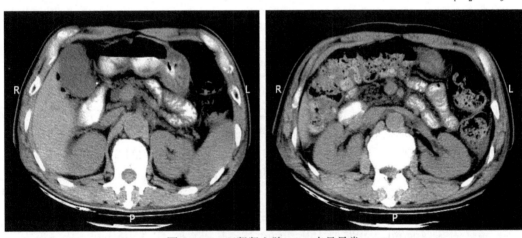

图 2-19-2　双肾肾上腺 CT：未见异常

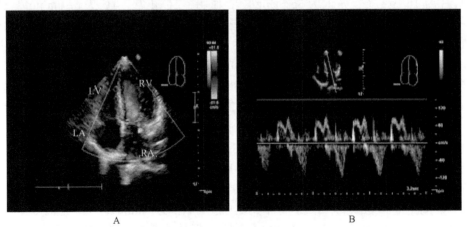

图 2-19-3　心脏彩超

A.二尖瓣及主动脉瓣轻度反流；B.左心室舒张功能下降

可能，第 3～4 颈椎、第 4～5 颈椎、第 5～6 颈椎椎间盘后突出；②下段胸椎椎体骨质增生，第 8 胸椎、第 10 胸椎椎体内异常信号；③腰椎曲度不良、骨质增生，第 2 腰椎椎体局限性脂肪浸润可能，第 4～5 腰椎、第 5 腰椎～第 1 骶椎椎间盘膨出，第 5 腰椎～第 1 骶椎椎间盘水平椎管狭窄（图 2-19-4）。甲状腺彩超示甲状腺弥漫性病变、甲状腺右叶囊肿、甲状腺左叶囊实性结节，考虑结节性甲状腺肿（TI-RADS：2 级）（图 2-19-5）。齿龈组织活检病理：刚果红染色阳性（图 2-19-6）。

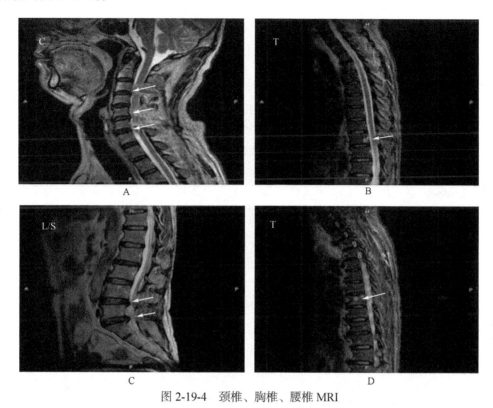

图 2-19-4　颈椎、胸椎、腰椎 MRI

A.第 3～4 颈椎、第 4～5 颈椎、第 5～6 颈椎椎间盘后突出，颈椎骨质增生；B、D.第 8 胸椎、第 10 胸椎椎体内异常信号；C.第 4～5 腰椎、第 5 腰椎～第 1 骶椎椎间盘膨出，第 5 腰椎～第 1 骶椎椎间盘水平椎管狭窄

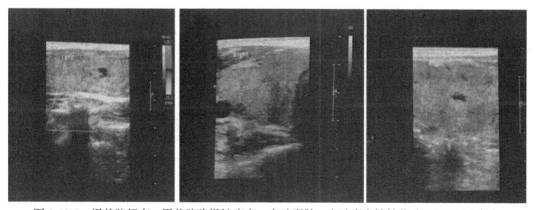

图 2-19-5　甲状腺超声：甲状腺弥漫性病变、右叶囊肿、左叶囊实性结节（TI-RADS 2 级）

图 2-19-6　齿龈组织活检病理：刚果红染色阳性

诊断：①原发性系统性淀粉样变性，自主神经功能障碍，肾病综合征；②甲状腺弥漫性病变，甲状腺结节；③椎间盘突出；椎体骨质增生。治疗及随访：予泼尼松、盐酸米多君、溴吡斯的明、输注白蛋白等药物治疗后患者未再出现晕厥，一般活动不受限，间断下肢指凹性水肿，血压波动在 85/60mmHg 左右。出院后 5 个月复查 UCG 提示 LA 为 30mm，LVD 为 41mm，RV 为 18mm，IVS 为 12mm，LVPW 为 12.4mm，EF 为 59%。左心室心肌增厚，前后心包少量积液（分别为 0.6cm、0.4cm），左心室舒张功能下降（图 2-19-7）。复查白蛋白为 23.7g/L，尿蛋白为 10.69g/24 小时，加用美法仑口服化疗治疗。

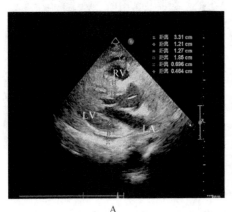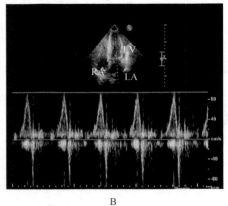

A　　　　　　　　　　　　　　　　B

图 2-19-7　心脏彩超

A.左心室心肌增厚，心包少量积液；B.左心室舒张功能下降

【讨论】

淀粉样变性是淀粉样蛋白在组织器官沉积，导致相应组织器官功能受损，可累及单一器官或局部组织，也可累及全身多器官系统即系统性淀粉样变性（systemic amyloidosis，SA）。淀粉样变性包括原发性淀粉样变性（primary amyloidosis，PA）和继发性淀粉样变性（secondary amyloidosis）[1、2]。原发性淀粉样变性主要见于克隆性浆细胞增生或多发性骨髓瘤浆细胞恶性增生产生过多的淀粉样免疫蛋白沉积于组织器官；继发性淀粉样变性主要见于免疫、炎症或肿瘤性疾病，如克罗恩病、强直性脊柱炎、瑞特综合征、类风湿关节炎、红斑狼疮、结核、骨髓炎、麻风病、肾细胞癌、肠间质瘤等[3]。目前至少有 28 种前蛋白与淀粉样变性相关[4]，原发性淀粉样变性的常见类型为免疫球蛋白轻链型（light chain amyloidosis，AL），继发性淀粉样变性的常见类型为血清淀粉样蛋白 A 型（amyloid A protein amyloidosis，AA）。系统性淀粉样变性常累及肾脏（74%）、心脏（60%）、肝脏（27%）、外周神经系统（22%）及自主神经系统

（18%）、腺体等，原发性系统性淀粉样变患者中约 69%有两个及以上器官受累[5]，累及肾脏者表现为肾病综合征[6]；累及心脏者表现为 ECG 肢体导联低电压，胸前导联 R 波递增不良（假梗死图形）[7]，UCG 可表现为斑点或颗粒状心肌回声、双心房扩张合并双心室、瓣膜及房间隔增厚、舒张功能障碍等[8~10]，最终导致舒张性心力衰竭及心律失常。若累及冠状动脉，可导致心绞痛或心肌梗死[5]。累及自主神经系统可出现腕管综合征、胃瘫、腹泻或便秘、阳痿、直立性低血压（orthostatic hypotension，OH）等临床表现，直立性低血压可导致患者长期卧床，严重影响生活质量[11]。

本例患者反复出现直立性低血压、晕厥、慢性腹泻、阳痿等自主神经功能障碍表现，出现大量蛋白尿、水肿、高血脂及低白蛋白血症等肾病综合征（nephrotic syndrome，NS）表现；ECG 示肢体导联低电压、$QS_{II、III、aVF}$，$S_{V_1~V_2}$，rS_{V_3}，UCG 示舒张功能下降、心包积液，随访 5 个月后复查 UCG 示左心室心肌肥厚，表明心脏受累，且呈进展趋势。考虑患者疾病为系统性病变而非多个并列疾病，入院后行齿龈黏膜活检示刚果红染色阳性，支持系统性淀粉样变性诊断。该患者无免疫、炎症或肿瘤性疾病，考虑原发性系统性淀粉样变性。无多发性骨髓瘤临床表现，考虑该患者病理改变为克隆性浆细胞增生产生淀粉样蛋白沉积于组织器官所致。同时患者脊柱椎间盘膨出及突出，不排除椎间盘受累。同时患者甲状腺呈弥漫性改变，不排除甲状腺受累。D-二聚体升高考虑与肾病综合征高凝状态有关。

系统性淀粉样变性死亡率较高，预后差。Pavia 中心随访 868 例 AL 淀粉样变性患者中位生存期为 3.8 年，10 年累积生存率为 31%，27%死于诊断后 1 年，75%死于心脏淀粉样变，25%为心源性猝死，因此淀粉样变患者预后主要取决于心脏受累程度。淀粉样变性目前尚无法治愈，但有效的治疗可缓解临床症状，改善生活质量。继发性淀粉样变性主要治疗原发疾病。原发性淀粉样变性主要减少病理性轻链蛋白生成，从而阻止或逆转器官毒性和损伤，主要包括糖皮质激素，细胞毒性化疗，高剂量美法仑化疗后自体造血干细胞移植，蛋白酶体抑制剂和免疫调节药物，淀粉样纤维抗体和淀粉样物质抗体，器官移植（终末期心力衰竭或肝衰竭患者）等[12]。盐酸米多君或溴吡斯的明可改善直立性低血压[13、14]。

该患者确诊后予泼尼松、盐酸米多君、溴吡斯的明、输注白蛋白等药物对症治疗后患者未再出现晕厥，一般活动不受限，间断下肢指凹性水肿，随访复查 UCG 提示心室壁较前增厚，复查 24 小时尿蛋白较前增加，考虑病情进展、单联激素治疗效果欠佳，加用美法仑口服化疗治疗，目前正在进一步随访中。

原发性系统性淀粉样变性起病隐匿，表现多样且累及多系统，早期病死率高，目前尚不能治愈，自体造血干细胞移植是治疗首选，而新型药物开拓了治疗方向。随着对该病发病机制及临床特点的深入研究，应针对淀粉样变性从前体蛋白产生、错误折叠到沉积的各个环节进行全程治疗，针对预后分层进行个体化治疗。

【经验与体会】

淀粉样变病好发于 50 岁以上中老年人，男：女为 3：1。由于该病临床表现复杂、多样，造成该病诊断困难。该患者诊断颇费周折，作为心血管内科医师知识面不能过窄，在日常诊疗过程中应放眼大内科，不能仅局限于本专业；对于疑难病例的诊断，需要我们日常有意识地训练逻辑思维及严密的推理能力，对于同时或先后出现的多系统疾病，不应将其作为并列疾病进行诊断及治疗，应寻找原因，尽量用一元论解释多系统损害，做出正确诊断及治疗，如本例疑诊断为淀粉样变性患者应行组织活检及刚果红染色确诊。同时在临床诊断过程中，不畏艰难，要相信自己一定能够找到疾病的线索。

【参考文献】

[1] Sipe J D, Benson M D, Buxbaum J N, et al. Amyloid fibril protein nomenclature: 2010 recommendations from the nomenclature committee of the international society of amyloidosis[J]. Amyloid, 2010, 17: (3-4) 101-104.

[2] Merlini G, Seldin D C, Gertz M A. Amyloidosis: pathogenesis and new therapeutic options[J]. Clin Oncol, 2011, 29 (14): 1924-1933.

[3] Kim S H, Kim J H, Gu M J. Secondary intestinal amyloidosis presenting intractable hematochezia: a case report and literature review[J]. IntJ Clin Exp Pathol, 2014, 7 (4): 1805-1808.

[4] Kyle R A, Linos A, Beard C M, et al. Incidence and natural history of primary systemic amyloidosis in Olmsted County, Minnesota, 1950 through 1989[J]. Blood, 1992, 79 (1): 1817-1822.

[5] Holkova B. Amyloidosis: A rare disease with varied manifestations[J]. Curr Probl Cancer, 2016, 40 (5-6): 181-182.

[6] Cardoso B A, Leal R, Sa H, et al. Acute liver failure due to primary amyloidosis in a nephrotic syndrome: a swiftly progressive course[J]. BMJ Case Reports, 2016, 214-392.

[7] Cheng Z W, Tian Z, Kang L. Electrocardiographic and echocardiographic features of patients with primary cardiac amyloidosis[J]. Zhonghua Xin Xue Guan Bing Za Zhi, 2010, 38 (7): 606-609.

[8] Kieninger B, Eriksson M, Kandolf R, et al. Amyloid in endomyocardial biopsies[J]. Virchows Arch, 2010, 456 (5): 523-532.

[9] Tsang W, Lang R M. Echocardiographic evaluation of cardiac amyloid[J]. Curr Cardiol Rep, 2010, 12 (3): 272-276.

[10] Bellavia D, Pellikka P A, Abraham T P, et al. Evidence of impaired left ventricular systolic function by doppler myocardial imaging in patients with systemic amyloidosis and no evidence of cardiac involvement by standard two-dimensional and doppler echocardiography[J]. Am J Cardiol, 2008, 101 (7): 1039-1045.

[11] Desport E, Bridoux F, Sira c, et al. AL Amyloidosis[J]. Orphanet J Rare Dis, 2012, 7 (1): 54.

[12] Huang X H, Liu Z H. The clinical presentation and management of systemic light chain amyloidosis in China[J]. Kidney Dis, 2016, 2 (1): 1-9.

[13] Merlini G, Seldin D C, Gertz M A. Amyloidosis: pathogenesis and new therapeutic options[J]. J Clin Oncol, 2011, 29 (14): 1924-1933.

[14] Singer W, Sandroni P, Opfer-Gehrking T L, et al. Pyridostigmine treatment trial in neurogenic orthostatic hypotension[J]. Arch Neurol, 2006, 63 (4): 513-518.

（曹艳君　廖艳春　仇宝华　梅莲莲）

2-20 系统性硬化所致扩张型心肌病

【病例摘要】

患者，女，65岁，主因间断心前区不适30余年，憋气、下肢水肿9月余于2016年9月28日就诊于天津医科大学总医院门诊。既往：高血压病史30余年，最高为170/100mmHg，未规律诊治；糖尿病病史10余年，服用阿卡波糖治疗；10余年前曾行乳腺癌切除术。5年前曾因周身皮肤瘙痒、散在红斑，后逐渐出现胸背部及手足肢端弥漫性红斑、肿胀和发硬，并伴有雷诺现象（双手遇冷出现程序性白-紫-红表现，并伴有疼痛），先后就诊于天津医科大学总医院风湿免疫科和北京协和医院皮肤科，经皮肤病理活检和免疫学化验，确诊为硬皮病。给予甲泼尼龙片40mg qd，雷公藤20mg tid治疗。病情控制后逐渐减量至停用。

查体：T为36.6℃，P为82次/分，R为18次/分，BP为124/75mmHg。双肺呼吸音粗，未闻及干湿啰音。心音可，HR为82次/分，律齐，各瓣膜听诊区未闻及额外心音及病理性杂音。腹软，无压痛及无反跳痛，肝脾肋下未触及。双下肢轻度水肿。皮肤专科查体：面部皮肤弹性正常，胸背部皮肤异色症样改变，色素沉着、色素脱失与少量毛细血管扩张并存，胸背部皮肤弥漫性肿胀发硬。双手、双足皮肤苍白、肢端发硬，雷诺现象阳性（图2-20-1）。

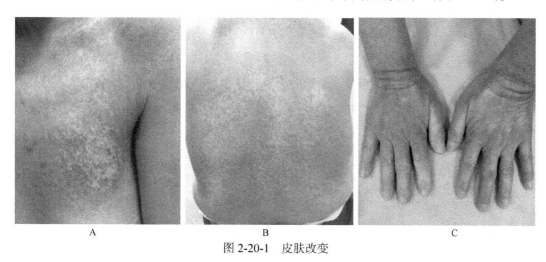

图 2-20-1 皮肤改变

A.胸前皮肤硬化，异色症样改变；B.背部皮肤硬化，异色症样改变；C.手指肿胀、硬化；手部皮肤异色症样改变

辅助检查：实验室检查示BNP为652pg/ml，ESR为69mm/H，SCL-70（-），AECA（-），IF-ANCA（+），P为1:10，PR3（-），MPO（-），ACA（+）为1:640，ANA（+）为1:1280散点型，抗RO-52抗体（+），抗着丝点抗体（+），肝肾功能、游离甲功、HIV、梅毒抗体、乙肝及丙肝抗体均未见明显异常。心电图（2016年7月18日）提示窦性心律，HR为81次/分，非特异性ST-T异常，电轴左偏，$V_{1\sim3}$呈rS型（图2-20-2）。肺部CT提示（2014年6月24日）：两肺间质病变，两肺散在索条影，考虑慢性炎症，动脉硬化（图2-20-3）。心肌静息ECT（2016年7月20日）：左心室心尖及部分间隔心肌血流灌注减低，左心室心尖部室壁运动减弱（图2-20-4）。

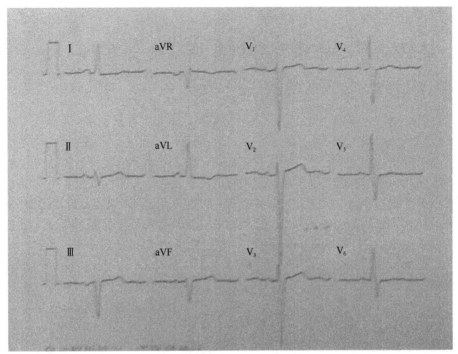

图 2-20-2 心电图：窦性心律，HR 为 81 次/分，非特异性 ST-T 异常，电轴左偏，
V₁～V₃导联呈 rS 型

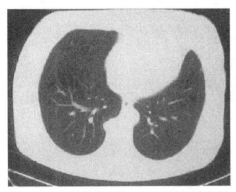

图 2-20-3 肺部高分辨 CT：两肺间质病变

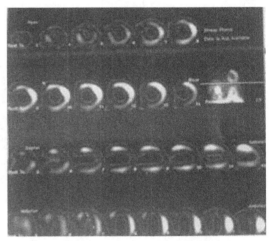

图 2-20-4 静息 ECT：左心室心尖及部分间隔心肌血流
灌注减低

多次超声心动图结果：超声心动图（2012 年 6 月 3 日，北京协和医院）示 AO 为 38mm，LA 为 34mm，LV 为 54mm，RV 为 17mm，IVS 为 10mm，LVPW 为 9mm，LVEF 为 44%，PASP 为 27mmHg，E/A 为 0.6。诊断：心肌病变，左心室收缩功能减低，左心室松弛功能减低，主动脉瓣退行性改变。超声心动图（2014 年 6 月 24 日，天津第一中心医院）：AO 为 30mm，LA 为 30mm，LV 为 52mm，RV 为 17mm，IVS 为 9mm，LVPW 为 9mm，LVEF 为 46%。超声提示左心室壁节段性运动异常，左心室轻度增大，左心功能减低，主动脉瓣关闭不全（轻度），主动脉硬化。超声心动图（2016 年 7 月 18 日，天津医科大学总医院）：AO 为 31mm，LA 为

47mm，LV 为 62mm，RA 为 34mm，RV 为 32mm，IVS 为 8mm，运动幅度为 2mm，LVPW 为 9mm，运动幅度为 11mm，PASP 为 42mmHg，左心室射血分数为 30%，E/A 为 2.0。超声提示：左心增大，主动脉瓣钙化，左心室壁节段性运动障碍，二尖瓣反流（中度），三尖瓣、主动脉瓣、肺动脉瓣反流（轻度），左心室收缩及舒张功能下降，肺动脉高压（图 2-20-2）。超声心动图（2017 年 2 月 18 日，天津医科大学总医院）：AO 为 30mm，LA 为 38mm，LV 为 58mm，RA 为 32mm，RV 为 18mm，IVS 为 9mm，LVPW 为 9mm，PA 为 21mm，LVEF 为 43%。超声提示：左心扩大，左心室收缩功能减低，主动脉硬化，主动脉瓣、二尖瓣钙化，左心室假腱索。

【讨论】

硬皮病（scleroderma）是一种以皮肤和内脏组织胶原纤维进行性硬化为特征的结缔组织病，女性多见，男女患病率之比约为 1∶3。早在 1753 年，Curzio 最先发现并报道了硬皮病。1945 年 Goetz 和 Berne 提出硬皮病是一种进行性发展、多器官受累疾病，提出系统性硬化病概念[1]。硬皮病分为局限性（localized scleroderma）和系统性（systemic scleroderma，SS）两种。

病因和发病机制尚不清楚。①免疫学说：本病常合并系统性红斑狼疮、皮肌炎、类风湿关节炎等自身免疫性疾病，患者血清中可检测到多种自身抗体如抗 Scl-70 抗体、抗着丝点抗体等。虽然这些自身抗体在发病中的作用尚不清楚，但已发现与疾病的型别相关，如抗 Scl-70 抗体与 SS 相关，并常标志着患者有肺部受累和病情较重。②血管学说：雷诺现象常为 SS 早期表现，在硬皮病中，95% 的患者具有雷诺现象，其中 75% 以雷诺现象为首发症状，这些患者往往具有内脏损害，且硬皮病的预后和最终结局很大程度上取决于血管损害的范围和严重程度。其血管变化主要包括血管舒缩功能障碍，小血管结构异常，动脉内膜增殖，微循环闭塞，血小板活性增强，红细胞变形能力下降和血栓形成。这些变化常出现在疾病早期，组织硬化之前，提示血管变化是发病的基础环节，硬皮病原发损害在血管。③胶原合成异常学说：真皮及内脏器官成纤维细胞活化，合成过多胶原，分解减少，大量胶原纤维在皮肤、肺、心、肾、消化道等组织器官沉积，进而纤维硬化，出现功能障碍[2]。导致纤维化的细胞外基质沉积物中，胶原是最主要成分，Ⅰ型和Ⅲ型胶原是皮肤等结缔组织中的主要结构胶原。人体合成胶原最主要场所是成纤维细胞，硬皮病患者成纤维细胞合成Ⅰ、Ⅲ型胶原纤维的量明显增加。胶原沉积还表现为胶原降解减少，胶原酶是降解胶原的唯一金属蛋白酶，胶原酶在 SS 发生中起关键作用，有研究表明 SS 患者成纤维细胞中金属蛋白酶的含量较健康者低[3]。目前认为组织纤维化与一些细胞因子密切相关，在硬皮病的早期阶段，转化生长因子 β（TGF-β）是启动组织纤维化的主要细胞因子[4]；此外还有结缔组织生长因子（CTGF）、血小板源生长因子（PDGF）、白介素-4（IL-4）等均促进了组织纤维化。

SS 临床表现如下所述。①前驱症状：如雷诺现象、关节痛、不规则发热、体重减轻等，其中雷诺现象有特征性。②皮肤黏膜损害：面部和双手最先受累，病程可分为水肿期、硬化期和萎缩期。初期皮肤有浮肿发紧感，随后进入硬化期，表现为皮肤变硬、变紧，不易捏起，表面呈蜡样光泽，进一步发展可逐渐累及前臂、上臂、腹部，影响肢体活动、呼吸运动等。③骨关节和肌肉损害：可表现为指、腕、膝和距小腿关节发生对称性疼痛、肿胀和僵硬；近端肌无力和肌痛，晚期可出现肌肉萎缩；骨受累表现为骨质吸收，出现牙齿松动等。④内脏损害：半数以上患者可累及消化道、食管，表现为吞咽困难、胃肠蠕动减弱、吸收不良和脂肪泻等；约 2/3 患者肺部受累，出现间质性肺炎和肺纤维化等多种病变，心脏亦可受累。

1943 年 Weiss 等最早发现 SS 会合并心脏损害。心脏受累临床上经常发生，尸检发现一半以上的患者有显著的心脏异常，可累及心肌、传导系统、血管壁、心包及肺血管引起肺动脉高压[5]。心脏受累被认为是临床预后欠佳的因素，是 SS 患者主要死因之一。因此在 SS 患者早期发现心脏受累非常重要。SS 心脏受累的检测方法：心电图（ECG）、超声心动图（UCG）、心脏核磁（CMR）及单光子发射计算机成像（SPECT）等。

（1）ECG：对 SS 患者的节律及传导障碍类型进行流行病学调查，结果显示 SS 患者常伴有心电图异常，包括房室和（或）室内传导异常、室间隔低 R 波/间隔 Q 波图形——模拟陈旧室间隔梗死，常伴非特异性 ST-T 异常，以及右心室肥厚、QTc 间期延长等。SS 患者如果出现心肌梗死图形、右心室肥厚或者 QTc 间期延长等提示心脏受累的可能[6、7]。伴有室内传导异常者，左束支传导阻滞及右束支传导阻滞伴有左前分支阻滞与左心室功能异常相关。然而，孤立性的右束支传导阻滞或者左前分支阻滞者左心室功能正常。心电图正常者左心室功能正常[8]。12 导联心电图是可以用于筛查 SS 患者心脏传导异常及左心室功能异常的一种简单廉价的方法。SS 患者心律失常较为常见且预后不佳，占总死亡数的 6%且多为猝死，作者将 24 小时动态心电图中室性期前收缩数大于 1196/24 小时作为本病发生致命性心律失常并发症的高危人群[9]。

（2）UCG：可观察到左心室和（或）右心室收缩、舒张功能受损，瓣膜反流、肺动脉收缩压增高、心包积液等[10、11]。其中，心肌收缩功能降低被认为是特异性心肌受累的标志，但其发病率仍存在争议。大多数研究报道左心室射血分数降低的概率很低。一个包含 570 例患者的法国研究中心报道左心室收缩功能受损的概率是 1.4%。近期 EUSTAR 注册研究包含 7073 例患者的研究报道左心室射血分数降低的概率约为 5.4%。采用脉冲组织多普勒超声心动图测量二尖瓣及三尖瓣环流速，证实 14%的 SS 患者伴有左心室收缩力降低和 15%伴有右心室收缩力降低[12]。舒张功能异常在 SS 患者中被证实是普遍存在的。原发性肺动脉高压相对罕见（7.85%），是 SS 更严重的并发症之一。心包积液发生率约为 43%。传统超声心动图对心肌受累检测敏感性较低，应用组织多普勒显像检测技术（TDI）会使其检出率显著增高。在某些回声显影较差的患者或以实验为目的的患者仍需考虑行磁共振显像或者 SPECT 检查。

（3）CMR：在组织学明确心脏受累的 SS 患者进行心脏核磁检查[13]。结果显示微量心包积液占 35%。中等量心包积液占 45%。左心室或右心室收缩力异常占 95%。左心室或右心室功能减低占 70%，右心室扩张占 30%。对 SS 患者行心脏核磁负荷灌注显像及晚期钆增强评价心肌灌注-纤维化情况[14]显示，所有 SS 患者均被检测到非节段性心内膜下灌注缺损。早期 SS 患者虽然冠状动脉储备在静息状态与对照组相似，而双嘧达莫冠状动脉血管扩张后，血管扩张储备能力显著降低。

（4）SPECT：观察心肌灌注缺损与冠状动脉血管分布不相关，以及血管扩张治疗之后部分灌注缺损是可逆的，同时存在固定缺损，表明同时存在缺血损伤，包括血管痉挛和不可逆的损伤[15]。SS 心脏受累的主要机制：组织学检查揭示了弥漫的片状纤维化伴有收缩带坏死而与冠状动脉硬化无关，潜在的机制可能是血管反应异常和微循环受损，伴或者不伴血管结构异常。冠状动脉毛细血管痉挛称为"心肌雷诺现象"。反复的局部缺血-再灌注损伤导致不可逆的心肌纤维化。纤维化有成片趋势，可累及心肌各层[16]。心脏的纤维损伤可以扰乱心电传导系统并可能引起威胁生命的心律失常。考虑室间隔片状纤维化（patch fibrosis）导致 V$_1$ 甚至 V$_2$ 导联QRS 波群低 r 波，甚至呈 QS 波，酷似陈旧前间壁梗死图形，实则为局部心肌纤维化，与冠状动脉血管无直接关系，即所谓的假性心肌梗死（pseudo-myocardial infarction）。室间隔梗死图形与前间隔铊灌注异常相关，而冠状动脉造影结果正常[4]。

本文患者确诊硬皮病多年，伴有皮肤雷诺氏现象。心电图提示非特异性 ST-T 异常，V$_1$～

V_3 导联呈 rS 型。超声心动图提示左心扩大（图 2-20-5），左心室收缩及舒张功能异常，伴有瓣膜反流，肺动脉压力增高。胸部高分辨 CT 提示两肺间质病变。静息 ECT 提示左心室心尖及部分间隔心肌血流灌注减低，符合 SS 心脏受累表现。

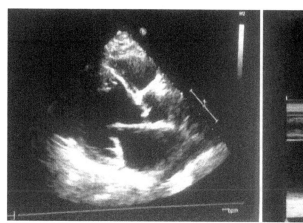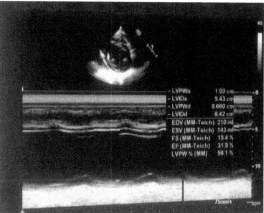

图 2-20-5 超声心动图：左心增大，左心室收缩及舒张功能下降

对 SS 患者应强调对心脏受累的早期检测并进行药物干预。心肌受累的治疗包括长期使用血管扩张剂，如钙通道阻滞剂和 ACE 抑制剂以改善心肌灌注和功能异常[16]。

【经验与体会】

硬皮病（scleroderma），曾被称为进行性系统性硬化病（prograsive systemic sclerosis），因其可能导致患者心理压力过大，故简称其为系统性硬化（systemic sclerosis，SS）。其意义在于不仅要重视体表的皮肤，还要注意内脏的受累，特别是心脏。因为心脏受累是关系到患者预后的重要因素之一。随着超声心动图的普遍应用，其诊断逐渐增多。为此，不能仅满足于扩张型心肌病的诊断，这只是中点（midpoint），而非终点（terminal point），应该继续由外及内直至病因学明确方肯罢休。此病是结缔组织疾病与心脏的整合联系之一，系统性红斑狼疮心脏受累临床上已广为人知，而对硬皮病扩张型心肌病也应予以认识，此为本节的目的之一。本节对 SS 心脏损害的机制进行了初步讨论，尚有待进一步研究。

【参考文献】

[1] Goetz R H，Berne M B.The pathology of progressive systemic sclerosis（generalized scleroderma）with special reference to changes in viscera[J]. Mayo Clin Proc，1945，4：337.

[2] 肖桂林，张莉，姜薇.系统性硬皮病组织纤维化的研究进展[J]. 青海医药杂志，2006，36（2）：60-62.

[3] 赵凯，屠文震.硬皮病研究进展[J]. 中华风湿病学杂志，2003，6：356-359.

[4] Ozbilgin M K，Inan S. The roles of transforming growth factor type beta3（TGF-beta3）and mast cells in the pathogenesis of scleroderma[J]. Clin Rheumatol，2003，22（3）：189-195.

[5] Karabay C Y，Karaahmet T，Tigen K. Cardiovascular involvement in patients with systemic sclerosis：insights from electromechanical characteristics of the heart[J]. Anadolu kardiyol Derg，2011，11（7）：643-647.

[6] Nordin A，Bjornadal L，Larsson A，et al. Electrocardiography in 110 patients with systemic sclerosis：a cross-sectional comparison with population-based controls[J]. Scand J Rheumatol，2014，43（3）：221-225.

[7] Morelli S，Sgreccia A，Ferrante L，et al. Relationships between electrocardiographic and echocardiographic findings in systemic sclerosis（scleroderma）[J]. Int J Cardiol，1996，57（2）：151-160.

[8] Follansbee W P，Curtiss E I，Rahko P S，et al. The electrocardiogram in systemic sclerosis（scleroderma）.Study of 102 consecutive cases with functional correlations and review of the literature[J]. Am J Med，1985，79（2）：183-192.

[9] De L G，Bosello S L，Gabrielli F A，et al. Prognostic role of ventricular ectopic beats in systemic sclerosis：a prospective cohort study shows ECG indexes predicting the worse outcome[J]. Plos One，2016，11（4）：e0153012.

[10] D'andrea A，Stisi S，Bellissimo S，et al. Early impairment of myocardial function in systemic sclerosis：non-invasive assessment by doppler myocardial and strain rate imaging[J]. Eur J Echocardiogr，2005，6（6）：407-418.

[11] Jurisic Z，Carevic V，Martinovic-Kaliterna D，et al. Early detection of cardiac involvement in systemic sclerosis assessed by tissue-doppler echocardiography[J]. Cardiologia Croatica，2013，8（5-6）：154.

[12] Meune C，Avouac J，Wahbi K，et al. Cardiac involvement in systemic sclerosis assessed by tissue-doppler echocardiography during routine care：A controlled study of 100 consecutive patients[J]. ArthritisRheum，2008，58（6）：1803-1809.

[13] Krumm P，Mueller K A L，Klingel K，et al. Cardiovascular magnetic resonance patterns of biopsy proven cardiac involvement in systemic sclerosis[J]. J Cardiovasc Magn Reson，2017，18（1）：70.

[14] Mavrogeni S，Bratis K，Wijk K V，et al. Myocardial perfusion-fibrosis pattern in systemic sclerosis assessed by cardiac magnetic resonance[J]. Int J Cardiol，2012，159（3）：56-58.

[15] Meune C，Vignaux O，Kahan A，et al. Heart involvement in systemic sclerosis：evolving concept and diagnostic methodologies[J]. ArcCardiovasc Dis，2010，103（1）：46-52.

[16] Grewal H，Mehrotra R，Kasliwal R R. Scleroderma cardiac disease[J]. J Assoc Physicians India，2011，59：676-677.

（张美娟　李　红　李晓春　王佩显）

2-21　梅毒性冠状动脉开口狭窄 1 例

【病例摘要】

患者，男，56岁，主因间断胸闷、心前区疼痛半年，加重2个月入院。患者于前半年出现间断胸闷伴心前区疼痛，活动明显相关，含服"硝酸甘油"1～2分钟缓解，无肩背放射痛，无喘息、憋气，无心悸、出汗，无黑矇、短暂意识丧失、头晕等，未检查治疗。入院前2个月自觉发作频繁，为进一步诊治收入院。患者自发病来无发热、咳嗽、咯血及咳泡沫样痰，无夜间阵发呼吸困难及下肢水肿，无关节疼痛，饮食、睡眠、二便正常。既往自诉"视神经萎缩"致双眼仅有光感8年，否认冠心病、高血压、糖尿病、风心病、先天性心血管病病史，无青光眼，否认自身免疫性疾病及其他传染病，否认近期患感染性疾病及吸毒史。左手断指后再植手术20余年，曾输血，有冶游史。吸烟30余年，20支/日，戒除半年，偶饮酒，已戒除。

查体：T为36.5℃，BP为140/70mmHg，发育正常，神志清楚，自主体位，全身皮肤黏膜未见皮疹、黄染、出血点，浅表淋巴结未及肿大。双眼光感，耳鼻无畸形，口唇无发绀，未见颈静脉怒张、颈动脉异常搏动，双肺呼吸音清，未及干湿啰音。心界不大，HR为74 次/分，律齐，心音低钝，无杂音。全腹无压痛、反跳痛、肌紧张，下肢不肿，外生殖器未查。

实验室检查：血常规、血凝、D-二聚体、甲状腺功能、肝炎分型、CRP、BNP 正常。血气分析：PH 为 7.452，PO_2 为 84.1mmHg；糖化血红蛋白为 6.6%；入院时 TNT 为 0.451ng/L，AST 为 83U/L，LDH 为 210U/L，HBDH 为 165U/L，CK 为 835U/L，CKMB 为 82.4U/L。次日生化：GLU 为 7.01mmol/L，TBIL 为 22.2μmol/L，DBIL 为 9.4μmol/L，AST 为 100U/L，LDH 为 343U/L，HBDH 为 312U/L，CK 为 855U/L，CK-MB 为 48.5U/L，血脂：TC 为 4.41mmol/L，TG 为 0.91mmol/L，LDLc 为 2.85mmol/L；病毒检测：HIV-Ab（－），TP-Ab（＋），PRP（＋）。免疫全项：IgE 为 186IU/ml，C4 为 0.62g/L，C3、CRP、RF、ASO、IgG、IgM 及抗核抗体谱未见明显异常。入院第 9 日复测心肌损伤标志物：TNT 为 0.028ng/L，AST 为 27U/L，LDH 为 179U/L，HBDH 为 165U/L，CK 为 65U/L，CK-MB 为 3U/L。

辅助检查：心电图（图 2-21-1）示窦性心律，Ⅱ、Ⅲ、aVF 呈 qR 波，ST-T 改变；心脏彩超（图 2-21-2）示左心室下壁运动幅度减低，主动脉瓣闭锁不全，二尖瓣少量反流，左室舒张功能减低，LVEF＝60%。冠状动脉造影（图 2-21-3）示冠状动脉供血呈右优势型，LM 开口狭窄约为 99%，狭窄后管壁轻度扩张，LAD 及 LCX 未见明显狭窄，前向血流 TIMI 3 级；RCA 开口狭窄为 99%，前向血流 TIMI 3 级。

治疗及随访：冠状动脉造影术后建议患者行冠状动脉搭桥手术，患者拒绝，给予硝酸酯类、β-B、双联抗血小板、他汀类、改善心肌代谢药物等综合治疗，患者于出院 4 个月后因情绪波动而猝死。

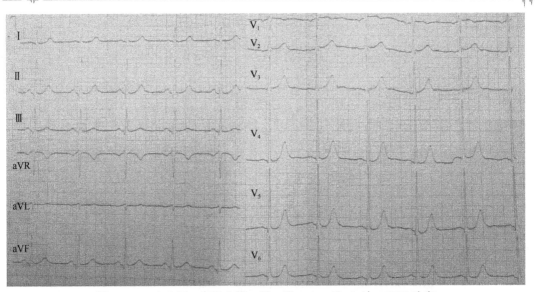

图 2-21-1　心电图：窦性心律，Ⅱ、Ⅲ、aVF 呈 qR 波，ST-T 改变

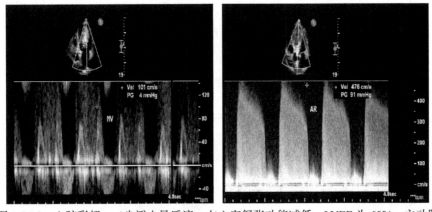

图 2-21-2　心脏彩超：二尖瓣少量反流，左心室舒张功能减低，LVEF 为 60%；主动脉瓣闭锁不全

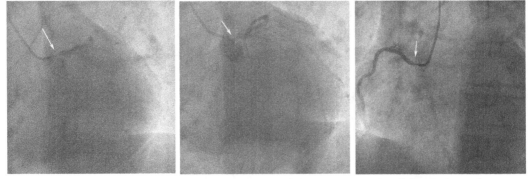

图 2-21-3　冠状动脉造影：LM 开口狭窄约 99%，RCA 开口狭窄 99%

【讨论】

在我国梅毒曾一度被消灭，但近年来死灰复燃，据2013 年统计，我国早期（一期、二期）梅毒发病率下降，但晚期（三期）及潜伏期梅毒发病率增幅较大，较往年分别上升2.86%和

3.46%[1]。究其原因主要是性观念开放，尤其是男男同性恋增多，以及匿名、多性伴性行为[2]。伴随梅毒的增加及AIDS流行，梅毒性心血管病也趋于增多[3]。

梅毒由苍白螺旋体（treponem a pallidum，TP）感染主要经性行为传播的慢性疾病，基本病理损害是血管炎。人是其唯一的自然宿主，TP感染不仅侵犯皮肤和黏膜，还可几乎侵及各器官系统，尤其心血管及神经系统，据病情发展分为一、二、三期，治疗不及时可转为晚期梅毒导致多系统不可逆损害。晚期梅毒以心血管梅毒最为常见，临床发现有10%～30%未经规范化诊治的梅毒患者最终发展为血管梅毒病变[4]。既往认为晚期心血管梅毒多在感染后10～30年发病，但近年来有报道感染TP到出现梅毒性心血管病仅需要1～2年[5]，提示发病年龄明显提前。

心血管梅毒病理生理主要表现为5种形式：单纯性主动脉炎、主动脉瓣关闭不全、主动脉瘤、冠状动脉开口狭窄、梅毒性心肌炎（树胶样肿）[4]。其中以梅毒性主动脉炎为最基本表现形式，其实质为一种慢性主动脉中层炎，以浆细胞、淋巴细胞浸润为主，中层肌肉和弹性组织坏死、纤维组织增生造成闭塞性动脉内膜炎及钙化。主动脉根部病变可导致主动脉扩张，若累及主动脉瓣环并使之扩大，即可造成主动脉瓣关闭不全，梅毒性瘢痕若波及主动脉瓣叶联合处也是关闭不全（反流）的原因。梅毒性主动脉瘤是主动脉中层肌肉、弹性纤维破坏，主动脉壁变薄、变弱，以及主动脉腔内压力使主动脉扩张、膨出形成。如梅毒性主动脉炎可累及冠状动脉开口造成内膜炎，可形成狭窄或闭塞，导致严重的临床表现，但病变部位一般不超过1cm。临床上冠状动脉开口狭窄与主动脉瓣关闭不全常并存，造成冠状动脉灌注压明显下降，可引起严重的心绞痛甚至急性心梗[6]。梅毒除导致冠状动脉口狭窄外，还可导致冠状动脉炎，后者可见于梅毒任何一期[7]。

心血管梅毒诊断主要依据[8]为以下几点。①梅毒感染史：不洁性接触史或梅毒病史（包括一期、二期梅毒病史），但少数为隐性梅毒，仅检查时发现心血管梅毒。②梅毒血清学试验：不同大致分为非梅毒螺旋体抗体试验和梅毒螺旋体抗体试验。前者包括性病研究实验室玻片试验（VDRL）和快速血浆反应素环状卡片试验（RPR）等；后者包括酶免疫测定（EIA）、化学发光免疫分析技术（CLIA）、梅毒螺旋体血凝试验（TPHA）、梅毒螺旋体颗粒凝集试验（TPPA）、荧光螺旋体抗体吸收试验（FTA-abs）和梅毒螺旋体免疫印迹等。③组织病理学检查：尸检可明确，但梅毒性心血管病患者活检机会及操作很难实施。④心脏超声、血管造影术、心电图、X光检查是简便的常规手段，PET/CT、超高速CT等检查对梅毒性心血管病也具有重要意义[9]。

对于已确诊的梅毒性心血管病应早期行驱梅治疗以避免主动脉炎进一步的发展，但应注意心功能状况及避免赫氏反应发生等。对梅毒性冠状动脉口狭窄，可行冠状动脉口扩张及内膜切除术、冠状动脉分流术、冠状动脉旁路移植术等手术，以改善心肌血流供应[8]。

本患者有缺血性胸痛表现，心肌酶学升高伴心电图改变，入院检查发现糖尿病，结合吸烟史及年龄、性别等危险因素，临床上多首先考虑且不能完全排外冠心病。进一步CAG提示LM及RCA开口均明显狭窄，但CAG术前发现TP-Ab（＋）及PRP（＋），心脏彩超合并主动脉瓣闭锁不全，结合20余年前输血史及夜游史，从临床诊断一元论考虑为梅毒性心脏病致冠状动脉开口狭窄引发缺血性胸痛。此外，患者自诉"视神经萎缩"8年，目前双眼光感，不除外梅毒性神经损害，应进一步脑脊液检查辅助诊断，本患者因病情及保护性医疗未能完成此项检查。患者拒绝进一步外科手术治疗，随诊数月后猝死。

对于梅毒性冠状动脉口狭窄患者存在高危因素的情况下是否也可能同时合并冠心病，以及能否因同时并存其他冠状动脉节段狭窄而排除梅毒性心血管病变诊断，这些问题有待进一步研究探讨。伦敦CDC建议：梅毒螺旋体易侵犯升主动脉，当合并升主动脉的扩张及钙化时，应常规检查梅毒。此外约 25%心血管梅毒患者合并神经梅毒，也应行常规脑脊液检查排除神经梅毒。

【 经验与体会 】

梅毒性心血管病发病隐匿，易与冠心病、心绞痛、老年主动脉硬化、主动脉双叶瓣等疾病混淆，漏诊误诊率高。近年梅毒与HIV常共同感染，导致梅毒感染恶化并治疗困难，容易发生晚期心血管及神经梅毒。梅毒性心血管病诊断尚无统一标准，无创心脏彩超及梅毒血清学试验可作为早期筛查指标。

【 参考文献 】

[1] 王千秋.我国性病流行形势与预防对策[C].中华医学会第 20 次全国皮肤性病学术年会，2014：6.

[2] Hesketh T，Zhu W X，Zhou X D. Syphilis and social upheavalin China[J]. N Engl J Med，2010，363（11）：1088-1089.

[3] Gugssa S A，Johnston J C. Syphilitic aortic aneurysm with spastic paraparesis：a novel presentation and rewiew of the literature[J]. J Neurol Sci，2012，323（1-2）：241-244.

[4] 傅志宜，王佩显，车雅敏.心血管梅毒现状[J]. 实用皮肤病学杂志，2014，7（5）：321-323.

[5] Saraiva R S，Cesar C A，Mello M A. Syphilitic aortitis：diagnosis and treatment：case report[J]. Rev Bras Cir Cardiovasc，2010，25（3）：415-418.

[6] Chin C J，Rotenberg B W，Witterick I J. Epistaxis in hereditary hemorrhagic telengiectasia：an evidence based review of surgical management[J]. J Otolaryngol Head Neck Surg，2016，45（1）：3.

[7] Stojanov D，Bosnjakovic P，Ristic S，et al. Endovascular treatment of hereditary hemorrhagic telangiectases of the tongue[J]. Otolaryngol Pol，2009，63（6）：520-522.

[8] 傅志宜，王佩显，车雅敏.心血管梅毒现状（续）[J]. 实用皮肤病学杂志，2014，7（6）：401-402.

[9] Treglia G，Taralli S，Maggi F，et al. Usefulness of（18）F-FDG PET/CT in disease extent and treatment response assessment in a patient with syphilitic aortitis[J]. Clin Nucl Med，2013，38（4）：185-187.

（张建艳　曹月娟　赵金艳）

2-22 以晕厥为首发症状的急性肺栓塞患者心电图酷似 Brugada 波

【病例摘要】

患者,男,78 岁,间断发作性晕厥 1 天,于 2015 年 11 月 28 日就诊于我院。患者于入院前 1 日晨起后突发心前区不适,随后发作短暂性意识丧失,数分钟后逐渐恢复意识,伴胸闷、憋气,伴头晕、四肢乏力,伴大小便失禁,10 分钟后再次出现上述症状,后就诊于我院急诊,建议患者住院进一步诊治,患者表示拒绝后回家。于当晚 11 时于排尿时再次出现晕厥,性质同前,无呼吸困难,无胸痛、咯血,无视物旋转、无四肢抽动,无恶心、呕吐,无四肢关节疼痛等不适。后再次就诊于我院急诊,今为进一步诊治收住入院。既往高血压病史 10 余年,血压最高 180/100mmHg,平素未规律服药,血压控制不详;双下肢静脉曲张病史 50 余年,行手术治疗(具体不详)。入院前 1 日因晕厥摔倒致右侧桡尺骨骨折,口唇部外伤。吸烟史 30 余年,每日 15 支;饮酒史 45 年,平均每日饮酒 50g,未戒酒。否认脑血管疾病史,否认糖尿病病史,否认输血史。

查体:T 为 36.7℃,BP 为 145/85mmHg,神清,全身皮肤黏膜无黄染,浅表淋巴结未触及肿大,眼睑无水肿,口唇无发绀,颈静脉无怒张,双肺叩诊清音,双肺呼吸音粗,未闻及明显干湿啰音,心律齐,HR 为 78 次/分,S1 正常,S2 亢进分裂,各心脏瓣膜区未及病理性杂音,腹软,肝脾肋下未及,双下肢不肿。

实验室检查:血常规示 WBC 为 9.2×10^9/L,MID% 为 74%,RBC 为 4.19×10^{12}/L,Hb 为 131g/L,cTn T 为 0.094ng/ml(正常值为 0~0.02 ng/ml),CK 为 159.7U/L(正常值为 0~190U/L),CK-MB 为 2.7U/L(正常值为 0~24U/L),D-二聚体为 10mg/L(正常值为 0~0.5 mg/L),肾功能及电解质正常,血气分析:pH 7.472,PO_2 为 64mmHg(正常值为 83~108mmHg),PCO_2 为 28.7mmHg(正常值为 35~45mmHg),SBE 为 -2.6(正常值为 -3~3),ABE 为 -2(正常值为 -3~3)。

辅助检查:入院心电图(图 2-22-1):窦性心律,$S_IQ_{III}T_{III}$,胸前导联 $V_{1~3}$ ST 段穹窿样抬高且 T 波倒置;动态心电图回报:窦性心律,多源室性期前收缩 596 次/24 小时,房性期前收缩 52 次/24 小时,2 次成对出现,短阵房性心动过速 1 次/24 小时,冠状动脉供血不足;双下肢血管超声:双侧股、腘静脉血流通畅;脑 CT 回报:双侧基底节区腔隙性脑梗死。

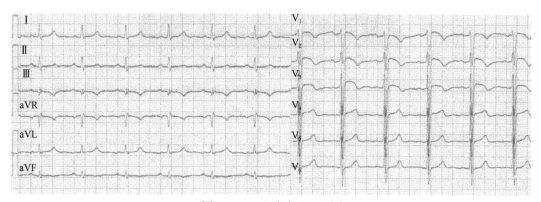

图 2-22-1 入院当日心电图

入院诊断：①晕厥原因待查，心源性晕厥？肺栓塞？脑源性晕厥？血管迷走性晕厥？②冠状动脉粥样硬化性心脏病，心功能Ⅱ级（NYHA）。③高血压3级（极高危）。④颈椎病。⑤双下肢静脉曲张。诊治过程：患者反复晕厥入院，晕厥性质考虑心源性晕厥可能性大，且心电图提示Brugada波，不排除Brugada综合征导致恶性心律失常引起晕厥，入院行动态心电图检查，检查过程中患者再发晕厥，动态心电图并未记录到恶性心律失常。第2日复查心电图（图2-22-2）示 $V_{1\sim3}$ ST段抬高消失。急查心脏超声提示右心增大，室间隔增厚，二尖瓣后叶、主动脉瓣钙化，三尖瓣轻度反流，左心室舒张功能下降，肺动脉收缩压为46mmHg；结合患者D-二聚体显著升高，高度可疑急性肺栓塞，嘱患者制动、吸氧，并给予低分子肝素5000IU q12h抗凝治疗。患者生命体征尚平稳，完善肺动脉CTA检查（图2-22-3）结果回报：右肺动脉主干、右上、中、下肺动脉，左上、下肺动脉肺栓塞，急性肺动脉栓塞诊断明确。11日后患者出院，院外规律使用华法林治疗，随访半年未再出现晕厥症状。

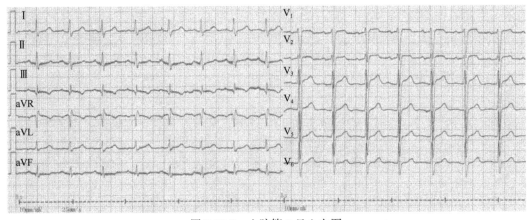

图2-22-2　入院第2日心电图

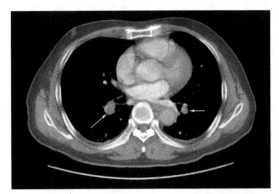

图2-22-3　肺动脉CTA：肺动脉血栓

【讨论】

　　肺栓塞常见症状有不明原因的呼吸困难、气促、胸痛、咯血[1]，临床上典型的三联征表现不足30%。该患者以反复晕厥为首发且唯一症状，入院后心电图酷似Brugada波，称为Brugada拟表型（Brugada phenocopy）[2~4]，容易误诊为Brugada综合征（Brugada syndrome）导致的晕厥。已有文献指出急性肺栓塞（acute pulmonary embolism, APE）在疾病发展与治疗过程中，可以出现Brugada波样心电图变化，这种变化会随着肺栓塞的缓解而消失[2]。因为急性肺栓塞时心肌缺血或右心压力负荷增重,心电图可酷似 Brugada 波,所以容易与 Brugada 综合征混淆。而 Brugada 综合征是一种编码离子通道基因异常所致的家族性原发心电疾病,心电图具有特征性"三联征":右束支阻滞、右胸导联（$V_{1\sim3}$）ST 呈下斜形或马鞍形抬高伴 T 波倒置[5],临床常因心室颤动或多形性室性心动过速引起反复晕厥、甚至猝死。对肺栓塞及 Brugada 综合征的早期鉴别,有助于避免误诊而延误治疗。

【经验与体会】

以反复晕厥为首发且唯一症状的患者,当心电图胸前导联出现 ST 段穹隆样抬高（≥2mm）时,除考虑 Brugada 综合征外,还需考虑急性肺动脉栓塞的可能,应及时进行抗凝治疗,挽救患者生命。

【参考文献】

[1] Ma Y, Yan S, Zhou L, et al. Competitive assessments of pulmonary embolism: Noninvasiveness versus the golden standard[J]. Vascular 2016, 24（2）: 217-224.

[2] Aksu U, Kalkan K, Gulcu O, et al. Massive pulmonary embolism mimicking electrocardiographic pattern of Brugada syndrome[J]. Am J Emerg Med, 2016, 34（5）: 933.e1-2.

[3] Anselm D D, Baranchuk A. Brugada Phenocopy in the context of pulmonary embolism[J]. Int J Cardiol, 2013, 168（1）: 560.

[4] Anselm D D, Evans J M, Baranchuk A. Brugada phenocopy: A new electrocardiogram phenomenon[J]. World J Cardiol, 2014, 6（3）: 81-86.

[5] Sarquella-Brugada G, Campuzano O, Arbelo E, et al. Brugada syndrome: clinical and genetic findings[J]. Genet Med, 2016, 18（1）: 3-12.

（刘　彤　于书雨　张妮潇　许　纲　李广平）

2-23 联合疗法在合并药物性肝损害的肺动脉高压中的应用

【病例摘要】

患者，女，70岁，主因双下肢水肿20余年，伴发作性憋喘2年余入院。于入院前20余年无明显诱因发作双下肢水肿，未予系统治疗；入院前2年余，患者多于活动后间断发作喘息症状，每次发作持续数分钟，经休息及服用"速效救心丸"后可缓解，曾多次就诊于我院及外院门诊，诊为"肺动脉高压"，患者当时拒绝行进一步检查，憋喘症状仍间断发作；为求系统诊疗，由门诊收入我院。既往史：既往结节性甲状腺肿病史3年，手术切除术后1.5年，目前口服左甲状腺素钠片50μg 1次/日。

辅助检查：cTnI为0.05ng/ml；D-二聚体为0.1mg/L；免疫全项未见异常；甲状腺功能：FT3为3.07pmol/L，FT4为15.76pmol/L，TSH为6.45IU/ml（正常值为0.35～5.5）；肝肾功能：未见异常；甲状腺彩超：甲状腺右叶已切除，左叶体积缩小（2.88×1.7cm）；胸部X线片：双肺纹理增重，肺动脉段突出；Holter：窦性心律，房性期前收缩为3次/24小时，室性期前收缩为11次/24小时，右心室肥厚；超声心动图：右心增大（右心房左右径为39.6mm，上下径为49.7mm；右心室舒张末内径为25.6mm），肺动脉高压（估测肺动脉收缩压为58mmHg），左心室舒张末内径为31.9mm，LVEF为59%；冠状动脉及肺动脉造影未见明显异常；右心导管：肺动脉收缩压为60mmHg，肺动脉平均压为30mmHg，PCWP为12mmHg。

入院诊断：特发性肺动脉高压。治疗：安立生坦2.5mg qd；阿司匹林肠溶片100mg qd；呋塞米片20mg qod；螺内酯片20mg qod；左甲状腺素钠片50μg qd。

随访：出院后半年，超声心动图示右心增大（右心房左右径为48.2mm，上下径为57.1mm，右心室舒张末内径为26.2mm），三尖瓣中度反流，估测肺动脉收缩压约为90mmHg；左心室舒张末内径为35.3mm。行6分钟步行试验约120米。出院后1年半，超声心动图示右心增大（右心房左右径为43.8mm，上下径为42.9mm，右心室舒张末内径为31.8mm），三尖瓣中度反流，估测肺动脉收缩压约为110mmHg；左心室舒张末内径为32.3m。行6分钟步行试验约96米。因经济原因停用安立生坦，改为波生坦125mg bid。

服用波生坦期间一直监测患者肝功能，服用波生坦半年后，发现肝酶升高：ALT为378U/L，ALP为169.0U/L，AST为258.1U/L，r-GT为317.4U/L；患者无明显乏力、厌食及呕吐症状，遂于2014年2月13日～2月25日第2次于我院住院。第2次住院时，超声心动图结果：右心增大（右心房左右径为47.8mm，上下径为47.4mm，右心室舒张末内径为34.4mm），左心室舒张末内径30.4mm，三尖瓣中度反流，估测肺动脉收缩压为126mmHg。BNP为309ng/L；cTn为0.001ng/ml。患者肝酶明显升高，立即停用波生坦，因肺高压病情严重，且因经济原因患者拒绝应用万他维等药物，遂加用安立生坦2.5mg qd+西地那非20mg tid联合治疗，并予强心、利尿、保肝治疗，治疗约半个月后肝功能恢复正常；患者行6分钟步行试验，行走约123米，患者胸闷气短症状减轻，好转出院。出院后坚持服用安立生坦+西地那非联合治疗，复查肝功能未见异常。患者未出现明显气短症状。

第2次出院约3个月后患者因经济原因自行将安立生坦停用，改为波生坦125mg bid。服用波生坦1个月后，复查肝功能，肝酶再次升高：ALT为415U/L，ALP为402.0U/L，AST为390U/L，r-GT为624.8U/L，Tbil为57.8μmol/L，Dbil为34.8μmol/L。患者仍无明显乏力、厌食及呕吐症状。遂第3次住院治疗。第3次住院时，超声心动图结果：左心室舒张末内径为

36.5mm，左心房内径为 33.8mm，右心室舒张末内径为 29.5mm，左心室射血分数为 61%，E/A 为 1.5，估测肺动脉收缩压约为 67mmHg。患者肝酶明显升高，停用波生坦，再次因病情需要加用安立生坦 2.5mg qd+西地那非 20mg tid 联合治疗，并予强心、利尿、保肝治疗，肝功能逐渐恢复正常；6 分钟步行试验行走 108 米。出院后坚持服用安立生坦+西地那非联合治疗，目前随访患者近 2 年，活动耐力无明显变化，定期复查肝功能，未见异常，未再入院。

【讨论】

特发性肺动脉高压（PAH）发病隐匿，病情进行性发展，死亡率高。指南推荐 PAH 治疗目标：改善运动耐量；延缓疾病进展；改善生存率。目前 PAH 靶向药物治疗包括 5-磷酸二酯酶（PDE-5）抑制剂、前列腺素及其类似物及内皮素受体拮抗剂（ERA）[1]。尽管新的治疗措施不断应用，但是 PAH 治疗仍面临许多问题：患者病情越来越复杂，确诊时年龄越来越大，合并症更多；需要一种个体化的治疗方法，可能需要联合用药治疗；PAH 的病理生理通过不同路径不断发展，然而目前的药物只能作用于特定的某一条路径，为了取得最大的临床获益，联合用药正成为一个趋势；联合治疗虽然可以获得更大的收益，但是却必须面对随之而来的药物相互作用风险[2]。

本例患者诊断为特发性肺动脉高压，心功能分级 WHO Ⅳ级，6 分钟步行试验（6MWT）步行距离<150m。应用肺血管活性药物之前，患者病情进展迅速：超声心动图示左心室/右心室内径之比明显减低，肺动脉收缩压（PASP）进行性升高。服用内皮素受体拮抗剂波生坦后，肝酶升高超过正常值上限接近 10 倍，考虑药物诱导性肝损伤，遂停用波生坦。后两次在肝酶升高超过正常值上限接近 10 倍时，因患者肺高压病情严重，且因经济原因，予安立生坦 2.5mg qd 及西地那非 20mg tid 联合治疗，肝功能完全恢复正常。出院后随访肝功能正常，患者肺高压病情稳定，活动耐力无明显变化。

波生坦为磺胺类 ERA，抑制胆盐输出泵（BSEP），导致肝功能异常的发生；安立生坦无磺酰胺基团，不抑制 BSEP，肝脏安全性更高。多项临床研究证实安立生坦肝脏安全性，包括 ARIES1 及 ARIES 2 研究等。而且与安立生坦发生相互作用的药物远少于磺胺类 ERA，有研究证实安立生坦与西地那非临床合用没有相互影响，包括对全身血压没有明显或无症状性的改变，两种药物应用无须调整剂量。安立生坦与华法林及地高辛临床合用均无须调整剂量。

目前尚无关于已存在的肝脏损害患者对安立生坦药代动力学影响的研究。目前尚不推荐在中到重度肝功能损害的患者中应用安立生坦。目前没有关于安立生坦在已有肝功能损害的患者中应用的资料。本例患者在两次服用波生坦出现明显肝损害的情况下，应用安立生坦 2.5mg qd+西地那非 20mg tid 联合治疗，肝酶仍能恢复正常，肺高压病情得到控制。对于有药物性肝损害的肺高压患者，小剂量安立生坦及西地那非联合治疗的安全性及疗效较好，还待更多的临床研究加以证实。

【参考文献】

[1] Galie N, Humbert M, Vachiery J L, et al. 2015 ESC/ERS Guidelines for the diagnosis and treatment of pulmonary hypertension[J]. Rev Esp Cardiol, 2016, 69（2）: 177.

[2] Hoeper M M, Bogaard H J, Condliffe R, et al. Definitions and diagnosis of pulmonary hypertension[J]. Turk Kardiyol Dern Ars, 2014, 42 Suppl: 55-56.

（周 虹 张承宗）

2-24　医源性无名动静脉瘘的支架修复

【病例摘要】

　　患者，男，18岁，患者因呼吸困难、颜面部及颈部轻度水肿10月余，于2012年3月7日入院。3年前左锁骨骨折置入克氏针，术后无任何症状和体征，好转出院。体格检查：BP为128/81mmHg，P为78次/分，心前区可闻及连续的机械样杂音，并向上沿胸骨旁线增强。

　　化验：WBC为7.8×10^9/L，Hb为138g/L，PLT为291×10^9/L；凝血时间测定为2分钟；辅助检查：CT（图2-24-1）示左无名静脉扩张、迂曲；ECG示未见明显异常。胸部X线片：左锁骨克氏针置入状态。

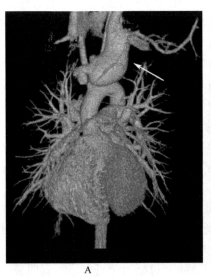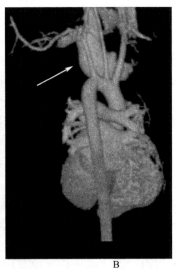

图 2-24-1　CT 血管成像

A（前）、B（后）显示扩张左无名静脉（箭头）

　　术前选择性血管造影（图2-24-2）示：造影剂由主动脉注入，显示升主动脉向后移位，造影剂溢出到假性动脉瘤，左无名静脉异常充盈。血管造影显示在头臂动脉分支水平前方，主动脉和左无名静脉之间，形成了一个动静脉瘘，称为无名动静脉瘘。术中将覆膜支架从右侧颈动脉置入对瘘管进行封堵（图2-24-2），效果满意。

【讨论】

　　动脉和静脉之间存在异常通道，称为动静脉瘘。由于动脉的血液正常孔道流入伴行的静脉，可造成瘘的局部血管病变和瘘局部、周围循环和全身系统的血流动力学变化。可先天存在或后天因外伤所致。①先天性因素：由胚胎的中胚层在发育演变过程中，动静脉之间残留的异常通道而引起，如Ehlers-Danlos syndrome[1]；②由外伤引起的：包括贯通伤、挤压伤等，如各种穿刺伤、枪伤、钢铁和玻璃碎片击伤等。医源性因素是其主要致病因素，包括血流动力学监测置管、透析置管，也可见于起搏器置入或是正中胸骨切开术。而医源性的因素创伤性大动脉瘘或假性动脉瘤非常罕见，有文献报道无名静脉可以与锁骨下动脉及其分支、升主动脉、主动脉弓、胸主动脉、乳内动脉、颈总动脉、肺动脉等形成动静脉瘘，如果处理不当，会引起很多潜在的并发症，包括出血、血栓形成、中风、肢体缺血、严重的神经症状甚至死亡[2]。对于表浅部位的动静脉瘘，超声可以非常准确的发现动静脉瘘的部位、瘘口的大小，流速，对于定性诊断非常有帮助；对于位置较深的动静脉瘘，经食管超声也有一定的诊断价值，选择性血管造影是诊断金标准。动静脉瘘并没有统一的治疗标准，通常依解剖部位的不同，需外科结扎、瘘管切除、导管封堵、人造血管移植、介入栓塞或覆膜支架。一些多发的复杂动静脉瘘往往需要体外循环下进行开胸手术。修复效果与并发症发生率和死亡率密切相关。与手术相比，微创血管内介入途径能够减少组织损伤、出血、感染、疼痛、残疾发生率，缩短术后恢复时间，减少开支[3、4]。经皮介入栓塞（coil embolization）或覆膜支架术以其较高的成功率和较低的死亡率成为一个有效的治疗途径。

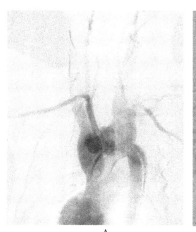 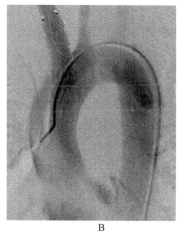 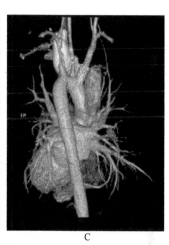

　　　　A　　　　　　　　　　　　　　B　　　　　　　　　　　　　C

图 2-24-2　选择性血管造影及 CT 血管成像

A.血管造影显示主动脉和左无名静脉之间，形成无名动静脉瘘；B.血管造影显示手术修复、瘘管封堵术后；C.CT 显示手术修复、瘘管封堵术后

　　大血管之间的贯通损伤是非常致命的，及时发现、诊断并干预显得尤为重要。术前血管造影可以有效指导治疗方案的制定。潜在致病因素的医疗中心应常备手术资源和放射科血管造影通道以应对突发血管意外[5]。

【经验与体会】

　　在很多医疗机构，特别是心脏中心，导管检查、血流动力学有创检测和起搏器置入等治疗手段应用广泛，潜在的血管损伤风险较高，因其预后较为复杂，甚至可导致死亡，医务人员应具备发现、鉴别、诊治血管并发症的能力，相应的医疗机构应常备手术资源和血管造影通道应对突然事件，并制定相关的标准化规程。

　　依据损伤部位出现水肿，搏动性包块，触诊有震颤，听诊有连续性杂音，结合远端静脉怒张、皮温降低、静脉压增高、心脏扩大、心率加快等症状可以诊断。只要条件允许，均应进行选择性血管造影。动脉造影最具诊断价值，可确定瘘口的部位、大小、形态、血管扩张与健侧肢体循环建立情况，为确定治疗方案提供依据。

【参考文献】

[1] Desai S S，Codreanu M，Charlton-Ouw K，et al. Endovascular Repair of a Ruptured Subclavian Artery Aneurysm in a Patient With

Ehlers-Danlos Syndrome Using a Sandwich Technique[J]. Vascular, 2014, 22（5）: 371-374.

[2] Yoon D Y, Annambhotla S, Resnick S A, et al. Inadvertent Arterial Placement of Central Venous Catheters: Diagnostic and Therapeutic Strategies[J]. Ann Vasc Surg, 2015, 29（8）: 1567-1574.

[3] King B, Llipsitz E, Gross J, et al. Endovascular Management of Multiple Arteriovenous Fistulae Following Failed Laser-Assisted Pacemaker Lead Extraction[J]. J Vasc Surg, 2010, 51（6）: 1517-1520.

[4] Malone A, Ingledew N, Cheshire N, et al. Endovascular Repair of an Iatrogenic Left Common Carotid to Innominate Vein Fistula[J]. Eur J Vasc Endovascu Surg, 1999, 18（6）: 532-533.

[5] Roye G D, Zorn G L, Mcgiffin D C, et al. Acute repair of aorta-innominate vein fistulas[J]. J Trauma, 1995, 39（4）: 753-756.

（付　博　董　力）

2-25 多发性大动脉炎致心肌梗死 1 例

【病例摘要】

患者，女，44 岁，因反复胸痛 3 日，于 2014 年 4 月 27 日入院。入院 3 日前于睡眠中突发胸前区及剑突下压榨性疼痛，疼痛与进食、体位、呼吸无关，疼痛可向肩背部、颈部及双上肢放射，持续 1 小时不缓解，疼痛时伴大汗、气促、乏力、头晕，无恶心、呕吐、反酸、嗳气，无咳嗽、咳痰，无晕厥、抽搐。至当地医院就诊，诊断为"急性 ST 段抬高型前壁心肌梗死"，并予瑞替普酶溶栓治疗，溶栓后疼痛有所缓解，为进一步治疗，收住我院心内科。既往否认高血压、糖尿病、高血脂病史。否认吸烟、饮酒史，未绝经。家族史：父母已故，死因不明，1 姐 2 妹有哮喘病史。

查体：T 为 36.4℃；R 为 20 次/分；P 左侧为 103 次/分，右侧桡动脉脉搏消失；BP 左上肢为 123/68mmHg；右上肢测量不出；左下肢 116/78mmHg；右下肢为 125/72mmHg；双肺肺底可闻及少许湿啰音；心浊音界不大，HR 为 103 次/分，律齐，心尖区可闻及Ⅲ/6 级柔和全收缩期吹风样杂音，向腋下传导。腹软，肝脾未触及，双下肢无浮肿，双下肢足背动脉减弱。

实验室检查：cTnI 为 45.411ng/ml，第 2 日复查为 36.22ng/ml；肝功能示 ALT 为 79IU/L↑，AST 为 226IU/L↑；红细胞沉降率为 36mm/h↑；C 反应蛋白为 13.06mg/L；尿常规示尿糖（－）、酮体+，潜血+；血常规示 WBC 为 9.44×10^9/L，N 为 65%，Hb 为 140g/L，RBC 为 5.08×10^{12}/L，PLT 为 222×10^9/L。凝血功能正常；梅毒、HIV、肝炎病毒学阴性。

辅助检查：入院心电图（图 2-25-1）示 $V_{1\sim4}$ 导联 ST 段抬高 0.1～0.3mV，Ⅱ、Ⅲ、aVF 导联可见病理性 Q 波。胸部 X 线片示双肺上叶浅淡渗出及条索灶；心脏超声示左心房、室内径增大，室间隔中段至心尖部室壁变薄，节段性运动减弱；二尖瓣瓣膜增厚，收缩期中等量偏心反流。LVFS 为 19% LVEF 为 39%。未发现附壁血栓。超声结论：①符合冠心病超声改变；②二尖瓣中等量反流。该患者入院查体时发现一侧肢体血压测不出，桡动脉搏动消失，且患者因胸痛入院，考虑其主动脉夹层不能排外，立即行主动脉 CTA 检查排外夹层，主动脉 CTA（图 2-25-2）示右侧髂内动脉近段闭塞，远端充盈；肠系膜上动脉近段未见显影，其下方管腔显示清楚；右肾见副肾动脉，开口处狭窄。胸腹主动脉混斑，管腔未见狭窄。胸腹主动脉未见

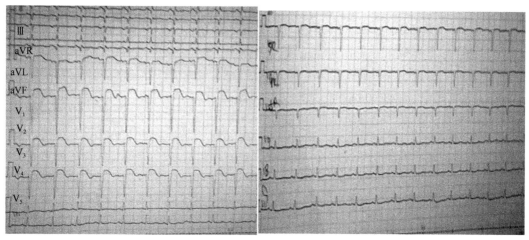

图 2-25-1　入院时心电图（12 导联 ECG 及右胸导联及正后壁 ECG）

确切夹层及动脉瘤形成。冠状动脉 CTA（图 2-25-3）示：升主动脉根部可见附壁血栓；LAD 中远段软斑，管腔狭窄约为 70%。LCX 远段见软斑，狭窄约为 40%，余未见异常。

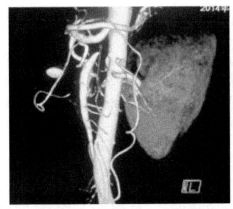
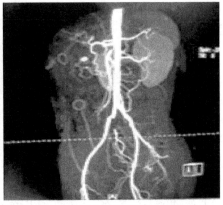

图 2-25-2　主动脉 CTA：右侧髂内动脉近段闭塞，肠系膜上动脉近段未见显影

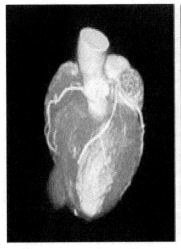
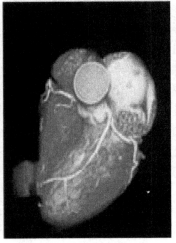
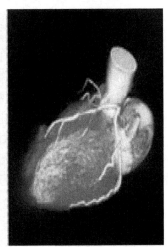

图 2-25-3　冠状动脉 CT

　　治疗及随访：患者主动脉 CTA 检查排外夹层，但主动脉主要分支动脉出现狭窄及闭塞，且冠状动脉 CTA 检查中 LAD、LCX 均出现不同程度狭窄，因此该患者胸痛原因单用冠心病心肌梗死无法解释，感觉该患者病情复杂，故请风湿免疫科会诊，会诊后分析：患者因胸痛入院，双侧脉搏不等，双上肢脉压差大于 10mmHg，既往有反复头昏病史 10 年，结合主动脉、冠状动脉 CT 检查提示全身多发血管病变等分析，根据 1990 年美国风湿免疫协会对大动脉炎的诊断标准考虑患者多发性大动脉炎诊断明确，建议行激素冲击及免疫抑制剂治疗。血管外科会诊意见：患者虽右肾动脉狭窄但肾功能未见明显异常，暂不考虑手术治疗。患者入院前已行溶栓治疗，且升主动脉根部可见附壁血栓，故住院期间未予冠状动脉造影及支架植入术，经心内科保守治疗后转入风湿免疫科予甲泼尼龙、环磷酰胺免疫抑制剂，改善微循环等治疗后好转出院，随访 1 年，未再出现缺血性疾病发作。

【讨论】

　　大动脉炎（takayasu arteritis，TA）是一种罕见的发病原因不明的大、中动脉的慢性非特异性血管炎症，可产生狭窄及闭塞改变。病变主要累及大动脉及其分支，也可侵及肺动脉和冠状动脉。TA累及冠状动脉的发病率国外报道为10%～30%[1]，国内报道为8.26%[2]。1908年，日本眼科医师Takayasu首先报道1例大动脉炎眼底病变，故又称"Takayasu病"。1951年由Foving和Logan初次报道累及冠状动脉的TA。

TA累及冠状动脉可导致心绞痛、心肌梗死、心力衰竭，严重者甚至猝死。该病患者发病年龄较轻，多为20～30岁女性，且一般无吸烟、饮酒、糖尿病、高脂血症、高血压等动脉粥样硬化的危险因素。TA的病因未明，与遗传因素、免疫异常、血管壁结构、激素水平、感染等密切相关[3]。根据受累冠脉的病理解剖特点，冠脉损伤可以分为以3种类型[4]：Ⅰ型，冠状动脉口及冠状动脉近端的狭窄或闭塞病变；Ⅱ型，弥漫性或局限性冠状动脉炎症损伤；Ⅲ型，冠状动脉瘤。其中Ⅰ型最为常见。病变侵及最多的动脉为主动脉弓及头臂动脉，其次是主肾动脉，TA超声表现为病变血管壁及内膜节段性不规则增厚，导致管腔狭窄闭塞[5]。关于TA的诊断标准目前多采用1990年美国风湿学会（ACR）具体如下[6]：①40岁以下发病（尤其是女性）；②四肢间歇性运动障碍；③一侧或双侧肱动脉搏动减弱或消失；④双上肢收缩压相差＞1.33kPa（10mmHg）；⑤一侧或双侧锁骨下动脉或腹主动脉区闻及血管杂音；⑥相应部位动脉造影异常。符合上述条件6项中3项，且应除外先天性主动脉狭窄、肾动脉纤维肌性结构不良（FMD）、动脉粥样硬化、血栓闭塞性脉管炎、贝赫切特病、结节性多动脉炎及胸廓出口综合征等，可确诊本病。

本例患者为女性，年龄较大，但起病时间难以确定，不能排除其年轻时就已发病可能，患者既往头晕10年余，右上肢反复酸痛2年余，后突发胸痛，体检发现右侧脉搏消失，双上肢收缩压相差大于10mmHg，且主动脉CT及冠状动脉CT均提示全身多处大血管病变，炎症指标血沉和C反应蛋白明显升高都符合TA的诊断。血栓形成在TA等动脉炎的病理改变和进展中起着重要的作用[7]。升主动脉根部可见附壁血栓；LAD：中远段软斑，管腔狭窄约70%。LCX：远段见软斑，狭窄约为40%，提示升主动脉根部可见附壁血栓造成远端栓塞是导致急性心肌梗死的原因，而非局部的冠状动脉粥样硬化斑块破裂血栓形成引起的急性心肌梗死。左冠状动脉系统的多处软斑考虑溶栓治疗后残余的血栓。此外，心脏超声提示：左心房、室内径增大，室间隔中段至心尖部室壁变薄，提示该患者既往曾经发生过冠状动脉血栓栓塞——陈旧性心肌梗死，本次可能为再发性心肌梗死。主动脉CT显示的右侧髂内动脉近段闭塞，远端充盈及肠系膜上动脉近段未见显影，其下方管腔显示清楚均提示局部慢性闭塞，而不是急性血栓造成远端栓塞造成的。右肾见副肾动脉，开口处狭窄的斑块考虑也是TA的。TA的早期诊断和治疗对预后非常重要，因此应注重提高狭窄前病变的诊断水平，CTA、MRI可以早期诊断TA，但无法准确判断其活动性，血管内造影可以准确判断狭窄部位和程度，但不能显示血管壁情况[8]。TA在治疗上主要以激素、免疫抑制剂、溶栓、抗血小板等开通血管治疗，严重血管病变可采用介入或血管外科手术治疗[9]。对于TA所致的冠状动脉狭窄，介入治疗效果不佳，如无明显禁忌证，可考虑行冠状动脉旁路移植术[10]。该患者在外院已行溶栓治疗，入院后经控制感染、抗血小板及冠心病二级预防处理，后转入风湿免疫科行激素、免疫抑制剂及对症治疗，治疗后患者病情明显好转，出院后随访1年，未在出现缺血性疾病发作。

【经验与体会】

在临床工作中如遇到年轻女性心肌梗死患者，且无高血压、糖尿病、血脂异常、吸烟、饮酒等动脉粥样硬化危险因素，体检时应注意双侧桡动脉血压、脉搏搏动及颈部、锁骨上及腹部血管杂音，如出现上述异常体征，则应考虑多发性大动脉炎的可能，避免临床工作中出现误诊、误治。

【参考文献】

[1] Rav-Acha M，Plot L，Peled N，et al. Coronary involvement in Takaya-su，s arteritis[J]. Autoimmun Rev，2007，6（8）：566-571.

[2] 蒋雄京，杨跃进，高润霖，等.大动脉炎累及冠状动脉的分析[J]. 中华内科杂志，2002，41（9）：592-594.

[3] Arnaud L，Kahn J E，Girszyn N，et al. Takayasu'S arteritis：anupdate on physiopathology[J]. Eur J Intern Med，2006，（17）：241-246.

[4] Matsubara O，Kuwata T，Nemoto T，et al. Coronary artery lesions in Takayasu arteritis-Pathological considerations[J]. Heart Vessels，1992，7：26-31.

[5] 康卫华，赵萍.彩色多普勒超声诊断大动脉外周血管病变的价值[J]. 中国医学影像技术，2001，17（10）：1005-1006.

[6] 陈灏珠. 实用内科学[M]. 14 版. 北京：人民卫生出版社，2013.8 2641.

[7] Emmi G，Silvestri E，Squatrito D，et al. Thrombosis in vasculitis：from pathogenesis to treatment[J]. Thrombosis Journal，2015，13：15.

[8] 孙腾，张慧敏.大动脉炎累及冠状动脉的临床特点与诊治[J]. 中国循环杂志，2012，27（3）：239-241.

[9] 万婷玉，王丹.多发性大动脉炎致脑梗死一例报道[J]. 中华神经医学杂志，2014，13，（2）：202.

[10] 从晓亮，赵仙先.多发性大动脉炎治疗进展[J]. 新医学，2009，40（5）：331.

（郑　刚）

2-26　遗传性毛细血管扩张症 2 例

【病例摘要】

例 1：患者，女，63 岁，因反复鼻出血 50 余年，于 2009 年 3 月 11 日就诊我院。患者自 10 岁开始经常出现自发性或于轻微触动后鼻出血；40 岁后频率逐渐增加，每次出血量为 5～50ml，偶伴头疼，未经任何治疗措施；50 岁时曾就诊某院耳鼻喉科，告知为"遗传性疾病"，建议冻烙术治疗，但未曾实施；后曾赴某血液病研究所就诊，被告知不属于血液病，未给予治疗。一次鼻出血多达 500ml，当地予以止血药和补充铁剂治疗。54 岁开始发现多处皮肤黏膜毛细血管扩张，先后出现在面部和双手手指、口唇黏膜、舌及耳廓。近年来多处皮肤黏膜出现针刺样疼痛和瘀点，压之不褪色。患病来无腹痛、呕血、便血，无咯血、呼吸困难，无视觉障碍，闭经前月经量正常。既往无糖尿病和高血压等病史。

家系调查：先证者部分亲属有反复鼻出血症状。其外祖母 50 岁时死于脑出血，其母亲 60 岁时死于消化道出血，一位姨母 50 岁时死于脑出血。先证者同代人中，一位弟弟 40 岁时死于肝脏出血，一位妹妹 50 岁时出现与先证者类似的症状和体征且有多发（9 处）肺内动静脉瘘。先证者妹妹的 20 岁儿子也开始鼻出血。总之四代有血缘关系的 13 人中已发病者共有 7 例（男 2 例，女 5 例）（图 2-26-1）。

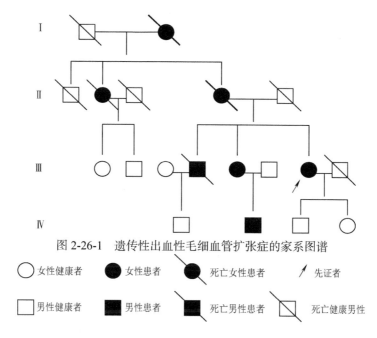

图 2-26-1　遗传性出血性毛细血管扩张症的家系图谱

○ 女性健康者　　● 女性患者　　⊘ 死亡女性患者　　↗ 先证者

□ 男性健康者　　■ 男性患者　　⊠ 死亡男性患者　　⊠ 死亡健康男性

查体：神清，合作，营养中等。T 为 36℃，R 为 16 次/分，BP 为 125/75mmHg，P 为 74 次/分。面部、耳缘和 10 指指腹皮肤以及口唇、舌黏膜可见毛细血管明显扩张，并散在少许瘀点（图 2-26-2）。心肺检查未见异常。肝脾触诊无肿大。

辅助检查：心电图和心动超声图未见异常。头、胸和腹部未行 CT 和 MRI 检查。

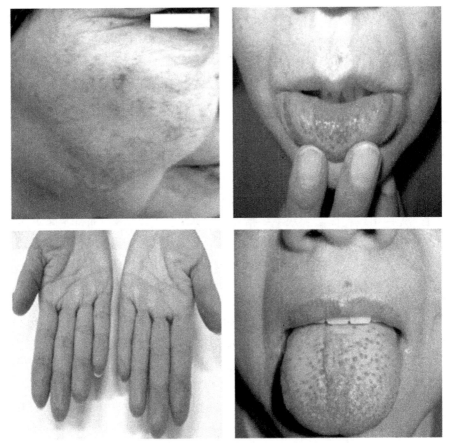

图 2-26-2　患者皮肤黏膜毛细血管扩张和瘀点表现

例 2：患者，女，49 岁，主因舌黏膜间断出血 3 月余，半个月前一次大量出血遂来我院就诊。缘患者数年来常无明显诱因出现鼻及指尖出血，量小，生活工作正常，未予以重视。于 3 个月前开始频发出现舌黏膜出血，多于口干或打喷嚏时出现，出血量每次不等。半个月前一次连续喷射样出血，压迫止血效果欠佳，总量达 800ml，伴心慌、气短、乏力、面色苍白，赴当地医院急测血常规：Hb 为 60.00g/L，呈小细胞低色素性贫血，遂来我院。自发病以来，无咯血、便血等各系统出血表现，无口干、眼干，闭经前月经量正常，既往无糖尿病和高血压等病史。

家系调查：先证者部分亲属有反复舌出血症状。外祖母间断舌出血，时呈喷射状，量多，60 岁故去；母亲舌出血，呈喷射状，量多，致贫血，需每年输血一次，60 岁故去；大舅舌出血，80 岁故去，其两个女儿均有相似表现；二姨舌出血，量大，60 岁故去，其一子一女尚无出血表现；小姨手指、皮肤及舌出血，其一子 40 岁因"心脏病"猝死，其一女尚无出血表现；先证者的妹妹出现手指、皮肤出血；先证者的女儿尚无出血表现。家族中患病初发年龄均在 38 岁之后。总之四代有血缘关系的 16 人中已发病者共有 10 例（男 2 例，女 8 例）（图 2-26-3）。

查体：T 为 36.4℃，R 为 16 次/分，BP 为 120/80mmHg，P 为 80 次/分，轻度贫血貌，情绪低落。舌黏膜散在分布 30 余个大小不等、形态不一、高于舌面的毛细血管团块，色鲜红，其中 3 个最大者表面隐约可见破溃痕迹。双手多个指腹可见皮下出血点（图 2-26-4）。甲状腺 Ⅱ 度肿大，触诊双侧结节，质韧，未闻及血管杂音。心肺检查未见异常。腹软，无压痛，肝脾肋下未及，双下肢不肿。

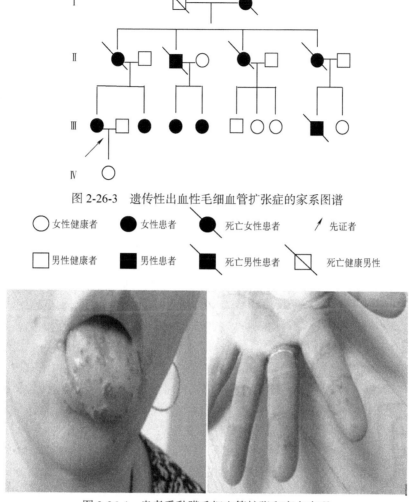

图 2-26-3　遗传性出血性毛细血管扩张症的家系图谱

○ 女性健康者　　● 女性患者　　⊗ 死亡女性患者　　✗ 先证者

□ 男性健康者　　■ 男性患者　　⊠ 死亡男性患者　　⊘ 死亡健康男性

图 2-26-4　患者舌黏膜毛细血管扩张和瘀点表现

实验室检查：血常规示 RBC 为 2.88×10^{12}/L[正常值为（$3.5 \sim 5$）$\times 10^{12}$/L]，Hb 为 60.00g/L（正常值为 $110 \sim 150$g/L），HCT 为 21.30%（正常值 33.5%～45%），MCV 为 74.00fL（正常值为 $81.8 \sim 98$fL），MCH 为 20.80pg（正常值为 $27 \sim 32.3$pg），WBC 为 3.10×10^9/L[正常值为（$4 \sim 10$）$\times 10^9$/L]，PLT 为 231.00×10^9/L[正常值为（$100 \sim 300$）$\times 10^9$/L]。

辅助检查：心电图示窦性心动过速，无明显 ST-T 改变。胸部 X 线片：心、肺、膈未见确切异常，主动脉迂曲。

【讨论】

遗传性出血性毛细血管扩张症（hereditary hemorrhagic telangiectasia，HHT），于 1864 由 Sutton 首先描述，于 1865 由 Babington 第一次发现其家族遗传性，继之于 1896 年，1901 年，1907 年分别由 Rendu、Osler、Weber 详细描述了该病的临床表现，故本病也称为 Rendu-Osler-Weber 综合征[1]。HHT 是一个常染色体显性遗传病，其特征是毛细血管扩张和动静脉畸形。HHT 患者的子女患此病的概率为 50%。HHT 发生于世界各种族中，地理分布广泛。总的发病率为 1：（$5000 \sim 10000$），女男发生比例为（$1.5 \sim 1.9$）：1.0，本文为 2.5：1；发病年龄 $3 \sim 73$ 岁，平均为 39 岁。其临床表现随增龄而逐渐明显[2、3]，在此描述的两例亦然。

国际 HHT 基金科学顾问委员会拟定了确诊 HHT 的 Curacao 标准，包括四个方面的内容。①鼻出血：多为自发性和反复性；②毛细血管扩张：为多发性，特征性位于唇、舌、口腔、手指和鼻等部位；③内脏损害：为胃肠道、肺、脑、肝和脊柱等处动静脉畸形；④家族史：一级亲属患有 HHT。确诊 HHT 应满足上述 3 个诊断标准；疑似 HHT 应满足 2 个诊断标准；阴性 HHT 应少于 2 个诊断标准[3]。在此描述的两例满足其中 3 个诊断标准，尚未发现内脏动静脉畸形。

　　鼻黏膜毛细血管扩张引发的鼻出血是 HHT 最常见和最早期症状，约 80%～95% 的病例有之，本症多于 10 岁左右开始，21 岁之前几乎均已显现。2/3 的患者在首次鼻出血后将愈趋严重。前述皮肤黏膜毛细血管扩张，通常在 20～50 岁之间出现[4]，病例 1 病史与以上述规律极为一致。

　　毛细血管扩张典型的发病部位是唇、舌、腭、手指和面部，而结膜、躯干、臂和甲床等部位却少见[4]。两例足趾毛细血管扩张的表现均远轻于手指，是否为规律有待今后资料积累。皮肤毛细血管扩张引发的严重出血很罕见[4]，2 例均多为点状，压之不褪色，与扩张者呈鲜明对照。病例 2 具有典型的舌黏膜毛细血管扩张，表现为间断出血。

　　内脏动静脉畸形损害，文献报道胃肠道患病率为 15%，肺的患病率为 4.6%～30%，中枢神经系统的患病率为 4%～10%，脊髓的患病率为 1%，肝的患病率为 8%～30%[5]；在此描述的 2 个病例的亲属中几乎均有，这不得不令各临床专业医师警惕。为提高发现率有条件者应行纤维内窥镜、CT、MRI 等检查。

　　1 型 HHT 是由于位于 9 号染色体长臂（9q33～34）的基因 Endoglin（ENG）突变引发的；2 型 HHT 是由于位于 12 号染色体长臂（12q11～14）的基因激活素受体样激酶 1（activin receptor-like kinase 1，ACVRL1）突变引发的；3 型 HHT 的 5 号染色体长臂（5q31.1～32）发生突变；4 型 HHT 的 7 号染色体短臂（7p14）有突变[2、3、4、6]。

　　ENG 和激活素受体样激酶 1 是最早被鉴定出来的 HHT 突变基因。80%～85% 的 HHT 患者发生了 ENG 或 ACVRL1 基因突变，其他发生突变的基因位点还未被鉴定出来。这些未被鉴定出来的基因位点包括位于 5 号染色体的 HHT3 或位于 7 号染色体的 HHT4，常与 MADH4/SMAD4 基因发生突变的家族性幼年性结肠息肉病伴发。最近，有研究认为 BMP9/GDF2 基因突变造成了 HHT 样综合征[2、3、4、6]。

　　依据 "Curaçao 标准"，当前 HHT 的诊断主要依据临床表现。基因分子诊断仅用于确诊或排除疑似 HHT 病例，尤其是在家族或某个群体中集中出现典型的 HHT 特征。不幸的是，许多疑似患者没有呈现清晰的临床表现，甚至未能检测到 HHT 基因突变，因此有必要开发其他用于诊断的生物标志物。开发有助于 HHT 诊断和鉴别诊断的生物标志物的研究已取得一定进展。一方面是血清或血浆中的生物标志物，如可溶性蛋白（血管内皮细胞生长因子、转化生长因子 b1、内皮糖蛋白和血管生成素），微小 RNA（miR-27a、miR-205、miR-210）。另一方面，差异性 HHT 基因表达、HHT 基因测序和红外线光谱结合人工神经网络模式等先进手段也逐渐被应用[6]。

　　HHT 的治疗目标是控制局部症状，监控和预防由动静脉畸形引发的器官损害。目前没有针对鼻出血的标准治疗，可采取多种方法控制鼻出血，如保守治疗、药物治疗（如抗雌激素药枸橼酸他莫昔芬、血管内皮细胞生长因子抑制剂贝伐单抗、β受体阻断剂噻吗洛尔、镇静剂萨力多胺、应用十四烷硫酸钠进行硬化疗法、抗纤维蛋白溶解的氨甲环酸等）、外科治疗（激光凝固、消融术、鼻中隔成形术、栓塞、鼻封闭/Young 式处理）[7]。针对舌黏膜间断出血，文献报道可通过舌右动脉进行选择性导管插入和栓塞减小出血面积以及阻止舌毛

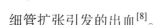

细管扩张引发的出血[8]。

　　皮肤损伤一般不需要治疗，但若皮肤毛细血管扩张影响美观或引起频繁出血，则可采用激光消融术和局部用药[5]。约 10% 的 HHT 患者死于肺、脑动静脉畸形，所以对 HHT 患者应长期随访[4]。

【经验与体会】

　　遗传性出血性毛细血管扩张症比较少见，为减少漏诊，应熟悉其诊断标准：①鼻出血；②皮肤黏膜毛细血管扩张；③内脏动静脉畸形；④家族史。

　　应该强调的是，本病之动静脉畸形可累及消化、呼吸、中枢神经等多系统，故各相应科室在做诊断和鉴别诊断中，应将此病考虑在内，以减少漏诊和误诊。耳鼻喉科、口腔科及皮肤科的医师也应警惕本病的可能。

【参考文献】

[1] 林美光，王佩显.Rendu Osler Weber 综合征一例家系报告[J]. 中华内科杂志，2009，48（10）：874.

[2] Mcdonald J，Wooderchak-Donahue W，WEBB VS，et al. Hereditary hemorrhagic telangiectasia：genetics and molecular diagnostics in a new era[J]. Front Genet，2015，6（6）：1.

[3] Dittus C，Streiff M，Ansell J. Bleeding and clotting in hereditary hemorrhagic telangiectasia[J]. World J Clin Cases，2015，3（4）：330-337.

[4] Sharathkumar A A，Shapiro A. Hereditary haemorrhagic telangiectasia[J]. Haemophilia，2008，14（6）：1269-1280.

[5] Cottin V，Girod S D，Lesca G，et al. Pulmonary vascular manifestations of Hereditary Hemorrhagic Telangiectasia（Rendu-Osler Disease）[J]. Respiration，2007，74（4）：361-378.

[6] Botella L M，Albinana V，Ojeda F，et al. Research on potential biomarkers in hereditary hemorrhagic telangiectasia[J]. Front Genet，2015，6（1）：115.

[7] Chin C J，Rotenberg B W，Witterick I J. Epistaxis in hereditary hemorrhagic telengiectasia：an evidence based review of surgical management[J]. J Otolaryngol Head Neck Surg，2016，45（1）：3.

[8] Stojanov D，Bosnjakovic P，Ristic S，et al. Endovascular treatment of hereditary hemorrhagic telangiectases of the tongue[J]. Otolaryngol Pol，2009，63（6）：520-522.

（林美光　杨　瑞　王伟强　王佩显）

2-27　Kommerell 憩室 1 例

【病例摘要】

　　患者，男，48 岁，主因间断胸闷、胸痛 2 年入院，既往高血压病史，最高 170/100mmHg。实验室检查：血常规、凝血功能、肝肾功能及免疫指标未见明显异常。常规胸部 X 线片示主动脉弓扭曲。CTA 示：右位主动脉弓，迷走左锁骨下动脉起源于 Kommerell 憩室（图 2-27-1）。主动脉弓上分支按发出顺序分别为左颈总动脉、右颈总动脉、右锁骨下动脉及迷走左锁骨下动脉。患者在全麻下行杂交手术，首先分别行双侧颈外动脉至双侧锁骨下动脉人工血管转流，再自右股总动脉入路植入 32-28-200mm 覆膜支架，覆膜支架近端贴近右侧颈总动脉。再经左肱动脉入路用弹簧圈填充栓塞 Kommerell 憩室。最后造影显示 Kommerell 憩室消失，无内漏（图 2-27-2）。随访 2 个月，患者间断耳鸣及偶有一过性晕厥，复查 CTA 显示有来源于左侧锁骨下动脉的 Ⅱ 型内漏出现，遂二次手术将左锁骨下动脉近端用弹簧圈填充栓塞消除 Ⅱ 型内漏。术后 3 个月及 1 年随访，患者无临床症状，CTA 显示脑供血及双侧锁骨下动脉供血通畅，Kommerell 憩室消失，无内漏。

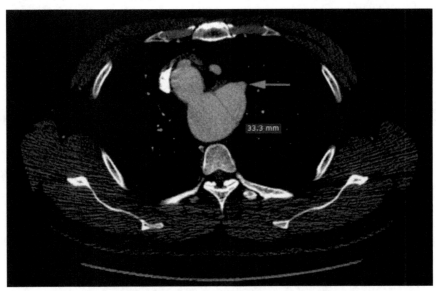

图 2-27-1　Kommerell 憩室开口直径 33mm（箭头）

【讨论】

　　Kommerell 憩室是一种罕见先天性主动脉变异，表现为迷走锁骨下动脉起始部瘤样扩张，临床表现为食管和气管的压迫症状综合征，并且具有 19%～53% 的破裂或夹层的风险[1、2]。Kommerell 憩室是在发育过程中主动脉弓第四支的残留形成，双侧迷走锁骨下动脉开口均可发自 Kommerell 憩室[3]。文献报道 20%～60% 的迷走锁骨下动脉人群均与 Kommerell 憩室有关[4]。临床表现为吞咽困难、胸闷、胸痛、咳嗽及呼吸困难等，X 线可见主动脉弓部异常表现。此临床表现与多种因素有关，包括憩室瘤样扩张、血管壁硬化过程、气管食管旁组织纤维化导致气管食管旁间隙狭窄。因此 Kommerell 憩室的鉴别诊断应排除导致呼吸困难及吞咽困难的疾病，包括恶性肿瘤、胃食管反流性疾病及左心房扩张。CT 血管成像是诊断 Kommerell 憩室最佳的影像学检查方法，即可以鉴别血管的变异，也可明确血管与周围组织关系。

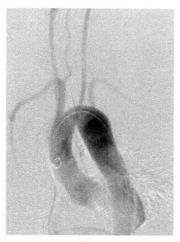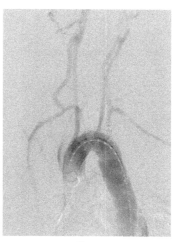

图 2-27-2　杂交手术造影

A.术前造影显示 Kommerell 憩室；B.双侧锁骨下动脉转流+覆膜支架置入后造影示 Kommerell 憩室消失，无内漏

对于 Kommerell 憩室伴有严重气管食管压迫症状的患者应该行外科介入治疗，对于无症状 Kommerell 憩室患者是否行外科介入治疗目前无定论。鉴于 Kommerell 憩室伴发夹层及破裂的高发生率，一些学者建议所有的 Kommerell 憩室均行外科处理。另一些学者建议 Kommerell 憩室是否行手术介入治疗取决于憩室的大小。然而 Kommerell 憩室的测量方法存在争议。目前认为当 Kommerell 憩室的贴近气管一侧管壁至降主动脉对侧壁的最大直径超过50mm 或憩室开口直径超过 30mm，应行外科手术介入[5]。此例患者有临床症状并且憩室开口直径为 33mm，应该具备手术指征（图 2-27-1）。

Kommerell 憩室外科治疗方法包括开放手术、杂交手术及腔内治疗。在过去的 10 年中，已经有关于腔内治疗 Kommerell 憩室的报道，包括覆膜支架隔绝及憩室内栓塞等方法。由于这些方法封闭了一侧的锁骨下动脉，因此仅适用于对侧椎动脉优势并且颅内 Willis 环完整的患者。全腔内治疗更适用于身体条件虚弱的患者，或应用于 Kommerell 憩室破裂的补救治疗。杂交手术是指开放技术重建主动脉弓上重要分支血管联合腔内手术，这样可以保证脑供血及双侧上肢的供血。目前常规的搭桥方法是双侧颈总动脉至双侧锁骨下动脉转流，优点在于解剖位置接近，易于吻合。但术中由于阻断颈内动脉血流存在脑卒中的风险。此例患者手术方法不会阻断颈内动脉，因此不存在脑卒中的风险，但解剖位置较远，人工血管会一定程度上压迫颈动脉分叉影响压力感受器，术后短期内有活动头部后头晕不适感（图2-27-2）。开放手术更适用于身体条件良好的患者，直接切除 Kommerell 憩室，重建锁骨下动脉。

总之，此类患者临床较为罕见，容易与其他导致食管气管压迫症状的疾病相混淆。在影像学为右位主动脉弓及弓部异常表现时应鉴别此病。

【参考文献】

[1] Cinà C S，Althani H，Pasenau J，Abouzahr L.Kommerell's diverticulum and right-sided aortic arch：a cohort study and review of the literature[J]. J Vasc Surg，2004，39（1）：131-139.

[2] Austin E H, Wolfe W G. Aneurysm of aberrant subclavian artery with a review of the literature[J]. J Vasc Surg, 1985, 2（4）: 571-577.

[3] Barr J G, Sepehripour A H, Jarral O A, et al. A review of the surgical management of right-sided aortic arch aneurysms[J]. Interact Cardiovasc Thorac Surg, 2016, 23（1）: 156-162.

[4] Stone W M, Ricotta J J, Fowl R J, et al. Contemporary management of aberrant right subclavian arteries[J]. Ann Vasc Surg, 2011, 25（4）: 508-514.

[5] Tanaka A, Milner R, Ota T. Kommerell's diverticulum in the current era: a comprehensive review[J]. Gen Thorac Cardiovasc Surg, 2015, 63（5）: 245-259.

（朱杰昌）

2-28　血栓性血小板减少性紫癜并发布加综合征1例

【病例摘要】

患者，女，27岁，既往体建，突发黄疸、腹水，进行性加重40余日，全血细胞减少20日，神经系统异常表现入院。

实验室检查:血常规示WBC为$4.0×10^9$/L，Hb为94g/L↓，PLT为$9×10^9$/L↓，Rtc为10.29%↑（正常值为0.5%～1.5%）。凝血功能：PT为13.3s，APTT为28.3s，TT为22.6s，D-二聚体为300μmol/L；肾功能：BUN为10.2mmol/L↑，Cr为52.6μmol/L，血氨为97.2μmol/L↑，骨髓穿刺：三系增生，红系增生明显，巨核系产板不良。影像学检查：全腹CT示肝脏增大，肝内多发低密度灶；脾增大，脾梗死；奇静脉扩张，脐静脉再通；腹水。

入院诊断考虑为TTP，遂给予强化免疫抑制治疗。①CP方案强化免疫抑制治疗：CTX 1.0，第1、10、20日+泼尼松30mg口服。②COP方案：CTX 1.0，第1、10、20日；VCR 2mg，第1、10、20日；泼尼松30mg口服。疗效：血常规明显好转，PLT为$70×10^9$/L。联合血浆置换及抗凝治疗（低分子肝素0.4ml IH qd +华法林 1.875mg qd），同时控制感染（肺感染）。7个月后逐渐出现双下肢肿胀加重，腹壁静脉曲张加重。遂行下腔静脉造影示下腔静脉广泛血栓形成，大量侧支循环出现。遂继续抗凝治疗一个半月（低分子肝素 0.4ml IH q12h+华法林 1.875mg qd），监测凝血功能。两次下腔静脉造影复查发现下腔静脉内血栓明显减少，残留肝下腔静脉闭塞。以直径6mm、12mm及20mm球囊行肝下腔静脉球囊扩张后植入24mm×50mm COOK支架，复查造影肝下腔静脉通畅，侧支消失（图2-28-1）。术后坚持华法林口服抗凝治疗，随访2年，血常规正常，临床无异常。

【讨论】

血栓性血小板减少性紫癜（TTP）是因微血管弥漫性血栓形成引起的一种少见的临床综合征。临床表现以溶血性贫血、血小板减少、神经系统症状、发热和肾损害五联征为主要特点。病因不明，可能与细菌病毒感染、药物、结缔组织病及恶性肿瘤等因素有关。Eli Moschowitz 约90年前第一次提出此病[1]。TTP 的发生与ADAMTS13蛋白的缺乏有关，会导致血管性血友病因子（vWF）多聚体的大量积聚，增加血小板的黏附能力，同时减弱纤维蛋白溶解，进而小血管形成血栓[2、3]。病理特点为毛细血管和小动脉内广泛的透明血栓，内皮增生，管腔闭塞，引起局灶性坏死和出血。TTP通常会影响神经系统和肾脏功能[4、5]，也有文献报道会诱导心肌梗死[6]。

TTP临床上好发于年轻女性，怀孕被认为是诱发TTP的危险因素[7]，主要表现为血小板消耗性减少引起全身出血倾向；微血管病性溶血导致贫血、黄疸或脾大；神经精神症状包括意识障碍、惊厥、言语不清、精神错乱、嗜睡，甚至昏迷。部分患者出现肾损害，表现为蛋白尿、镜下血尿及管型尿，甚至出现肾衰竭，也有患者出现发热。实验室检查有血小板计数明显减少，贫血，网织红细胞升高，Coombs试验阴性，血清乳酸脱氢酶及血浆游离白蛋白增高，骨髓红系及巨核系代偿增生，凝血功能基本正常。血浆置换联合皮质激素被认为是首选的主要治疗方法[8]。对于血浆置换无效或多次复发者，可予长春新碱及丙种球蛋白输注或行脾切除。近10余年，由于治疗手段的进步，TTP的死亡率明显下降。

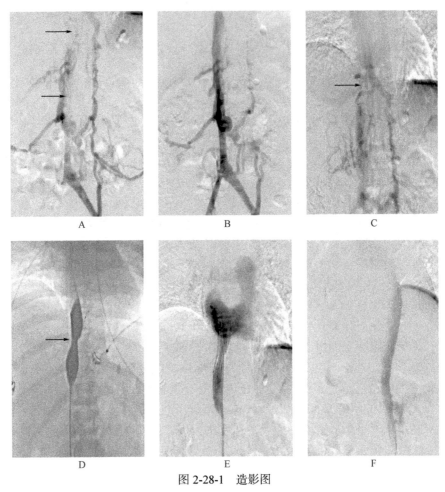

图 2-28-1　造影图

A.下腔静脉造影示：弥漫性血栓形成（箭头）伴大量侧支循环；B.经过抗凝治疗后造影示：下腔静脉基本通畅；C.肝下下腔静脉闭塞（箭头）；D.球囊扩张肝下下腔静脉闭塞段；E.支架植入后，肝下下腔静脉通畅；F.最后造影示下腔静脉全程通畅

　　布加综合征分型包括下腔静脉局限性狭窄或阻塞型，下腔静脉弥漫性狭窄或阻塞型和肝静脉狭窄或阻塞型。早年有关于孕妇 TTP 诱导肝静脉血栓形成的报道[9]。此例患者为 TTP 伴发下腔静脉弥漫性广泛血栓形成，属于下腔静脉弥漫阻塞型。临床同时有下腔静脉高压和门静脉高压的表现。经过内科联合应用血浆置换、免疫及抗凝后，外科介入手术解除下腔静脉梗阻，最终治疗效果满意。虽然 TTP 诱导下腔静脉血栓形成较为罕见，但当 TTP 患者出现门静脉及腔静脉高压的表现时应警惕此病的发生。此患者发病时 CT 显示已经有奇静脉扩张及脐静脉再通，考虑既往已合并下腔静脉梗阻，本次 TTP 发病是其诱发因素。鉴于此情况，在强化免疫治疗联合血浆置换的情况下加用小剂量抗凝治疗，INR 水平控制在 1.8～2.0，后期出现下腔静脉广泛血栓形成可能与欠足量抗凝有关。后期加大抗凝剂量，INR 调整到 2.5 左右，血栓在逐渐减少。因此，积极的内科治疗是首要阶段，后期必要时可借助外科手术来解决腔静脉或肝静脉阻塞问题。

【参考文献】

[1] Moschcowitz E. Hyaline thrombosis of the terminal arterioles and capillaries：a hitherto undescribed disease[J]. Proc N Y Pathol Soc，1924，24：21-24.

[2] Levy G G，Nichols W C，Lian E C，et al. Mutations in a member of the ADAMTS gene family cause thrombotic thrombocytopenic

purpura[J]. Nature 2001, 413（6855）: 488-494.

[3] Rogers H J, Allen C, Lichtin A E. Thrombotic thrombocytopenic purpura: The role of ADAMTS13[J]. Cleve Clin J Med, 2016, 83（8）: 597-603.

[4] George J N, Nester C M. Syndromes of thrombotic microangiopathy[J]. N Engl J Med, 2014, 371（7）: 654-666.

[5] Reese J A, Muthurajah D S, Kremer H J A, et al. Children and adults with thrombotic thrombocytopenic purpura associated with severe, acquired Adamts13 deficiency: comparison of incidence, demographic and clinical features[J]. Pediatr Blood Cancer, 2013, 60（10）: 1676-1682.

[6] Mouabb J A, Zein R, Kafri Z, et al. Thrombotic thrombocytopenic purpura presenting as acute coronary syndrome[J]. Clin Case Rep, 2016, 4（8）: 736-739.

[7] Soe A M, Tun N M, Guevara E, et al. A case of thrombotic thrombocytopenic purpura in late pregnancy[J]. Blood Res, 2016, 51（3）: 207-210.

[8] Bell W R, Braine H G, Nese P M, et al. Improved survival in thrombotic thrombocytopenic purpura-hemolytic uremic syndrome.Clinical experience in 108 patients[J]. N Engl J Med 1991, 325（6）: 398-403.

[9] Hsu H W, Belfort M A, Vernino S, et al. Postpartum thrombotic thrombocytopenic purpura complicated by Budd-Chiari syndrome[J]. Obstet Gynecol, 1995, 85（5 Pt 2）: 839-843.

（朱杰昌）

2-29 以急性胰腺炎为首诊的 A 型主动脉夹层

【病例摘要】

患者，女，39岁，主因"突发上腹痛伴右下肢麻木8日"于2016年6月23日就诊于外科。入院前8日无明显诱因出现上腹痛，呈持续性胀痛，伴反跳痛、背部疼痛，伴右侧下肢麻木，无恶心、呕吐，无发热，无头晕、心悸，有排便、排气，以急性胰腺炎、右髂动脉血栓收入外科。既往无胆石症、酗酒、高脂血症、高血压等，家族史无特殊。

体格检查：Ht为190cm，Wt为70kg，BP为135/80mmHg，T为36.8℃。神志清楚，双肺呼吸音清，P为78次/min，律齐，各瓣膜未及杂音，上腹部压痛，伴反跳痛，向后背放射，无肌紧张，肝脾肋下未及，右下肢足背动脉搏动减弱，双下肢无水肿。

实验室检查：血常规示中性粒细胞比例升高，为83.3%（正常值为50%～72%），血清淀粉酶为621U/L（正常值为30～110U/L），C反应蛋白为21.31mg/L（正常值为0～5 mg/L）。肝肾功能、电解质、凝血功能未见异常。

辅助检查：腹部X线示肠胀气。腹部超声示肝、胆、脾未见异常，胰腺因肠胀气显示欠佳。

诊疗经过：入院诊断为急性胰腺炎，予抗感染、抑酸、抑酶治疗，患者自觉腹部症状好转，右下肢症状无明显好转。行四肢血管超声提示：右髂动脉栓子（部分栓塞），右下肢动脉搏动性减弱。经再次仔细查体，发现患者四肢细长，蜘蛛样指，上身长大于下身长，臂长大于身长，脊柱后凸，长头、面窄、高腭弓，胸、腹、臂皮肤皱纹。遂行超声心动图检查，心脏彩超示升主动脉扩张，于近端可见飘动内膜片回声，主动脉弓可见撕裂内膜片回声，腹主动脉内可见分成真腔及假腔，假腔内血栓形成（图2-29-1）。立即行CTA，示主动脉根部增宽，直径达6cm，主动脉夹层，破口于主动脉根部并向下剥离至髂动脉的 A 型主动脉夹层，真腔内血栓形成，肠系膜上动脉、腹腔干、左肾动脉来自假腔；胰腺炎症表现。根据症状、体征、辅助检查诊断慢性 StanfordA 型主动脉夹层、急性胰腺炎可诊断，根据 Gent 标准马方综合征诊断成立[1]。患者于外院行覆膜支架腔内置入术。

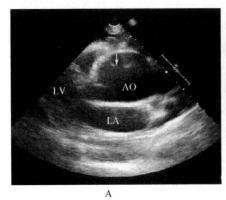
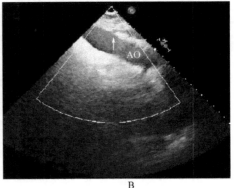

图 2-29-1 超声心动图

A.左心室长轴切面超声图像显示主动脉根部增宽，直径达 6cm，主动脉夹层，破口于主动脉根部（箭头）；B.腹主动脉长轴切面超声图像真腔细小，假腔内血栓形成

【讨论】

急性主动脉夹层是高致死性的心血管急症，如不及时诊治，48小时病死率高达50%，早而正确的诊断对提高生存率至关重要。急性剧烈胸痛是急性StanfordA型主动脉夹层最常见的症状，但部分患者的临床表现多种多样[1]。研究表明，在所有类型的主动脉夹层患者中出现腹痛症状的高达45%，多为B型主动脉夹层，诊断为A型主动脉夹层的较少见。合并胆石症、高脂血症病史、酗酒史，或淀粉酶、脂肪酶急剧升高患者，腹痛极易错误诊断为急性胰腺炎[2]。急性胰腺炎患者，多在完善CT检查评价胰腺炎病情才发现主动脉夹层。主动脉夹层患者并发胰腺炎不仅易误诊、漏诊，也可能因其病程的发展、病史、临床表现及化验检查的特异性低，不足以对两者进行鉴别，应尽快完善相关影像学检查，并动态观察病情变化，才能迅速做出正确诊断，及时制定针对性治疗方案。

胰腺是对缺血缺氧极易敏感的器官，缺血作为胰腺炎的不常见病因越来越受到重视[3]。本文讨论的主动脉夹层导致的急性胰腺炎，无胆石症、高脂血症、酗酒等典型危险因素，缺血是主要原因，其机制可能有[4]：①主动脉夹层累及腹腔干、肠系膜上动脉等血管，影响胰腺血液供应时可出现急性缺血性胰腺炎，由于胰腺受多支血管血液供应，侧支循环建立后，缺血性胰腺炎可有所恢复，因此胰腺炎程度可能相对缓和，不会急剧恶化；②主动脉夹层假腔血栓形成，血栓脱落栓塞血管，造成胰腺缺血；③胆固醇栓子可通过破损的动脉进入胰腺血液循环造成胰腺组织的坏死；④A型主动脉夹层累及冠状动脉出现心肌梗死、心源性休克，影响全身器官组织灌注，造成胰腺损伤；⑤全身应激反应及胰腺炎症因子激活，加重内脏各器官供血障碍，呈现恶性循环，造成胰腺炎症恶化。

马方综合征（Marfan syndrome，MFS）是一种累及晶状体、骨骼、主动脉的常染色体显性遗传疾病[5]。急性主动脉夹层是MFS患者最严重的心血管病急症，也是最常见的死因[1]。但马方综合征患者发生主动脉夹层时症状和体征的多样性导致其无法预测、漏诊、误诊。正确而快速的诊断对降低死亡率的至关重要。

MFS为编码原纤蛋白-1 的 *FBN1* 基因突变引起的常染色体显性遗传结缔组织病，主要累及患者骨骼系统、视觉系统和心血管系统，是年轻主动脉夹层患者（年龄小于40岁）重要危险因素之一。瘦高体型、细长指等典型表现有助于MFS诊断。年轻主动脉夹层患者症状多不典型，且多种多样，以胰腺炎为首要表现的主动脉夹层的MFS也鲜有报道。本文中患者为年轻女性，虽无特殊家族史，但有MFS典型骨关节特征，有助于MFS诊断。年轻患者，瘦高体型，或有明显骨关节特征，无明显诱因诊断为急性胰腺炎，同时伴有胸痛、下肢麻木等其他临床表现，须高度怀疑马方综合征引起的主动脉夹层。

【经验与体会】

主动脉夹层与急性胰腺炎均可以急腹症就诊，极易出现误诊、漏诊。有 MFS 体征年轻患者，无明显诱因出现急性上腹痛，合并胸痛、下肢麻木感等多器官系统症状，而无胆石症、高脂血症、酗酒等胰腺炎常见危险因素时，须警惕主动脉夹层的可能。

【参考文献】

[1] Upadhye S，Schiff K. Acute aortic dissection in the emergency department：diagnostic challenges and evidence-based management[J]. Emerg Med Clin North Am，2012，30（2）：307-327.

[2] Singh P，Garg P K. Pathophysiological mechanisms in acute pancreatitis：Current understanding[J]. Indian J Gastroenterol，2016，35（3）：153-166.

[3] Hamamoto M. Acute ischemic pancreatitis associated with acute type B aortic dissection：a case report[J]. Ann Vasc Dis，2012，5（3）：

385-388.

[4] Okahara M，Mori H，Kiyosue H，et al. Arterial supply to the pancreas；variations and cross-sectional anatomy[J]. Abdom Imaging，2010，35（2）：134-142.

[5] Loeys B L，Dietz H C，Braverman A C，et al. The revised Ghent nosology for the Marfan syndrome[J]. J Med Genet，2010，47（7）：476-485.

（范芳芳　富华颖　周　虹　李广平　王佩显）

2-30　Parkes-Weber 综合征误诊为 Klippel-Trenaunay 综合征 1 例

【病例摘要】

患者，女，4 岁，入院前 1 年因右腿肿胀于当地医院就诊，查体发现心脏杂音，行心脏超声检查提示先天性心脏病。患者自幼饮食较好，活动耐力可，营养状态可，无呼吸道易感染史，无活动后口唇青紫，无心力衰竭及晕厥史，无身体及智力发育障碍，右侧肢体水肿，左侧肢体无水肿。患者目前无咳嗽及发热，饮食睡眠及大小便正常。患者本次为求手术治疗入院。

查体：神志清，精神可，口唇无发绀，无颈静脉怒张及颈动脉异常搏动。心律齐，心前区未触及震颤，胸骨左缘第 2、3、4 肋间闻及Ⅲ/6 级柔和的收缩期杂音。腹软，肝脾未触及。右下肢肿胀，皮肤颜色深，与左侧下肢明显不对称，右侧小腿部位可见浅静脉曲张，右足背部并可见一个大小约为 1cm × 2cm 皮肤溃疡（图 2-30-1、图 2-30-2、表 2-30-1）。

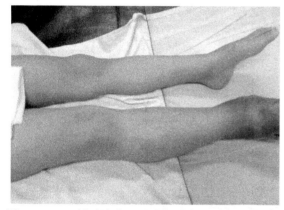

图 2-30-1　双侧下肢明显不对称，右侧下肢较左侧下肢增粗、增长，小腿部位浅静脉曲张

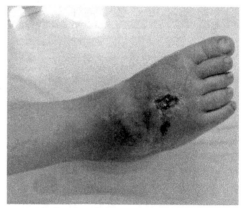

图 2-30-2　右侧下肢足靴区色素沉着、颜色变深，足背部可见大小为 1.0cm × 2.0cm 的溃疡

表 2-30-1　双侧下肢测量值

	左侧（cm）	右侧（cm）	差值（cm）
大腿周长	25	31	6
小腿周长	18	22.5	4.5
下肢长度	47	50	3

辅助检查：下肢血管超声检查示股总动脉末端与股静脉管壁之间可见 5mm 的交通口相连（图 2-30-3），彩色血流显示股静脉管腔内可见五彩镶嵌样高速血流信号，血流频谱显示为连续性高速血流信号，峰值流速约为 4.2m/s，最大压差为 73mmHg（图 2-30-4）。病变处附近股静脉内径增宽，且增宽不规则，呈串珠样（图 2-30-5），最宽处约为 14mm，股静脉远段管腔内径尚可，约为 5mm。右侧下肢小腿部位浅静脉曲张。下肢血管超声提示右侧股总动脉-股静脉瘘；右下肢浅静脉曲张。超声心动图检查：右心增大，心房间隔可见两处紧邻的回声中断，

一处位于心房间隔近下腔静脉开口处，约为 18mm，另一处位于心房间隔中部，大小约为 8mm，心房水平可见由左向右分流信号；提示先天性心脏病，心房间隔缺损（继发孔型，多发）（图 2-30-6）。CT 检查：右侧腹股沟水平附近可见长段呈串珠状异常扩张的深静脉（图 2-30-7）。病变长度约为 12cm，且于右侧股骨大转子水平与邻近股动脉相沟通，横轴位测量瘘口径线约为 4.4mm（图 2-30-8），冠状位测量瘘口径线约为 4.7mm，病变近心端股动脉、髂外动脉、髂总动脉较对侧增粗，病变远心端股动脉及其分支较对侧细。右侧小腿浅静脉明显迂曲扩张，直至腘窝水平。右侧胫腓骨、右侧股骨及骨骺形态较对侧增大，右侧大腿肌群较对侧发达，右侧小腿软组织肿胀明显。右侧股骨及胫骨发育较对侧略长（图 2-30-9）。CT 提示：Klippel-Trenaunay 综合征，累及右侧肢体，且形成动-静脉瘘，右侧下肢浅静脉曲张。

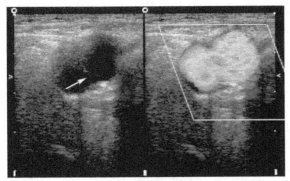

图 2-30-3　股总动脉与股静脉之间的瘘口，彩色血流可见五彩镶嵌样血流信号

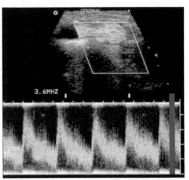

图 2-30-4　血流频谱显示为连续性高速血流信号，收缩期血流峰值流速为 4.3m/s

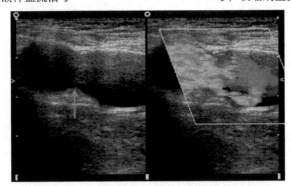

图 2-30-5　股静脉不均匀性扩张，呈串珠样

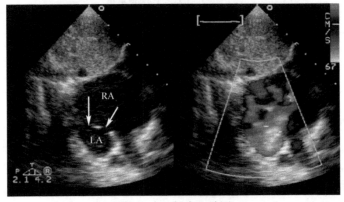

图 2-30-6　超声心动图

腔静脉长轴切面显示心房间隔两处回声中断（箭头），中断处可见红色左向右分流信号。LA 为左心房；RA 为右心房

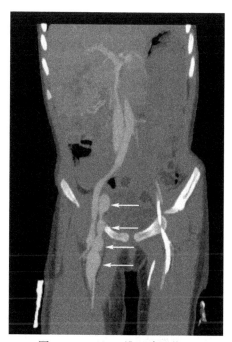

图 2-30-7 CT 三维重建图像显
示右侧股静脉及髂外静脉增宽
呈 "串珠样"

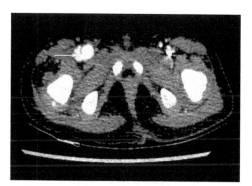

图 2-30-8 CT 横断面扫描显示
的瘘口位置（箭头与图 2-30-3 血
管超声显示完全一致）

手术结果：常规建立体外循环，降温，阻断上下腔
静脉及升主动脉，并主动脉根部灌注冷高钾停跳液，心
脏停搏，心肌软，ECG 成直线，冰泥心肌保护。平行于
右侧冠状沟 1cm 切开右心房，可见下腔型多发房间隔缺
损，最大者为 2cm×1.5 cm。剪取合适大小涤纶片，以
6/0Prolene 线连续缝合修补 ASD，膨肺后房间隔缺损无
漏血，用 5/0Prolene 线连续缝合缝闭右心房切口。切开
右侧腹股沟区，游离暴露股总动脉、股动脉、股深动脉、
股静脉。右侧股总动脉末端与股静脉形成 5mm 瘘管，
局部可触及震颤，股静脉重度扩张，股总动脉扩张。肝
素化后，切开瘘管，应用心包片修补股总动脉壁；静脉
壁连续缝合，股静脉压力下降；缝合腹股沟切口。术后
恢复良好。

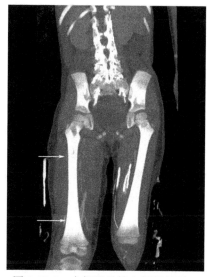

图 2-30-9 右侧股骨较左侧股骨明显
粗大（箭头）

【讨论】

Klippel-Trenaunay 综合征（KTS）是一种先天性周
围血管疾病，1900 年 Klippel 和 Trenaunay 两名法国医师首先报道此综合征，KTS 的病因至今不
详，男女发病率基本相等，病因目前尚未明了，可能是由于在胚胎早期发育中，中胚层发育异
常所致，并可能与遗传因素有关。尽管 KTS 有罕见的家族性发病报道[1]，但它绝大多数都是散
发的病例。近显性遗传理论的提出已经解释了 KTS 偶发的家族性发病情况[2]。各种遗传缺陷已
经被确认为是导致 KTS 发生的可能致病因素，包括血管生成因子 VG5Q 的过度表达和重新合成

额外环状染色体18[3、4]。一些研究表明大多数KTS的患者携带合子后的体细胞突变，这些突变发生在磷脂酰肌醇-4、5-bisphospate 3-kinase、催化亚基α（*PIK3CA*）基因[5]。该病主要有以下3个主要临床表现。①皮肤毛细血管畸形：多在出生后被发现，患者皮肤血管痣为粉红色或紫色，常累及肢体的一部分，也可遍及患肢和躯干，甚至蔓延到健侧肢体，也被称为葡萄酒色痣（port-wine stains）。②静脉曲张和畸形；浅静脉曲张，一般在出生后1年左右，表现为单侧下肢外侧浅静脉异常增多、曲张成团或呈网状，多数患肢静脉曲张随年龄增长日益加重。由于下肢静脉长期处于高压状况，患肢常伴有色素沉着、溃疡。深静脉发育可以正常或深静脉缺如；深静脉瓣发育不良或无瓣膜。③骨与软组织增生、肥大，骨肥大可以累及一个肢体的所有骨，或局限于一块、两块骨。肢体肥大也常见表现为患肢增粗、肥厚、变长，皮肤温度普遍高于健侧，还伴有手指或脚趾异常等。Servelle指出，KTS患肢的增粗、增长主要是在青春期前后明显加重，这与深静脉回流障碍有关[6]。同时具有上述三联征则可初步诊断，但部分不典型病例也可能表现不完整，多数认为婴幼儿发现有一侧下肢过长时，就应考虑KTS的可能性。1918年Parkes-Weber又报道另一种少见的先天性肢体疾病，它除了上述3个主要临床表现外，还伴有高分流量的动静脉瘘存在，被称为Klippel-Trenaunay-Weber综合征。但是最近被认为是不同的Parkes-Weber综合征（简称PWS）。其准确的发病率目前尚不清楚，由于KTS的临床表现与PWS有较多相似之处，很容易造成两者的混淆。本文即为1例PWS，由于存在双侧下肢发育明显不对称，而且右侧下肢浅静脉曲张，对于高分流量的股动-静脉瘘的存在没有引起足够重视，故被临床误诊为KTS。

　　绝大多数PWS的病例为散发，没有家族史。目前认为部分PWS病例是由于*RASA1*基因突变造成[7]，可以表现为常染色体显性遗传。受*RASA1*基因突变影响的患者具有多发的毛细血管畸形。非多发毛细血管畸形的PWS病例则不大可能具有*RASA1*基因突变，这部分患者病因尚不清楚。*RASA1*基因为一种称为p120-RasGAP的蛋白质制作提供指令，p120-RasGAP涉及从细胞外部向细胞核传递化学信号，这些化学信号有助于控制多种细胞的功能，包括控制细胞的生长和分裂，尽管p120-RasGAP蛋白所起的作用尚不完全清楚，但是它对正常血管系统的发育是必需的。*RASA1*基因突变导致无功能版本的p120-RasGAP蛋白的产生，这种蛋白质活性则明显下降，干扰了发育过程中化学信号的管理。然而，目前尚不清楚这些变化如何导致特定的血管畸形和Parkes-Weber综合征患者肢体过度生长。确诊主要依靠影像学诊断，如X线静脉造影（XRV）、CT静脉造影（CTV）、磁共振静脉成像（MRV）及彩色多普勒超声（CDU），每一种方法均有各自优点与不足（表2-30-2），可依据病例具体情况择优选择。

　　由于PWS病因未明、临床表现和体征多样，多数学者主张个体化治疗。PWS的治疗目标：恢复患肢深静脉的正常结构和回流通畅度；降低肢体远端静脉压，缓解组织淤血状态；矫正肢体过度畸形。①保守治疗：大部分患者都需要保守治疗，保守治疗主要目的是减轻患者症状。一般患肢没有明显肿胀、出血、溃疡、疼痛者，可给采用肢体抬高，穿弹力袜或绑弹性绷带以压迫曲张静脉。②手术治疗：包括血管瘤切除、浅静脉剥除、交通静脉结扎、动-静脉瘘口结扎或修补、深静脉重建、骨骺固定及截骨术等。深静脉通畅，浅静脉曲张严重并有明显症状，或有出血史或出血倾向者，可行浅静脉剥除、交通静脉结扎术；深静脉狭窄、缺如或闭塞者不能行曲张静脉剥脱术或结扎术，以免术后加重肢体肿胀；肢体长度差异＞2cm的患者应行外科手术来矫正畸形；骨骺固定术是目前最常用的阻滞骨骼过度生长的手术方法。③介入治疗：随着介入技术和材料的进步，采用血管内介入治疗，创伤小、恢复快、效果好。利用平阳霉素碘油乳剂进行介入治疗同样可以达到手术切除的效果。利用平阳霉素较缓和的破坏血管内皮细胞和致纤维化作用，混合超乳化碘油，制成平阳霉素碘油乳剂，用以破坏和栓塞患肢畸形的毛细血管网、静脉血窦和淋巴管，使病变血管床闭塞和纤维化，最终造成血管痣或色素斑减少或消失，病变区软组织萎缩，延缓肢体肥大或使肥大肢体回缩，达到治疗目的。部分患者长期随访出现复发。

表 2-30-2　各种影像学方法优势与不足

	XRV	CTV	MRV	CDU
优势	可以显示深静脉解剖及其瓣膜功能、畸形静脉和其引流路径，以及浅表曲张静脉，曾被视为诊断 KTS 的金标准	①扫描时间短，从下腔静脉分叉处到双下肢足部扫描仅需 20 多秒的时间；②一次扫描后就可以进行任意角度切面的重建，而图像质量不失真	①MRI 检查能同时观察骨骼、软组织和血管的病变，能明确病变的范围和程度；②使用对比剂增强三维 MRV 已进入临床应用，有望取代创伤性的 XRV 检查	①作为一种无创伤性的检查技术已逐渐取代有创伤性、有禁忌证、有危险的 XRV 而成为周围血管疾病的首选检查手段；②可以提供静脉功能和血流动力学的改变，能观察静脉直径和管壁的厚度、反流的部位和反流量的多少，尤其是对深静脉病变的显示不受浅静脉曲张的影响
不足	①对周围软组织的显示能力差，不能提供宏观的整体图像；②有假阳性的现象	①下肢静脉中的瓣膜显示不清，无法观察静脉瓣功能；②血管重建时，存在人为因素，因此在狭窄程度的客观判断上有一定的局限性	①一次不能完成扫描整个下肢静脉图像，需要时间较长，必须分段扫描再进行图像拼接；②MRV 显示血管狭窄的程度也存在被高估的假阳性现象	①不能提供宏观图像；②受检查者主观影响较大，操作者的经验很重要；③不能具体了解曲张浅静脉汇入哪支深静脉，此为 CDU 的缺陷所在

　　PWS 诊断线索包括皮肤呈亮粉色伴有快速毛细血管再充盈、不寻常的皮肤温暖、缺乏淋巴疾病、过度疼痛与体检发现不成比例、多普勒超声显示在血管染色区或邻近的软组织呈高流量状态。对于少见病例尤其是临床表现多样的综合征确诊前进行文献检索及鉴别诊断是十分必要的，这也是该病例没有准确诊断出来的原因所在。近年来研究发现有些 KTS 的病例，也伴有动静脉瘘，只是这些动静脉瘘不是属于"低分流者"，就是"不活动者"，它的分流量远低于 PWS 的动静脉瘘，临床上不起作用，这一点对确诊该病至关重要[8]。在诊断 PWS 时，必须与 KTS 区别开，KTS 和 PWS 属两种不同性质的病变范畴，在血流动力学和病理生理学的改变，以及治疗方法和预后等方面都有所不同，两者鉴别点见表 2-30-3[9]。

表 2-30-3　KTS 和 PWS 鉴别要点

	KTS	PWS
病因	肢体主干毛细血管-淋巴管-静脉畸形	毛细血管-淋巴管-静脉畸形伴动静脉瘘
皮肤病变	颜色变深，可有多疣，淋巴管低度增生	常有粉红色毛细血管畸形，淋巴管高度增生
深静脉	发育不良或缺如	缺如
动-静脉瘘	不明显	恒定
彩色多普勒	血流颜色暗淡	可见花色血流
频谱多普勒	静脉血流可变细，缺如或反向	动静脉混合频谱
治疗	保守治疗，选择性静脉手术，辅助手术	穿弹力袜，结扎较大瘘口及切除病灶、栓塞
预后	良好，儿童期后稳定	深部弥散性病变预后差

　　PWS 合并心房间隔缺损时极为少见，也会使病情变得更加复杂。心房间隔缺损会产生心房水平的大量分流，造成右心系统的高流量状态、右心房压增高，右心房压增高又会对下腔静脉回流产生影响，最终会对髂静脉、股静脉及肢体远端的浅静脉回流产生影响；而 PWS 本就

存在有静脉回流障碍、静脉压增高；动-静脉瘘又产生大量分流进一步造成静脉压增高；三者协同作用导致静脉回流障碍、静脉压增高，最终导致该患者下肢静脉明显曲张、两侧肢体明显不对称及足部溃疡。该患者出院时浅静脉曲张程度略有好转、足部溃疡愈合中，可能与心房间隔缺损矫治、动静脉瘘修补术后外周血管血流动力学状态改善有关，遗憾之处在于该患者出院后没有复查，缺乏远期随访。

【 经验与体会 】

PWS 属少见疾病，与 KTS 有很多相似之处。熟悉经典 KTS 的 3 个主要临床表现诊断并不困难，也有部分 KTS 病例临床表现并不经典，目前观点为婴幼儿发现有一侧下肢过长时，就应考虑 KTS 的可能性。而 PWS 除了上述主要临床表现外，还有高分流量的动-静脉瘘存在，与 KTS 可资鉴别。PWS 合并心房间隔缺损时会使外周血管血流动力学状态变得更加复杂，需结合病情进行全面分析，为患者制定最佳的治疗策略、取得最好的治疗结果。

【 参考文献 】

[1] Craven N, Wright A L. Familial Klippel-Trenaunay syndrome：a case report[J]. Clin Exp Dermatol，1995，20（1）：76-79.

[2] Steijlen P M, Van S M A. Paradominant inheritance, a hypothesis explaining occasional familial occurrence of sporadic syndromes[J]. Am J Med Genet，1999，85（4）：359-360.

[3] Tian X L, Kadaba R, You S A, et al. Identification of an angiogenic factor that When mutated causes susceptibility to Klippel-Trenaunay syndrome[J]. Nature，2004，427（6975）：640-645.

[4] Timur A A, Sadgephour A, Graf M, et al. Identification and molecular characterization of a de novo supernumerary ring chromosome 18 in a patient with Klippel-Trenaunay syndrome[J]. Ann Hum Genet，2004，68（Pt4）：353-361.

[5] Luks V L, Kamitaki N, Vivero M P, et al. Lymphatic and other vascular malformative/overgrowth disorders are caused by somatic mutations in PIK3CA[J]. J Pediatr，2015，166（4）：1048-1054.

[6] Servelle M. Klippel and Trénaunay's syndrome.768 Operated cases[J]. Ann Surg，1985，201（3）：365-373.

[7] Eerola I, Boon L M, Mulliken J B, et al. Capillary malformation-arteriovenous Malformation, a new clinical and genetic disorder caused by RASA1 mutations[J]. Am J Hum Genet，2003，73（6）：1240-1249.

[8] Nozaki T, Nosaka S, Miyazaki O, et al. Syndromes associated with vascular tumors and malformations：a pictorial review[J]. Radiographics，2013，33（1）：175-195.

[9] 赵昶，李治安，崔复霞.彩色多普勒超声在 Klippel-Trenaunay 综合征和 Parkes-Weber 综合征诊断中的临床应用[J]. 心肺血管病杂志，2013，32（4）：440-443.

（王 勇　任书堂）

2-31 合并双侧肾动脉严重狭窄的高血压患者联合降压安全达标 1 例

【病例摘要】

患者，女，75 岁，以"间断头晕 30 余年，加重 1 月余"，于 2015 年 4 月 10 日入院。30 余年前，患者体检发现血压升高达 180/100mmHg，自服"北京降压 0 号"，但未规律服药并且未监测血压。15 年前患者就诊于天津市胸科医院测量血压仍为 200/100mmHg，给予氨氯地平控制血压，但仍未规律服药且未监测血压。于入院前 10 年患者因"后背疼痛伴血压波动"就诊于我院，入院时血压 160/75mmHg，入院后行冠状动脉造影检查并行冠状动脉介入治疗（PCI），同时给予贝那普利（洛汀新）控制血压，半个月后患者血压仍有波动，将贝那普利先后换为厄贝沙坦（安博维）及厄贝沙坦氢氯噻嗪片（安博诺）。血压控制尚可。7 年前患者因血压波动再次就诊于我院，为排除继发性高血压行肾动脉造影显示"左肾动脉狭窄 60%～70%，右肾动脉 100%闭塞"。为了进一步明确肾动脉狭窄对肾功能的影响，再行双肾发射单光子计算机断层扫描技术（ECT）显示左肾排泄缓慢，右肾低水平延长提示重度肾功能受损，而当时肌酐水平尚未出现异常。择期行肾动脉介入治疗，于左肾动脉植入 1 枚支架，并换用缬沙坦与硝苯地平控释片联合治疗。此后患者血压控制平稳，直到入院前 1 个月患者因肌酐水平轻度升高（105 μmol/L）就诊于天津医科大学第二医院肾病科，肾病科医师考虑双侧肾动脉狭窄导致双肾缺血进而引起肾功能下降。值得注意的是，在这种情况下使用 ACEI 或 ARB 控制血压也是引起肾功能下降不可忽视的原因，从这个角度出发肾病科医师调整患者降压用药：停用缬沙坦，将硝苯地平控释片调整为 1 片 bid。但是自此患者血压控制不佳，波动较大，遂再次就诊于我院。既往无糖尿病病史。

入院查体：P 为 60 次/分，BP 为 150/80mmHg，神清，双肺呼吸音清，未闻及干湿啰音，心界不大，心率为 60 次/分，心律齐，未闻及病理性杂音，双下肢不肿。

辅助检查：心电图示窦性心律，Ⅰ、aVL、$V_{2\sim6}$ 导联 ST 段低平或倒置。肾功能：尿素氮为 9.7mmol/L，肌酐为 114 μmol/L，估算的肾小球滤过率（estimated glomerular filtration rate，eGFR）为 41.51 ml/min。电解质：血钾为 4.3mmol/L。血常规、尿便常规、肝功能、血脂等未见异常。

入院诊断：①高血压 3 级（很高危），肾动脉狭窄性继发性高血压，肾动脉支架植入术后；②冠状动脉粥样硬化性心脏病，冠状动脉支架植入术后，心功能Ⅱ级（NYHA 分级）。诊疗经过：入院后考虑到双肾动脉狭窄确实是 ACEI 及 ARB 的禁忌证，因此给患者试用第四代钙拮抗剂类药贝尼地平，但血压仍然控制欠佳。因此，笔者团队决定联合药物降压。基于患者一侧肾动脉狭窄已经解除，在密切监测肾功能的情况下将缬沙坦联合贝尼地平。经过 2 周的观察，不仅血压控制好，约 130/80mmHg，肌酐及血钾并未明显升高，并嘱患者出院后每个月复查肾功能及电解质。半年过去了，目前患者血压控制良好，肌酐及血钾均维持在正常水平。

【讨论】

ACEI 和 ARB 是原发性高血压的基础用药之一，也是高血压重要靶器官损伤例如冠状动脉粥样硬化性心脏病的重要治疗药物，在心血管疾病临床中广泛应用。但在接诊高血压患者时临床医师首先需要排除继发性高血压，肾动脉狭窄会引起一侧或双侧肾组织缺血进而肾素-血管紧张素醛固酮系统（RAAS）等升压激素分泌增多，是继发性高血压中的一种。肾动脉粥样硬化性狭窄病变（ARVD）是目前常见的病变，多与高血压、慢性肾功能不全合并存在。在本病例中患者高血压病史长达30余年，年轻时即发现血压严重升高，但遗憾的是当时患者没有进一步筛查继发性高血压，并且未有效监测及控制血压长达近20年，此后患者虽然规律服降压药，但是血压控制不佳。因此，很难推测是ARVD在先，导致继发性高血压还是先发生原发性高血压而后肾动脉逐渐形成粥样硬化病变，但最终两者相互加重、相互影响。根据国内外高血压指南均将双侧肾动脉狭窄列入ACEI/ARB禁忌证，就其机制，美国心脏学会（Ameican heart association，AHA）2011年和欧洲心脏病学协会（European society of cardiology，ESC）2007年发布的高血压管理指南中提及RAAS阻断剂在肾动脉狭窄患者中，可能在降低血压同时引起肾脏血流灌注不足，而引发肾功能进一步损害。本病例患者肾动脉造影检查显示双侧肾动脉均有严重狭窄（左肾动脉狭窄60%～70%，右肾动脉100%闭塞），并且双肾ECT显示左肾排泄缓慢，右肾低水平延长提示重度肾功能受损。因此，肾病科及心内科医师均停用ARB，但是血压的控制效果不佳。因此，笔者团队大胆使用ARB与钙拮抗剂联合降压，不仅降压效果很好，也未出现肾功能下降及血钾升高。

事实上ARVD导致的高血压使用ARB早已有循证学依据。Constantina等[1]为了观察ARVD患者使用ARB的安全性，收集了在1999～2009年之间有明确ARVD的患者621例，92%能很好耐受ARB，并没有发生急性肾功能下降或高钾血症。其中有69例双侧肾动脉狭窄超过60%甚至闭塞的患者，有78.3%依然耐受良好。部分不能耐受的患者进行肾动脉再血管化手术后再使用ARB也非常安全。不仅如此，此研究还观察到使用ARB能降低死亡率，有改善预后的作用。对于高龄、合并其他心血管病危险因素的ARVD患者仍然适用ARB，部分患者甚至从中获益[2]，但是需要密切监测肾功能。近期的英国指南[3]指出，如果血肌酐水平在使用ARB后较基线水平升高20%～30%需要停药。另一综述[4]在总结了12个随机对照试验后得出结论：血肌酐水平升高30%是停用ARB的界值点。但是停用ARB后血肌酐水平即恢复到基线水平[5]。因此，在密切监测肾功能的情况下，有肾动脉粥样硬化性狭窄的患者均可以使用ACEI/ARB，即使不能耐受者可以在肾动脉再血管化后依然可以使用ACEI/ARB，正如本病例，虽然合并冠心病、肾功能轻度下降时，使用ARB联合降压后达到满意且安全治疗效果。需要注意的是，当ARB与利尿剂、非甾体类等药物合用时或出现恶心、呕吐等导致低血容量的情况时，易诱导肾功能下降。因此，需要暂时停用ARB，待上述情况消除后可继续使用ARB。

【经验与体会】

肾动脉狭窄会是继发性高血压中的一种。肾动脉粥样硬化性狭窄病变（atheromatous renovascular disease，ARVD）是目前常见的病变，多与高血压、慢性肾功能不全合并存在。酌情解决肾动脉狭窄有助于血压的控制及肾功能的保护。

尽管双肾动脉狭窄确实是ACEI及ARB的禁忌证，但是ARVD导致的高血压患者，尤其是对于严重肾动脉狭窄改善者，使用RASI是可行的，但需要注意不良反应的发生，检测电解质及肾功能的变化。

【参考文献】

[1] Chrysochou C，Foley R N，Young J F，et al. Dispelling the myth：the use of renin-angiotensin blockade in atheromatous renovascular disease[J]. Nephrol Dial Transplant，2012，27（4）：1403-1409.

[2] Yusuf S，Sleight P，Pogue J，et al. Effects of an angiotensin-converting-enzyme inhibitor，ramipril，on cardiovascular events in high-risk

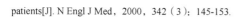

patients[J]. N Engl J Med，2000，342（3）：145-153.

[3] Vanholder R. Chronic kidney disease in adults——UK guidelines for identification，management and referral[J]. Nephrol Dial Transplant，2006，21（7）：1776-1777.

[4] Ahmed A. Use of angiotensin-converting enzyme inhibitors in patients with heart failure and renal insufficiency：how concerned should we be by the rise in serum creatinine?[J]. J Am Geriatr Soc，2002，50（7）：1297-1300.

[5] Van D V P J，Beutler J J，Kaatee R，et al. Angiotensin converting enzyme inhibitor-induced renal dysfunction in atherosclerotic renovascular disease[J]. Kidney Int，1998，53（4）：986-993.

（张　玲　张　梅）

2-32 先天性主动脉缩窄致高血压1例

【病例摘要】

患者，女，19岁，主因发现血压升高12年就诊。患者7岁时首次发现血压升高，当时血压为160/90mmHg，未系统服药治疗。曾到多家医院就诊，诊断为"原发性高血压"。给予肾素抑制药、血管紧张素Ⅱ受体拮抗剂（ARB）及β受体阻滞剂等药物治疗。因患者家属希望明确高血压原因于2012年2月23日到我院门诊就诊。家族史：患者父母无高血压。

查体：发育正常，双上肢血压为160/90mmHg，双侧颈部可闻及Ⅲ/6级收缩期杂音及颈动脉搏动，甲状腺饱满，未触及肿块。心界不大，未闻及杂音，腹部双侧肾动脉听诊区未闻及血管杂音。辅助检查：心电图及超声心动图均正常。

诊疗过程：患者为年轻女性，发现血压升高已12年，首先除外继发性高血压，给患者测肾素-血管紧张素-醛固酮系统，电解质、肾功能、甲状腺功能检查，以及甲状腺B超、腹部B超检查。结果显示：血常规示血红蛋白为126g/L，醛固酮为526.3pmol/L↑（立位为138～415pmol/L），血管紧张素Ⅱ为79.82ng/L↑（立位正常值为10～30ng/L），血浆肾素活性7.3μg/（L·h）↑[立位正常值为1.0～2.5μg/（L·h）]，电解质：Na$^+$为149.6mmol/L，K$^+$为4.8mmol/L，CL$^-$为101.2mmol/L，尿素氮为6.5mmol/L，肌酐为47.2μmol/L，尿酸为232μmol/L，三碘甲状腺原氨酸为1.43 nmol/L（正常值为0.92～2.79 nmol/L），甲状腺素为102.8 nmol/L（正常值为58.1～140.6 nmol/L），游离三碘甲状腺原氨酸为5.2 pmol/L（正常值为3.5～6.5 pmol/L），游离甲状腺素为17.96 pmol/L（正常值为11.5～22.7 pmol/L），

血清促甲状腺激素为 2.8U/ml（正常值为0.35～5.5 U/ml），过氧化物酶抗体为0 U/mL（正常值为0～12 U/ml）。尿常规：蛋白阴性。甲状腺B超及腹部B超提示甲状腺不大，双侧肾脏及血流未见异常，肾上腺无占位。初步检查结果否认了嗜铬细胞瘤、原发性醛固酮增多症及甲状腺亢导致的血压升高。因患者为年轻女性，故不除外多发性大动脉炎的可能，故给其测四肢血压，发现双上肢血压为160/90mmHg，双下肢血压为90/60mmHg，测红细胞沉降率为 15mm/h，C 反应蛋白为5 mg/L。行计算机断层扫描血管造影（CTA）检查以明确诊断，检查结果发现主动脉弓后段狭窄伴主动脉分支血管与颈部血管沟通（图2-32-1），明确诊断为先天性主动脉缩窄所致的高血压。建议患者转心外科手术治疗。

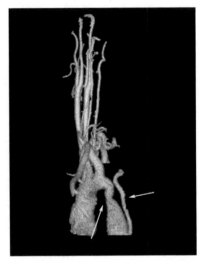

图 2-32-1 CTA 检查结果：主动脉弓发出锁骨下动脉后有明显局限性狭窄（长箭头），其远端可见一分支血管与颈部血管相沟通形成侧支循环（短箭头）

【讨论】

继发性高血压占高血压总数的5%左右，其中又以肾实质性高血压、肾血管性高血压、原

发性醛固酮增多症和嗜铬细胞瘤为多见，其各自有其特征性的临床表现和实验室检查方法，临床医师对此不陌生。而先天性主动脉缩窄因临床较少见，故易被忽视[1]。

患者为年轻女性，自 7 岁发现血压升高，为 160/90mmHg，首先应排除继发性高血压。就诊时查体患者发育正常，营养良好，无贫血貌，查体无腹部血管杂音，肾功能检查及腹部 B 超检查正常，尿蛋白阴性，故可除外由于肾动脉狭窄或肾实质损害导致的高血压。原发性醛固酮增多症也是临床上常见的继发性高血压，是肾上腺皮质增生或肿瘤分泌过多醛固酮所致，临床上以长期高血压伴低钾血症为特征。该患者血清钾正常，血浆血管紧张肽原酶活性未见降低，腹部 B 超未见肾上腺占位病变，故也不考虑。嗜铬细胞瘤是另一种相对少见的继发性高血压原因，是由于肾上腺髓质、交感神经节或其他部位释放过多的肾上腺素、去甲肾上腺素及多巴胺造成，典型发作表现为阵发性血压升高伴心动过速、头痛、出汗、面色苍白等交感神经兴奋的表现，反复询问病史，该患者无此类临床表现，故不能确诊。在测量了四肢血压发现上肢血压较下肢血压明显升高后，我们将诊断目标初步定在了多发性大动脉炎及主动脉狭窄上。故给患者进行了血管 CTA 检查、红细胞沉降率及 C 反应蛋白检查。大动脉炎主要是累及主动脉及其主要分支的慢性非特异性炎症引起的不同部位动脉狭窄或闭塞，可出现相应部位缺血表现，多见于年轻女性发病，其发病原因不明，多认为与遗传因素、内分泌遗传、免疫功能紊乱及炎症反应有关。病变主要累及弹力动脉，大多数患者累及 2 支以上动脉，以主动脉分支起始部较显著，呈全层动脉壁病变，实验室检查可见红细胞沉降率增快，C 反应蛋白升高。该患者除血压升高外无多发性大动脉炎常见的全身不适，如易疲劳、发热、食欲减退等不适，红细胞沉降率及 C 反应蛋白均正常，CTA 检查主动脉狭窄部位局限，且该狭窄部位为先天性主动脉狭窄最常见的主动脉峡部部位，故可除外多发性大动脉炎的诊断。

主动脉缩窄指在动脉导管或动脉韧带邻近区域的主动脉狭窄。单纯主动脉缩窄男性多于女性，在出生婴儿中发病率为 4/10 000，约占先天性心脏病的 5%～8%。1903 年 Bonnet[2]提出病理分型，分为婴儿型和成人型。1951 年 Johnson 等[3]根据缩窄部位在动脉导管的远端还是近端分为导管前型和导管后型。导管前型又称为婴儿型，多为位于主动脉峡部的弥漫性缩窄，常累及主动脉弓部及左锁骨下动脉，侧支循环少，动脉导管不闭合，常合并其他心内畸形，患儿出生后早期夭折。导管后型又称成人型，较常见，多位于动脉导管或动脉韧带的远端，大部分动脉导管已闭合，缩窄段较局限，常呈隔膜型，可形成广泛的侧支循环。可生存至成年，但 25% 患者在 20 岁前死亡，90%在 50 岁前死亡。死亡原因主要是主动脉破裂、心力衰竭、脑血管意外及细菌性心内膜炎等。对该疾病的主要治疗方法是尽早解除狭窄，传统的方法是行缩窄段切除端端吻合术，也可应用人工合成材料行补片成形术，近年来也可采用介入扩张支架植入术。

主动脉缩窄近端血压升高及远端血压降低，形成压差，为本病的基本病理生理表现。近端（上半身）高血压的形成是多因素的，缩窄前主动脉结构和功能异常，主动脉平滑肌含量较少，而胶原含量较多，导致主动脉壁顺应性下降而硬度增加是主要原因。另外，由于肾灌注不足，肾上腺髓质激素释放及压力感受器的反应性降低也是形成高血压的重要原因。本患者颈部出现的血管杂音及动脉搏动就与近端血流阻力增加、侧支循环丰富有关。该患者血浆血管紧张肽原酶活性的升高也与长期肾脏血流灌注不足造成肾上腺髓质激素释放有关。

【经验与体会】

本例的诊断提示我们在详细询问病史的同时，认真细致进行体格检查的重要性。对高血压患者行四肢血压检查发现下肢血压明显低于上肢血压，使我们想到了大动脉缩窄的可能，从而为明确诊断指明了方向。

【参考文献】

[1] 史文冰，陈玉玲，刘涛.先天性主动脉缩窄致高血压性心脏病误诊 1 例[J]. 中华高血压杂志，2011，19（11），1090-1091.

[2] 朱晓东.心脏外科学[M].北京：人民卫生出版社，2007：61-653.

[3] Johnson A L，Ferencz C，Wiglesworth F W，et al. Coarctation of the aorta complicated by patency of the ductus arteriosus: physiologic considerations in the classification of coarctation of the aorta[J]. Circulation，1951，4（2）：242-250.

（叶　岚）

2-33 Shone 综合征致急性脑出血、主动脉夹层及心肌梗死 1 例

【病例摘要】

患者，男，23 岁，因反复头晕伴双下肢乏力 1 年，于 2014 年 1 月至我院心血管科就诊。入院前 1 年患者开始无明显诱因出现头晕，无黑矇、晕厥，无胸闷、心悸，无耳鸣，无恶心呕吐，同时伴有双下肢乏力症状。患者当时未引起重视及治疗。自述在就诊前半年曾接受单位体检，发现血压升高（180/100mmHg），建议口服降压药物治疗，患者表示拒绝。入院前 1 周，患者自觉头晕症状较前加重，遂至我院门诊就诊。患者既往体检，无烟酒等不良嗜好，家族中无高血压、冠心病等慢性疾病病史。

体格检查：双上肢血压分别为 240/120mmHg、230/115mmHg；双下肢血压分别为 135/80mmHg、130/85mmHg。双肺呼吸音粗，未闻及明显干湿啰音；心界向左侧扩大，心律齐，心率为 89 次/分，二尖瓣听诊区可闻及 Ⅱ/6 级舒张期隆隆样杂音。辅助检查：超声心动图示左心房明显增大，左心室壁肥厚。二尖瓣未见明显增厚、钙化，其瓣叶左心房侧附着一圆形纤维环，致瓣膜开放明显受限，多普勒超声提示二尖瓣前向血流为 2.3m/s，考虑为先天性二尖瓣瓣上环所致瓣膜狭窄（图 2-33-1 A、B）。胸部多排螺旋 CT 结果示：升主动脉增宽，左锁骨下动脉远端降主动脉明显扭曲、缩窄（图 2-33-1 C）。

初步诊断：①先天性心脏病：Shone 综合征；②继发性高血压；③高血压危象。诊治经过：建议患者至胸心血管外科手术治疗，但患者及其家属表示强烈拒绝，予以硝苯地平控释片、厄贝沙坦氢氯噻嗪控制血压，并建议其门诊定期随访。患者确诊后 2 个月，因"突发意识丧失 10 分钟"急诊送至我院，入院后急诊 CT 提示右侧丘脑大面积脑出血，积血破入侧脑室（图 2-33-1 D）；体格检查示上肢血压为 200/110mmHg；予以气管插管、呼吸机辅助通气、静脉泵入硝普钠、乌拉地尔等药物控制血压。患者入院后多次血生化检查均提示心肌损伤标志物进行性升高[4 次肌钙蛋白结果分别为 1.5ng/ml、7.9ng/ml、13.6ng/ml、>30ng/ml（参考值<0.01ng/ml）]，床旁心脏超声提示室间隔及左心室后壁搏幅平直，射血分数约为 17%；心电图示下壁导联 ST 段抬高（图 2-33-1 E）；距主动脉瓣上方约 5mm 的升主动脉内可探及一条索状回声，考虑为主动脉内膜撕裂；遂安排患者行胸部增强 CT，结果示升主动脉内膜全程撕裂，并向远端延伸至头臂干及右侧颈总动脉（图 2-33-1 F）。患者住院期间虽经积极降压、脱水、呼吸循环支持等治疗，但病情仍无好转，于入院后第 3 日临床死亡。

【讨论】

Shone 综合征是一种极为罕见的先天性心脏病，于 1963 年被 Shone 最先报道，并因此得名[1]。其典型病理特征包括瓣上型二尖瓣狭窄（二尖瓣瓣上环）、瓣下型主动脉瓣狭窄、降落伞型二尖瓣畸形及主动脉缩窄四联征。目前广义的 Shone 综合征特指以左心系统流入道及流出道多个水平梗阻为特点的复杂先天性心血管畸形。实则临床实践中，同时具备上述四类畸形者极为罕见。

该例患者最初症状及血流动力学改变主要来自于降主动脉缩窄。患者就诊时便已出现高血压危象，且有确切证据其与主动脉缩窄有必然联系。若及时选择外科手术治疗，或能避免脑出

血及主动脉夹层等危急重症的出现。有研究证实，主动脉缩窄患者所引起的高血压不仅与大血管的机械性梗阻有关。与肾动脉狭窄相似，此类患者亦存在有肾素-血管紧张肽-醛固酮系统（RASS）的激活，故在药物治疗上，除选择起效较快的钙通道拮抗药，联合血管紧张素Ⅱ受体阻滞剂（ARB）治疗。虽然患者未能按医嘱定时随访，但从其后来出现脑出血及主动脉夹层分析，其血压控制应不甚理想。因此，对于年轻的高血压患者，因尽可能地进行继发性高血压筛查，因药物治疗效果有限，主动脉缩窄一经诊断，即应早期告知患者进行解剖学矫治。

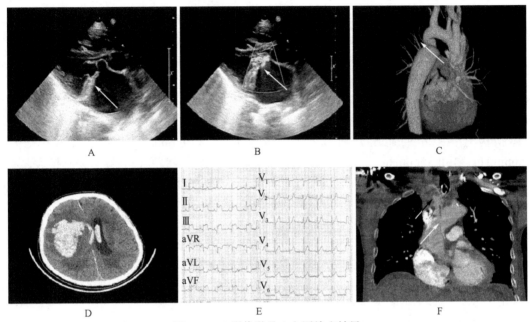

图 2-33-1　影像学及心电图检查结果

A.左心室长轴切面显示二尖瓣后瓣叶左心房侧附着一纤维环（箭头），瓣叶开放明显受限；B.示二尖瓣前向血流加速（箭头）；C.多排 CT 示左锁骨下动脉远端明显扭曲、缩窄（箭头）；D.患者入院后头颅 CT 示右侧基底节区大面积脑出血；E.入院后心电图提示下壁心肌梗死；F.胸部增强 CT 示升主动脉内膜（黑色箭头）全程撕裂，并向远端延伸至头臂干及右颈总动脉（白色箭头）

　　单纯主动脉缩窄的患者，除可进行外科手术外，部分患者还可以进行内科介入治疗。但 Shone 综合征除主动脉缩窄外，还存在有需要外科手术的二尖瓣病变，故建议此类患者同期进行外科矫治更为合适。因主动脉缩窄并非外科手术的难点，所以目前外科对该病的关注重点仍是左心室流入道的梗阻程度。外科医师往往根据患者年龄及二尖瓣狭窄程度决定是否进行手术。其术式以二尖瓣瓣上纤维环切除及瓣环成形为主要术式。若非瓣膜成形困难，通常不会选择瓣膜置换术，以规避因患者年龄增长而出现的人工瓣膜不匹配现象[2]。

【经验与体会】

　　理论上来讲，高血压所致脑出血可选择急诊手术以减轻颅内高压，因本例患者同时合并有主动脉夹层及心肌梗死，手术风险极大，故仅选择了内科保守治疗。药物治疗方面，重点在降压、脱水、预防感染及呼吸循环支持。由于患者心肌梗死可能是夹层对冠状动脉开口的机械性梗阻所致，故而无法进行抗凝，抗血小板无效，血运重建也因全身状态极差而难以开展。

　　综上，虽然目前 Shone 综合征的治疗多在强调二尖瓣狭窄的处理技巧及时机，然该例患者的临床转归提醒临床工作者，此类畸形可导致各种严重的内科危重症，应该早期诊断并积极处理，以减少各种并发症的出现。

【参考文献】

[1] 佟晓宁，潘广玉，朱杰敏，等.第 290 例：Shone 综合征-主动脉弓中断-主动脉瓣二瓣化畸形[J]. 中华医学杂志，2013，93（5）：391-393.

[2] Bittencourt M S，Hulten E，Givertz M M，et al. Multimodality imaging of an adult with Shone complex[J]. J Cardiovasc Comput Tomogr，2013，7（1）：62-55.

（孔令秋　伍　洲　许　勇　张　松　龙坤兰）

2-34　髂动脉瘤致慢性腹痛的腔内治疗 1 例

【病例摘要】

患者，男，59 岁，主因间断左下腹隐痛半年，于 2015 年 9 月入院。患者于入院前半年出现左下腹隐痛，与进食无关，无发热，无恶心呕吐，无腹胀及排便习惯改变。既往高血压病史 20 余年，最高为 180/90mmHg，规律服药，血压控制尚可；否认糖尿病、呼吸系统疾病及消化道溃疡出血等病史；否认吸烟饮酒史。

体格检查：T 为 36.5℃，BP 为 140/90mmHg，HR 为 70 次/分，R 为 20 次/分。神清合作，颈软无抵抗，甲状腺不大，心音有力，律齐，各瓣膜听诊区未闻及明显杂音，双肺呼吸音清，未闻及明显干湿啰音。腹软，无压痛及反跳痛，左下腹可触及大小约为 5cm×8cm 搏动性肿物，右下腹可触及 3cm×5cm 搏动性肿物，肠鸣音正常。左侧股动脉搏动较对侧弱，A/BI 测压：右侧足背及胫后动脉为 1.2，左侧足背及胫后动脉为 0.9。

实验室检查：血常规（-）；凝血功能：PT 为 13.4S，APTT 为 35.7S，FIB 为 3.87g/L，TT 为 16.6S，D-二聚体为 0.52mg/L（参考值为 0～0.5mg/L）；血气分析：pH 为 7.459，PO_2 为 95.4mmHg，PCO_2 为 35.1mmHg，SO_2 为 99%；生化：肝肾功能、心肌损伤标记物（-）；电解质（-）；TC 为 5.76mmol/L；甲状腺功能（-）；NT-pro BNP（-）。

影像检查：胸部 X 线未见明显异常；心脏彩超：左心室下壁基底段运动幅度稍减低，LVDD 为 40mm，LVEF 为 62%，PASP 为 22mmHg；双侧颈、椎动脉彩超：双颈动脉硬化伴附壁斑块；双下肢静脉彩超：双下肢深静脉未见血栓形成。外院行腹部彩超检查提示：双髂总动脉瘤；腹主动脉 CTA 检查（图 2-34-1）：双侧髂动脉瘤累及双侧髂内动脉。

入院后给予 CCB+ARB 联合控制血压，血压稳定在 120/80mmHg～130/90mmHg，完善术前准备及相关检查后，行介入手术治疗，经左侧股动脉行腹主动脉下段造影（图 2-34-2）；测量并选择合适直径及长度支架后，此患者选择 Ankura 分叉型覆膜支架经左侧股动脉送入并调整角度满意后释放至短支完全打开；经对侧髂动脉翻山至支架内短支后超选入左侧髂内动脉内，沿导丝送入 1 枚覆膜支架至左侧髂内动脉内释放，近端与主体短支重合；完全释放主体支架，并于髂外动脉内送入另 1 枚覆膜支架与主体髂外动脉支充分重叠后释放，造影见左侧髂动脉瘤隔绝良好，无内漏（图 2-34-3）。经左肱动脉入路，应用弹簧圈栓塞右侧髂内动脉及其分支后，经右侧股动脉将 1 枚覆膜支架植入右髂动脉。复查造影示双侧髂动脉瘤隔绝良好，无内漏（图 2-34-4）。术后患者无腹痛及腹胀，无臀肌跛行，给予低分子肝素抗凝，改善循环等相关治疗。随访 1 年，患者无不适主诉，血压平稳。建议复查 CTA，患者拒绝。

【讨论】

髂动脉位于盆腔腹膜后、位置深，髂动脉扩张后直径较正常动脉扩大 50% 即可谓髂动脉瘤，髂总动脉扩张性病变直径大于 1.5 cm 即可称为髂总动脉瘤[1]。发病原因目前尚不清楚，动脉粥样硬化、外伤、感染、结缔组织疾病等与其密切相关，其中动脉粥样硬化是临床主要的常见病因，其次为特殊的罕见的炎性动脉瘤。动脉瘤破裂出血是髂动脉瘤高病死率的主要原因，一旦破裂，死亡率高达 50%～70%，总体上破裂发生率为 14%～70%[2]。由于髂动脉解剖学特点开放手术难度大，而腔内修复术操作简便、创伤小，但往往以牺牲同侧髂内动脉为代价。髂内动脉分为壁支和脏支，壁支供应盆壁、臀部和大腿后上部组织，脏支负责盆腔脏器（直肠、膀胱、生殖系统）的血供。若闭塞髂内动脉，同时侧支循环不足时，可能出现臀肌跛行、结肠缺血、性功能障碍、脊髓缺血、臀肌或会阴坏死等并发症[3]。此患者因年龄较轻，既往体健，对生活质量要求较高，故我们应用分支型支架技术，在腔内修复髂动脉瘤的同时保留了一侧髂内动脉，有效避免了因髂内动脉闭塞引起的跛行、肠缺血、性功能障碍等并发症。但并非所有的髂动脉瘤都可以行髂动脉分支重建，其适用的主要解剖学标准：髂总动脉瘤直径大于 24mm，或髂总动脉扩张且内腔直径大于 20mm；瘤颈不能短于 10mm；髂外动脉远端锚定区大于 20mm；髂内动脉长度大于 10mm。

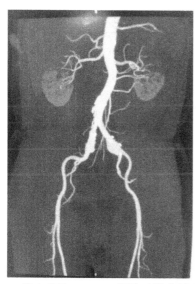

图 2-34-1　腹主动脉 CTA：双侧髂动脉瘤累及双侧髂内动脉

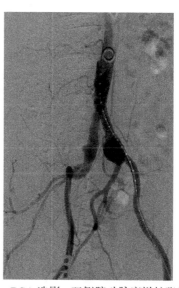

图 2-34-2　DSA 造影：双侧髂动脉瘤样扩张并累计双侧髂内动脉起始部

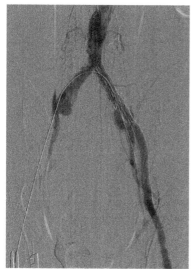

图 2-34-3　DSA 造影：左髂动脉瘤置入分支支架后示瘤体未显影，髂内动脉血流通畅

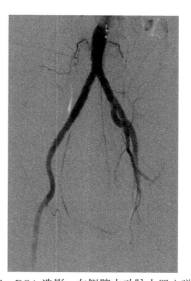

图 2-34-4　DSA 造影：右侧髂内动脉内置入弹簧圈后自髂总动脉至髂外动脉置入 1 枚 Ankura 覆膜支架后示动脉瘤消失，髂内动脉未显影

【经验与体会】

　　以腹痛就诊的患者,不仅要考虑腹腔实质及空腔脏器的疾病,同时也要除外血管相关疾病,对于腹主动脉瘤、髂动脉瘤等血管疾病可通过血管彩超或动脉 CTA 可以早期明确诊断, 及时合理治疗,可减少瘤体破裂致命风险,腔内治疗较外科手术治疗创伤小,并发症少,近年来在临床应用逐步推广。

【参考文献】

[1] 钱水贤, 张慈.孤立性髂动脉瘤的临床诊治现状[J]. 中国血管外科杂志（电子版）, 2012, 4（3）: 60-64.

[2] Hechelhammer Z, Rancic Z, Pfiffner R, et al. Midterm outcome of endovascular repair of ruptured isolated iliac arteryaneurysms[J]. J Vasc Surg, 2010, 52（5）: 1159-1163.

[3] Ferreira J, Canedo A, Barreto P, et al. Abdominal compartment syndrome after endovascular repair of ruptured iliac artery aneurysm[J]. Interact Cardiovasc Thorac Surg, 2012, 16（4）: 897-899.

（李阳春　宋庆宏　崔若昱　栗　力）

2-35 急性广泛性门静脉系统血栓形成1例

【病例摘要】

患者，男，49岁，以腹痛待查于2016年5月21日急诊收入院。腹部查体：腹稍膨隆，未见肠型；全腹压痛，无反跳痛及肌紧张；叩诊无鼓音；肠鸣音1次/分。

血常规：WBC为7.48×10^9/L，Hb为171g/L，MID%为91.6%，PLT为93×10^9/L；凝血功能：D-二聚体＞10000ng/ml。肠系膜CTA：门静脉及其分支、脾静脉汇入门静脉处、肠系膜上、下静脉腔内见充盈缺损（图2-35-1）。1年前因下肢深静脉血栓形成于当地医院行下腔滤器植入术。

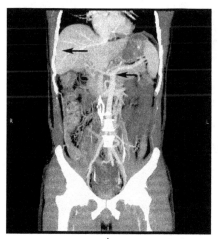
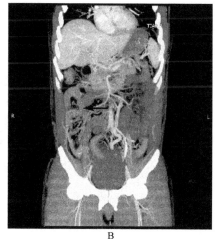

图2-35-1 CT血管成像

A、B.门静脉及其分支、脾静脉汇入门静脉处、肠系膜上、下静脉腔内见充盈缺损；肝缺血表现；左侧腹腔内小肠壁环形增厚（箭头）

拟诊"门静脉、肠系膜上静脉、脾静脉血栓形成"；不完全性肠梗阻。无急诊手术适应证，首选药物治疗。那曲肝素钙0.6ml q12h抗凝，头孢哌酮舒巴坦预防感染，右旋糖酐液扩容。治疗2日患者仍未排便，腹胀进行性加重。血常规：WBC为23.64×10^9/L，MID%为91.6%，Hb为182g/L，PLT 128×10^9/L；凝血功能：纤维蛋白原4.33g/L；D-二聚体＞10000ng/ml；ADP诱导血小板聚集28%，花生四烯酸诱导血小板聚集31%。腹部B超示：门静脉血栓形成，腹腔中等量积液。尿激酶10万IU静脉点滴溶栓治疗1周，其间患者腹胀减轻，排柏油样粪便。复查血常规：WBC为8.82×10^9/L，MID%为86.8%，Hb为124g/L，PLT为37×10^9/L。凝血功能D-二聚体为6145ng/ml；ADP诱导血小板聚集58%，花生四烯酸诱导血小板聚集65%。蛋白C为88%，蛋白S为129%。全腹增强CT：门静脉、脾静脉及肠系膜上静脉腔内充盈缺损，小肠肠壁弥漫性增厚，以左侧腹腔内小肠壁环形增厚为著，部分小肠壁多发气泡影，不除外肠壁坏死（图2-35-2A）。考虑患者目前梗阻症状减轻，但小肠壁弥漫性增厚，仍有梗阻的可能性，建议长期口服肠外营养治疗，待肠道功能康复后再进普食。出院后继续抗凝治疗，口服华法林1片。出院后2月余，患者进食月饼后出现弥漫性腹膜炎，再次急诊入院。急查全腹CT示小肠坏死、穿孔（图2-35-2B）。急诊行剖腹探查术，腹腔内大量脓性肠内容物，距屈氏韧带约 60cm，小肠局部坏死、穿孔、狭窄，与周围组织紧密粘连成角；近端肠管扩张，肠壁水肿增厚明显。行复杂肠粘连松解、切除病变肠管、近端小肠造瘘。术后 2 日因感染性休克、多器官功能衰竭，抢救无效死亡。

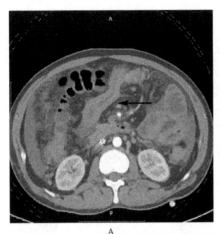
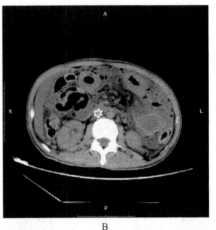

图 2-35-2　A 全腹增强 CT：门静脉、脾静脉及肠系膜上静脉腔内见充盈缺损，小肠肠壁弥漫性增厚，以左侧腹腔内小肠壁环形增厚为著（箭头），部分小肠壁多发气泡影，不除外肠壁坏死；B 全腹 CT（出院 2 个月后复查）：腹盆腔积液，部分小肠壁多发气泡影，小肠、结肠弥漫性增厚、水肿，以小肠为著，考虑肠壁坏死，穿孔

【讨论】

　　患者为中年男性，不完全性肠梗阻为首发症状，既往 1 年前因下肢深静脉血栓形成行下腔滤器植入术，所以首诊医师应高度警惕门静脉系统血栓形成的可能。APVST 是一种罕见的疾病，占肠系膜血管病的 5%～15%[1、2]，但由于症状和体征缺乏特异性，早期常以不完全性肠梗阻表现为主，确诊较困难，误诊率较高，常因延误诊断致肠缺血坏死，导致弥漫性腹膜炎而死亡[3]。根据发病病因明确与否，APVST 可分为原发性和继发性[4]，原发性是指原因不明的APVST，继发性是指存在发病诱因的 APVST，较为多见，如门静脉高压症、脾切除术、血液高凝状态、恶性肿瘤、急性胰腺炎等。另外，腹部手术也是较为常见的原因，如肝移植、腹腔镜胃切除术等。其他少见的因素还有蛋白 S 缺乏症、蛋白 C 缺乏症、红细胞增多症、细胞因子 V 莱顿缺乏症及抗凝血酶Ⅲ缺乏症等[5]。APVST 也同样遵循血栓形成的 Virchow 三要素，即血管内皮的损伤、血流状态的变化和血液的高凝状态[6]。

　　APVST 的早期临床表现常不典型，无特异性，主要表现为不明原因的急性腹痛，可伴有恶心、呕吐、停止排气排便等肠梗阻表现；血便或柏油样便亦常见，易与其他腹部疾病相混淆，症状的出现与血栓形成的快慢和分布范围有关[6]。然而有些患者早期可表现为腹部症状较重而体征相对较轻[1]，如得不到及时处理，可出现腹膜炎、肠坏死和感染性休克等严重并发症，甚至猝死[7]。

　　本病无特异性临床表现，早期诊断主要依赖于影像学检查。常用的检查：①彩色多普勒超声，简便易行，但受患者的体质和肠腔积气及操作者技术的影响无法确诊[8]。②立位腹部 X 线片，出现肠梗阻症状可见肠腔内不均匀积气及液平面；出现腹腔游离气体时提示肠缺血性坏死，穿孔可能[9]。③CT 或 MRI，CT 被认为是诊断 APVST 最敏感的影像学检查，诊断率高达90%～100%[8]，CT 或 MRI 多表现为肠壁增厚，血管充血，肠管扩张等。因静脉出路梗阻易导致肠壁水肿，因此 APVST 比肠系膜动脉血栓形成肠壁增厚更显著。目前，CTA 可清晰地显示肠系膜静脉血栓的位置及累及范围，准确率可达 100%[2, 8]。确诊 APVST 最主要的问题是临床医师要对该病有足够的认识，只有考虑到该病，并且有目的进行检查，才可能避免误诊。

以往治疗本病主要采用剖腹探查，手术取出血栓并切除坏死肠管。因处理不及时，疗效不佳且病死率较高。近年来，一经确诊，立即采用溶栓、抗凝等治疗，严密观察病情变化，若少部分病情危重者出现腹膜炎、肠坏死，应立即进行手术治疗。早期进行全身溶栓抗凝治疗是治疗 APVST 的一种可行的方法。抗凝治疗的目的是防止血栓蔓延而进一步加重肠缺血和坏死，即使已有少量的胃肠道出血，抗凝治疗对 APVST 患者依然是利大于弊。如能避免广泛的小肠外周血管弓和小血管分支的血栓形成，有可能避免肠坏死。不应顾忌抗凝治疗可能增加出血并发症的危险性[10]。当然，在非手术治疗过程中，需密切观察病情变化，一旦出现以下情况需考虑尽快剖腹探查：①出现腹膜炎体征；②出现休克表现；③出现大量呕血或便血；④体温持续升高；⑤腹痛持续不缓解。

【经验与体会】

该病早期确诊后，应及时行溶栓抗凝治疗，对显著降低肠管切除率、提高存活率及改善预后至关重要，但同时应注意出血等并发症的风险。由于肠壁水肿增厚导致肠腔狭窄，近端肠管扩张，为避免肠腔穿孔，必须教育患者少量多餐，进食软食。

【参考文献】

[1] Hmoud B，Singal A K，Kamath P S. Mesenteric Venous Thrombosis[J]. Journal of Clinical and Experimental Hepatology，2014，4（3）：257-263.

[2] Kumar S，Sarr M G，Kamath P S. Mesenteric venous thrombosis[J]. N Engl J Med，2001，345（23）：1683-1688.

[3] Parikh S，Shah R，Kapoor P. Portal Vein Thrombosis[J]. Am J Med，2010，123（2）：111-119.

[4] 蔡明岳，孟晓春，陈俊伟，等.部分脾栓塞术后门静脉系统血栓形成[J]. 中华普通外科杂志，2011，26（12）：1002-1004.

[5] Bhangui P，Lim C，Salloum C，et al. Caval inflow to the graft for liver transplantation in patients with diffuse portal vein thrombosis：a 12-year experience[J]. Ann Surg，2011，254（6）：1008-1016.

[6] Chawla Y K，Bodh V. Portal Vein Thrombosis[J]. JClinExpHepatol，2015，5（1）：22-40.

[7] Ponziani F R. Portal vein thrombosis：Insight into physiopathology，diagnosis，and treatment[J]. World JGastroenterol，2010，16（2）：143-145.

[8] Blumberg S N，Maldonado T S. Mesenteric venous thrombosis[J]. J Vasc Surq Lymphat Disord，2016，4（4）：501-507.

[9] Brabdury M S，Kavanagh P V，Bechtold R E，et al. Mesenteric venous thrombosis：diagnosis and noninvasive imaging[J]. Radiographics，2002，22（3）：527-541.

[10] Hassan H A，Raufman J P. Mesenteric venous thrombosis[J]. South Med J，1999，92（6）：558-562.

（张兴鹏　张宝仁　王　浩　吕永成　韩洪秋）

2-36　尿毒症合并主动脉夹层1例

【病例摘要】

患者，男，41岁，主因上腹痛伴胸闷、憋气8小时，于2012年3月17日入院。既往高血压病史20余年，13年前行肾移植术，10日前发现移植肾失功，开始每周3次透析治疗。入院前8小时，无明显诱因出现上腹痛伴胸闷、憋气，症状持续不缓解。

体格检查：BP为190/104mmHg，P为67次/分，心律齐，未闻及病理性杂音，双下肺可闻及少许湿啰音。腹部肾区可见手术瘢痕，肝脾肋下未及，双下肢无水肿。

辅助检查：心电图显示窦性心律，大致正常。化验WBC为8.9×10^9/L，MID%为72%，Hb为96g/L，PLT为342×10^9/L。心肌肌钙蛋白I正常。尿素氮为17.07mmol/L，肌酐为1090μmol/L，血钾为4.65mmol/L。血D-二聚体为3872μg/L。主动脉CTA（图2-36-1）显示主动脉夹层，破口位于升主动脉起始部，累及升主动脉、主动脉弓、降主动脉、腹主动脉。

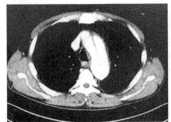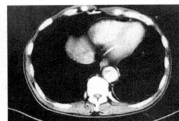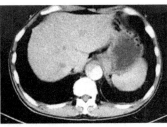

图2-36-1　主动脉CTA：夹层累及主动脉弓、降主动脉、腹主动脉

治疗经过：入院后予乌拉地尔、硝普钠静脉泵入降压、酒石酸美化洛尔口服减慢心率，配合血液透析治疗，每周3次。患者症状渐缓解，1周后复查CTA显示假腔内血栓形成。2周后病情稳定出院。出院后患者规律透析，随访2年未再有上腹痛、憋气症状发作。

【讨论】

尿毒症患者出现急性胸痛，病因为急性冠脉综合征者多见，合并主动脉夹层少见，死亡率高[1~4]。主动脉夹层如果误诊为急性冠脉综合征而错误地给予抗栓治疗，会加剧病情恶化，需引起警惕。

尿毒症患者并发主动脉夹层的原因可分为几方面：①长期血压升高难以控制，并且间断透析及血管动-静脉瘘的建立、贫血等因素造成血容量增高，使血管壁承受的压力波动大并容易出现血管壁的膨胀性扩张。②高磷血症，钙分布异常和血管保护性蛋白缺乏而引起的血管钙化，动脉硬化进展迅速。③机体缺氧及体内毒素等损伤血管内皮。以上因素均导致主动脉壁内膜和中层容易发生离解。本例患者发病在开始透析10日后，此期间可能机体尚未适应透析带来的血流动力学改变，血压波动大，是尿毒症患者主动脉夹层发生的危险期。

尿毒症患者合并主动脉夹层患者药物治疗方面包括降压、止痛、减慢心率，注意硝普钠应用不宜超过72小时，因为尿毒症易造成药物蓄积导致硫氰酸盐中毒。除夹层的一般药物治疗，应积极进行血液透析，最好选择床边连续肾脏替代疗法（CRRT），因其血流动力学影响较小且无须搬动患者，较为安全。如无条件，可行普通血液透析，但应增加透析频率，缩短透析时间，降低血流量。考虑到患者有随时出血的危险，最好无肝素透析或用低分子肝素透析。Stanford

B 型主动脉夹层患者可经股动脉置入覆膜支架行腔内隔绝治疗，达到与手术置换血管相似的效果，具有创伤小、恢复快、并发症少等优点。尿毒症合并主动脉夹层患者外科手术病死率较高[4]，这可能由于患者往往伴有难以控制的高血压、动脉粥样硬化致血管条件不佳及肾衰竭等有关。

【经验与体会】

尿毒症患者血压控制不良者为主动脉夹层的高危人群，对此类患者应提高警惕，及早行主动脉 CTA 检查，以免误诊为心肌梗死。治疗上以药物治疗控制血压对症止痛为主，B 型夹层患者可行腔内介入治疗。

【参考文献】

[1] 李蕾，夏京华，马杰，等. 维持性透析治疗合并主动脉夹层 3 例诊治经验[J]. 中国血液净化，2014，1（3）：64.

[2] 朱戈丽，汪贤聪，彭梅，等. 维持性血液透析患者合并主动脉夹层动脉瘤 1 例[J]. 中国血液净化，2010，9（12）：688.

[3] Bigotte V M, Ferreira T, Cotovio P, et al. Type B aortic dissection in a chronic haemodialysis patient[J]. BMJ Case Rep, 2015, 2015.Pii: bcr2015213376.

[4] 舒瑛，隗佳，魏翔，唐家荣. 肾移植术后主动脉夹层 1 例并文献复习[J]. 内科急危重症杂志，2011，17（1）：60-62.

（郭倩玉　卢成志）

2-37　以急性冠脉综合征为首诊的 A 型主动脉夹层

【病例摘要】

　　患者，女，29 岁，因阵发性胸腹痛 8 小时，于 2015 年 12 月 11 日入院。入院前 8 小时无明显诱因出现心前区疼痛，呈持续压迫性，伴左肩及中上腹痛，伴出汗、胸闷、憋气，伴头胀，无恶心、呕吐，无头晕及一过性意识丧失。既往因二尖瓣脱垂于 13 年前行二尖瓣修补术。

　　体格检查：身高为 177cm，体重为 59kg。BP 为 100/55mmHg，神志清楚，HR 为 84 次/分，律齐，未闻及杂音及心包摩擦音。腹软，上腹压痛，无反跳痛、肌紧张，肝脾肋下未及，双下肢无水肿。

　　辅助检查：入院 cTn I 为 0.313ng/ml（正常值<0.1ng/ml），CK 为 176.4U/L（正常值为 30～135U/L），CK-MB 为 12.6U/L（正常值<16U/L），血淀粉酶 345.1U/L（正常值为 30～110U/L），尿淀粉酶 5494U/L（正常值为 32～641U/L），血常规示 MID%升高 81.4%（正常值为 50%～72%）。第 2 日：cTn I 为 6.23ng/ml，CK 为 1086.4U/L，CK-MB 为 75.4U/L。入院心电图：窦性心律，I、aVL、V_2～V_6 导联 ST 段压低 0.1～0.2mV 伴 T 波倒置（图 2-37-1）。

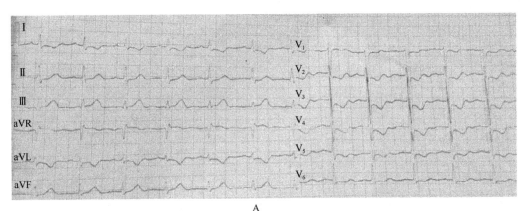

A

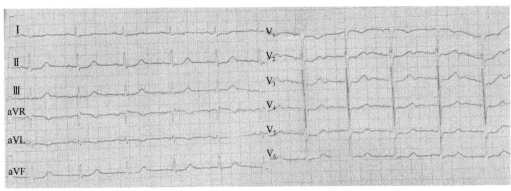

B

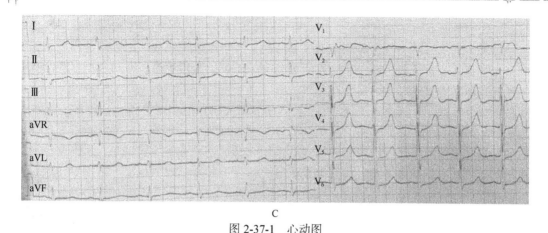

图 2-37-1　心动图

A.入院（11：42）；B.入院当日（16：38）；C.入院当日（22：13）

初步诊断为：①急性冠脉综合征，急性非 ST 段抬高型心梗？心肌炎？②急性胰腺炎。给予营养心肌、抗炎、抑酸及对症治疗。进一步行超声心动图检查示：主动脉夹层（升主动脉内径 43mm，升主动脉、降主动脉内可见膜样物飘动），二尖瓣关闭不全，主动脉瓣关闭不全（图 2-37-2）。进一步 CTA 证实为主动脉夹层，StanfordA 型，破口于升主动脉并向下剥离至左肾动脉，并累及右冠状动脉。StanfordA 型主动脉夹层诊断成立。患者转外院手术治疗。

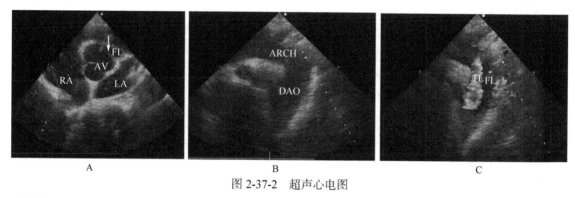

图 2-37-2　超声心电图

A.主动脉根部短轴切面：主动脉根部可见破口（箭头）和假腔形成；B.主动脉弓长轴切面；C.主动脉弓长轴切面：主动脉夹层，撕裂的内膜将主动脉分为真腔和假腔，真腔内血流成蓝色，假腔内无血流信号。AV 示主动脉瓣；LA 示左心房；RA 示右心房；FL 示假腔；TL 示真腔

【讨论】

急性胸痛是临床常见急症之一，根据风险程度分为致命性胸痛和非致命胸痛两类，致命性胸痛是需要紧急处理的，包括心源性和非心源性，前者主要是急性冠脉综合征（acute coronary syndrome，ACS）、主动脉夹层、心脏压塞、心脏挤压伤等，后者主要包括急性肺栓塞和张力性气胸等[1, 2]。2009年北京"急诊胸痛注册研究"结果显示，在急性胸痛病因中，ACS占27.4%，主动脉夹层占0.1%，肺栓塞占0.2%，而非心源性胸痛则占到63.5%。迅速而准确的明确或排除对生命危险最大且最常见的疾病是降低急性胸痛死亡率的关键。根据患者病史，症状、体征等临床表现，以及心电图、心肌酶学等实验室检查，能基本区分ACS和非ACS患者。但临床情况往往复杂多变，ACS患者合并其他致死性胸痛疾病易被忽视。病例中患者有急性胸痛症状，向左肩放射，伴出汗、胸闷、憋气等，心肺查体未见明显异常，心肌酶迅速升高，心电图示高侧

壁、前壁导联ST段压低伴T波倒置，且短时间内有动态演变，急性非ST段抬高型心肌梗死诊断成立。但患者为青年女性，既往无高血压、糖尿病、高脂血症等病史，无吸烟饮酒史，无特殊家族史，无明确冠心病危险因素，急性心肌梗死病因不明。青年患者，瘦高体型，既往有二尖瓣脱垂病史，需除外大动脉炎、血管畸形等先天性血管病变导致急性冠状动脉损害[3]。无冠心病危险因素的青年患者，急性心肌梗死还需要考虑冠状动脉痉挛综合征（CASS）。CASS是各种原因导致冠状动脉一过性收缩，引起血管不完全性或完全性闭塞，从而导致心肌缺血，产生心绞痛、心肌梗死、猝死、各类心律失常的临床综合征，患者多年龄偏小，无高血压、糖尿病、高脂血症等冠心病危险因素，急性病变，多有熬夜、劳累、情绪激动、精神压力大、大量吸烟、饮酒等诱因，病情发展迅速[4]。该患者虽无明确诱因，但仍需完善冠状动脉造影以协助诊断。年轻患者胸痛伴心肌酶谱升高，需除外心肌炎。50%以上心肌炎患者发病前1～3周有上呼吸道感染或消化道病毒感染的前驱症状，心电图表现为前壁导联、下壁导联、高侧壁导联ST段改变，但多以胸导联ST段抬高表现最明显，不同于急性心肌梗死损伤区对应导联ST段的演变迅速，短时间内即可出现显著动态变化，心肌炎心电图ST段呈长时间持续性损伤性改变，与心肌细胞损伤面积大小相关，多无病理性Q波出现。该患者中性粒细胞比例、CRP升高，心肌酶升高，心电图表现为前壁导联、高侧壁导联ST段压低，心肌炎不除外。但患者近期无明显前驱症状，短时间内心电图ST段的回落及心肌酶谱的迅速升高，不符合心肌炎表现，需要完善心脏超声、胸部X线片、磁共振等辅助检查以协助诊断。

【经验与体会】

主动脉夹层与ACS均可以急性胸痛症就诊，极易出现误诊、漏诊。有二尖瓣脱垂等心血管病变的年轻患者，无明显诱因出现急性胸痛，伴心电图变化及心肌酶谱升高，而无肥胖、吸烟、高脂血症等冠心病常见危险因素时，应及时完善心脏彩超、冠状动脉造影、CTA等辅助检查，有助于冠状动脉痉挛综合征、心肌炎、主动脉夹层等疾病正确而及时的诊断。

【参考文献】

[1] Ingram S J, Mckee G, Quirke M B, et al. Discharge of Non-Acute Coronary Syndrome Chest Pain Patients From Emergency Care to an Advanced Nurse Practitioner-Led Chest Pain Clinic: A Cross-Sectional Study of Referral Source and Final Diagnosis[J]. J Cardiovasc Nurs, 2017, 32（2）: E1-8.

[2] Tsujita K, Yamanaga K, Komura N, et al. Clinical and morphological presentations of acute coronary syndrome without coronary plaque rupture- An intravascular ultrasound study[J]. Int J Cardiol, 2016, 220: 112-115.

[3] Nakai M, Yamasaki F, Mitsuoka H, et al. Myocardial Ischemia in Acute Type A Aortic Dissection: Coronary Artery Dissection and Functional Ischemia[J]. KyobuGeka, 2016, 69（4）: 292-297.

[4] Komatsu M, Takahashi J, Fukuda K, et al. Usefulness of Testing for Coronary Artery Spasm and Programmed Ventricular Stimulation in Survivors of Out-of-Hospital Cardiac Arrest[J]. Circ Arrhythm Electrophysiol, 2016, 9（9）pii: e003798.

（范芳芳　富华颖　周　虹　李广平　王佩显）

2-38　原发性干燥综合征心理和心脏损害

【病例摘要】

患者，女，54岁，主因间断心悸、憋气2月余就诊。上午多发，上楼及饭后加重，无胸背痛、大汗、恶心、呕吐，无发热、咳嗽、咳痰等症状，疑为冠心病曾赴本市某三甲医院行心电图、心脏超声等检查均未见明显异常。上述症状持续存在，因诊断未明遂于2014年8月1日就诊于天津医科大学总医院心脏内科专家门诊。既往无高血压、高脂血症和糖尿病等病史。患者于10余年前出现口干、眼干，特别是猖獗性龋齿等病状，并因阴道干燥、性交疼痛自40岁即终止了性生活。免疫学检查示抗SSA、SSB抗体阳性，遂未进一步做Shimer I试验、角膜染色、涎液流率及唇腺活检等，临床排除其他结缔组织病，故考虑为原发性干燥综合征（primary Sjögren's syndrome，PSS）。嗣后长期服用泼尼松（10～30mg/d）治疗，并且维持至今。

查体：T为36.4℃，P为66次/分，R为18次/分，BP为140/78mmHg。周身皮肤干燥，无皮疹，可见猖獗性龋齿（图2-38-1）。双肺呼吸音粗，未闻及干湿啰音。心音可，HR为66次/分，律齐，各瓣膜听诊区未闻及额外心音及病理性杂音。腹软，无压痛及无反跳痛，肝脾肋下未触及。双下肢不肿。

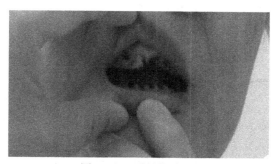

图2-38-1　猖獗性龋齿

心电图（2014年8月11日）：窦性心律，HR为66次/分，未见明显ST-T异常。超声心动（2014年6月18日）：AO为26mm，LA为36mm，LV为47mm，RV为29mm，IVS为9mm，LVPW为9mm，LVEF为62%。超声提示：心脏结构、功能及血流大致正常。

【讨论】

干燥综合征（Sjögren syndrome，SS）是一种以侵犯泪腺、唾液腺等外分泌腺体为主的慢性自身免疫性疾病，又称为自身免疫性外分泌腺体上皮细胞炎或自身免疫性外分泌病。本病以40～50岁中年女性多见，男女比例约为1∶9。其起病隐匿，分为原发性和继发性，后者常继发于系统性红斑狼疮、类风湿关节炎等其他结缔组织病。本病临床症状除有涎腺和泪腺受损而出现口干、眼干外，尚可累及其他外分泌腺及多系统受累的症状，如皮肤、骨骼、肌肉、肺、消化系统、肾、神经及血液系统等[1]，心血管系统受累也有报道。

研究发现干燥综合征心血管系统受累者大多症状不明显，呈亚临床状态，主要通过心电图、超声心动图等检查发现某些非特异性异常，如心电图提示心肌缺血、束支传导阻滞、QT间期延长、室性期前收缩和房性期前收缩等，超声心动图发现无症状性心包炎、肺动脉高压、心脏扩大、心脏瓣膜病变、主动脉扩张、左室舒张和或收缩功能不全等[2~4]。因尚无大型流行病学调查，目前研究上述各症状发病率差异较大，有待进一步证实。同时有研究发现，干燥综合征患者动脉粥样硬化的发生率明显高于普通人群[5、6]，罕有心肌梗死、阵发性室上性心动过速和扩张型心肌病的个案报道[6]，激素及调节免疫治疗后病情可有不同程度好转[7、8]。

　　此病例中，患者出现心悸、憋气，但经心电图、心脏超声检查未发现心脏器质性病变，经详细询问其病史、就医经历及临床症状，考虑为心理压力过大所致焦虑，文献报道牙齿缺失导致的形象受损[9]及性功能障碍[10]均可导致焦虑抑郁的发生。投以劳拉西泮抗焦虑治疗 1 周，同时继续激素、调节免疫等治疗，患者症状逐渐好转。故考虑该病例为原发干燥综合征合并心理疾患[焦虑和（或）抑郁]。从而避免了冠状动脉造影等有创检查，为患者节省了医疗费用。

　　研究发现干燥综合征焦虑抑郁的发病率为 30%～50%，且焦虑抑郁的发生可能与免疫活动激活及细胞因子的释放有关[11]；亦有研究发现此类患者外周血单核细胞 P_2X_7 受体的表达明显增加，P_2X_7 基因（编码 P_2X_7 受体）位于染色体 12q24.31，该区域是抑郁和焦虑障碍的一个重要的遗传区域，提示其可能与情感障碍有关[12]；而同时认知功能障碍、疲劳、疼痛和对疾病的过度关注等亦可促进焦虑抑郁的发生；同时长期服用激素、免疫抑制剂等药物的不良反应[13]在一定程度上直接或间接的影响患者的生活、工作及社交等，从而造成心理负担；同时研究发现原发性干燥综合征患者血液中脱氢表雄酮的下降可能引起情绪障碍及影响性生活质量，进而可能加重焦虑、抑郁[14]；且此病多发生于中年女性，多处于围绝经期，情绪波动大，来自家庭、工作、生活的压力也较大，故更易出现焦虑抑郁等心理疾患。从而导致该疾病的治疗难度较大，需免疫科医师及精神心理科医师共同治疗。

【经验与体会】

　　干燥综合征（SS）一如系统性红斑狼疮（SLE）、类风湿关节炎（RA）等其他结缔组织疾病（CTD），也常侵犯多器官、多组织，且特征性地损害外分泌腺，临床上因眼干、鼻干、口腔干、阴道干而就诊于眼科、耳鼻喉科、牙科和妇科，或因合并慢性肾小管酸中毒而就诊于肾科和骨科，偶也闯入心脏科。其中特别是口干严重影响一日三餐，牙齿损害也影响了面容；阴道干致使性生活时疼痛，以至于中年便终止了性生活，如本例，从而酿成焦虑和抑郁而求助于心理科，因诊断不明常久久拖延造成不可挽回的躯体和精神的痛苦。因此认识本病是很重要的，临床工作需用整合医学的思想和方法去做。

【参考文献】

[1] 中华医学会风湿病学分会.干燥综合征断及治疗指南, 2011, 11（14）: 766-768.

[2] Ye Y C, Zeng Y, Zhu W L, et al. Cardiac manifestations in Sjogren syndrome[J]. Zhonghua Xin Xue Guan Bing Za Zhi, 2008, 36（4）: 327-31.

[3] 王秦, 刘爱武, 付自力. 原发性干燥综合征心脏病变 106 例分析[J]. 临床医药实践杂志, 2005, 8（14）: 573-574.

[4] 尹芳蕊、王永福. 原发性干燥综合征心脏损伤的危险因素研究[J]. 中国全科医学.2013, 8（16）: 2693-2695.

[5] Sezis D M, Karabulut G, Gungor O, et al. Is There an Increased Arterial Stiffness in Patients with Primary Sjögren's Syndrome?[J]. Intern Med, 2016, 55（5）: 455-459.

[6] Chiang C H, Liu C J, Chen P J, et al. Primary Sjögren's Syndrome and the Risk of Acute Myocardial Infarction: A Nationwide Study[J]. Acta Cardiol Sin, 2013, 29（2）: 124-131.

[7] 王福杰, 沈宁阳, 成娟. 以室上速为首发表现的干燥综合征 1 例分析[J]. 中国误诊学杂志, 2009, 4（19）: 2499-2500.

[8] 王海燕, 李琳. 干燥综合征合并扩张型心肌病 1 例报告[J]. 吉林医学 2016, 7（37）: 1834.

[9] Moore R, Brãdsgaard I, Rosenberg N. The contribution of embarrassment to phobic dental anxiety: a qualitative research study[J]. Bmc Psychiatry, 2004, 4（1）: 10.

[10] Schnatz P F, Whitehurst S K, O'sullivan D M. Sexual dysfunction, depression, and anxiety among patients of an inner-city menopause

clinic[J]. J Womens Health, 2010, 19（10）: 1843-1849.

[11] Segal B M, Pogatchnik B, Holker E, et al. Primary Sjögren's Syndrome: Cognitive Symptoms, Mood and Cognitive Performance[J]. Acta Neurol Scand, 2012, 125（4）: 272-278.

[12] Erhardt A, Lucae S, Unschuld P G, et al. Association of polymorphisms in P2RX7 and Ca MKKb with anxiety disorders[J]. J Affect Disord, 2007, 101（1-3）: 159-168.

[13] Xie B, Chen Y, Zhang S, et al. The expression of P_2X_7 receptors on peripheral blood mononuclear cells in patients with primary Sjögren's syndrome and its correlation with anxiety and depression[J]. Clin Exp Rheumatol, 2014, 32（3）: 354-360.

[14] Valtysdottir S T, Wide L, Hallgren R. Mental wellbeing and quality of sexual life in women with primary Sjögren's syndrome are related to circulating dehydroepiandrosterone sulphate[J]. Ann Rheum Dis, 2003, 62（9）: 875-879.

（代红蕾　张美娟　王佩显）

2-39　甲状腺功能减退致可逆性扩张型心肌病

【病例摘要】

患者，女，23岁，6年来反复出现颜面浮肿伴乏力，平日怕冷，常便秘，未予重视，未曾就医。半年前受到惊吓后突发心悸、憋气和头晕，并逐渐加重，伴有咳嗽，偶痰中带血及左侧胸痛。在当地医院诊断为扩张型心肌病，经治疗月余未见好转，遂入住天津医科大学总医院。既往尚健康，智力中等，未曾服药，无结核病史和手术史，月经周期正常，量中等。查体：T为37℃，R为18次/分，BP为90/60mmHg，慢性病容，神情淡漠，动作迟缓。面部虚肿苍白，皮肤粗糙无弹性。浅表淋巴结不大。颈部甲状腺不大。颈静脉充盈。双肺呼吸音粗。心界向两侧显著扩大，心音低钝，心率为86次/分，律齐，心尖部可闻及Ⅲ/6级收缩期吹风样杂音。肝脾未触及，肝颈静脉回流征阴性。双下肢无水肿。双侧腱反射减弱，病理反射未引出。

化验检查：Hb为75g/L，肝肾功能及血糖正常，T_3<50ng/dl（正常值为94.3～250ng/dl），T_4<2ng/dl（正常值为45～148ng/dl），TSH>50μg/dl（正常值为0～10μg/dl），吸碘率6小时为9.1%（显著下降），基础代谢率为–19%，胆固醇为250mg%，三酰甘油为134mg%，LDH为124U/L，AST为77U/L，CK为100U/L，OT（–）。心电图提示低电压，T波低平。胸部X线片示心影扩大。超声心动图示左心增大，左心室壁外粘连伴心肌损害，右心室侧心包存在大量心包积液，提示渗出性缩窄性心包炎。

临床诊断：原发性甲状腺机能减低伴渗出性-缩窄性心包炎。治疗给予甲状腺素片20mg qd替代治疗，5日后患者出现频发室性期前收缩及急性左心功能不全表现，给予对症治疗及甲状腺素片减量至5mg qd，1个月后未再出现室性期前收缩及心功能不全表现。复查Hb为120g/L，胸部X线片正常，超声心动图示左心室壁外粘连消失，少量心包积液。患者临床症状逐渐减轻，病情稳定出院。出院后逐渐增加甲状腺素片剂量，终身替代治疗。

随访过程：4年后随访复查超声心动（图2-39-1）提示左心增大，二尖瓣中度反流，左心室收缩功能减退，中～大量心包积液。26年后随访复查超声心动（图2-39-2）：LA为32mm，LV为47mm，RV为17mm，RA为30mm，IVS为10mm，LVPW为10mm，AO为27mm，PA为19mm，LVEF为66.8%。超声心动图（图2-39-3）提示：主动脉硬化，二尖瓣反流（轻度），三尖瓣反流（轻度），肺动脉瓣反流（轻度），左心室假腱索，左心室顺应性下降。心电图（图2-39-4）提示窦性心律，非特异性ST-T异常，低电压消失。

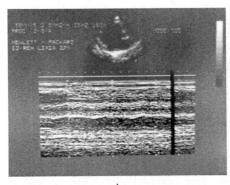 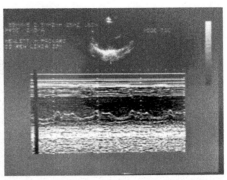

A　　　　　　　　　　　　　　　B

图2-39-1　超声心动图（M型超声）

A.左心房相对增大，主动脉相对变窄、运动幅度减低；B.左心室扩大，室壁运动减弱，二尖瓣前叶曲线运动幅度下降

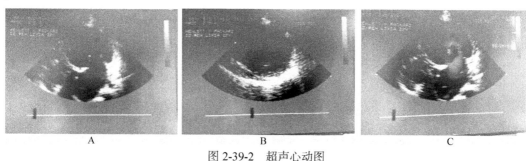

图 2-39-2　超声心动图

A.心尖四腔面可见左心房扩大，左心室扩大呈球形，舒张期二尖瓣开口相对小；B.胸骨旁左心室短轴面近乳头肌水平，可见左心室
明显扩张呈球形，中～大量心包积液；C.心尖四腔面可见左心房、左心室扩大，二尖瓣中度反流

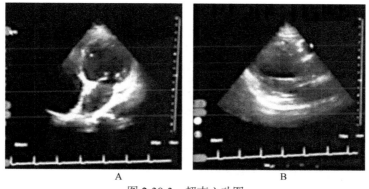

图 2-39-3　超声心动图

A.心尖四腔切面可见左心房不大，左心室稍大，左心室收缩功能良好；B.胸骨旁左心室长轴切面可见左心房不大，左心室稍大，左
心室收缩功能良好，无心包积液

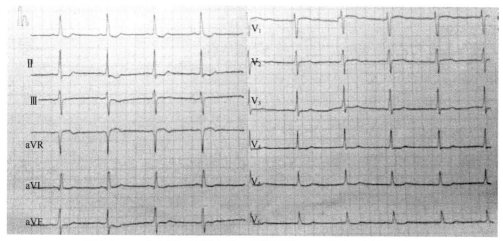

图 2-39-4　心电图：窦性心律，非特异性 ST-T 异常，低电压消失

【讨论】

　　甲状腺功能减退（甲减）是临床上的常见疾病，可引起多种心脏表现，包括传导异常、心包积液、心肌舒缩功能降低、加速冠状动脉粥样硬化等[1]。扩张型心肌病是一种甲状腺功能减退症罕见的表现[2]。甲状腺功能减退时心脏输出量减少，但同时外周需氧量降低，因此单纯性

心力衰竭相对罕见。甲状腺功能减退诱导的心力衰竭的机制尚未完全阐明，包括基因及非基因作用[1]。

有文献评估了一个年轻甲状腺功能减退伴有扩张型心肌病的男性患者。在治疗之前和甲状腺素片治疗9个月期间，对心肌功能的系列评估显示左心室射血分数有显著改善（16%～37%）。左心室舒张末内径为7.8～5.9cm，心脏指数为1.4～2.7L/（min·m²），在甲状腺素片治疗前和治疗后的活检标本测定了编码选定心脏蛋白的mRNAs稳态水平。与非心力衰竭的对照心脏的心肌相比较。这些患者在治疗之前α-肌球蛋白重链mRNA水平显著降低，心房钠尿肽因子mRNA水平显著增高，受磷蛋白mRNA水平降低。所有这些紊乱在正常甲状腺功能被重建后9个月被逆转[3]。

肌联蛋白可能的作用是心脏舒张硬化的重要决定因素。甲状腺功能减退导致一个大肌联蛋白亚型的表达，随着时间的延长而逐渐增加。长期甲状腺功能减退大鼠的单个心肌细胞及肌条，以肌联蛋白为基础的恢复和被动力显著减少，总体肌肉硬度和左心室舒张室壁硬度增加[4]。

在舒张期，生理性变时反应和心肌正常张力依赖于心脏细胞内适当的T_3表达及其对内质网Na^+/K^+-ATP酶和Ca^{2+}-ATP酶的刺激作用。甲状腺功能减退导致左心室舒张功能受损。舒张功能受损导致心脏前负荷降低，血容量减少，变时和变力作用减少，这些均导致心脏输出量降低。舒张功能等容舒张期减慢亦可导致心肌血流受损[5]。

T_3靶标之一是内皮型一氧化氮合酶，它通过作用于血管平滑肌细胞增强外周血管舒张。亚临床甲状腺功能减退患者，腺苷诱导的冠状动脉血流储备显著减少。在严重甲状腺功能减退的患者中，内皮功能受损可能是心力衰竭的一个重要机制[6]。

典型的扩张型心肌病是一种特发性的进行性发展的不可逆性心肌疾病，预后欠佳。相反的，某些病例可能继发于多种原因。如本例然，长期未控制的严重甲状腺功能减退症导致心脏扩大，应用甲状腺素片替代治疗可以显著改善心功能。经26年随访，本文患者甲状腺功能恢复正常，复查彩超可见扩大的心脏几乎恢复正常，心包积液消失。因此，对扩张型心肌病的患者应系统性地检测甲状腺功能以排除甲状腺功能减退症。扩张型心肌病通常在30～40岁出现临床表现。然而，对于年轻患者更需警惕是否伴有甲状腺功能减退症[7]。

【经验与体会】

临床上甲状腺功能亢进常见，表现突出，易于诊断，治疗方法成熟，常合并心房颤动，发生心力衰竭者罕见，心房颤动者或可发生系统性血栓栓塞。与其相反，甲状腺功能减退起病隐袭，常被忽视，甚至医师也可能视而不见，但在有经验医师眼前却"一叶知秋，一图见地"。如未及时治疗迁延日久，可发生甲状腺功能减退性扩张型心肌病，如本例持续数年方被确诊，投以简单便宜的甲状腺素片，终生替代治疗，从扩张型心肌病到基本正常，得到了魔术般的变化。提示它与一般的扩张型心肌病不同，是可逆性的。其所花费用甚低，符合处方的三条原则，即有效、不良反应少、价格便宜，体现了知识和经验就是力量，也看到了它的背后是医德，即"医者仁心"。本例经验提示甲状腺功能减退应早期发现，及时终生替代治疗，还要切记从小剂量开始，欲速则不达。

【参考文献】

[1] Madan N，Tiwari N，Stampfer M，et al. Hypothyroid heart：myxoedema as a cause of reversible dilated cardiomyopathy[J]. Case Reports，2015：bcr2015212045.

[2] Singhai A. A Case Report of Reversible Dilated Cardiomyopathy[J]. Heart India，2014，2（2）：52.

[3] Ladenson P W，Sherman S I，Baughman K L，et al. Reversible alterations in myocardial gene expression in a young man with dilated

cardiomyopathy and hypothyroidism[J]. Proc Natl Acad Sci USA，1992，89（12）：5251-5255.

[4] Wu Y，Peng J，Campbell K B，et al. Hypothyroidism leads to increased collagen-based stiffness and re-expression of large cardiac titin isoforms with high compliance[J]. J Mol Cell Cardiol，2007，42（1）：186-195.

[5] Vargasuricoechea H，Boneloperdomo A. Thyroid Dysfunction and Heart Failure：Mechanisms and Associations[J]. Curr Heart Fail Rep，2017，14（1）：48-58.

[6] Legallois D，Hardouin J，Agostini D，et al. Coronary endothelial dysfunction demonstrated by means of（15）O-labeled water PET/CT in hypothyroid cardiomyopathy[J]. Clin Nucl Med，2013，38（4）：289-291.

[7] Kota S K，Ranjan P，Kota S K，et al. Primary hypothyroidism：uncommon presentation with reversible dilated cardiomyopathy in a young subject[J]. Int J Endocrinol Metab，2012，10（1）：440-443.

（李晓春　崔　丽　张美娟　杨　瑞　林静娜）

2-40　结核性渗出-缩窄性心包炎 1 例

【病例摘要】

患者，男，27 岁，主因间断低热伴心前区疼痛 11 个月就诊。患者于 11 个月前出现间断午后低热、乏力、盗汗，伴心前区疼痛，为顿痛，不剧烈。3 个月后行心脏冠状动脉造影显示心包少量积液，冠脉血管未发现阻塞。8 个月后胸痛加重，并出现胸闷、心悸，行胸部 CT 及 B 超检查发现心包、胸腔、腹腔积液（图 2-40-1、图 2-40-2），疑为"结核性多发性浆膜炎"。转至结核科。既往体健，母亲、外婆均为结核患者。

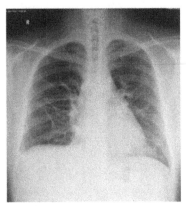

图 2-40-1　胸部 X 线片：心影左缘
可见僵直，疑心包增厚机化

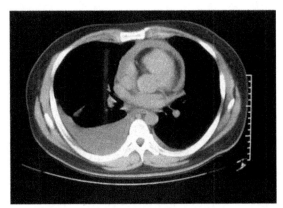

图 2-40-2　胸部 CT：可见心包增厚、心包
积液、双侧胸腔积液

查体：T 为 38℃，P 为 98～110 次/分，R 为 22 次/分，BP 为 114/82mmHg，神志清楚，全身浅表淋巴结未触及肿大。颈静脉充盈。两肺下叩诊浊音，语颤及呼吸音消失，右下肺为主。心律齐，心音低钝，各瓣膜听诊区未闻及额外心音及病理性杂音，未闻及心包摩擦音。未触及奇脉。腹软无压痛，肝脾肋下未触及，肝颈回流征阳性，移动性浊音（-），双下肢无水肿。

辅助检查：血常规示 WBC 为 6.3×10^9/L，N 为 68%，L 为 23%，Hb 为 142g/L，PLT 为 225×10^9/L，肝肾功能未见异常，BNP 为 248.9pg/ml，ESR 为 7.8mm/h，PPD（-），血 TB-tspot（-），风湿抗体、免疫全项及 ANCA（-），甲状腺功能 7 项正常，葡聚糖正常，降钙素原正常。血培养、痰培养（-）。胸腔积液培养未发现真菌及致病菌。胸腔积液结核菌快速培养（3 次）无分枝杆菌生长。胸腔积液病理（3 次）可见较多淋巴细胞（90%），少量间皮细胞（5%），未见肿瘤细胞。

胸腔超声提示右胸腔积液为 5.5cm，左侧为 2.1cm，未见分隔。心脏彩超提示 LVEF 为 67%，左心室后壁心尖部心包见液性暗区，最深为 1.1cm。腹腔超声可见游离液体，左髂窝深 2.9cm。PET-CT（2013 年 12 月 26 日）未见恶性肿瘤征象。胸部增强 CT 未发现肺血管阻塞。

临床诊断考虑渗出-缩窄性心包炎，结核可能性大。给予 HRZE 抗结核治疗 1 个月后，患者胸痛、心悸、呼吸困难逐渐加重，并 2 次出现晕厥，脉压进一步变小，出现颈静脉怒张，肝颈回流征阳性，心率增至 120 次/分，并出现药物性肝损害。胸腔积液较前增多，抽取后为血性胸腔积液。予心脏磁共振检查提示心少量包积液伴有粘连（图 2-40-3）。于 2014 年 1 月 24 日行心包剥脱术治疗。手术所见，壁层心包明显增厚，约 4mm，质韧，无延展性，与双侧胸膜致密粘连，不能分离，心包腔内血性积液伴纤维化，壁层心包增厚，机化程度不一致，局部机化可，形成纤维板，局部嵌入心肌，左心室侧壁脏壁层心包疏松粘连，心脏舒张受限。术后病理诊断：（脏层心包、壁层心包）检材为纤维性囊壁样组织伴透明变性，表面附纤维性渗出物，囊壁内见以淋巴细胞、浆细胞为主的炎细胞浸润，肉芽组织增生，符合缩窄性心包炎。术后患者胸腔液积、腹水消失，心率降至 80 次/分，继续予异烟肼、利福平、莫西沙星及乙胺丁醇，3 个月后改为异烟肼、利福平及乙胺丁醇治疗。总疗程 18 个月患者恢复满意并停药。最后诊断：结核性渗出—缩窄性心包炎。

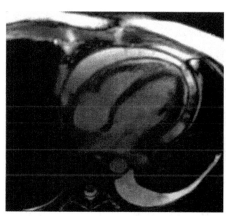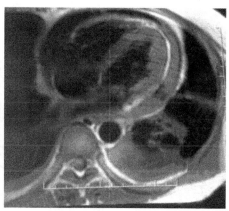

图 2-40-3　心脏磁共振：心包增厚粘连

【讨论】

　　缩窄性心包炎的病因甚多，如感染性甚或化脓性、非特异性心包炎，以及心外科手术后、纵隔放疗后等，在结核病流行地区结核性者最多。据文献和经验提示，只有风湿性极少数病因的心包炎不会缩窄，几乎任何心包炎均可走向缩窄，这其中包括尿毒症和肿瘤等。慢性缩窄性心包炎为慢性炎症过程[1]，累及心包的纤维层和浆膜层两层，进而炎性心包纤维性增厚，心脏舒张期静脉回流血受限而减少，而心脏每搏输出量也因而下降。

　　结核性心包炎是结核分枝杆菌侵犯心包而引起心包脏层壁层的炎症而产生的一系列临床症状。结核性心包炎多发生于 30～50 岁年龄组，占心包疾病的 40%～60%，占缩窄性心包炎的 90%。随着液体的吸收，蛋白质和纤维形成条索，在心包腔内造成分隔，纤维组织沉积于心包壁层和脏层使其粘连，其结果为心包腔闭塞导致缩窄性心包炎，心包可厚至 3～5mm，甚至 10mm。心包可发生钙化，钙化和纤维瘢痕可紧紧包绕压迫心脏及大血管。

　　缩窄性心包炎患者的症状和体征源于病理、生理或血流动力学的异常造成的右心衰竭和左心衰竭搏出量下降等相应的改变：①颈静脉怒张：临床上最明显者在于上腔静脉阻塞综合征，其次是本综合征，右心衰竭为第三位。②Kussmaul 征：因为右心的静脉库在胸腔外，所以吸气时胸腔呈负压，把外周静脉血吸引回向右心，然而心包缩窄甚或钙化，室内被固定，不能接纳增加的回心血量，淤积在颈静脉，使之怒张更加明显，称为 Kussmaul 征。一般用肉眼即可见到，近期笔者发现可用超声扫描颈总静脉，定量测定呼吸与血管直径的变化，甚为明显。③奇脉：吸气时收缩压下降 >10mmHg 时可出现，俗称"吸停脉"，其机制可因吸气时回右心血量增多，又因心包受限，右心血液把室间隔推向左侧，阻碍了左心室充盈，致左心室每搏输出量下降，所表现奇脉或称为"吸停脉"。④缩窄性心包炎：典型的听诊表现是心包叩击音，为舒张早期（比 S3 稍早，为一高调音），因左心室快速充盈突然受限心肌或心包震动而形成[2]。

缩窄性心包炎随访心电图研究显示，手术前常见的心电图发现有心房颤动、P 波异常、QRS 电轴右偏、传统导联 QRS 综合波低电压及 T 波倒置。心包切除术后部分患者 P 波异常恢复为正常，T 波改变恢复至正常，QRS 综合波电压一般均增加及大部分患者 QRS 电轴移至左侧[3]。

超声心动图可能发现心包增厚、僵硬、钙化等，舒张早期室间隔向左侧移动称为间隔反跳，体静脉淤血扩张，多普勒超声示吸气时比呼气时二尖瓣 E 峰速率增加（血流呼吸变异）≥25%。应用组织多普勒测定二尖瓣环内环，可发现其 e 速度≥9 cm/s 是确诊缩窄性心包炎并区分限制性心肌病的患者最特异的参数。结合室间隔弹跳和内侧 e 速度≥9cm/s，以及内侧 e/外侧 e≥0.91，具有高度敏感和特异性，具有非常好的预测价值[4]。

CT 可发现心包增厚、心包钙化及上下腔静脉扩张，均可提示缩窄，还能用于排除其他肺动脉高压及右心衰竭原因，尤其是急性或慢性肺动脉栓塞及潜在的肿瘤病变导致的缩窄。心血管磁共振成像（CMR）是可确诊缩窄性心包炎的一项影像学检查。它可以用于排除其他原因导致的右侧心力衰竭，如肺动脉高压或者心肌梗死，明确心包是否引起缩窄并且与限制性心肌病鉴别[5]。

抗结核治疗是结核性心包炎的主要治疗方法，其化疗的原则是早期、联合、适量、全程。抗结核药物分组：第一组为异烟肼、利福平、乙胺丁醇、吡嗪酰胺、利福布汀、利福喷汀；第二组为卡那霉素、阿米卡星、卷曲霉素、链霉素；第三组为莫西沙星、左氧氟沙星、加替沙星；第四组：乙硫异烟胺、丙硫异烟胺、环丝氨酸、特立齐酮、对氨基水杨酸；第五组：氯法齐明、利奈唑胺、阿莫西林、克拉维酸钾、亚胺培南、贝达喹啉、德拉马尼。选药原则：首选第一组，四药联合。当不能耐受或有过敏时，依次选用二、三、四组药物。有耐药依据时，据药敏结果选择，但方案必须包含 3 个杀菌药。MDR XDR 时要 5～7 种药联合应用。50 岁以上患者尽量不选用氨基糖苷类，以免损伤听力。疗程为 18 个月。强化期为 3 个月，巩固期为 9 个月。

结核性缩窄性心包炎多发生在治疗的 1～2 年后，此时结核已不活动。此时行心包剥脱术，心包病理很少见到肉芽及干酪，可以见到纤维组织，几乎都能见到透明样变。

几乎所有的走向缩窄的结核性心包炎病例均需要外科手术进行心包切除治疗，心包切除术目前仍然是被认为是唯一有效的治疗。心包切除术后继续抗结核药物治疗[1]。对于缩窄性心包炎手术的临床资料进行回顾性研究显示住院死亡率为 2.1%，晚期死亡率为 23.4%。随访 1 年、5 年和 10 年的存活率分别为 91%、85%和 81%。肿瘤性疾病、心排血量减少、需要再次手术的病例死亡率增高[6]。

【经验与体会】

在发达国家，结核性缩窄性心包炎的诊断有时是困难的[1]，因为其症状和体征多是非特异性的，而且诊断又常需要临床高度怀疑存在，在发展中国家流行的地方，结核性缩窄性心包炎常见，诊断相对容易，我国则介于两者之间。本书中，老年医师曾经见过治疗后也可死亡者，对于青年医师应警惕。我国结核包括肺结核及肺外结核，如结核性脑膜炎、肾结核，甚至肾上腺结核导致肾上腺皮质功能减退症也有发生（如本书中有 1 例），腹腔结核、骨结核、心包结核曾经风行一时，现在几乎成了少见病，因此对于青年医师而言，应该汲取历史的教训，对结核病不能掉以轻心，以防止其死灰复燃之趋势。这正是本书中有此 1 例之匠心也。

【参考文献】

[1] Basak R K，Aftabuddin M，Adhikary A B，et al. A Case Report of Tubercular Constrictive Pericarditis[J]. University Heart J，2015，10（1）：42.

[2] Contreras-Gutiérrez V H. Biventricular heart failure secondary to calcified tuberculous constrictive pericarditis: a case report and review[J]. Revista Mexicana De Cardiol, 2016, 27 (2): 95-100.

[3] Avgoustakis D, Lazarides D, Athanasiades D, et al. The Electrocardiogram in Constrictive Pericarditis before and after Radical Pericardectomy[J]. Chest, 1970, 57 (5): 460.

[4] Alkharabsheh S, Qamruddin S, Kumar A, et al. Echocardiographic Diagnosis of Constrictive Pericarditis: Applying the Mayo Clinic Criteria[J]. J Am Soc Echocardiogr, 2016, 29 (6): 87.

[5] Gary T, Aamir A, Francisco A, et al. Tuberculous Constrictive Pericarditis[J]. Res Cardiovasc Med, 2015, 4 (4): 290-292.

[6] Biçer M, Özdemir B, Kan İ, et al. Long-term outcomes of pericardiectomy for constrictive pericarditis[J]. J Cardiothorac Surg, 2015, 10 (1): 177.

（李　丽　张美娟）

2-41 妊娠期高血压疾病性心脏病

【病例摘要】

例1：患者，女，48岁，主因孕3产1孕31⁺²周，发现血压升高1月余，呼吸困难2周，水肿加重1⁺周，咳嗽咳痰7日，于2016年9月7日入院。患者平素体健，否认高血压、心脏病史。孕早期血压正常。孕期定期产检，2016年8月9日（孕27⁺¹周）外院产检（安静状态下测量）BP为140/70mmHg，平时无特殊不适，未予特殊治疗，嘱随诊。2016年8月24日（孕29⁺²周）间断夜间憋气，外院检查BP为164/93mmHg，双下肢水肿（+），尿蛋白（-），予拉贝洛尔50mg tid 口服。2016年8月30日（孕30⁺¹周）自觉夜间阵发性呼吸困难较前加重，偶有憋醒，坐起后缓解，日间活动轻微受限，检查BP为178/94mmHg，水肿（++），尿蛋白（+），予口服拉贝洛尔100mg tid 口服，规律服药至今，每日自测血压，BP控制在140/70mmHg～150/90mmHg，心内科随诊，进行相关诊治。2016年9月6日（孕31⁺¹周）再次就诊，自觉咳嗽咳痰，白痰，量少，轻度活动后憋气、呼吸困难，无发热、寒战、胸痛等症状，检查BP为154/81mmHg，水肿（+++），尿蛋白（++），行UCG等化验检查，UCG（2016年9月7日）示左心房为38mm，左心室为54mm，右心房为43mm，右心室为34mm，室间隔厚度为11mm，E/A为0.9，EF为62%，心包积液（少量）二尖瓣反流（中度），三尖瓣反流（轻度），主动脉瓣反流（轻度），肺动脉瓣反流（轻度），肺动脉高压（T1法估测PASP为47mmHg）。白蛋白为26g/L，BNP为540pg/ml，动脉血气分析示pH为7.47，PCO_2为28mmHg，PO_2为69mmHg。收入院进一步治疗。

入院查体自主体位，口唇无发绀，BP为170/90mmHg，HR为87次/分，双肺呼吸音粗，散在呼气相哮鸣音，右肺上叶可及吸气相哮鸣音，双肺底可及小湿啰音。心音有力，HR为87次/分，各瓣膜听诊区未闻及病理性杂音，P₂＞A₂。双下肢水肿（+++）。入院诊断：①孕3产1孕31⁺³周；②RSA；③重度子痫前期；④心功能Ⅲ级（NYHA分级）；⑤呼吸系统感染；⑥肺动脉高压；⑦瘢痕子宫。

入院后予密监胎心胎动，心电监护，完善相关化验检查，低流量氧气吸入，硫酸镁解痉，地塞米松促胎肺成熟，拉贝洛尔及乌拉地尔降压，头孢呋辛抗感染，呋塞米利尿治疗后，咳嗽咳痰及活动后呼吸困难症状较前缓解，BP为147/79mmHg，HR为84次/分，BNP为453pg/ml。虽病情好转，但考虑患者重度子痫前期，心功能不全，于2016年9月9日行子宫下段横切口剖宫产术，平车入手术室后，术前病情突然加重，诉胸闷、憋气、咳白色泡沫痰，端坐呼吸，查体示BP为218/108mmHg，P为101次/分，R为35b次/分，SpO_2为85%，双肺满布呼气相哮鸣音，闻及小湿啰音，考虑心力衰竭，立即予呋塞米10mg入壶，氢化可的松100mg入液，10分钟后症状未缓解，血氧低至70%，伴烦躁，予毛花苷C 0.2mg静脉推注，3分钟后症状未缓解，予乌拉地尔2ml静脉推注降压，后血氧渐回升达90%，呼吸困难相关症状逐渐缓解。立即予全麻下行子宫下段横切口剖宫产术，剖一女活婴，评分为7-8-8分，体重为2050g，术程顺利，术中出血300ml，补液量为800ml，尿量为600ml。术毕BP为206/87mmHg，HR为86次/分，R为16次/分，SpO_2为94%。因病情危重，术后转入SICU继续加强治疗，予营养支持、乌拉地尔+硝酸异山梨酯降压、依诺肝素抗凝、硫酸镁解痉、毛花苷C强心、托拉塞米+呋塞米利尿、缩宫素促宫缩、白蛋白纠正低蛋白血症、氨溴索止咳化痰、奥美拉唑抑酸、氯化钾缓释片补钾等对症支持治疗，术后3日内日出入量保持负平衡（入量为1500～2500ml，出量为 4200～5300ml）。痰培养：草绿色链球菌，考虑肺感染予头孢呋辛抗感染治疗。术后 3 日转回产科病房。术后 7 日病情平稳出院。

例 2：患者，女，29 岁，末次月经为 2016 年 9 月 12 日，预产期为 2017 年 6 月 19 日，主因孕 1 产 0 孕 30^{+4} 周，发现血糖升高 5 个月，发现血压升高 1 个月，胸闷、憋气 3 日，加重 1 日于 2017 年 4 月 14 日入院。患者 1 个月前产检发现血压升高，为 151/87mmHg，尿蛋白（+），水肿（+++），就诊于外院，给予拉贝洛尔 100mg tid 口服降压治疗，血压控制在 140/100mmHg～150/110mmHg，无头晕、头痛、恶心、呕吐，无视物模糊等不适。3 日前感胸闷、憋气，尚可平卧，并自行缓解，无头晕、头痛、恶心、呕吐及视物模糊等不适，未予重视。自觉胸闷、憋气症状明显加重，不能平卧 1 日，伴恶心，无呕吐、头晕、头痛、视物模糊等不适，就诊于我院急诊，查 BP 为 197/122mmHg，HR 为 120 次/分，SpO_2 为 89%；产科 B 超示宫内孕，单胎，臀位，死胎，羊水少；超声心动示左室壁弥漫性运动障碍，左心室收缩、舒张功能减低，左心室射血分数为 29%；上腹 B 超：未见明显异常；血气分析：pH 为 7.07，PCO_2 为 62mmHg，PO_2 为 75mmHg，K 为 5.4mol/L，BNP 为 4250pg/ml，AST 为 65μ/L，Cr 为 154μmol/L，急诊收入院行进一步诊治。入院诊断：①孕 1 产 0 孕 30^{+4} 周。②死胎。③心脏病：围产期心肌病？妊娠期高血压疾病性心脏病？心力衰竭。④重度子痫前期。⑤呼吸衰竭。⑥酸中毒。⑦妊娠期糖尿病。⑧肥胖症。

入院后即转入重症监护病房，纠正酸中毒，吸氧，予硫酸镁解除血管痉挛、乌拉地尔降压、毛花苷 C 强心、呋塞米利尿、单硝酸异山梨酯扩血管等治疗，评估病情，病情好转，患者孕 30^{+4} 周，死胎，心力衰竭，肝肾功能尚可，与家属商议分娩方式，同意经阴道引产，于 2017 年 4 月 15 日始予米非司酮口服（共 150mg）引产，于 2017 年 4 月 17 日，7：23 阴道分娩一女死婴，1200g，产时出血 50ml，分娩顺利。产后予强心、利尿、扩血管等对症治疗，于 2017 年 4 月 18 日转回产科，病情平稳，血压逐渐下降。

超声心动（2017 年 4 月 14 日）：左心增大，左室壁运动普遍减弱，二尖瓣反流（轻度），左心室收缩功能下降，心包积液（微量）。左心室射血分数为 29%。左心房前后径为 43mm，左心室舒张末期前后径为 55mm。超声心动（2017 年 4 月 18 日）示左心增大，心包积液（少量）。左心室射血分数为 56%。左心房前后径为 33mm，左心室舒张末期前后径为 55mm。

【讨论】

妊娠期高血压疾病是妊娠期特有疾病，以妊娠 20 周后出现高血压、蛋白尿、水肿为特征，并伴有全身多脏器损害。妊娠期高血压疾病时外周小动脉痉挛，血压升高，外周阻力增加，心肌收缩力和射血阻力（心脏后负荷）增加，心排血量减少，血流动力学改变多为低排高阻。血管内皮损伤，通透性增加，血管内液进入细胞间质，导致心肌缺血，间质水肿。肺血管阻力增加，肺动脉高压，肺水肿，严重时导致心力衰竭。妊娠期心力衰竭易发生的三个时段：孕 32～34 周，分娩期及产后 3 日内[1]。

心脏的泵血功能不仅依赖于自身结构完整性、能量及血液供应充沛、良好的心肌收缩和舒张功能，同时还要求有适当弹性的血管床和适当血容量相匹配，构成和谐的循环系统。妊娠期较非妊娠期呈现一种高排低阻的血流动力学状态的改变，心排血量增加 35%，孕期的大动脉的容受性增加，从而降低心脏后负荷。但高龄孕妇这种血流动力学的适应性改变较困难。年龄对于心血管系统的最重要影响是使其逐渐丧失适应性，随着年龄的增长，血管壁对于血管内皮倚赖性的血管反应性呈下降趋势，因此导致收缩期心脏和血管树的低容量[2]。心肌的容受性丧失会导致每搏输出量下降，继而舒张期主动脉血流减少。这种年龄效应导致患者心脏舒张功能下降。当患者合并妊娠期高血压疾病时，外周血管阻力增加，收缩及舒张功能均受影响，从而更易发展为心力衰竭[3、4]。例一患者为高龄产妇，48 岁，既往无高血压、心脏病史，患者自妊娠27 周出现血压逐渐升高，妊娠 29 周出现间断夜间憋气，阵发性呼吸困难等症状，此后早期心力衰竭症状逐渐加重，虽然患者射血分数尚可，心率不快，但心脏舒张功能下降，围手术期由于精神紧张、应激状态、低蛋白血症、肺感染等原因致血压急剧升高、心率增快，此时外周血管阻力较大，心脏泵血功能下降，且患者高龄，心肌容受性下降，心脏舒张功能下降，疲劳的心脏不能适应血容量及后负荷增加，导致心功能恶化，发生心力衰竭。

妊娠期高血压疾病性心脏病[5]的诊断：既往无慢性心脏病及高血压病史，在妊娠期高血压疾病的基础上，合并贫血、低蛋白血症，患者出现明显水肿、体重增长过快，在妊娠晚期、分娩期及产后 10 日内发生的以心肌损害为特征的心力衰竭症候群。

妊娠期高血压疾病性心脏病与围生期心肌病鉴别要点[6]。围生期心肌病是指既往无心血管系统病史，发生于妊娠最后 3 个月或产后 5 个月内的不明原因的心脏扩大和心功能衰竭，为扩张型心肌病。①发病时间：围生期心肌病发生于妊娠最后 3 个月或产后 5 个月内；而妊娠期高血压疾病性心脏病，发生在妊娠 20 周后，产后 10 日内。②病理生理：妊娠期高血压疾病性心脏病是在全身小动脉痉挛基础上，冠状动脉痉挛致心肌缺血，点状出血或局限性坏死；围生期心肌病心肌纤维变性、断裂、心肌纤维化、心肌无坏死及血管改变。③临床表现：妊娠期高血压疾病并发心力衰竭，常合并高血压、水肿、蛋白尿，在妊娠期高血压疾病的基础上发生的，心脏扩大并不显著，也少有严重的心律失常；围生期心肌病无显著的高血压、水肿、蛋白尿，心脏扩大或出现严重心律失常。④超声心动图：围生期心肌病心腔扩大，主要以左心房、左心室扩大为主，少数患者出现全心扩大，搏动普遍减弱，左心室射血分数减低。左心室舒张末径＞5.0cm（女性）或左心室舒张末期内径＞2.7cm/m^2（体表面积），左心室射血分数＜45%和（或）左心室缩短分数＜30%。而妊娠期高血压疾病性心脏病无严格诊断标准。⑤恢复时间：妊娠期高血压疾病超声心动图提示的心脏改变半数可在产后 12 日～2 个月恢复正常；而围生期心肌病心脏改变常需要 6 个月时间，甚至更长到 1～2 年。如在妊娠期高血压疾病基础上并发围生期心肌病，两者同时存在。

例 2 患者为妊娠 30$^+$周，是在妊娠期高血压疾病基础上发生的心力衰竭，分娩前超声心动提示左心增大，左室壁运动普遍减弱，左心室射血分数仅为 29%。最高血 BNP＞5000pg/ml。不能完全除外围生期心肌病。但产后 1 日超声心动图示左心增大，左心室射血分数为 56%。左心房前后径为 33mm，左心室舒张末期前后径为 55mm。患者心功能及超声心动图恢复较快表现来看，较符合妊娠期高血压疾病性心脏病。

妊娠期高血压性心脏病的处理[7]。对妊娠期高血压性心脏病的治疗，除一般的镇静、解痉、降压外，还应加用利尿及扩血管药，一旦发生心力衰竭，处理应迅速、果断而正确。其治疗原则是降低心脏前后负荷，增强心肌收缩力，控制心力衰竭后及时终止妊娠。终止妊娠方式大多以剖宫产终止，但估计短时间内可结束分娩者，或估计胎儿不能存活、死胎，严密监测下可阴道分娩，第二产程需尽量缩短，必要时产钳助娩。

【经验与体会】

1. 出入量管理　肺淤血、体循环淤血及水肿明显者应严格限制饮水量和静脉输液速度。保持每日出入量负平衡，为 500ml，严重肺水肿者水负平衡为 1000～2000ml/d，甚至可达 3000～5000ml/d，以减少水钠潴留，缓解症状。因此，对于妊娠期高血压性心脏病的患者，扩容需谨慎，量出而入，并严密观察有无急性左心衰竭的征兆。产后 3 日，尤其 24 小时内仍是心力衰竭的好发期。应加强生命体征监护，控制补液量和补液速度。病例一患者术前2日应用地塞米松促胎肺成熟，且每日出量小于入量，合并肺感染，加重肺水肿导致心力衰竭。

2. 术前评估　对患者年龄，心脏前负荷（左心室舒张末期容积、中心静脉压和肺动脉楔压），后负荷（外周血管阻力），心率等生命体征进行充分评估。应尽可能地早期发现，并给予充分的解痉、降压、扩容、利尿治疗，以解除血管痉挛、降低心脏后负荷，同时改善心肌供血、供氧状况。注意患者情绪及应激状态使血压升高而诱发心力衰竭[8]。

3. 终止妊娠时机及方式　一般心力衰竭控制后应及时考虑终止妊娠。不必拘泥于传统的心力衰竭控制后24～48小时才考虑终止妊娠。如病情危险，心力衰竭控制不稳定，如例1，一边继续扩张血管、强心、利尿等治疗继续改善心功能，一边剖宫产终止妊娠。

妊娠期高血压疾病性心脏病终止妊娠方式大多以剖宫产终止，但不能一味均行剖宫产终止妊娠，例2患者孕30周，死胎，为第一胎，有再生育要求，在镇静、解痉、利尿、扩血管等改善心力衰竭症状同时，给予米非司酮引产，入院后48小时经阴道顺利分娩，心力衰竭得到有效改善。

【参考文献】

[1] 2014中国心力衰竭防治指南要点[J]. 实用心脑肺血管病杂志，2014，（8）：98.

[2] 乔宠，王德智.高龄妊娠与妊娠期高血压疾病[J]. 中国实用妇科与产科杂志，2006，22（10）：736-739.

[3] 章小维，郭明彩，杨慧霞.高龄初产对妊娠结局的影响[J]. 中国实用妇科与产科杂，2005，22（2）：50-51.

[4] Conti E，Zezza L，Ralli E，et al. Growth factors in preeclampsia：a vascular disease model.A failed vasodilation and angiogenic challenge from pregnancy onwards?[J]. Cytokine Growth Factor Rev，2013，24（5）：411-425.

[5] 路畅，王欣.妊娠期高血压疾病合并心力衰竭的临床分析[J]. 医学综述，2013，19（2），364-366.

[6] 王雁，王翚，魏俊，等.围生期心肌病和妊娠期高血压疾病性心脏病患者的鉴别诊断要点探讨[J]. 中国妇产科临床杂志，2012，13（2）：100-103.

[7] Tibaarwa K，Sliwa K. Peripartum cardiomyopathy in Africa：challenges in diagnosis，prognosis and therapy[J]. Prog Cardiovasc Dis，2010，52（4）：317-325.

[8] Ponikowski P，Voors A A，Anker S D，et al. 2016 ESC Guidelines for the diagnosis and treatment of acute and chronic heart failure：The Task Force for the diagnosis and treatment of acute and chronic heart failure of the European Society of Cardiology（ESC）. Developed with the special contribution of the Heart Failure Association（HFA）of the ESC[J]. EurJ Heart Fail，2016，18（8）：891-975.

（李增彦　高晓丽）

2-42　围产期心肌病合并子痫前期 1 例

【病例摘要】

患者，女，34 岁。因孕 1 产 0 孕 36 周，双胎，发现血压升高 2 个月，水肿 1 个月，心慌、憋气 2 周，咳嗽 1 周于 2014 年 2 月 16 日 11：00 收入院。患者 2 个月前产检发现血压升高，最高达 142/95mmHg，尿蛋白（-），无头痛、头晕及视物不清，未予治疗。定期产检血压波动于 130/90mmHg～150/100mmHg。近 1 个月出现双下肢水肿，逐渐加重出现腹壁水肿。近 2 周夜间出现胸闷、憋气，劳累后气短，休息后可缓解，自认为双胎所致，未治疗。近 1 周出现咳嗽，无咳痰，咽痛，无发热寒战，仍未治疗。1 日前就诊，BP 为 145/95mmHg，尿常规示尿蛋白（+++），尿潜血（++）；血生化检查示血浆白蛋白为 28g/L，尿素氮为 9.8mmol/L，肌酐为 168μmol/L。门诊以"孕 1 产 0 孕 36 周，双胎妊娠，重度子痫前期，肾功能不全"收入院。

体格检查：BP 为 150/90mmHg，HR 为 110 次/分，R 为 24 次/分。轻度发绀，颈静脉怒张。心脏叩诊左界位于第 Ⅱ 肋间 4cm，第 Ⅲ 肋间 5cm，第 Ⅳ 肋间 7cm，第 Ⅴ 肋间 10cm；右界位于第 Ⅱ 肋间 3cm，第 Ⅲ 肋间 3cm，第 Ⅳ 肋间 4cm。心律齐，未闻及明显病理性杂音；双肺闻及湿啰音。妊娠腹型，腹壁水肿，肝脾触不满意，双下肢指凹性水肿。产科情况：宫高为 40cm，腹围为 120cm，胎心为 142/132 次/分，无宫缩，胎膜完整。B 超提示甲孩体重为 3000g，羊水高为 56mm，S/D 为 1.82。乙孩体重为 2500g，羊水高为 76mm，S/D 高为 2.15。

辅助检查：实验室检查示 BNP 为 2750pg/ml↑；血生化为 CK 245U/L↑，CK-MB 为 85U/L↑，TNT 为 0.068ng/ml，复查血浆白蛋白为 19g/L↓，尿素氮为 12mmol/L↑，肌酐为 190mmol/L↑，尿酸为 699μmol/L↑，肝功能正常；血常规正常；CRP 为 2.45mg/dl↑，CT 为 23.62ng/ml↑。心电图：窦性心动过速，HR 为 110 次/分（图 2-42-1）。超声心动图：左心室收缩、舒张功能减低；左心室射血分数为 37.5%；左心扩大：左心房舒张末前后径为 39mm，左心室舒张末前后径为 52mm；室壁弥漫性运动障碍；肺动脉高压（轻度），为 37mmHg；心包积液（微量）；二尖瓣反流（轻度），三尖瓣反流（轻度），肺动脉瓣反流（轻度）（图 2-42-2）。

入院诊断：①孕 1 产 0 孕 36 周。②双胎妊娠。③重度子痫前期。④肾功能不全。⑤心脏病：围产期心肌病？妊娠期高血压性心脏病？肺动脉高压（轻度）；心功能 Ⅲ 级（NYHA 分级）。⑥上呼吸道症状感染？诊治经过：告病危，予心电、血压、血氧、胎心监护，左侧卧位、吸氧、硫酸镁解痉、乌拉地尔降压扩血管、呋塞米利尿以减轻心脏负荷等治疗。因重度子痫前期，心功能 Ⅲ 级，肾功能不全，于 2014 年 2 月 16 日，16：00 硬膜外麻醉下行剖宫产术，产两活女婴，体重分别为 3100g、2600g，阿氏评分均为 9-10-10 分。手术顺利，术中出血 500ml。术后病情危重转入 ICU 治疗，给予硫酸镁解痉、乌拉地尔降压、那曲肝素钙抗凝、补充白蛋白、毛花苷 C 强心、托拉塞米利尿、奥美拉唑抑酸，以及抗炎、祛痰、纠正水电解质平衡、计出入量等治疗，于 2014 年 2 月 19 日由 ICU 转回产科。患者仍诉胸闷、憋气、咳嗽、咳痰，HR 为 120 次/分，复查 BNP 为 3290pg/ml，超声心动图提示左心室收缩、舒张功能减低：射血分数为 40%；左心扩大：左心房舒张末前后径为 40mm，左心室舒张末前后径 53mm；室壁弥漫性运动障碍；肺动脉高压为 42mmHg；心包积液（少量），二尖瓣反流（轻度），三尖瓣反流（中度），肺动脉瓣反流（轻度）。继续给予强心、利尿、扩血管、抗凝等治疗未好转。于 2014 年 2 月 22 日转入心内科，继续给予强心、利尿、扩血管、抗凝等治疗，1 个月后好转出院。随诊病情逐渐好转，心功能恢复正常，1 年后复查超声心动图提示心室收缩、舒张功能正常，射血分数为 65%，左心房舒张末前后径为 30mm，左心室舒张末前后径为 45mm。

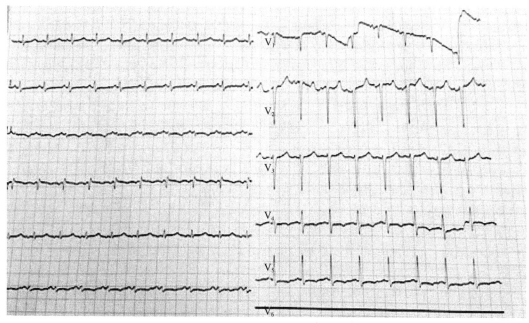

图 2-42-1　心电图：窦性心动过速，心率为 110 次/分

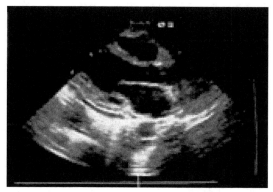

图 2-42-2　超声心动图：左心扩大、左心室收缩、舒张功能减低

【讨论】

　　该患者于妊娠晚期（孕 34 周）时出现逐渐加重的心功能不全的症状，表现为胸闷、憋气，不能平卧、劳累后气短、咳嗽等症，HR 为 110 次/分，查超声心动图示左心室收缩、舒张功能减低，LVEF 仅为 37.5%，伴左心扩大，室壁弥漫性运动障碍，肺动脉高压（37mmHg），伴有瓣膜关闭不全；查 BNP 明显升高，达 2750pg/ml，符合妊娠晚期充血性心力衰竭的诊断。同时，患者还并有血压轻-中度升高 2 个月，BP 可达 150/100mmHg，浮肿（+++），蛋白尿，轻度肾功能不全、心功能不全，符合重度子痫前期的诊断，故在诊断早期考虑为重度子痫前期、心力衰竭，原因为妊娠高血压性心脏病或围产期心肌病可能性较大，给予解痉、降压、利尿等药物治疗，并及时剖宫产终止妊娠。在术后 ICU 病房继续给予解痉、降压、抗凝、补充白蛋白、强心、利尿、抑酸、抗炎、祛痰等治疗 3 日，患者病情无明显缓解。如果是妊娠高血压性

心脏病导致心力衰竭的患者，在终止妊娠后心功能应该逐渐好转。但该患者在 3 日后转入普通产科病房后，胸闷、憋气、咳嗽、咳痰等症持续存在且有加重趋势；复查 BNP 进一步升高（3290pg/ml），超声心动图提示左心室收缩、舒张功能减低，射血分数为 40%，左心扩大，室壁弥漫性运动障碍，肺动脉高压（42mmHg）。检查提示心力衰竭较终止妊娠前无好转，继续强心、利尿、扩血管等治疗无明显好转，故考虑为围产期心肌病，转入心内科继续治疗 1 个月后方好转出院，随诊 1 年左心室直径及功能恢复正常。心力衰竭症状在妊娠终止后无明显好转，在产褥期加重，好转缓慢，迁延 1 年康复，也是围产期心肌病一大特点。

对于心力衰竭发生于妊娠晚期或产后数月内的患者，如经超声心动图证实左心室收缩功能减低，应考虑是否为围产期心肌病；因本病的诊断为除外性，故需要进一步检查除外其他可引起心力衰竭的疾病。本例为双胎妊娠、子痫前期，均为围产期心肌病的高危因素，妊娠前无高血压、心脏病及甲状腺功能亢进等病史。妊娠晚期及围手术期心脏负荷加重、浮肿、低蛋白血症、肾功能不全、心肌损伤、感染等导致其出现心力衰竭症状。由于围产期心肌病及妊娠高血压性心脏病在发病机制、相关症状、体征及辅助检查结果有相似和互为因果之处，故在发病早期往往难以鉴别，但随着病情进展，尤其在产后，妊娠高血压性心脏病大多在产后能迅速缓解，而围产期心肌病可以在妊娠晚期或产后数月内发病，且大多在产褥期发病，病情恢复缓慢，迁延数月甚至 1～2 年，应该引起重视。

围产期心肌病（peripartum cardiomyopathy，PPCM）是一种与妊娠相关的疾病，自 19 世纪末逐渐被人们关注，既往身体健康的妊娠妇女，在妊娠晚期及产后 6 个月出现急性心力衰竭，排除其他心血管疾病，定义为围产期心肌病。随着对该疾病的不断认识，对该病的发生时间做出修改，2010 年欧洲心脏病学会心力衰竭工作组将本病定义为：妊娠晚期或产后数月内出现的特发性心肌病，以左心室收缩功能减低并引起心力衰竭为主要表现，LVEF＜45%，伴或不伴左心室扩张，须除外其他可引起心力衰竭的疾病[1]。

PPCM 的发病机制尚不明确，目前认为与炎症、病毒感染、自身免疫、氧化应激、泌乳素及遗传因素有关。研究发现高危因素有多产、多胎妊娠、高龄产妇、长时间使用缩宫素、非洲裔及妊娠高血压疾病。此外，吸烟、营养不良、可卡因滥用、低社会经济地位、肥胖等也被认为与该病相关，但需要大规模临床研究进一步证实[2]。本例为双胎妊娠，并发子痫前期，具有PPCM 的高危因素。

PPCM 临床表现轻重不一，轻者仅有心电图的 T 波变化而无症状，重者呈难治性心力衰竭甚至死亡。发生在妊娠晚期或产后数月，出现心悸、呼吸困难、咳嗽、端坐呼吸、乏力和外周水肿等心力衰竭相关症状，1/3 患者有咯血、胸痛、腹痛现象，偶可见恶性心律失常或心源性猝死。由于妊娠期及产褥期的患者呈高凝状态，可出现血管栓塞，如肺栓塞、脑栓塞等相关症状。查体示心脏扩大，心脏搏动弱而弥散，心尖区可闻及病理性第 3 心音或奔马律；可有由于心脏扩大相对二尖瓣、三尖瓣相对关闭不全而致的收缩期反流性杂音；双肺听诊有散在湿啰音，颈静脉怒张、肝大、下肢水肿，血压可增高、正常或偏低[3]。妊娠晚期或产后出现上述症状体征的患者应高度警惕此病。有助诊断的相关检查以下几点。①超声心动图：对该病的诊断颇有帮助，也可有助于排除先天性心脏病、心瓣膜病和其他心脏病。超声心动图显示心腔扩大、搏动普遍减弱，左心室射血分数减低，可见附壁血栓，可有二尖瓣、三尖瓣轻度反流。②心电图：改变缺乏特异性，常见非特异性 ST-T 波改变，T 波低平或倒置，Q-T 间期延长，异常 Q波，均提示心肌损害、左心室增大。心律失常以室性期前收缩多见，也可见左束支传导阻滞，但心房纤颤发生率较低，有别于其他类型扩张性心肌病。③血浆 BNP：BNP 全称为 B 型脑钠肽，是一种由心室释放的心脏神经激素。BNP 主要在心室壁合成，在血液中含量极少，只有当心室容积增加和压力增大时，室壁张力升高并超负，才能迅速刺激其大量合成并分泌入血。BNP 随着心功能衰竭的加重而升高，而随心功能好转，BNP 水平与心功能分级呈正相关，与左心室射血分数呈负相关。可见 BNP 在诊断围产期心肌病上有一定的特异性，是筛选围产期心肌病，评估其心功能分级的一个极好的手段[4]。

PPCM 与妊娠高血压性心脏病的鉴别：妊娠期高血压性心脏病是在重度子痫前期的基础上发生的以心肌损害为特征的心力衰竭症候群，是妊娠期高血严重并发症，重度子痫前期患者中约 4% 发生此病，约占妊娠合并心脏病的 5%，是全身和局部因素共同作用的结果。其发病机制是全身小动脉痉挛导致外周阻力增加及冠状动脉痉挛导致心肌的缺血缺氧性损伤，即低排高阻型心力衰竭。鉴别要点[5、6]为以下几点。①发病时间：PPCM 发生在妊娠晚期或产后数月，而妊娠期高血压性心脏病并发于妊娠期高血压疾病，故发生在妊娠 20 周以后，产后则主要发生于 10 日内。②心脏的基本病理改变不同：前者则为心肌纤维化、断裂、心肌纤维化，无血管改变；后者为冠状动脉缺血性改变，冠状血管可有微血栓形成，使心肌缺血、缺氧，间质水肿，发生心功能不全。③临床表现：两者均以急性左心衰竭为主，前者可无显著的高血压，但心脏扩大显著，可伴有严重的心律失常，严重时可有全心衰竭；后者多伴严重的高血压，心脏有轻度扩大，严重的心律失常较少见；终止妊娠后，前者可持续较长时间，而后者多在妊娠终止 3 日后可显改善。④超声心动图：前者左心室扩大明显或全心增大，室壁运动普遍减弱。而后者以左心扩大为主，且程度较轻，可见左心室壁肥厚，伴有左心室收缩功能和（或）舒张功能受损。⑤BNP：PPCM 的 BNP 水平高于妊娠期高血压性心脏病，可能的解释是调节 BNP 分泌的张力感受器分布于所有的心肌细胞上，而相对于妊娠期高血压性心脏病来说，PPCM 不仅可以累及左心，还可累及右心，且左心室功能减退更明显，导致心腔内张力增加，从而使 BNP 的分泌明显上升。⑥ECG：除窦性心动过速、ST-T 改变以外，PPCM 患者还可以合并其他的心律失常，与妊娠期高血压性心脏病相比，PPCM 患者心电图改变更复杂，与 PPCM 的心脏病变更严重相符合。

PPCM 的治疗与其他病因引起的心力衰竭的治疗大致相同，治疗选择主要依据患者的临床症状及心力衰竭严重程度。常用的心力衰竭治疗方案仍是利尿、强心、扩血管，药物的选择应注意避免影响胎儿或婴儿的发育；PPCM 患者处于高凝状态，特别是在妊娠期及产后 6~8 周内，较易发生血管栓塞，因此需要持续抗凝，抗凝药物选择肝素及低分子肝素；心力衰竭患者易并发肺感染，故需要抗感染治疗；由于 16kDa 的泌乳素片段可能参与了本病的发生与发展，对于产后期患者，应建议避免哺乳[7]。

对于妊娠期患者，分娩方式和时机的选择取决于患者的临床状态。对于血流动力学不稳定的患者应及时终止妊娠，可减轻心脏负担。对于临床情况稳定者，建议自然经阴道分娩，不稳定者则应选择剖宫产。多数 PPCM 患者的心力衰竭分娩后可有不同程度的改善，预后好于非缺血性心肌病或扩张性心肌病。现有研究报道其病死率为 1.4%~30.0%。不同研究报道，经常规抗心力衰竭治疗后，左心室收缩功能恢复正常的发生率为 23%~78%，左心室收缩功能的恢复多发生于治疗后 6 个月内。影响预后的因素：研究显示，非洲裔、哺乳、产后晚期起病、延迟诊断、血清肌钙蛋白升高、血浆 BNP 浓度显著升高、起病时左心室舒张末内径较大（>5.5cm）、LVEF 较低（<35%）及左心室血栓形成是本病预后不良的危险因素。本病患者再次妊娠后有复发风险，对于 LVEF 未恢复正常的患者，应避免再次妊娠。

【经验与体会】

围产期心肌病是妊娠晚期或产后数月内出现的特发性心肌病，以左心室收缩功能减低并引起心力衰竭为主要表现，LVEF＜45%，伴或不伴左心室扩张，须除外其他可引起心力衰竭的疾病，尤其在子痫前期患者并发难治性心力衰竭是要注意是否是围产期心肌病。做到早诊断、早治疗是良好预后的关键。

【参考文献】

[1] Sliwa K，Hilfiker-Kleiner D，Petrie M C，et al. Current state of knowledge on aetiology，diagnosis，management，and therapy of peripartum cardiomyopathy：a position statement from the Heart Failure Association of the European Society of Cardiology Working Group onperipartum cardiomyopathy[J]. Eur J Heart Fail，2010，12（8）：767-778.

[2] 杜贺，史承勇. 围生期心肌病的研究进展[J]. 心血管病学进展，2015，36（1）：30-33.

[3] 围产期心肌病. 中华妇产科学[M]. 3 版. 人民卫生出版社，2004，（ISBN978-7-117-17190-8）：550-551.

[4] 麦丽逢. 血浆 BNP 与 CRP 在围产期心肌病早期诊断中的价值[J]. 医学信息，2013，26（2）：401.

[5] 王雁，王娶，魏俊等. 围生期心肌病和妊娠期高血压疾病性心脏病患者的鉴别诊断要点探讨[J]. 中国妇产科临床杂志，2012，13（2）：100-103.

[6] 单书繁. 妊娠期高血压疾病性心脏病的诊断与治疗[J]. 中国妇幼保健，2007，22（8）：1029-1030.

[7] Sliwa K，Blauwel L，Tibazarwa K，et al. Evaluation of bromocriptine in the treatment of acute peripartum cardiomyopathy：a proof-of-concept pilot study[J]. Circulation，2010，121（13）：1465-1473.

（余丽敏　李增彦）

2-43　妊娠合并肺动脉高压

【病例摘要】

患者，女，29岁。因孕2产1，孕29^{+1}周，憋气1月余，加重20日，咳嗽伴不能平卧3日，于2014年7月31日就诊于急诊。患者早孕期产检未发现异常，于1月余前渐出现憋气，平卧时为著，不伴咳嗽、咳痰、胸痛，自行休息后可缓解。20日前，憋气症状加重，就诊于当地二级医院，行超声心动图检查，提示右心增大，主动脉扩张，三尖瓣中重度反流，肺动脉瓣中度反流，肺动脉高压（48mmHg），建议住院治疗，其自行离院。2014年7月31日因憋气症状明显加重，伴咳嗽、不能平卧于我院急诊就诊，行心电图示窦性心动过速，行超声心动图检查，提示肺动脉高压，为100mmHg（间接估测法），右心增大，右心房61mm，右心室53mm，右室壁运动减弱，主肺动脉及下腔静脉增宽，右心收缩功能下降，三尖瓣重度反流，少量心包积液，EF为53%。BNP为583 pg/ml。行肺ECT检查，提示双肺代谢均匀，可除外肺栓塞。因病情重，收入院治疗。患者既往无心肺疾患史，不吸烟，否认家族心脏病、肺病史。

入院查体：BP为109/68mmHg，HR为109次/分，P为21次/分，$SpO_2$95%，双颊绯红，口唇无发绀，颈静脉无充盈怒张，双肺呼吸音清，肺动脉瓣区可闻及舒张期反流性杂音，腹软，肝脾肋下未触及，肝区无叩痛，肝浊音界无下移，移动性浊音（-），双下肢水肿（+）。动脉血气分析：pH为7.49，PCO_2为17mmHg，PO_2为67mmHg，BE为-3.5mmol/L。血常规：WBC为7.39×10^9/L，Hb为122g/L，WBC为7.39×10^9/L。凝血功能正常。入院诊断：①孕2产1，孕29^{+1}周；②肺动脉高压（重度）；③心功能不全心功能Ⅲ级（NYHA分级）；④瘢痕子宫。

入院后予利尿、法舒地尔降肺动脉压等治疗，持续吸氧，患者渐可平卧，但胸闷、憋气等症状无明显缓解。于2014年8月3日转入SICU病房，加强上述治疗，并请全院专家会诊，考虑若病情有所缓解，可加用抗凝治疗；若病情继续加重或持续控制不良，建议手术终止妊娠。于2014年8月3日，15：00患者突发病情加重，喘憋明显，不能平卧，并出现规律宫缩。复查血气分析，pH为7.54，PCO_2为26mmHg，PO_2为60mmHg，BE为-5.4mmol/L；BNP为3161pg/ml。考虑病情进展、临产，与家属共同决定行剖宫产术。于手术室全麻后出现血压下降，最低降至80/40mmHg，立即给予肾上腺素升压，强心，改善循环药物，5分钟后好转，手术顺利，娩一男婴，800g，出生Apagr评分为4-3-2，转儿科后抢救无效死亡。术后继续SICU积极治疗，持续利尿、抗凝、法舒地尔降肺动脉压，半个月后心功能恢复至Ⅱ级而出院。术后1年复诊，无明显自觉症状，超声心动肺动脉压力降至30mmHg，右心功能、室壁运动基本恢复正常。

【讨论】

此病例特点为患者肺动脉压水平在原有肺动脉高压基础上因妊娠而进行性加重。患者初期发现时并未重视，未积极治疗。妊娠期不同于非孕期，妊娠期特有的血循环状态可能使肺动脉压力增高，此患者入院前20余日疾病进展迅速，原有症状加重，多次复查超声心动，肺动脉压逐步升高，虽入院后积极利尿、降肺动脉压治疗，但疗效不明显，最终因出现不可控性心力衰竭表现，手术终止妊娠。术后又经过较长时间的后续治疗，病情才逐渐稳定。随访术后1年，预后良好。

妊娠合并肺高血压（pulmonary hypertension，PH）是一种少见但严重的疾病，孕产妇死亡率达30～35%[1]，随孕周增加，常呈进行性发展，严重威胁母儿生命。肺动脉高压可由多种心、肺或肺血管本身疾病引起，以肺血管阻力进行性升高为主要特征，可致右心负荷增大，右心功能不全，肺血流减少，最终导致患者心力衰竭而死亡。因此，肺高血压的早期诊断、早期治疗尤为重要。但因其早期右心功能不全的临床表现轻，不易引起重视，常导致就医晚，预后差。此患者首次就诊时即为重度肺动脉高压，为后续救治困难原因之一。

2010年《中国肺高血压诊治指南》将PH分为5大类，包括PAH（肺动脉高压）、左心疾病相关性PH、呼吸系统疾病或低氧血症相关的PH、慢性血栓或栓塞性或两者并存性PH及其他疾病引起的PH。其中与妊娠关系最为密切的为肺血管病变，如肺血栓栓塞症、羊水栓塞、胶原血管病等。

孕妇血容量于妊娠8周开始逐渐增加，妊娠中期增长迅速，至孕32～34周时达峰值，此后直至分娩呈平稳状态，平均血容量增加在35%～50%，其个体差异很大，某些孕妇仅少量增加，而有些孕妇增加近一倍，分娩后2～4周血容量恢复正常。而且自妊娠20周开始至妊娠32～34周，心排血量明显增加，平均增加达40%。近足月妊娠时，每次心每搏输出量减少，需要以心率增快作为代偿。这些因素在原有心脏疾患的基础上可使肺动脉高压进一步恶化，使无症状的心脏病肺动脉高压患者出现症状，使症状轻者逐渐加重，甚至发生心力衰竭。

妊娠是肺动脉高压的可能相关因素，其原因主要是孕期母体循环血容量增多，尤其孕晚期可增加50%[2]，肺循环血量明显增加，而肺血管床面积不能相应增加引起肺动脉高压。且妊娠是一种生理性高凝状态，特别是孕晚期时子宫-胎盘循环中发生生理性血管内凝血，可造成远端肺小动脉的血栓形成，反复广泛肺小动脉栓塞可直接引起肺动脉高压。另外由于心血管现代医疗技术的提高和药物的应用，使患先天性心血管病和风心病的妇女得以结婚并有了妊娠的机会，该类患者多伴肺动脉高压。而妊娠特有的血流动力学改变会加重肺动脉高压，使无症状患者出现症状，使肺循环压由轻度变为重度[3]。妊娠特殊的免疫状态对肺动脉高压发生和发展也起到特殊作用。

此患者既往无相关病史及家族史，超声心动可除外先天性心血管病及风心病，原发性肺动脉高压可能性大，仍需进一步随访及检查。

肺动脉高压患者妊娠期易发生低氧血症，可影响胎儿生长发育，甚至出现宫内窘迫及新生儿窒息。低体重儿、早产（包括医源性早产）及新生儿窒息的发生率较高。此患者即为医源性早产，新生儿因早产及慢性宫内缺氧，出生后救治无效死亡。

分娩期低氧血症可导致宫缩乏力，常引起产程延缓及停滞,宫缩乏力性产后出血也较多见。有些PH患者可能形成广泛肺动脉血栓，而肺栓塞是构成PH孕产妇死亡的主要原因之一。产后由于腔静脉压下降，可以立即发生一过性静脉回流增加，有时可导致心室充盈压、心每搏输出量及心排血量增加从而临床上加重PH。

超声心动图是孕期诊断心脏病肺动脉高压首选的手段。肺动脉高压时超声心动图示右心室肥大、扩张、收缩力降低、三尖瓣关闭不全，同时可测量肺动脉压力。胸部X线片和磁共振成像对心脏病肺动脉高压的诊断有价值，心脏导管检查可直接测量肺动脉的压力，但孕期均受到一定限制。胸部X线片、心电图出现异常往往病情已非早期。此外，有创的心脏导管检查可准确测定肺血管血流动力学变化。肺通气/灌注扫描可辅助诊断慢性栓塞性肺动脉高压。

鉴于妊娠合并肺动脉高压的孕产妇死亡率高，因此凡肺动脉高压患者应于孕前积极治疗原发病，如先天性心脏病、严重二尖瓣狭窄的手术治疗，结缔组织病的激素治疗等。无论原发还是继发，确诊的肺动脉高压尤其重度者应属妊娠禁忌[4]。意外妊娠可在早孕期镇痛下终止。此原则应作为宣教及孕前、孕期咨询的重要内容。坚持妊娠或妊娠期才发现的肺动脉高压应根据原发病性质、心功能级别、肺动脉高压程度和妊娠周数综合分析，评估可否继续妊娠。轻度者，孕期加强动态监护，积极预防和治疗心力衰竭，争取延长至孕32周，有望获得良好的围产结局。孕期监护中一旦发现病情恶化，心力衰竭难以控制应及时终止妊娠。为缩短血流动力学剧烈变化的时间，减轻宫缩、疼痛、分娩等引起的氧需求增加，孕中期、晚期均以剖宫产结束分娩为宜。麻醉一般建议采用对血压、心率影响较小的连续硬膜外阻滞[5]，特殊情况下也可应用全麻。肺、脑栓塞也常并发于该症产褥期，应用抗凝、溶栓药物如低分子肝素、华法林等有利于预防并发症及降低孕产妇死亡。此患者采用的麻醉方式为全麻，可能因对血流动力学影响较大，造成患者一度呼吸及心率抑制，血压降低，若改用硬膜外麻醉更为稳妥。

【经验与体会】

肺动脉高压是一种逐渐进展的严重疾病，妊娠时的血流动力学改变可加重原有的心肺疾患和肺动脉高压，导致母体和胎儿的不良妊娠结局。早期诊断和风险评估是改善患者预后的基本措施。妊娠合并心脏病伴肺动脉高压治疗困难，治疗选择应当考虑到妊娠妇女的特殊性，预判疾病发展的速度，常规治疗对于妊娠期肺动脉高压者可能收效甚微，必要时应及时终止妊娠。希望通过多学科专家的早期诊断和恰当治疗，提高母婴生活率，改善妊娠结局。

【参考文献】

[1] Meng M L, Landau R, Viktorsdottir O, et al. Pulmonary Hypertension in Pregnancy：A Report of 49 Cases at Four Tertiary North American Sites[J]. Obstet Gynecol, 2017, 129（3）：511-520.

[2] Pieper P G, Lameijer H, Hoendermis E S, et al. Pregnancy and pulmonary hypertension[J]. Clin Obstet Gynaecol, 2014, 28（4）：579-591.

[3] Sliwa K, Van H I M, Budts W, et al. Pulmonary hypertension and pregnancy outcomes：data from the Registry of Pregnancy and Cardiac Disease（ROPAC）of the European Society of Cardiology[J]. Eur J Heart Fail, 2016, 18（9）：1119-1128.

[4] Duarte A G, Thomas S, Safdar Z, et al. Managemen of pulmonary arterial hypertension during pregnancy：a retrospective, multicenter experience[J]. Chest, 2013, 143（5）：1330-1336.

[5] Sen S, Chatterjee S, Mazumder P, et al. Epidural anesthesia：A safe option for cesarean section in parturient with severe pulmonary hypertension[J]. J Nat Sci Biol Med, 2016, 7（2）：182-185.

（李　洁　李增彦）

2-44 以孤立性心包积液为表现的 Meigs 综合征 1 例

【病例摘要】

患者，女，44 岁，因气紧 8 日入院。入院前 8 日，患者无明显诱因出现气紧，无畏寒、发热，无咳嗽、咳痰，无胸闷、胸痛，无发热、盗汗，无恶心、呕吐、心悸、黑矇等不适。症状活动后加重，休息可减轻，患者于当地医院就诊，考虑"急性上呼吸道感染"，予"氨咖黄敏口服液"等治疗，症状缓解不明显。2 日前气紧症状加重，遂来我院就诊，行超声心动图检查提示"大量心包积液"，故收入院继续治疗。患者发病以来，饮食睡眠可，二便正常，体重无明显变化。

体格检查：生命体征平稳，双肺呼吸音清，未闻及干湿啰音。心脏相对浊音界向双侧扩大，心音遥远、低钝，HR 为 74 次/分，律齐，各瓣膜未闻及杂音。腹部查体未见明显异常。脊柱及四肢无畸形，双下肢无水肿。

辅助检查：血常规、尿常规、便常规、凝血功能、血生化、心肌损伤标志物、B 型利钠尿肽、输血前全套、甲状腺功能、自身免疫抗体谱、红细胞沉降率、C 反应蛋白均未见异常；结核杆菌多种抗体、T 淋巴细胞斑点试验、PPD 试验均（－），血清肿瘤标志物示肿瘤相关抗原 125（CA125）为 356.97 U/ml（参考值＜35U/ml）。超声心动图示心脏各心房心室大小正常，左心室射血分数为 65%，心包腔大量积液；肝胆胰脾超声未见异常。胸部 CT 示肺部未见确切占位、感染迹象，心包腔大量积液，胸膜腔未见积液（图 2-44-1A、B）。排除禁忌证后，行心包穿刺引流，见心包积液为红色、浑浊样，黏蛋白定性（＋）；送检生化试验示氯为 109.5mmol/L、葡萄糖为 7.5mmol/L、总蛋白为 51.4 g/L、白蛋白为 30.9 g/L、乳酸脱氢酶为 565.8 U/L、腺苷酸脱氨酶为 19.64 U/L；心包积液肿瘤标志物示 CA125 为 212.7 U/ml。

诊疗经过：住院期间先后行 10 次心包积液脱落细胞学检查均未查见肿瘤细胞，行 8 次心包积液细菌、真菌、结核杆菌涂片及培养检查均（－）；结核杆菌 γ-干扰素释放试验（－）。不排除患者为特发性心包积液，给予糖皮质激素诊断性治疗 1 周后，患者心包积液仍持续生成，遂停止用药；患者住院期间（31 日）心包共引流出积液 2450ml。因病情不明，转胸外科在胸腔镜下行心包活检，也未查见肿瘤征象。后行全身 PET/CT 检查（图 2-44-1C、D、E），结果示左侧附件区域团块状影，FDG 代谢轻度活跃，结合血清 CA125 升高，考虑卵巢肿瘤可能。再次转妇科行肿瘤切除术，术后病理及免疫组化提示"卵巢纤维瘤"，腹腔冲洗液液基制片未查见癌瘤细胞。术后患者心包积液发生速度迅速下降，3 日后心包积液基本消失，拔除引流管，随访至今，心包未见积液征象，复查血清 CA125 为 12 U/ml。最终诊断：①左侧卵巢纤维瘤，Meigs 综合征；②大量心包积液。

【讨论】

1937 年 Meigs 等[1]报道了 7 例合并有胸腔积液和（或）腹水的卵巢纤维瘤病例，当肿瘤被切除后，患者胸腔积液、腹水迅速消失。此后类似病例报道逐渐增多，并被正式命名为 Meigs 综合征（Meig's syndrome）。该疾病属妇科肿瘤的临床少见合并症，其诊断标准：①不明原因浆膜腔积液，抗炎等治疗无效；②卵巢存在纤维瘤或类似的良性肿瘤（纤维上皮瘤、泡膜细胞瘤、颗粒细胞瘤、硬化性间质瘤）；③卵巢肿物切除后胸腔积液、腹水症状迅速消失。该患者临床诊治过程与病情转归与 Meigs 综合征特点相一致，但其病程中始终未出现胸腔积液及腹水，此类患者应归于 Meigs 综合征的特殊类型，也或仅仅是其疾病早期改变，目前尚无定论。

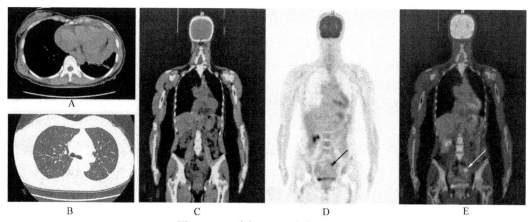

图 2-44-1　胸部 CT 及全身 PET-CT

A.提示大量心包积液，未见胸腔积液；B.未见占位、感染征象；C、D、E.全身 PET-CT 提示左侧附件区域团块状影，FDG 代谢异常

活跃，考虑卵巢肿瘤

Meigs 综合征导致胸腔积液、腹水或心包积液的机制，迄今尚未形成机制尚无统一认识。目前文献报道多集中于以下方面[2]。①积液由肿瘤本身直接分泌：卵巢纤维瘤内可形成囊肿并伴有间质水肿，肿瘤产生的多余的水分混入腹腔。②卵巢肿瘤压迫导致淋巴管回流障碍、渗出增加；虽有研究佐证以上两种假说的正确性，但却无法解释胸腔积液及心包积液成因。③Meigs 综合征患者的胸腔积液以右侧胸膜腔多见，故有人推测认为胸腔积液可能是腹水经过横膈淋巴管或经先天性裂孔进入胸腔所致。④作为女性内分泌系统来源的肿瘤，卵巢纤维瘤等虽为良性病变，但可能分泌诸如 IL-6、IL-8、TNF-α 等炎症因子，后者作用于腹膜、胸膜及心包后引起渗出增加。因浆膜腔积液发生机制尚不明确，故其液体既可以是渗出液，也可以是漏出液。本例患者心包积液即为渗出液，推测可能与上述第 4 类机制相关。

本例患者诊治过程中，曾一度考虑为结核或肿瘤所致，但多次结核排查及心包活检结果均为阴性，故考虑特发性心包积液，并诊断性予以糖皮质激素冲击治疗。究其误诊、误治原因，可能与以下因素有关：①Meigs 综合征的浆膜腔积液主要表现为胸腔积液、腹水，累及心包并合并有大量心包积液者极为罕见，目前全球仅见数例报道[3~6]，而本例以孤立性心包积液为主症者，在国内尚属首次报道。因发病率低，诊治经验缺乏、鉴别诊断思维受限而致误诊。②该患者病理检查及免疫组化提示左侧卵巢纤维瘤，但其血清及心包液内 CA125 水平明显升高，该特点更倾向于恶性肿瘤，加之患者多次肿瘤脱落细胞学检查均为阴性，故建议行心包活检。像本例一样伴有 CA125 水平升高并在肿瘤切除后逐渐恢复正常的 Meigs 综合征较为罕见，国内仅见数例散在报道，Medline 数据库中也仅 40 余例[7]，故临床对此特殊类型的 Meigs 综合征警惕性不高。③CA125 是卵巢上皮细胞表达或起源于苗勒氏组织中的一类高分子量糖类蛋白抗原决定簇，作为肿瘤标志物，其特异性较差，除用于指导卵巢疾病的诊疗及随访监测外，尚可见于结核性心包炎、充血性心力衰竭等，对 CA125 升高的临床意义认识偏颇，也是导致误诊为特发性心包积液并予以激素治疗的重要原因之一。

【经验与体会】

Meigs 综合征患者 CA125 升高的原因，目前仍不甚清楚，多数学者认为并非是卵巢纤维瘤本身所致，可能与肿瘤、腹水、炎症及肿瘤分泌的相关激素对腹膜的机械和化学刺激进而使得其间皮细胞的高表达有关,因此对于 CA125 升高的患者,应结合多种影像学检查综合判断。Castellucci 等[8]研究发现,^{18}F-FDG PET/CT 检查对于良恶性卵巢肿瘤的鉴别诊断敏感性、特异性和准确性分别为 87%、100% 和 92%,但其研究也提示卵巢肿瘤直径<5mm 者 PET/CT 的假阴性率增高。Eun 及 Kubota 等[9、10]则认为 ^{18}F-FDG 对纤维型肿瘤组织也具备较高亲和力,故用来鉴别卵巢纤维瘤及其他恶性肿瘤并不具备 100% 的特异性。本例患者 PET/CT 检查即提示纤维瘤处 FDG 浓集,其最终定性诊断仍有赖病理及免疫组化检查。因 Meigs 综合征在卵巢肿瘤切除后,浆膜腔积液可随之消退,故对于不明原因胸腔积液、腹水及心包积液的患者,影像学检查又提示卵巢占位时,应建议尽早外科手术治疗。

综上,对于浆膜腔积液的患者,应拓宽鉴别诊断思路,警惕 Meigs 综合征等少见病因,方能减少误诊误治。

【参考文献】

[1] Meigs J V, Cass J W. Fibroma of the ovary with ascites and hydrothorax.With a report of seven cases[J]. Am J Obstet Gynecol, 1937, 33(2): 249-267.

[2] Krenke R, Maskey-Warzechowska M, Korczynski P, et al. Pleural Effusion in Meigs' Syndrone-Transudate or Exudate: Systematic Review of the Literature[J]. Medicine, 2015, 94(49): e2114.

[3] Okuda K, Noguchi S, Narumoto O, et al. A case of Meigs' syndrome with preceding pericardial effusion in advance of pleural effusion[J]. BMC Pulm Med, 2016, 16(1): 71.

[4] Arnáiz-García M E, González-Santos J M, López-Rodriguez J, et al. Meigs-like syndrome presenting as cardiac tamponade[J]. Rev Port Cardiol, 2013, 32(6): 547-548.

[5] Qaisar S, Osman F, Pitt M. Resolution of pericardial effusion after removal of ovarian fibroma--a Meigs'-like syndrome[J]. J R Soc Med, 2005, 98(7): 313-314.

[6] Al-Khafaji M N, Ahmed S. Meig's syndrome with massive pericardial effusion, bilateral pleural effusion and ascites[J]. Br J Cardiol, 2005, 12(5): 394-395.

[7] Sofoudis C, Kouiroukidou P, Louis K, et al. Enormous ovarian fibroma with elevated Ca-125 associated with Meigs' syndrome. Presentation of a rare case[J]. Eur J Gynaecol Oncol, 2016, 37(1): 142-143.

[8] Castellucci P, Perrone A M, Picchio M, et al. Diagnostic accuracy of 18F-FDG PET/CT in characterizing ovarian lesions and staging ovarian cancer: correlation with transvaginal ultrasonography, computed tomography, and histology[J]. Nucl Med Commun, 2007, 28(8): 589-595.

[9] Eun S L, Tae-Sung K, Chong W Y, et al. A Case of Meigs' Syndrome: The 18F-FDG PET/CT Findings[J]. Nucl Med Mol Imaging, 2011, 45(3): 229-232.

[10] Kubota R, Kubota K, Yamada S, et al. Microautoradiographic study for the differentiation of intratumoral macrophages, granulation tissues and cancer cells by the dynamics of fluorine-18-fluorodeoxyglucose uptake[J]. J Nucl Med, 1994, 35(1): 104-112.

(孔令秋 伍 洲 许 勇)

2-45 骨质疏松与心脏疾患

【病例摘要】

患者，女，82 岁，主因腰背疼痛 5 年余，加重 2 周入院。患者入院前 5 年逐渐出现腰痛症状，伴有驼背，身高变矮，约 5cm，不伴肢体抽搐的症状，无肾结石病史，无慢性腹泻史，无糖皮质激素使用史，无明显外伤史。患者否认冠心病病史，否认高血压、糖尿病病史。自觉体力下降，伴有活动后气短，无明显心前区疼痛。

查体：BP 为 120/65mmHg。神志清楚，自动体位，驼背畸形，口唇微绀，双肺未闻干湿啰音，HR 为 70 次/分，律齐，心尖部可闻及 Ⅲ/6 级吹风样杂音。腹软无压痛，肝脾未及肿大。双下肢无浮肿。生理反射存在，各病理反射未引出。

辅助检查：血常规正常；血钙为 2.28mmol/L，血磷为 0.97mmol/L，碱性磷酸酶为 66U/L，钾为 3.82mmol/L，钠为 132mmol/L，氯为 97mmol/L，甲状旁腺素为 34.2，25-羟维生素 D 为 17nmol/L，血糖为 5.6mmol/L，胆固醇为 5.2mmol/L，三酰甘油为 1.3mmol/L。心电图未见异常；心脏超声检查：二尖瓣钙化，二尖瓣关闭不全伴反流，射血分数为 50%；骨密度检查：第 1～4 腰椎 T 值为 3.4，股骨颈为 2.6，全髋为 2.8。

【讨论】

骨质疏松症是一种以容易发生骨折为特征的全身性骨病。身高变矮和驼背是骨质疏松常见的临床表现。骨质疏松的发生和发展与钙磷代谢有着密切的联系。钙磷也对全身多种器官产生着影响，其中也包括心脏。有研究表明心脏疾患与骨质疏松之间也有着千丝万缕的联系[1]。

骨质疏松对心脏产生影响有两个原因：一是造成骨质疏松的因素对心脏也有作用，二是骨质疏松骨折对心脏的影响。

骨质疏松与心脏疾病存在共同的影响因素。钙、维生素 D 摄入量减少会导致甲状旁腺激素（PTH）、降钙素等调钙激素水平升高，PTH 升高会使破骨细胞数目增多及功能增强，促进骨吸收，导致血钙升高，血钙会在软组织中发生沉淀而导致钙化。有学者研究发现，老年退行性心瓣膜病患者的钙、磷水平均明显高于正常者，由此推测老年退行性心瓣膜病可能与钙、磷的代谢紊乱有关[2]。Stetenelli 等[3]在其研究中发现，原发性甲状旁腺功能亢进患者中主动脉瓣钙化和二尖瓣环钙化所占比例分别为 46% 和 39%，两者混合病变占总体的 25%。其原因是血钙升高导致主动脉瓣或二尖瓣钙化。有研究显示[4]，在钙化的主动脉瓣中，会出现异位钙化、骨重构，可分离出成熟的板层骨组织，骨桥蛋白、骨钙素、护骨因子等骨调节蛋白的水平会升高，骨桥蛋白有促进细胞增殖、黏附和促进组织纤维化的功能，有平滑肌细胞和巨噬细胞趋化性，是骨形成标志物之一，它可以调节钙化过程，可能与矿物质沉积有关。抗骨质疏松治疗可能减少心脏瓣膜的钙化，有研究显示双膦酸盐治疗骨质疏松的同时可以减少老年人心脏瓣膜的钙化[5]。

骨质疏松对心脏的影响来自脊柱的驼背畸形，多节段的脊柱压缩骨折将造成胸廓变形，即脊柱的后凸畸形。一旦发生脊柱后凸畸形，根据其程度的不同，可能给患者身体机能带来种种影响。这种骨质疏松引起的脊柱压缩骨折，早期由于疼痛，无法站立和行走，不得不卧床休息，使各种并发症接踵而至；晚期则可能发展为胸腰段或腰段的后凸畸形。这时候由于躯干弯曲导致腹部脏器挤压及肋缘限制，将引起膈肌压迫，最终出现胸腔容积减小，减小的胸腔容积会影响心脏的收缩与舒张功能。如胸廓畸形致主动脉扭曲时，会造成右心房及三尖瓣变形，严重的驼背还会造成左心室流出道阻塞，从而影响左心室血流动力学的改变[6]。对一组进行性肌营养不良的患者进行的研究表明，左心功能与脊椎的形态密切相关，驼背对左心室功能有着明显的影响，而伴有胸椎畸形的患者容易出现二尖瓣的脱垂，查体时在心脏部位容易听到杂音[7]。

　　Conde 报道了 1 例 86 岁的老年女性，因为多节的椎体压缩骨折出现严重的主动脉扭曲，造成严重的主动脉瓣的狭窄，而患者既往检查显示，在未出现脊柱压缩骨折时，这类症状并未出现[8]。2011 年 Claudius 报道了 1 例 79 岁的老年女性，由于骨质疏松造成严重的驼背畸形，继而出现直立位的低氧血症，表现为呼吸困难，斜坡位症状好转，患者有限制性的通气障碍，卵圆孔未闭，存在由右向左分流现象，右心房压正常，经食管超声显示突出的静脉瓣导致卵圆孔分流的血流方向发生了改变，造成患者低氧血症的发生，这种情况在没有驼背的卵圆孔未闭的患者是不会出现的，此例患者经介入治疗，封闭了卵圆孔，症状得到了改善[9]。严重的驼背也可能对心脏超声检查产生影响，Chuah 报道了 1 例因呼吸困难入院的驼背妇女，进行超声检查时发现右心房有一团块状肿物，经食管超声检查发现是由于下腔静脉瓣突入右心，造成了误诊[10]。

　　造成骨质疏松和心脏疾患者产生密切联系的原因还有骨质疏松发病与高龄、糖尿病、性腺功能低下、低钙饮食、肝肾功能异常、长期卧床等因素密切相关，而在老年退行性心瓣膜病的危险因素中也主要有年龄、高血压、糖尿病、性功能低下等[11]。近期也有研究证明，脂质代谢也在联系两种疾病中发挥着某种作用[12]。

　　综上所述，对于伴有冠心病的患者来讲，有众多的原因将骨质疏松和心脏联系起来，它们可能是并发症，也可能是伴发症，对于临床医师来讲，必须了解两者之间的联系，这样才能对疾病有着全面的认识，从而更好地诊治相关疾病。

【经验与体会】

　　骨质疏松和冠心病都是年龄相关的疾病，两者在发病机制上有共同的危险因素。严重的骨质疏松也通过影响钙磷代谢和机械作用对心脏产生了不良影响，甚至影响到心脏的结构，随着人口老龄化的增加，骨科与心脏科关联增加，在临床上应当加以重视。

【参考文献】

[1] 时惠. 骨质疏松症与老年钙化性瓣膜病相关性认识[J]. 医学综述, 2014, 20（11）: 1994-1996.

[2] 倪晓俊, 刘丰, 潘朝庆, 等. 老年骨质疏松症与心血管病危险因素的相关性回顾[J]. 中国骨质疏松杂志, 2014, 6（2）: 161-165.

[3] Stewart B F, Siscovick D, Lind B K, et al. Clinical factors associated with calcific aortic valve disease. Cardiovascular Health Study[J]. J Am Coll Cardiol, 1997, 29（3）: 630-634.

[4] Pohjolainen V, Taskinen P, Soini Y, et al. Noncollagenous bone matrix proteins as a part of calcific aortic valve disease regulation[J]. Hum Pathol, 2008, 39（11）: 1695-1701.

[5] Elmariah S, Delaney J A, O'brien K D, et al. Bisphosphonate Use and Prevalence of Valvular and Vascular Calcification in Women MESA（The Multi-Ethnic Study of Atherosclerosis）[J]. J Am Coll Cardiol, 2010, 56（21）: 1752-1759.

[6] Mori S, Yagi T, Otomo K, Meguro T. Severe Deformation of Right Atrium and Tricuspid Annulus Due to Compression by Tortuous Aorta[J]. J Cardiovasc Electrophysiol, 2012, 23（8）: 881.

[7] Yazawa Y, Ohtaki E, Nagai T, et al. The causative mechanisms of mitral valve prolapse in progressive muscular dystrophy in reference to thorax and thoracic spine deformities and left ventricular dysfunction[J]. Jpn Circ J, 1984, 48（4）: 321-327.

[8] Conde C A, Cubeddu R J. Images in clinical medicine. The aorta in osteoporosis[J]. N Engl J Med, 2008, 358（22）: 2388.

[9] Teupe C H, Groenefeld G C. Platypnea-orthodeoxia due to osteoporosis and severe kyphosis: a rare cause for dyspnea and hypoxemia[J]. Heart Int, 2011, 6（2）: e13.

[10] Chuah S S, Al-Mohammad A. Large Eustachian valve and kyphoscoliosis[J]. Heart, 2005, 91（2）: e17.

[11] 郭春艳, 王佩显. 老年钙化性心脏瓣膜病与钙磷代谢[J]. 中国老年学杂志, 2004, 12（24）: 1127-1128.

[12] Kajamannan N M, Subramaniam M, Caira F, et al. Atorvastatin inhibits hypercholesterolemia-induced calcification in the aortic valves via the Lrp5 receptor path way[J]. Circulation, 2015, 112（9）: 1229-1234.

（刘　洁）

2-46 高血压致眼底出血

【病例摘要】

患者，男，30岁，主因发现血压增高7年余，视物模糊1月余就诊。患者于7年前发现血压增高，最高为180/120mmHg，未规律诊治。1个月前出现视物模糊就诊于眼科医院发现眼底出血及视网膜水肿，并予以视网膜光凝术治疗。化验提示肌酐增高，尿蛋白阳性，遂就诊于天津医科大学总医院肾脏内科，被诊断为"高血压肾损害"并建议心脏内科就诊。既往体健，其母患有高血压。

查体：BP为140/90mmHg，神志清楚，全身浅表淋巴结未触及肿大。皮肤黏膜无苍白、黄染、出血点，颈软，无抵抗。双肺呼吸音粗，未闻及干湿啰音。心音有力，律齐，HR为110次/分，各瓣膜听诊区未闻及额外心音及病理性杂音。腹软无压痛，肝脾肋下未触及。双下肢无水肿。

辅助检查：化验示肌酐为147μmol/L，尿素氮为7.7mmol/L，血钾为4.32mmol/L，风湿抗体、ANCA及免疫固定电泳（-），尿蛋白定量为306.28mg/24h，尿微量白蛋白为291.3mg/24h。心电图：窦性心律，HR为112次/分，左心室高电压，Ⅰ、aVL、V$_5$、V$_6$导联T波倒置。超声心动图：主动脉窦径为31mm，左心房前后径为40mm，左心室舒末径为55mm，右心房左右径为31mm，右心室左右径为30mm，室间隔为14mm，左心室后壁为13mm，左心室射血分数为65%，二尖瓣血流E/A为0.8。超声提示：左心房轻度增大，左心室壁对称性增厚，二尖瓣反流，左心室舒张功能改变。

眼科检查：视力示右眼为0.9，左眼为0.9，双眼角膜透明，结膜无充血，角膜后沉着物（keratic precipitates，KP）（-），房水闪辉（-），虹膜纹理清晰，瞳孔等大等圆，光反应灵敏，晶状体透明。眼底检查（图2-46-1）：视神经乳头边界不清晰，颜色红，视网膜静脉迂曲、扩张（Ⅰ），可见棉絮斑（Ⅱ）、线形出血（Ⅲ）及片状出血（Ⅳ），右眼黄斑区星芒样渗出（Ⅴ）。眼压：右眼为15mmHg，左眼为17mmHg（正常人眼压值为10~21mmHg）。

诊断：高血压3级（极高危），高血压视网膜病变，高血压肾病，高血压性心脏病。

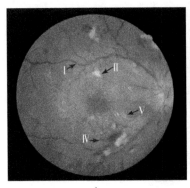
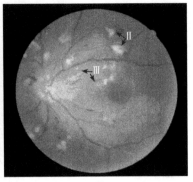

A   B

图 2-46-1 眼底检查：高血压性视网膜病变

A.右眼；B.左眼

【讨论】

高血压是一种以体循环动脉压升高为主要特点的临床综合征，动脉压的持续升高可导致靶器官如脑、心脏、肾脏、眼底损害，并伴有代谢性改变。高血压的主要病理改变是动脉的病变，随着病程的进展，脑、心、肾、眼等重要脏器均可累及，其结构和功能发生不同程度的改变。脑小动脉尤其颅底动脉环是高血压动脉粥样硬化的好发部位，可造成脑缺血和脑血管意外。

高血压引起的心脏改变主要包括左心室肥厚和冠状动脉粥样硬化，血压升高和其他代谢内分泌因素引起心肌细胞体积增大和间质增生，使左心室体积和重量增加，从而导致左心室肥厚，继续进展还可发生心力衰竭。本文患者心电图提示左心室高电压继发劳损改变，以及超声心动图提示左心室壁对称性增厚，均提示存在高血压心脏损害。动脉的粥样硬化可使血压进一步升高，导致肾功能减退，肾小动脉可发生脂肪玻璃样变性，也可造成肾单位萎缩，严重者引起肾衰竭。本文患者尿蛋白阳性、血肌酐增高，提示已存在高血压肾脏损害。

典型的高血压性视网膜病变的表现及机制（图 2-46-2、图 2-46-3）[1]：①视网膜动脉狭窄：正常视网膜动脉与静脉管径之比为 2：3，当高血压视网膜病变时动静脉管径之比可到 1：2，甚至 1：3。长期高血压的患者，可表现出不同程度的动脉硬化。②视网膜水肿：常见表现为视网膜失去正常的透明度，呈灰白色，一般视神经盘附近最明显，呈辐射状，向周边逐渐变淡或消失，水肿是由于小动脉收缩时，末梢血管扩张，血液循环障碍，缺氧，毛细血管壁结构破坏，血浆渗出到视网膜层间，尤其是视网膜的内层而引起，重者可见视神经盘边界模糊。③视网膜出血斑：出血多位于视网膜的神经纤维层，沿神经纤维走行方向，呈线条状，火焰状或放射状。少数位于视网膜深层，呈圆形或不规则形状。出血斑的形成是由于小动脉收缩，毛细血管缺氧加重，其屏障功能失常，血浆、红细胞等均渗出到视网膜组织中。④棉絮斑：常见为边界模糊，不规则形状的白斑，呈绒毛状，大小不等。最初数目较少，随着病变的加重，逐渐增多，可孤立散在，也可相互融合，偶尔可见成片状围绕视神经乳头。棉絮斑是末梢小动脉痉挛性收缩使神经纤维层发生缺血性坏死，视神经轴浆流阻滞，神经纤维呈结节状肿胀，位于神经纤维层，3～6 周完全吸收，留下局限神经纤维层缺损[2]。视网膜水肿、出血及棉絮斑为高血压急性阶段的眼底表现。⑤硬性渗出：位于黄斑区可呈放射状、扇形或星芒状。边界清晰，形状不规则，大小不等，孤立散在或成簇出现，也可相互融合。硬性渗出是长期视网膜小动脉收缩，视网膜组织慢性缺氧造成的，常位于视网膜外丛状层，有囊样间隙，含脂类、透明蛋白、纤维素等物质。因黄斑中心凹外 Henles 纤维呈放射状排列，故位于其间的沉着物，也呈放射状。⑥视神经盘水肿：多见于中青年人，在高血压急进性或缓进性基础上突然血压升高，舒张压持续在 130mmHg 以上，眼底会主要表现为视神经盘水肿，可高达几个屈光度，称为高血压视神经盘视网膜病变。这种表现，对急进性高血压具有临床诊断意义。视神经盘水肿的产生，一般考虑为颅内压增高，但也有病例颅内压不高，或在颅内压降低或接近正常时，视神经盘水肿才明显出现，或有加重。此种病例考虑为视神经盘局部血循环障碍或筛板前轴浆流的聚集导致视神经盘肿胀[3～5]。高血压性脉络膜病变急进性高血压，脉络膜血管比视网膜血管更容易受累，即视网膜色素上皮与脉络膜改变。脉络膜小血管纤维化坏死，可出现脉络膜毛细血管片状无灌注区。当病变痊愈后，可见中央色素增殖，边缘色素脱失。在眼底荧光造影中，这些痊愈的 Elsching 斑不再有荧光渗漏，在色素脱失处可见窗样荧光。缓进性高血压，脉络膜动脉硬化变细，位于其上的视网膜色素上皮可出现增殖，或线形色素沉着，称为 Siegrist 条纹[6、7]。

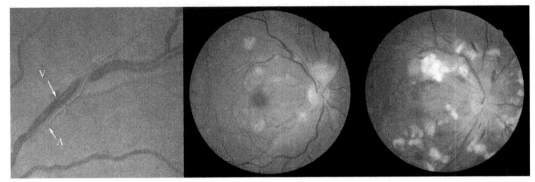

图 2-46-2　眼底检查：视网膜静脉与动脉并行，动脉管径细；视神经盘上方视网膜水肿
明显，并可见棉絮斑；视神经盘界不清色红，视网膜放射状出血斑，多个形状不规则的
棉絮斑

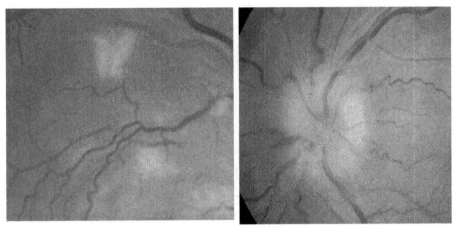

图 2-46-3　眼底检查：孤立和融合的棉絮斑；视神经盘水肿，静脉迂曲、充盈，
动脉细，A：V=1：3

　　高血压患者视网膜病变患病率的调查结果提示 44% 的门诊患者存在高血压视网膜病变。
单纯的高血压视网膜病变占终末器官损害的大多数[8]。高血压眼底病变可分为 4 级：Ⅰ级，
视网膜小动脉出现轻度狭窄、硬化、痉挛和变细；Ⅱ级，小动脉呈现中度硬化和狭窄，动静
脉交叉压迫症，视网膜静脉阻塞；Ⅲ级，动脉中度以上狭窄伴局部收缩，视网膜有棉絮状渗
出、出血和水肿；Ⅳ级，视神经盘水肿并有Ⅲ级眼底的各种病变。本文患者符合Ⅲ级高血压
眼底　病变。

　　高血压性眼底病变的转归：一般高血压患者，当血压控制到正常水平后，眼底可恢复原状。
一般视网膜水肿、出血、棉絮斑可在几周内消退。硬性渗出需要经几个月后消退。若又出现血
压升高，眼底病变还可以出现。严重高血压性视网膜病变，水肿、出血、渗出可逐渐消退，最
后视网膜血管仍然很细，且有白鞘。尤其在视神经乳头周围，视网膜上出现色素沉着，这些都
表示眼底已退行的病变。此后即使血压再次明显升高，甚至出现高血压肾病，眼底也不会再出
现以前的高血压性视网膜病变（图 2-46-4）。

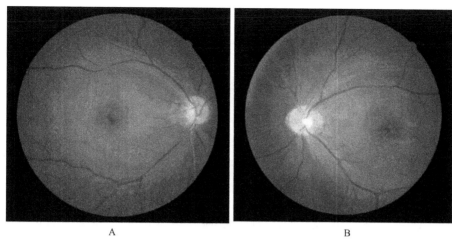

图 2-46-4 眼底照片（2 年后）

A.右眼；B.左眼

【经验与体会】

本例患者生长在天津（直辖市），历经小学、中学、大学和工作在某三甲医院，且有高血压家族史（母亲），高血压史 7 年而且家族史（＋），却迟至眼底出血方才就诊。患者相继发生肾、心损害，高血压 4 个主要靶器官中只剩下脑血管未发现临床可察觉的损害，这一系列演变令人震撼。第一，提示高血压的三低问题（知晓率、治疗率和治疗满意率低）仍不能掉以轻心，还应借孙中山先生的话"革命尚未成功，同志仍需努力"。第二，作为各级医师，不应只满意于测血压（SBP、DBP）的数值，还应了解其超声心动图的左心室壁厚度（正常为 7～11mm）及心电图有无左心室高电压和肥厚劳损图形，因为两者反映了左心室压力负荷的最终结果。对于预后和指导高血压治疗有重要参考价值。第三，在抗高血压药物选择上也应个体化。仔细斟酌，其中可以说各种抗高血压药物均有控制左心室肥厚的功效，似乎以 ACEI 和 ARB 为佳。总之，应加强临床研究，以利于患者的健康，铭记本例的教训。

【参考文献】

[1] 张承芬. 眼底病学[M]. 2 版. 人民卫生出版社，2010：610-614.

[2] Hayreh S S，Servaisa，Virdi P S. Cotton-wool spots（inner retinal ischemic spots）in malignant arterial hypertension[J]. Ophthalmologica，1989，198（4）：197-215.

[3] De V G，Jampol L M. The eye in accelerate hypertension. Ⅱ. Localized serous detachment of the retina in patients[J]. Arch Ophthalmol，1984，102（1）：68-73.

[4] Hammond S，Wells J R，Marcus D M，et al. Ophthalmoscopic findings in malignant hypertension[J]. J Clin Hypertens（Greenwich），2006，8（3）：221-213.

[5] 曹安民，Jampol L M. 高血压眼病的高血压视网膜病变脉络膜病变和视神经病变[J]. 眼底病，1988，4：233-237.

[6] Albini T A，Lakhanpal L M，et al. Retinopathy and choroidopathy as the initial signs of hypertensive brainstem encephalopathy[J]. Arch Ophthalmol，2006，124（12）：1784-1786.

[7] Tajika T，Yokozeki H，Jshimarn K，et al. Rare case of choroidal complicated with hypertension due to chronic renal failure[J]. JMed Invest，2008，55（1-2）：151-155.

[8] Kolman S A，Van S A M，Fa V D S，et al. Consideration of hypertensive retinopathy as an important end-organ damage in patients with hypertension[J]. Journal of Human Hypertension，2016，31（2）：121-125.

（王琦妙 张美娟 庞雅菊 王佩显）

2-47 脂肪性肺栓塞的心肺复苏

【病例摘要】

患儿，男，9岁，体重 17 kg。自幼发现全身多关节畸形，确诊为多关节挛缩症。5个月前行双下肢伊氏架固定术，双膝可伸直，但出现双足下垂。无心肌炎病史；无遗传病史。本次拟在全身麻醉下行伊氏架拆除术。查体：下颌关节活动受限，双手小指近端指间关节僵直不能屈曲，双髋屈曲、双膝关节伸直位，脊柱腰椎前凸明显，伊氏架固定好，双足下垂约 70°。

实验室检查：血常规、凝血功能及肝肾功能的检查结果正常；心肌酶检查正常。心电图未见异常。胸部 X 线检查示两肺纹理增多，心脏大小正常。

手术过程：拟在全身静脉麻醉下行伊氏架拆除术。进入手术室后，生命体征平稳，进行常规麻醉诱导：芬太尼 0.04 mg，丙泊酚 50 mg，罗库溴铵 10mg，纤维支气管镜引导下行气管插管，一次成功。手术进行顺利，术毕吸痰，准备拔除气管插管时，患儿上肢、前胸皮肤突然发生紫癜样改变，HR 下降至 50 次/分，BP 为 70/40mmHg，SpO_2 降至 65%，立即行 CPR，持续胸外按压，静脉泵注血管活性药，使用呼吸机维持呼吸，静脉补液，并根据血气分析调整酸碱失衡及电解质紊乱，同时进行脑保护。90 分钟后，患儿生命体征逐渐平稳，转入儿科重症监护病房（PICU）。

术后处理：进入 PICU 后，BP 为 85/55mmHg，SpO_2 为 100%，Glasgow 评分为 3 分，双侧瞳孔直径为 4mm，对光反射消失。两肺呼吸音对称，可闻及痰鸣音，心律齐，心音低钝，四肢发冷，口腔可见粉红色泡沫样痰。初步诊断为多脏器功能衰竭。给予强心（去乙酰毛花苷 0.18 mg）、利尿（甘露醇）、扩容纠酸治疗。休克发生 12 小时后患儿 HR、BP 再次突然下降，SpO_2 降至 70%，行 CPR 2.5 小时未成功，临床死亡。

【讨论】

1. 可疑困难气道及处理　患儿为多关节挛缩症，颈椎活动正常，但双下颌关节活动受限，张口度约为 3cm，考虑气管内插管较困难，拟在可视喉镜下行气管内插管，备用纤维支气管镜。

患儿进入手术室后，进行常规生命体征监测：HR 为 145 次/分，RR 为 24 次/分，BP 为 115/75mmHg，SpO_2 为 100%，心电图正常。建立静脉通路及动脉通路后，进行常规麻醉诱导：芬太尼 0.04 mg，丙泊酚 50 mg，罗库溴铵 10mg，充分给氧去氮后，置入可视喉镜，可见会厌，但未见声门，为减少损伤，在纤维支气管镜引导下行气管插管，一次性成功，插管深度为 16cm。连接麻醉机，设置参数：潮气量为 140～160 ml，RR 为 20 次/分，吸呼比（I：E）为 1：2。采用丙泊酚 8～10mg/（kg·h），瑞芬太尼 0.15μg/（kg·h）进行麻醉维持，手术历时半小时，术中患儿生命体征平稳，手术结束前 5 分钟停止泵注丙泊酚和瑞芬太尼，并给予新斯的明拮抗肌松。

2. 术中事件管理及分析

（1）术中事件管理：术毕吸痰，准备拔除气管插管时，患儿上肢、前胸皮肤突然发生紫癜样改变，此时患儿 HR 为 140 次/分，BP 为 110/70mmHg，SpO_2 为 100%，考虑由低温引起，予保温。HR 持续下降，2 分后 HR 下降至 90 次/分，予阿托品 0.2mg，未见好转，1 分钟内 HR 至 50 次/分，BP 为 70/40mmHg，SpO_2 降至 65%，上肢、前胸皮肤青紫明显，考虑可能发生过敏性休克或肺栓塞。立即予 CPR 及抗休克治疗，静脉注射肾上腺素（1：10000）1.7ml，持续胸外按压，恢复机控呼吸模式，吸入纯氧，同时新建 2 条静脉通路扩容。此时患儿 HR 降至 40 次/分，BP 为 60/30mmHg，SpO_2 为 50%。为维持循环稳定，静脉泵入血管活性药：肾上腺素 0.1～0.3μg/（kg·min）及多巴胺 4～8μg/（kg·min）。应用大剂量甲泼尼龙进行冲击（30mg/kg，总剂量为 510 mg，30 分钟内静脉滴注）、静脉滴注甘露醇 100ml 降颅压，头部冰袋降低脑温并给予磷酸肌酸 1g 进行脏器保护。根据血气分析调整酸碱失衡及电解质紊乱，"休克"10 分钟测血气：pH 为 7.22，PCO_2 为 38.5mmHg，碱剩余（BE）为-12，予 5%碳酸氢钠 100ml 纠正酸中毒；进行 CPR 约 90 分钟，期间一直机控呼吸，泵注血管活性药维持循环稳定。期间多次复查血气，纠正酸中毒。当患儿出现自主呼吸为 10 次/分，HR 为 140 次/分，BP 为 90/50mmHg，SpO_2 为 100%，稳定 10 分钟后转 PICU。

（2）术中事件分析：对患者出现休克病因的诊断与鉴别诊断对于第一时间进行抢救和处理尤为重要。抢救和进一步寻找诊断依据应同时进行。患儿发病时，考虑可能发生休克或肺栓塞。

休克的类型按照病因可分为低血容量性休克、感染性休克、创伤性休克、心源性休克、神经源性休克、过敏性休克及烧伤性休克。对于本例患儿，麻醉医师主要鉴别心源性休克及过敏性休克。该患儿术前各项检查大致正常，ECG 正常，心肌酶检查正常，无心血管系统的特殊病史，整个手术过程中，休克前液体入量并不多，基本可排除心源性休克的可能性。低血压、低氧血症出现突然，心率持续下降，且无明显诱因；前胸及上肢皮肤紫癜明显。此时考虑过敏性休克或肺栓塞可能性大，抢救同时急拍胸部 X 线片，两肺纹理增粗、模糊，右下肺可见大片状阴影，心影不大，双膈（-）。诊断：右下肺实变。急查 D-二聚体为 12.9mg/L，高于正常值 0.4 mg/L，不排除肺栓塞。患儿双下肢戴伊氏架 5 月余，虽平时经常下地活动，但仍然存在突发性肺栓塞的潜在风险，所以手术前应常规做 D-二聚体检查，了解患儿血凝状态。

3. 术后管理

（1）实际术后管理：进入 PICU 后，BP 为 85/55mmHg，SpO_2 为 100%，Glasgow 评分为 3 分，双侧瞳孔直径为 4mm，对光反射消失。两肺呼吸音对称，可闻及痰鸣音，心律齐，心音低钝，四肢发冷，口腔可见粉红色泡沫样痰。初步诊断为多脏器功能衰竭、代谢性酸中毒、高血糖。持续泵注血管活性药物多巴胺、去甲肾上腺素维持循环，并给予强心（去乙酰毛花苷 0.18 mg）、利尿（甘露醇）、扩容、纠酸治疗。

休克发生后 3 小时胸部 X 线摄影示两肺纹理粗多、模糊，右下肺大片状阴影，肺门显著，诊断为右下肺实变。测血气示 pH 为 7.212，PCO_2 为 51.3mmHg，PO_2 为 24mmHg，剩余碱为 -8，D-二聚体为 13.2 mg/L。血常规示 PLT 为 275×10^9/L。凝血检查：PT 为 27.9 s，Fib 为 0.98 g/L，APTT 为 69.8s。血生化检查示：Cl 为 97.00mmol/L，CO_2 为 10.90mmol/L，总胆固醇为 1.72mmol/L，尿酸为 547μmol/L。天冬氨酸转氨酶（AST）为 334 IU/L，CK 为 318 IU/L，CK-MB 为 129.9 IU/L，LDH 为 598 IU/L。休克发生后 9 小时胸部 X 线摄影示右下肺仍见大片阴影，较前略变淡。休克发生 12 小时后患儿 HR、BP 再次突然下降，SpO_2 降至 70%，行 CPR 2.5 小时未成功，临床死亡。

（2）术后事件分析：经协商家属同意尸检，结果为：①心内膜弹力纤维增生症；②弥漫性脂肪性肺栓塞。心内膜弹力纤维增生症病因尚不明确，可能是由于心内膜下血流不足和（或）出生前、出生后炎症或感染所致。该例患儿在休克状态下心脏供血不足，心内膜下血流减少，导致心脏衰竭，与患儿死亡相关。

脂肪栓塞综合征（fat embolism syndrome，FES）[1、2]是本例患儿突发休克的首要病因。FES是创伤或矫形外科手术中罕见但可能致命的并发症，其总体发生率低，但后果严重。一项回顾性研究发现[1]：诊断为创伤后 FES 的 19 例患者，男 16 例，女 3 例，平均年龄为 27 岁。所有人都有长骨骨折，78.9%多发骨折，多处受伤。FES 的总发病率为 0.14%，死亡率为 10.5%。结论：创伤后 FES 主要发生于年轻人多发伤和长骨骨折。

典型的 FES 的临床表现为三联征：肺（低氧血症，弥漫性肺浸润）、脑（昏迷）及点状皮疹（头颈、前胸、腋下出血性紫癜）。三联征可同时出现，也可能只表现为某一系统的障碍，呼吸系统症状最为常见（89.5%），其次是神经系统症状（68.4%）和皮肤病变（63.2%）[1]。症状轻重不一：轻者出现呼吸急促、心动过速，重者出现心脏衰竭、肺水肿、休克。

FES 的病理[2]：少量脂肪进入血液后可被吞噬细胞吞噬，而大量（>9g）或大体积的脂肪滴进入血液后，可广泛栓塞于肺小动脉，引发肺水肿。直径<20μm 的脂滴可通过肺泡毛细血管经肺静脉到达脑或其他脏器内，引起相应症状。当栓子阻塞肺动脉及其分支达到一定程度时，由于机械阻塞作用、低氧所致肺动脉收缩及神经体液因素导致肺循环阻力增加，造成肺动脉高压，右心室后负荷增加，右心室扩大，功能减退；由于室间隔左移，导致左心室功能受损，心排血量下降，出现低血压或休克；冠状动脉灌注压下降诱发心肌缺血。发生肺栓塞后栓塞部位肺血流减少，肺泡无效腔量增加，肺内血流重新分布，通气/血流比例失调，肺顺应性下降，肺泡萎缩，毛细血管通透性增高，功能性闭合的卵圆孔开放，心内右向左分流，导致低氧血症、代偿性过度通气或相对性低肺泡通气。

FES 的检查：①D-二聚体，是已交联的纤维蛋白降解产物，其水平增高反映体内凝血与纤维蛋白溶解系统的活性及血液的高凝状态。APE 或 DVT 形成时 D-二聚体表达多超过 500μg/L，其敏感度高达 99%以上，但特异度差，仅为 40%左右，手术、感染、肿瘤、炎症等皆可使其增高[3]；②血小板计数，因血小板被大量消耗呈进行性减少。其所导致的症状包括血浆游离脂肪酸增高、血浆纤维蛋白原增高，以及胸部 X 线摄影显示"暴风雪（snow-storm）"样改变。

FES 的诊断要根据临床表现、生化检查及心电图、胸部 X 线、CT 等结果进行综合评价：①心电图：表现为心房颤动、电轴右偏、$V_{1\sim3}T$ 波倒置、$S_{II}Q_{II}T_{III}$征、$V_{4\sim6}$ ST 段压低、II，III 和 aVF 负性 T 波、肺性 P 波、（不）完全性右束枝传导阻滞等[4]。②胸部 X 线：表现为区域性肺纹理稀疏或消失、局部片状阴影、肺不张、肺动脉高压和右心室扩大的征象。胸部 X 线出现肺部"暴风雪影"为诊断的主要指标。③超声心动图：严重肺栓塞可见右心室扩大，右心室局部运动减弱，室间隔左移，肺动脉扩张，三尖瓣反流。如在右心房或右心室发现血栓，结合患者临床表现即可诊断肺栓塞；如发现肺动脉近端血栓可直接确诊。

FES[5、6]目前无特效治疗手段。治疗原则主要为支持和对症治疗，保护重要脏器功能，防止各种并发症，保持呼吸道通畅。对于降低血小板聚集性、黏附性，可应用阿司匹林。应用血浆白蛋白维持胶体渗透压，防治肺水肿、脑水肿。应用烟酸降低血清三酰甘油。早期大剂量糖皮质激素的应用对 FES 有明显治疗作用。另外可以采取高压氧治疗。

【经验与体会】

对于手术前长期卧床的患者，无论是否进行预防性抗凝治疗，都应行双下肢的血管超声检查，以排除发生 DVT 的可能。

术中要密切观察患者的呼吸系统、循环系统改变及皮肤表现，及时发现病情。同时强调手术医师的操作技巧，以降低发生空气栓塞、脂肪栓塞的可能性。对患者出现休克病因的诊断与鉴别诊断对于第一时间进行抢救和处理尤为重要。抢救和进一步寻找诊断依据应同时进行，后期的对症治疗及重要脏器的保护对最后救治是否成功同样重要[7]。

【参考文献】

[1] Campo-Lopez C，Flors-Villaverde P，Calabuig-Albocrch J R. Fat embolism syndrome after bone fractures[J]. Rev Clin Esp, 2012, 212（10）：482-487.

[2] Newbigin K，Souza C A，Torres C，et al. Fat embolism syndrome：State-of-the-art review focused on pulmonary imaging findings[J]. Respir Med, 2016, 113, 93-100.

[3] Righini M，Van E S J，Den E P L，et al. Age-adjusted D-dimer cutoff levels to rule out pulmonary embolism：the ADJUST-PE study[J]. JAMA, 2014, 311（11）：1117-1124.

[4] Kukla P，Kosior D A，Tomaszewski A，et al. Correlations between electrocardiogram and biomarkers in acute pulmonary embolism：Analysis of ZATPOL-2 Registry[J]. Ann Noninvasive Electrocardiol, 2017, 22（4）.

[5] Klok F A，Huisman M V. Management of incidental pulmonary embolism[J]. Eur Respir J, 2017, 49（6）.

[6] Tromeur C，Van L M，Couturaud F，et al. Therapeutic management of acute pulmonary embolism[J]. Expert Rev Respir Med, 2017, 11（8）：641-648.

[7] 辛忠，张建敏. 伊氏架拆除术导致脂肪性肺栓塞心肺复苏的麻醉管理[J]. 麻醉学大查房, 2015, 6（1）：8-13

（王春艳　于泳浩）

2-48 骨科术中心脏骤停的抢救处理 1 例

【病例摘要】

患者，男，31 岁，172cm，98kg。患者于 21 日前发生车祸，因右桡骨、右股骨干远端及右跟骨骨折收治入院。于伤后第 4 日在全身麻醉下行右股骨干复位交锁髓内钉固定术+右跟骨开放性骨折清创术，术毕患者呼吸功能恢复较差，转重症监护病房（ICU）继续治疗。于伤后第 9 日在臂丛神经阻滞下行桡骨远端骨折切开复位内固定术。

实验室检查：凝血功能 4 项正常，D-二聚体定量为 0.89μg/ml。双下肢血管超声及其余检查未见异常。

麻醉过程：拟在连续硬膜外麻醉下行右跟骨骨折内固定术。患者进入手术室后常规进行心电监护，测得入室 BP 为 140/80mmHg，HR 为 86 次/分，SpO$_2$ 为 96%，开放外周静脉输注乳酸钠林格氏液。于侧卧位下行硬膜外麻醉，穿刺及置管顺利，给予 2%利多卡因 5ml 试验量 5分钟后，继续给予 0.75%罗哌卡因 10ml+2%利多卡因 5ml。达到满意效果后，于俯卧位开始手术。手术开始 1 小时扎止血带，患者轻度躁动。扎止血带后 30 分钟左右，患者突然出现烦躁、呼吸困难、意识不清，BP 为 70/40mmHg，HR 为 120 次/分，SpO$_2$ 为 76%，立即暂停手术，停止止血带使用，将患者变为仰卧位，给予气管内插管，纯氧吸入，心电图示心室颤动，立即除颤，静脉给予去甲肾上腺素维持血压。抽查血气，根据血气结果及时纠正酸碱失衡及电解质紊乱。

术后处理：术毕未催醒，在镇静状态下带气管插管入 ICU，持续镇静。复查血气并及时纠正酸碱失衡及电解质紊乱。患者于术后第 2 日恢复自主呼吸，各项指标趋于正常，拔管，转入普通病房。

【讨论】

1. 术前评估 患者术后长期卧床，术前 D-二聚体检测及下肢深静脉彩超检查均正常，但未进一步行血管造影等检查。此次手术为俯卧位跟骨骨折内固定术，术中需反复行 X 线摄影确定内固定位置，因此需要多次变动体位，可造成气栓，进而导致肺栓塞(pulmonary embolism，PE)。该患者体型肥胖，俯卧位手术通气受限，可导致缺氧或二氧化碳蓄积。围术期可能发生的风险包括缺氧及肺栓塞[1]。

2. 术中麻醉管理 本例患者选择低位硬膜外麻醉，麻醉平面严格控制在 T$_{10}$ 以下，给予 2.0 mg 咪达唑仑镇静、抗焦虑。术中 X 线摄影定位后，患者突发大汗淋漓、神志不清、叹气样呼吸，BP 为 110/60mmHg～120/80mmHg，HR 为 120～130 次/分，暂停手术，紧急呼救，改为平卧位，紧急行气管内插管，脑部给予冰袋降温进行脑保护，行 CPCR。

行气管内插管保障呼吸后，心电图（ECG）示心室颤动，进而发生心搏骤停，给予持续胸外心脏按压，出现有效心率，持续胸外心脏按压暂停则出现心室颤动，反复除颤，并静脉输注阿托品、肾上腺素；行血气分析，并依据血气分析结果调整酸碱失衡状态；输注去甲肾上腺素维持血压。紧急建立有创动脉、静脉压监测，静脉输注甲基泼尼松龙 80 mg。ECG 示室上性心动过速，给予胺碘酮后转为窦性心动过速，单次给予小剂量艾司洛尔控制心室率。抢救 30分钟内补液 1000 ml，茶色尿量 200 ml，静脉输注小剂量呋塞米后好转。泵注去甲肾上腺素、多巴胺、硝酸甘油维持血流动力学稳定。采集血样检测血糖水平，给予胰岛素调整血糖水平。

3. 术中事件分析　根据术中患者的临床表现，考虑患者发生了急性肺栓塞（acute pulmonary embolism，APE）。APE 是指栓子，进入肺动脉，造成肺动脉较大分支闭塞，甚至引起冠状动脉出现急剧的反射性痉挛、支气管痉挛，进而发生心力衰竭甚至猝死的一种疾病。其发病急，病情凶险，抢救不及时可威胁生命。根据栓子成分的不同，可分为肺血栓栓塞、脂肪栓塞、羊水栓塞、空气栓塞等。

术中 APE 的临床表现[2]及其严重程度取决于栓塞部位、栓塞程度、对氧合功能和血流动力学的影响程度。单发的小分支栓塞症状轻微或无明显不适，大分支或肺动脉主干栓塞、小分支广泛的栓塞伴有严重的呼吸困难、发绀。非全身麻醉手术患者可出现缺氧、咳嗽气短、呼吸困难、急性胸痛、低血压、烦躁、意识不清、晕厥，甚至猝死等症状。

全身麻醉手术患者可出现：①严重心动过速（HR＞120 次/分）；②难以改善的低血压状态（应用常规血管活性药物改善不佳）；③脉搏氧饱和度（SpO$_2$）下降，动脉血氧分压（PaO$_2$）降低，严重者可出现发绀；④呼气末二氧化碳分压（PetCO$_2$）突然下降，血气分析示 PaCO$_2$ 升高；⑤中心静脉压（CVP）假性增高（肺血管痉挛状态）；⑥D-二聚体明显增高（＞500μg/L），术后大多数 D-二聚体异常增高，但这对排除 DVT 和 APE 的诊断作用有限；⑦术中紧急 X 线片检查可见区域性肺纹理稀疏或消失、局部片状阴影、肺不张；⑧ECG 可见右心室梗阻表现：电轴右偏、完全性或不完全性右束支传导阻滞、肺性 P 波、T 波倒置等[3]；⑨心脏超声检查示：右心室右心房扩大，三尖瓣中、重度反流；⑩CT、肺动脉造影及 MRI 有助于确诊。

术中 APE 一旦得到证实[4]，应立即消除诱因，进行紧急的心、肺、脑复苏：应确保呼吸道通畅，纯氧吸入，必要时进行气管插管；适量补液，同时应使用血管活性药物维持循环动力学稳定；使用冰帽等降低脑代谢，保护脑功能；此外，还要保护肝肾等重要器官的血供，根据血气分析结果纠正酸碱失衡及电解质紊乱。

抗凝、溶栓或取栓治疗：国内外针对术中 APE 的溶栓治疗尚存争议。有学者建议[5]，常规心肺复苏治疗效果不佳时，应尽早进行溶栓治疗。溶栓导致的出血风险主要与溶栓治疗的持续时间有关，与溶栓药物本身及其剂量关系不大。国内许多学者认为，重组人组织型纤溶酶原激活物（rt-PA）是术中 APE 患者溶栓的首选药物，其可局部作用于血栓上的纤溶酶原，而不影响系统性纤溶酶原，不增加出血风险。此外，尿激酶也可应用于 APE 的溶栓治疗。对于 APE 的抗凝治疗[6, 7]，需采用起效快的抗凝剂进行短期治疗，皮下注射低相对分子质量肝素是非大面积 PE 抗凝的首选药物。除内科溶栓治疗外，对于大面积 PE 患者，应尽早行外科取栓术[8, 9]。外科取栓术适用于大面积 PE 者、右心功能障碍者、由于手术部位出血等因素而对溶栓及抗凝治疗相对禁忌者、溶栓治疗未能改善血流动力学状态者等。手术方式包括经皮机械性栓子切除术和体外循环下行肺动脉切开取栓术。一项纳入了 136 名 PE 患者的研究表明[8]：对于接受溶栓和外科取栓术的患者，其治疗后 30 日或 5 年的死亡率并无显著性差异，但外科取栓术组的患者，其肺功能的预后要明显好于溶栓组。

【经验与体会】

对于长期卧床、拟行骨科手术的患者，术前应完善相关检查，包括 D-二聚体检测、下肢深静脉彩超检查及血管造影等，对于具备 APE 高危因素的患者，可应用弹力袜或静脉血栓过滤器预防 APE 的发生。降低手术及麻醉因素对 APE 影响，如术前适度补液、术中操作轻柔避免过度牵拉血管及药物预防（低相对分子质量肝素、维生素 K 拮抗剂、Xa 因子拮抗剂）[10]。密切关注术中各项临床表现，一旦发生 APE，应停止诱发或加重 APE 的相关因素，立即进行有效的心肺脑复苏和脏器保护，再根据不同病因分别采取抗凝、溶栓治疗或外科手术治疗等。

【参考文献】

[1] Van Gent J M，Calvo R Y，Zander A L，et al. Risk factors for deep vein thrombosis and pulmonary embolism after traumatic injury：A competing risks analysis[J]. J Trauma Acute Care Surg，2017，1.

[2] Righini M，Robert-Ebadi H，Le G G. Diagnosis of acute pulmonary embolism[J]. J Thromb Haemost，2017，15（7）：1251-1261.

[3] Kukla P，Kosior D A，Tomaszewski A，et al. Correlations between electrocardiogram and biomarkers in acute pulmonary embolism：Analysis of ZATPOL-2 Registry[J]. Ann Noninvasive Electrocardiol，2017，22（4）.

[4] Klok F A，Huisman M V. Management of incidental pulmonary embolism[J]. Eur Respir J，2017，49（6）.

[5] Spohr F，Bottiger B W，Walther A. Errors and risks in perioperative thrombolysis therapy[J]. Anaesthesist，2005，54（5）：485-494.

[6] Desciak M C，Martin D E. Perioperative pulmonary embolism：diagnosis and anesthetic management[J]. J Clin Anesth，2011，23（2）：153-165.

[7] Agnelli G，Becattini C. Acute pulmonary embolism[J]. N Engl J Med，2010，363（3）：266-274.

[8] Lehnert P，Moller C H，Mortensen J，et al. Surgical embolectomy compared to thrombolysis in acute pulmonary embolism：morbidity and mortality[J]. Eur J Cardiothorac Surg，2017，51（2）：354-361.

[9] Shiomi D，Kiyama H，Shimizu M，et al. Surgical embolectomy for high-risk acute pulmonary embolism is standard therapy[J]. Interact Cardiovasc Thorac Surg，2017，25（2）.

[10] Gouin B，Robert-Ebadi H，Righini M，et al. Pharmacological management of pulmonary embolism[J]. Expert Opin Pharmacother，2017，18（1）：79-93.

（王春艳　于泳浩）

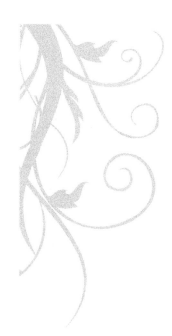

超声篇

3-1　超声首诊断的室间隔夹层瘤

【病例摘要】

患者，女，46岁，6个月前无明显诱因出现胸闷、气短症状，活动后加重。心电图示心律失常，完全性左束支传导阻滞，当地医院给予抗心律失常治疗，疗效不显著，来本院就诊。查体：P为85次/分，R为20次/分，BP为110/80mmHg。胸骨左缘第2～3肋间可闻及Ⅱ/6级连续性杂音。

经胸超声心动图（图3-1-1）发现主动脉右冠状窦扩张变薄，窦瘤底部见6～7mm破口与室间隔基底部相通，将室间隔分为两层形成夹层瘤。瘤壁左室面较薄，右室面较厚，瘤体随心脏舒缩而变化，舒张期扩大至25mm×17mm，收缩期相对变小至16mm×12mm。彩色多普勒可见舒张期高速血流束从主动脉右冠状窦瘤破口进入室间隔夹层内，最大血流速度为230cm/s，收缩期又经破口回流入右冠状窦内。夹层瘤致左心室流出道相对狭窄，局部最大血流速度为200cm/s。最终提示为室间隔夹层瘤（主动脉右冠状窦瘤破入室间隔）。

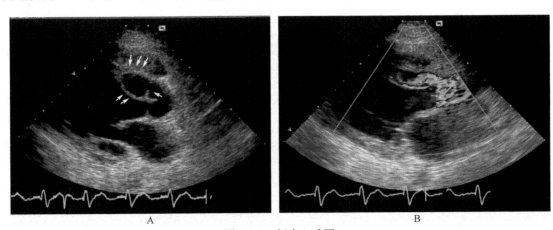

图3-1-1　超声心动图

A.右冠状窦扩张破入室间隔形成夹层瘤，将室间隔分为两层；B.彩色多普勒示舒张期五彩镶嵌血流束从主动脉右冠状窦瘤破口流入室间隔夹层内

术中发现主动脉右冠状窦瘤扩张破入室间隔形成夹层瘤，窦瘤破口约为8mm，夹层瘤大小为15mm×12mm，夹层内壁及瘤口光滑，纤维组织坚韧，主动脉瓣右冠状瓣增厚，左心室轻度扩大。术中闭合夹层瘤，行主动脉瓣人工机械瓣置换术。术者考虑病因先天因素可能性大，超声诊断与手术结果对比完全符合。

【讨论】

主动脉窦瘤破入室间隔形成室间隔夹层瘤（interventricular septum dissection，IVSD）是1919年由Warthen和Abbot两位学者最早报道和先后发现的。本病是指主动脉窦（多为右冠状窦）瘤破入室间隔与室间隔基底部形成交通，随着心脏舒缩，血流进出室间隔形成夹层瘤[1]。本病极为罕见，好发于男性，主要病因为主动脉窦瘤破裂引起。主动脉窦瘤可以是先天性或后天获得性的，但先天性多见，发病率占先天性心血管病的1%，常局限在一个窦，70%发生在主动脉右冠状窦，25%发生于无冠状窦，左冠状窦的则较少见，为5%。主动脉窦瘤破裂在我国

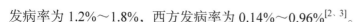

发病率为 1.2%～1.8%，西方发病率为 0.14%～0.96%[2、3]。

先天性主动脉窦瘤的病理基础为紧邻主动脉瓣环上的主动脉窦壁变薄，因胚胎发育过程中由胚胎心球隔远端分化而来主动脉窦中层缺乏，导致主动脉根部中层弹力纤维与主动脉瓣环纤维组织之间连续性缺乏。而左冠状窦不是由心球隔分化而来，因此可以解释左冠状窦瘤少见的原因。后天因素包括细菌性心内膜炎、梅毒、外伤、粥样硬化及退行性病变等[4]。

窦瘤发生于这种薄弱部位，破裂以前显示为主动脉窦局限性憩室样膨突，最终会破入一个心腔，多以右心室为常见，为 60%～90%，右心房和左心房少见，分别 10% 及 3%，而主动脉窦瘤破入室间隔形成夹层瘤极为少见，仅占 1%。室间隔夹层瘤的形成可能与主动脉根部受力、窦瘤扩张压迫室间隔使其供血不足致窦瘤破入室间隔有关[5]。后天性窦瘤常破到心脏外，如心包腔、纵隔或胸膜腔。另外，先天性窦瘤可因破裂形成瘘口，主动脉瓣变形导致主动脉瓣关闭不全。窦瘤并发其他心脏畸形中，以先天性室间隔缺损最为多见。

窦瘤破裂以前常无明显的临床表现，破裂后据破入心腔的不同，瘘口大小及分流量的不同而致不同的血流动力学变化，可致急性心功能衰竭，主动脉瓣关闭不全，冠状动脉供血不足，血栓及完全性左束支阻滞等[6]。一旦确诊应尽早外科治疗。进行室间隔夹层修补，主动脉瓣修补或瓣膜置换术。

【经验与体会】

超声心动图检查可以明确室间隔夹层瘤的诊断，随着三维及食管超声的广泛应用通常可取代心导管和造影检查。超声主要取左心室长轴、四腔心、五腔心、大动脉短轴及非标准切面，观察主动脉窦的形态及结构，重点观察主动脉窦的异常变化，特别是主动脉窦是否存在窦瘤病变，通常发生于右冠状窦。注意室间隔夹层瘤与主动脉窦瘤之间的关系，以及夹层瘤与左右心室之间有无交通口及交通口大小。明确上述的解剖结构后，结合彩色多普勒观察窦瘤破口与室间隔夹层瘤之间的血流信号，显示舒张期血流由主动脉根部经窦瘤的破口流向夹层内，瘤体随之扩大，收缩期原路返回，瘤体缩小。另外，尚需观察夹层瘤与左右心室之间有无分流信号。

超声对本病的诊断价值在于早诊断及早手术治疗，以避免可能继发的严重心脏并发症或不可逆性的心功能不全。

【参考文献】

[1] 吴庆，吴道珠，刘咏芳，等. 先天性冠状动脉瘘入室间隔伴室间隔夹层瘤形成 1 例[J]. 中华超声影像学杂志，2016，25（10）.

[2] 谷孝艳，何怡华，栾姝蓉，等. 室间隔夹层瘤的超声心动图特征及病因分析[J]. 中华超声影像学杂志，2015，24（11）：932-935.

[3] 栾姝蓉，李治安，刘永愉，等. 室间隔夹层瘤的超声诊断（附 4 例报告）[J]. 中华胸心血管外科杂志，2006，22（3）：174-176.

[4] Chikkabasavaiah N A, Patra S, Basavappa R, et al. Large unruptured sinus of valsalva aneurysm dissecting into interventricular septum and presenting as a complex myocardial cystic mass[J]. Echocardiography, 2014, 31（7）: E207-211.

[5] Jin Y S, Dae-Hee S, Jung K E, et al. Cardiac arrest during exercise: rupture of the sinus of valsalva with dissection into the interventricular septum[J]. Echocardiography, 2014, 31（2）: E64-65.

[6] Vaideeswar P, Kaliamoorthy A. Aneurysm of sinus of valsalva with extensive dissection of interventricular septum and left ventricular free wall[J]. Int J Cardiol, 2001, 77（1）: 93-95.

（栾姝蓉　谢谨捷）

3-2 超声诊断急性心肌梗死后心脏破裂

【病例摘要】

患者，女，91岁，因突发胸痛20小时，加重10小时入院。曾自行舌下含服硝酸甘油1片缓解，后症状加重伴冷汗，于急诊就诊。查ECG提示Ⅰ、aVL、V$_{1\sim6}$导联ST-T弓背抬高，V$_{1\sim6}$导联Q波形成，考虑急性广泛前壁心梗。急诊就诊期间出现血压明显下降，最低至60/40mmHg。急诊床旁超声心动图检查，可见左心室前壁、前间隔、侧壁心肌变薄，回声增强，运动及增厚率消失。于侧壁心尖部可见心肌组织局部回声中断约为5mm，CDFI可见少量血流信号穿行（图3-2-1）。心包腔可见中量积液暗区，右心室前壁积液深为12mm，左心室后壁积液深为15mm，侧壁积液深为11mm，左心室心尖积液深为17mm（图3-2-2）。超声诊断：节段性室壁运动异常，心脏破裂，心包中量积液。因患者心脏破裂，暂不给予抗血小板及抗凝治疗。给予静脉应用血管活性药物后，血压逐步回升至110/60mmHg。次日凌晨再次出现血压下降、心率下降，后经抢救无效，患者死亡。

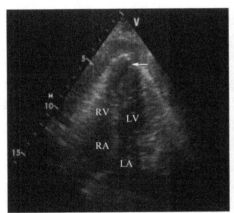
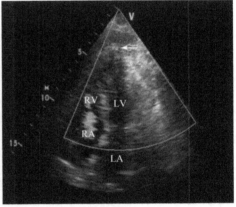

图 3-2-1　超声心动图：心尖四腔切面可见心尖部心肌局部回声中断；心尖部心肌局部回声中断处（箭头）可见彩色血流信号穿行

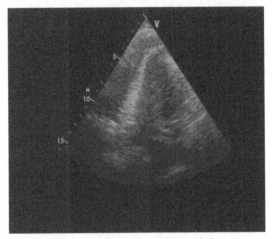

图 3-2-2　心尖部可见心包积液，约为16mm

【讨论】

心脏破裂是急性心肌梗死的一种重要的致命性并发症，其死亡率在 ST 段抬高心肌梗死住院患者中占据第二位。心脏破裂多发生在左心室透壁梗死，部位在前壁、侧壁、心尖部较多见，急性心肌梗死第一周为病理软化期，梗死区纤维化和瘢痕修复不完善，最易产生心脏破裂。50%的心脏破裂发生于急性心肌梗死后的头 5 日，90%发生于急性心肌梗死后的头 2 周[1, 2]。有学者在 22 年间对 64 例死于急性心肌梗死患者心脏的尸解研究表明[3]，发生心脏破裂的心脏有其共同的特点：①肥胖的心脏，可能因脂肪积聚过多，肌纤维的比例减少，心肌坏死区很薄弱所致。②心功能良好，心腔大小正常，因而有足够高的心室收缩末压。③梗死区心肌坏死面积小，因而能保留有效的心室收缩功能。

诊断心脏破裂的首选影像学诊断方法是超声心动图，三维超声心动图的应用可直观破裂口的大小形态，更好地观察假性膜部瘤的空间轮廓及位置关系，为手术方案的制定提供重要信息。此外，随着经导管植入装置修补破裂口的介入外科治疗的增加，三维超声心动图必将成为术前诊断评估的更可靠的工具[4~6]。对于常规超声心动图无法明确但临床高度怀疑心脏破裂者，可行超声左心室声学造影，心包腔内见造影剂回声，高度提示心脏破裂的可能，敏感性为 100%，为早期外科治疗赢得时间。心脏破裂的部位及类型不同超声心动图的特征及诊断的敏感性也不同。心脏破裂传统的分类包括心室游离壁破裂、室间隔穿孔和乳头肌断裂，发生任何两种类型的心脏破裂称为复合破裂，后者非常罕见。根据其心室游离壁破裂口的情况可分为 3 种类型，第 Ⅰ 型：破裂口较大，血液外流迅速造成患者死亡，往往未来得及进行超声检查；第 Ⅱ 型：破裂口较小，血液外流缓慢，患者呈心包填塞症状，超声检查多可发现；第 Ⅲ 型：破裂口较小，在破裂心肌室壁外形成假性室壁瘤，此型患者一部分破裂口可见双向血流通过，在瘤体内形成涡流信号，超声检查时易发现，一部分患者破裂口被心包膜或血栓闭合无血流穿过，超声检查时常与心包积液相混淆，易漏诊。前两型即第 Ⅰ、第 Ⅱ 型临床较多见，病情急，死亡率高；第 Ⅲ 型临床较少见，病情相对较轻，抢救成功率相对较高[7]。本例患者属第 Ⅱ 型，超声表现典型，诊断准确，但由于该病例属高龄患者，一般情况差，难以耐受急诊手术，而内科保守治疗效果不佳，最终因心包填塞及循环衰竭死亡。心脏破裂最常见的死亡原因为电机械分离，心包积液致心包填塞及循环衰竭，后者正如本例所示。

【经验与体会】

超声提供准确的诊断对临床抢救治疗具有较高价值，在对患者检查时须认真仔细，对左心室应进行多切面扫查，同时应用彩色多普勒进行血流仔细观察。而对于常规超声心动图无法明确但结合临床高度怀疑心脏破裂者，可行三维超声或超声左心室声学造影并联合多种影像诊断方法明确诊断。

【参考文献】

[1] Decicco A E, Alaiti M A, Ali J, et al. A Thoracotomy Approach for the Surgical Repair of a Left Ventricular Free Wall Rupture[J]. Ann Thorac Surg, 2016, 101（3）: e79-82.

[2] Claus I, Cathenis K, Goossens D, et al. Ventricular septal rupture: successful delayed repair[J]. Acta Chir Belg, 2016, 116（6）: 383-385.

[3] Roberts W C, Burks K H, Ko J M, et al. Commonalities of cardiac rupture（left ventricular free wall or ventricular septum or papillary muscle）during acute myocardial infarction secondary to atherosclerotic coronary artery disease[J]. Am J Cardiol, 2015, 115（1）: 125-140.

[4] Katz J S, Heching M, Hoffman D M, et al. Echocardiography and Cardiac Rupture: Is Contrast Extravasation an Indication for Surgery?[J]. Echocardiography, 2016, 33（1）: 150-153.

[5] 丁康，梁俊媚，罗玉君，等. 超声心动图诊断心脏破裂 4 例并相关影像学文献分析[J]. 山西医科大学学报, 2016, 47（2）: 114-118.

[6] 郭峰，张宝妮. 床旁超声在急性心肌梗死患者中应用[J]. 创伤与急危重病医学, 2016, 4（2）: 114-118.

[7] 杨生平，李银萍，赵文丽. 急性心梗合并心脏破裂的临床观察[J]. 宁夏医学杂志, 2013, 35（2）: 128-129.

（栾姝蓉　杨　娇　牛宝荣）

3-3 急性心肌梗死并发假性室壁瘤 2 例

【病例摘要】

例 1：患者，男，52 岁，主因胸痛、胸闷 4 日就诊。患者 4 日前晚餐后突发胸痛，就诊于当地医院，考虑急性心肌梗死，予以对症治疗，患者胸痛较前缓解，但仍间断憋气，遂就诊于我院急诊科。既往史：高血压史 15 年。

实验室检查：心肌酶增高，超敏肌钙蛋白 T 为 0.64ng/ml，乳酸脱氢酶为 551U/L。

辅助检查：超声心动图检查提示左心室下壁中间段、间壁中上段心肌变薄，向外膨出，提示真性室壁瘤，左心室基底部下后方可见一低回声区，大小为 3.6cm×1.5cm（图 3-3-1），与左心室间可见交通，破口直径约 0.6cm，彩色血流呈双向，提示假性室壁瘤（未破入心包），左心功能减低，LVEF41%。超声诊断：左心室壁节段性运动异常，左心室假性室壁瘤，左心功能减低。心电图示急性下后壁、右心室心肌梗死，多导联 ST-T 改变；胸部 X 线片示心影增大，符合左心受累疾患；CT 示真假混合室壁瘤形成。冠状血管 CTA：前降支近端 50% 狭窄，对角支轻度狭窄，回旋支及钝缘支近中段未见明显有意义狭窄。右冠状血管轻-中度狭窄。

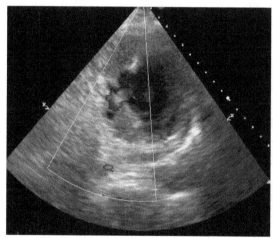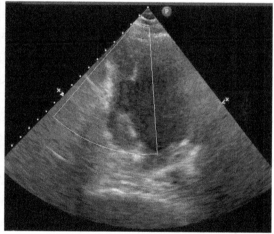

图 3-3-1 超声心动图：左心室短轴切面显示下壁心肌中断，并显示瘤腔内血流进出；心尖两腔心切面显示下壁心肌中间段中断，并显示瘤腔内血流进出

治疗：行择期手术，冠状血管造影示右冠状血管后降支（PDA）狭窄 99%，考虑 PDA 走行于室壁瘤，无行冠状动脉旁路移植术的指征，故行左心室室壁瘤切除术及左心室成形术。术中所见下壁室壁瘤 6cm×5cm，与心包有粘连，切开室壁瘤，以织物片成形左心室。术后患者恢复良好。

例 2：患者，女，68 岁，主因间断胸痛 5 日，加重 9 小时入院。患者于入院前 5 日无明显诱因突发胸痛，就诊于外院，心电图示胸前导联 $V_{1\sim6}$ ST 段抬高 0.2～0.5mV，诊断急性前壁心肌梗死，予以急诊行经皮冠状动脉腔内血管成形术（PTCA）治疗后缓解，于入院前 9 小时患者排便时再次出现心前区疼痛。为求进一步诊治遂就诊于我院。既往史：高血压及脑梗死病史 12 年，糖尿病史 12 年。

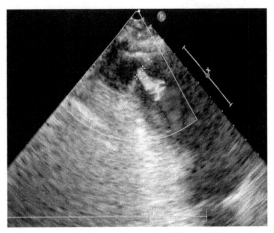

图 3-3-2　超声心动图：心尖两腔心切面显示心
尖部心肌中断，并显示血流进出

左心功能减低，心包积液（少量）。

辅助检查：心电图示：窦性心律，Ⅱ、Ⅲ、aVF、$V_{1\sim6}$ST 抬高 $0.1\sim0.5$mV，Ⅱ、Ⅲ、aVF、$V_{1\sim5}$ 可见 Q 波；入院超声心动图检查：左心房为 30mm，左心室为 46mm，LVEF 为 42%，左心室壁节段性运动异常，左心功能减低，心包积液（少量），左室心尖部室壁瘤，最薄为 5～6mm，未见异常血流信号；冠状血管造影示三支病变，前降支近端 80% 狭窄，中段 95% 狭窄，行冠状动脉支架植入术治疗。

入院第 3 日超声检查显示：心尖部异常血流，直径为 4mm（图 3-3-2），LVEF 为 40%，心包积液（少量）；超声诊断：左心室壁节段性运动异常，左心室心尖部假性室壁瘤，

【讨论】

室壁瘤成为心肌梗死的并发症之一，真性室壁瘤发生率约为 15%，是由于梗死部位心肌扩张变薄、纤维化，左心室压力使其逐渐向外膨出所致。真性室壁瘤膨出部位室壁呈矛盾运动，并可随左心室压力升高逐渐增大，甚至破裂，并引起心包填塞而导致突然死亡；部分真性室壁瘤破裂后由于心包和血栓等包裹，形成假性室壁瘤，可存活。与真性室壁瘤相比，假性室壁瘤的预后更差，随时都有再次破裂的危险，必须尽快做出准确的判断。

真性室壁瘤瘤壁为梗死的心肌或瘢痕组织，假性室壁瘤瘤壁为心包组织、血栓等，超声心动图则可根据瘤体形态、瘤壁的组成、心肌的延续性及运动情况，尤其是瘤体内及瘤口处的彩色多普勒血流性质鉴别真假室壁瘤，为临床提供可靠的依据[1]，例 1 超声心动图示左心室下后壁、右心室发生梗死致真假混合性室壁瘤形成，与右冠状动脉闭塞引起血供中断引起心肌节段性运动异常相一致。文献报道外科手术治疗是假性室壁瘤的有效治疗方法[2]。例 2 连续发生两次急性心肌梗死，于第二次发病后立即行冠状血管造影示前降支为病变血管，并行 PCI 术，于第 3 日于心尖部出现假性室壁瘤，所幸心包及血凝块及时包裹，形成假性室壁瘤[3]，患者才得以存活。

【参考文献】

[1] Zoffoli G, Mangino D, Venturini A, et al. Diagnosing left ventricular aneurysm from pseudo-aneurysm：a case report and a review in literature[J]. Journal of Cardiothoracic Surgery，2009，4（1）：11.

[2] Arora N, Kurian V M. Left ventricular pseudo-aneurysm following cardiac surgery-two cases managed with two different techniques[J]. Indian Journal of Thoracic & Cardiovascular Surgery，2014，30（4）：306-308.

[3] 陈妹花，周启昌，赵一理. 心肌梗死后真性室壁瘤破裂并假性室壁瘤超声表现 1 例[J]. 中华超声影像学杂志，2013，22（2）：122.

（张利霞　关　欣）

3-4 肺栓塞典型超声心动图改变

【病例摘要】

患者，男，42岁，既往身体健康。右下肢肿胀3个月，无其他不适。1个月前突然出现难以忍受的胸痛，平卧加重，立位症状减轻，此症状持续10小时后缓解，曾以肺炎治疗效果不显。半个月前因右下肢持续肿胀就诊，经血管超声检查诊断为"右下肢深静脉血栓形成"，给予溶栓抗凝治疗，期间患者未严格遵守"制动"医嘱，活动后出现胸闷、气短，就诊于呼吸内科门诊，以胸闷原因待查，疑似肺栓塞收治入院。

经胸超声心动图检查（图3-4-1）显示：①右心扩大，室间隔向左室偏移，室间隔与左心室后壁运动不协调，左心室短轴切面室间隔平直，使左心室呈"D"字形改变，提示右心室负荷过重。②主肺动脉近分叉总汇处显示大小约40mm×14.3mm较固定条状低回声，右肺动脉远端17mm×9mm较新鲜血栓样回声，并随血流抖动。③三尖瓣形态及活动正常，彩色多普勒（CDFI）示收缩期可见亮度较高大量反流信号；连续多普勒（CW）示最大反流速度为586cm/s，最大反流压差为137mmHg，用三尖瓣反流法估测肺动脉收缩压为147mmHg。④二尖瓣及主动脉瓣形态及活动正常。超声心动图最终诊断：肺动脉主干附壁血栓（主肺动脉及右肺动脉血栓形成）、肺动脉高压（重度）、三尖瓣反流（重度）、右心扩大（建议做下肢深静脉血管超声检查以除外基础病变）。

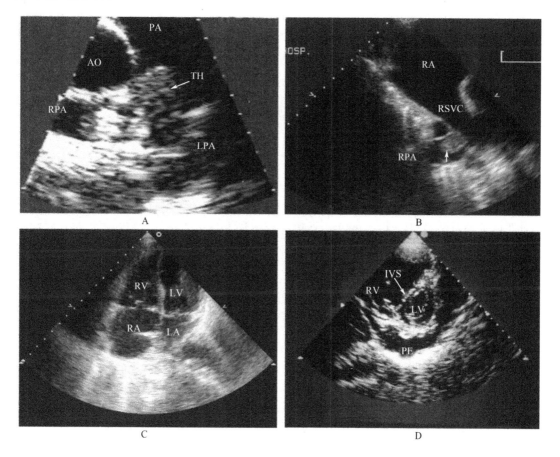

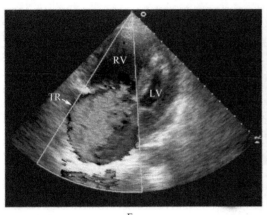

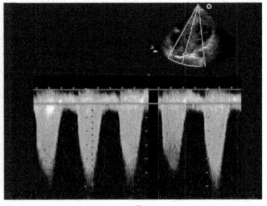

图 3-4-1　超声心动图

A.主肺动脉干血栓（箭头）；B.右肺动脉血栓（箭头）；C.右心扩大；D.左心室短轴呈"D"字形改变，提示右心负荷过重；E.三尖瓣大量反流信号；F.CW 示三尖瓣反流速度为 536cm/s，反流压差为 137mmHg，提示存在重度肺动脉高压

　　随后的肺动脉增强 CT 检查显示主肺及右肺动脉远段可疑充盈缺损，呈扁球状，表面凹凸不平。核素肺灌注/通气显像提示双肺血流灌注及通气显像明显受损。

【讨论】

　　从诊断肺栓塞的检查程序看，超声心动图是诊断肺栓塞的首选方法。实时、动态的超声心动图可从直接和间接征象为肺栓塞的诊断提供依据。右心房、右心室、肺动脉主干，以及左、右肺动脉干内探及血栓回声为直接征象，一旦获得直接征象，结合临床资料可明确肺栓塞的诊断，应刻不容缓的给予溶栓治疗或行急诊肺动脉血栓内膜剥脱术，及时挽救患者的生命。超声心动图检查还可迅速、敏捷地检测其间接征象，包括：①右心室扩大，心尖四腔切面舒张末径比值 RV/LV≥1，右心室扩大是右心室功能紊乱的重要参考指标，右心室扩大的急性 PE 患者近期的死亡率明显增加。②McConnell 征，右心室游离壁基底段和中段运动严重减低，而右心室心尖部运动正常。有文献报道其诊断急性肺动脉栓塞的敏感性为 77%，特异性为 94%。③三尖瓣环的运动（TAPSE）减低，最近的研究显示血流动力学稳定的急性 PE 患者，TAPSE≤15 其 30 日内的死亡率明显增加。④室间隔弯向左心室侧，短轴切面左心室呈 D 形，并有室间隔运动异常。⑤三尖瓣反流速度增加，并可根据三尖瓣反流压差估测肺动脉压力变化。急性 PE 患者收缩期肺动脉最高压力一般低于 60mmHg，源于右心室的解剖特征，室壁薄及低压腔室。肺动脉血流加速时间缩短，小于 60ms，两者结合又称 60/60 征。⑥下腔静脉扩张，内径大于 21mm，随呼吸其内径塌陷率减低或消失。⑦右心室游离壁长轴应变和应变率减低，心肌应变和应变率可以节段或整体地定量评价室壁收缩及舒张的变化，是早期检测急性 PE 患者右心室功能变化的敏感指标。尤其对超声心动图的间接征象不明显的 PE 患者具有重要的诊断价值。⑧由右向左分流，人群中卵圆孔未闭的发生率为 25%～39%，PE 患者肺动脉压增高，经胸超声心动图易检出开放的卵圆孔或可见通过卵圆孔的右向左分流，为栓子经过卵圆孔的分流所致的体循环栓塞即矛盾性栓塞的早期预防和诊断提供依据[1~3]。

　　据肺动脉血栓阻塞部位与程度的不同将 PE 分为中央型及周围型，30%～50%的肺动脉血管被阻塞可出现血流动力学的不稳定，此类患者的死亡率高达 58.3%，而血流动力学稳定的患者死亡率为 15.1%，血流动力学稳定但有右心室功能紊乱的 PE 患者仍存在高风险，有文献报道 30 日的死亡率为 16.3%，而无右心室功能紊乱的血流动力学稳定的患者死亡率只有 9.4%，可见超声心动图对 PE 患者进行右心室功能及早期风险评估对治疗和改善预后起着至关重要的作用[4]。

【经验与体会】

超声心动图对于中央型（主肺动脉和左右肺动脉主干）肺栓塞具有较高的诊断价值，它可显示血栓发生的部位，并可评价是新鲜血栓还是机化的血栓；对周围型（肺段）肺栓塞虽然不能直接做出诊断，但根据间接征象、右心扩大、多普勒检测的三尖瓣反流和肺动脉高压等血流动力学资料，评价右心功能和肺动脉收缩压，为肺栓塞的诊断提供佐证，提示进一步做血管超声检查[5、6]。部分急性肺栓塞病例虽然无显著的右心扩大，但已产生了血流动力学变化，超声可根据亮度增高的三尖瓣反流信号，迅速检测肺动脉压，为肺栓塞的诊断提供有价值的信息。我们的经验是有的病例虽然三尖瓣反流量较少，但反流束亮度增高，说明反流速度增快，提示存在肺动脉高压。

【参考文献】

[1] Dahhan T, Alenezi F, Samad Z, et al. Echocardiography in the Risk Assessment of Acute Pulmonary Embolism[J]. Semin Respir Crit Care Med, 2017, 38（1）: 18-28.

[2] Shafiq Q, Moukarbel G V, Gupta R, et al. Practical echocardiographic approach for risk stratification of patients with acute pulmonary embolism[J]. Journal of Echocardiography, 2016, 14（4）: 1-10.

[3] Sauzasosa J C, Espinolazavaleta N G. Unusual echocardiographic views for the diagnosis of pulmonary embolism[J]. International Journal of Cardiology, 2016, 223: 141.

[4] 何梅, 吐尔逊纳依, 唐庆. 超声心动图参数与急性肺栓塞患者预后的相关性分析[J]. 中国急救医学, 2016, 36（10）: 935-939.

[5] 黄君龄, 陶振钢, 薛明明, 等. 心超在评估急性肺栓塞患者预后中的价值[J]. 复旦学报（医学版）, 2015, 42（3）: 398-402.

[6] 栾姝蓉, 李治安, 陈小珠, 等. 超声检查在急性肺栓塞诊断中的价值[J]. 中华超声影像学杂志, 2002, 11（4）: 199-202.

（栾姝蓉 谢谨捷）

3-5 儿童冠状动脉疾病——川崎病1例

【病例摘要】

患儿，男，2.5岁，无明显诱因发热10日。患儿于2年前无明显诱因发热12日入院，无咳嗽、呕吐及腹泻等症状。体检皮肤未见皮疹，也无其他阳性表现。病初2日静脉滴注青霉素和氨苄西林后体温可暂时下降，但之后10日里体温持续较高（38~39.6℃），先后曾用过先锋V号、第二代头孢，口服地塞米松，效果均欠佳。住院期间胸部X线片、心电图、血常规、尿常规及便常规均无阳性发现。入院两周后超声心动图检查提示冠状动脉扩张，临床诊断考虑为川崎病，给予阿司匹林和丙种球蛋白治疗体温恢复正常出院。出院后一直服用阿司匹林和维生素E。本次因发热10日再次入院。

体格检查：T为39℃，持续不退，双眼结膜充血，全身斑片状红色皮疹，指压可褪色，左侧耳后可触及一肿大的淋巴结。

辅助检查：心电图提示"T波改变"；超声心动图：患儿主动脉和肺动脉内径正常。左心房饱满，余房室内径正常。各瓣膜形态结构功能尚可。心底短轴切面见左冠状动脉主干开口内径为4.8mm，起始段呈瘤样扩张，最宽处为11.3mm，瘤内见稍强回声团块，彩色多普勒见血流信号沿该团块边缘绕行。前降支也增宽，内径为4mm。回旋支起始段增宽，内径为5mm。右冠状动脉开口处内径为3.4mm，起始段也呈瘤样扩张，瘤体长18mm，宽13mm，其内似乎可见纤细光带漂浮。右冠状动脉右房室间沟处及后降支均增宽，内径分别为4.3mm和2.4mm。超声心动图诊断左、右冠状动脉瘤形成，左冠状动脉瘤内血栓形成，符合川崎病图像改变（图3-5-1）。

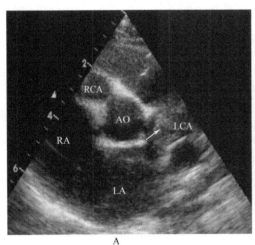
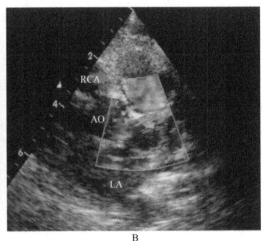

图 3-5-1 超声心动图

A.心底短轴切面见左冠状动脉主干呈瘤样扩张，瘤内见稍强回声团块（箭头），右冠状动脉起始段也呈瘤样扩张；B.彩色多普勒于左冠状动脉主干内见血流信号沿该团块边缘绕行

鉴别诊断：①冠状动脉瘘，异常交通的冠状动脉常出现瘤样扩张，依瘘口大小和瘘入部位的不同出现相应心脏改变。②左冠状动脉起源于肺动脉，较为常见，由于右冠状动脉担负起左冠状动脉作用并借助侧支循环逆流至左冠状动脉，在肺动脉水平形成左向右分流，因此右冠状动脉明显扩张。

　　住院经过与转归：入院后患儿给予溶栓治疗，复查心脏超声心动图检查显示冠状动脉内径无明显改变，左冠状动脉瘤内团块回声基本消失，仔细探查在管壁处仍见残留稍低回声的血栓。心脏的其他改变无明显变化（图3-5-2）。

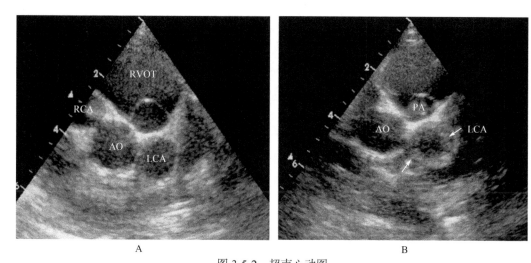

图 3-5-2　超声心动图

A.溶栓后显示冠状动脉内径无明显改变，左冠状动脉瘤内团块回声基本消失；B.仔细探查在管壁处仍见残留稍低回声的血栓（箭头）

【讨论】

　　川崎病冠状动脉损害可表现为冠状动脉扩张、冠状动脉瘤形成和冠状动脉内血栓。正常冠状动脉管壁光滑，不伴有任何部位的扩张。《实用儿科学》第六版提出年龄小于3岁者，冠状动脉内径小于2.5mm；3～9岁间者，内径小于3mm；9～14岁者，内径小于3.5mm。以往认为大于上述标准则为扩张，但上述标准过于宽泛。近年我国研究者指出应用超声心动图测量不同年龄正常儿童冠状动脉内径值，研究其随体表面积变化的动态正常值范围，能更精确评价儿童冠状动脉内径情况，并描记出Z值曲线图（图3-5-3），经临床实践的验证，选取Z值在±2之间为冠状动脉内径正常值范围，得出适合中国儿童的冠状动脉内径正常值的范围[1]。

　　但冠状动脉扩张时冠状动脉与主动脉内径的比值小于0.3。冠状动脉瘤形成时冠状动脉相应部位出现球形、囊形、梭形扩张，或呈串珠样改变，冠状动脉内径与主动脉内径的比值大于0.3。JCS川崎病诊疗指南[2]也给出了川崎病冠状动脉瘤的判断数据，小于4mm者为扩张或小动脉瘤，4～8mm者为中等冠状动脉瘤，大于8mm者为巨大冠状动脉瘤。当形成巨大冠状动脉瘤时冠状动脉明显扩张，冠状动脉与主动脉内径的比值大于0.6，病变多为广泛性。

　　当形成冠状动脉瘤后，患者的预后相对较差，冠状动脉瘤患者中的32%～50%会出现瘤体内径的回缩，也有部分患者冠状动脉瘤会持续存在甚至发生狭窄及闭塞。川崎病伴小冠状动脉瘤患者的远期致病致死率尚没有报道。但较多临床研究均支持巨大冠状动脉瘤的远期预后不佳，在随访过程中出现心肌缺血的发生率高，常需行PCI及CABG治疗[3]。冠状动脉瘤并瘤体内血栓形成是川崎病严重的并发症，患者的远期预后较单纯冠状动脉扩张者差。急性期、亚急性期需紧急溶栓治疗，使血管再通，防止进一步发生心肌缺血。恢复期需长期随访，应用超声心动图持续观察瘤体大小、管壁形态及管腔情况。在溶栓前后通过超声心动图对血栓大小进行测量可以为临床治疗方案的调整提供帮助。

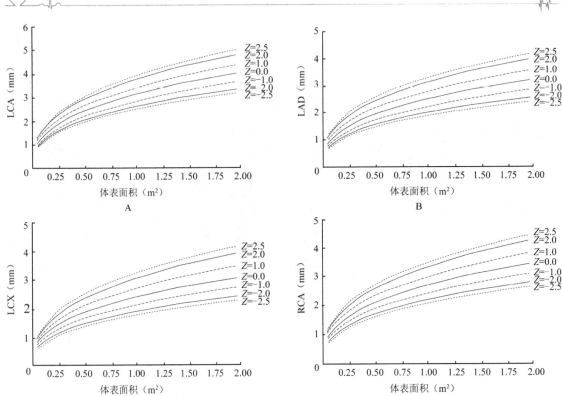

图 3-5-3　儿童冠状动脉 Z 值曲线图

A.左冠状动脉主干（LCA）随体表面积变化的 Z 值曲线图；B.左前降支（LAD）随体表面积变化的 Z 值曲线图；
C.左回旋支（LCX）随体表面积变化的 Z 值曲线图；D.右冠状动脉主干（RCA）随体表面积变化的 Z 值曲线图

【经验与体会】

川崎病患者发生冠状动脉瘤样扩张，较重者可呈串珠样改变，冠状动脉内血流动力学较正常情况显著紊乱，瘤体内易形成血栓。超声心动图探查时应循冠状动脉走行方向，扫查双侧冠状动脉全程，否则非常容易遗漏位于冠状动脉末端瘤体内的血栓。

【参考文献】

[1] 郑淋，杜忠东，金兰中，等. 超声心动图评价儿童冠状动脉内径正常参考值范围及其临床意义[J]. 中华儿科杂志，2013，51（5）：371-376.

[2] Group J J W. Guidelines for diagnosis and management of cardiovascular sequelae in Kawasaki disease（JCS 2013）[J]. Circ J, 2014, 78（10）：2521-2562.

[3] Noto N, Kanamaru H, Kensuke K, et al. Long-term prognostic impact of dobutamine stress echocardiography in patients with kawasaki disease and coronary artery lesions：a 15-year follow-up study[J]. Am Coll Cardiol, 2014, 63（4）：337-344.

（李静雅　金兰中　马　宁）

3-6　主动脉瓣二叶畸形合并主动脉弓缩窄

【病例摘要】

　　患者，女，52 岁。于 7 年前无明显诱因出现胸背部疼痛，伴有心慌乏力、胸闷大汗、头痛头晕，就诊于当地医院，行超声心动图检查，未见明显异常。后患者间断出现上述症状，3 年前突然出现头晕目眩，一侧肢体乏力，遂于当地医院就诊，再次超声心动图检查未见异常，行 CT 检查，提示脑梗死，给予药物治疗。半个月前患者脑梗死复查，并于我院行超声心动图检查提示主动脉瓣重度狭窄。患者否认高血压、冠心病、糖尿病病史。

　　查体：T 为 36.5℃，P 为 65 次/分，BP 为 110/71mmHg。神志清楚，言语较清晰，颈静脉无怒张，双肺呼吸音粗，心律齐，主动脉瓣第一听诊区可闻及收缩期杂音。实验室检查：电解质、肝肾功能、凝血常规均未见明显异常。

　　辅助检查：超声心动图示各心腔内径正常范围，左室壁增厚，主动脉瓣为二叶（图 3-6-1A），呈左前右后排列，收缩期主动脉瓣开放受限，CW 测量主动脉瓣上流速为 459cm/s，平均压差为 50mmHg（图 3-6-1B）。升主动脉扩张，降主动脉缩窄（图 3-6-1C）。胸部大血管 CTA（图 3-6-2）：升主动脉扩张，降主动脉狭窄。

　　治疗：患者入院后行主动脉瓣机械瓣置换及主动脉成形手术治疗。术后恢复良好。

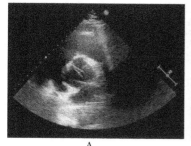
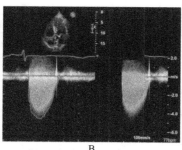
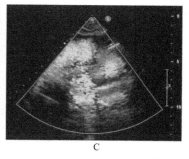

A　　　　　　　　　　　　　B　　　　　　　　　　　　　C

图 3-6-1　超声心动图

A. 主动脉瓣为二叶，呈左前右后开放；B.主动脉瓣重度狭窄；C.主动脉弓缩窄

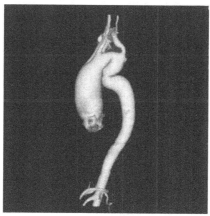

图 3-6-2　血管 CTA：升主动脉扩张，降主动脉缩窄

【讨论】

主动脉瓣二叶畸形（bicuspid aortic valve，BAV）是最常见的先天性心脏病之一，早在 500 多年前 Leonardo da Vinci 首先描述了主动脉瓣二叶畸形[1]。随着科技的进步，对 BAV 认识越来越深入。BAV 人群发病率为 0.40%～1.37%，男女比例约为 4∶11[2]。BAV 患者的临床表现各异，可以没有任何症状，仅听诊时发现心脏杂音或查体行超声心动图检查时偶然发现；也可以出现严重的并发症，如严重的瓣膜功能障碍、充血性心力衰竭及主动脉瘤等；甚至出现威胁生命的并发症，如感染性心内膜炎、主动脉夹层等。由于 BAV 患者可以终身无任何症状，因此在临床工作中容易漏诊、误诊。有研究表明，BAV 是常染色体显性遗传病，在家系中可以出现不完全显性表现。目前，在少数 BAV 家系中发现 NOTCH1（与 BAV 及瓣膜钙沉积有关）、GATA5（与 BAV 和主动脉病变有关）基因突变，但是这种遗传因素及其对大多数 BAV 患者的潜在临床意义仍然是未知的。

当 BAV 患者出现功能障碍时需要手术治疗的概率高，并且可能出现主动脉的病变，因此 BAV 不仅仅是单纯的瓣膜病变，而是一种瓣膜-主动脉病变[3]。根据瓣膜占瓣环的周长可以分为对称型和非对称型，其中对称型约占 5%；根据是否存在融合嵴可以分为有嵴型和无嵴型；根据瓣膜融合情况分为左右冠状瓣融合型（1 型，占 70%～80%）、右无冠状瓣融合型（2 型，占 20%～30%）及左无冠状瓣融合型（3 型，约占 1%）。BAV 患者主动脉也有不同的表型，其中最常见的是升主动脉扩张（占 60%～70%），在成人中升主动脉扩张速度为 0.4～0.6mm/year，此种表型与 BAV 的形态及功能无明显关系；主动脉窦部扩张比较少见，约占 25%，此种表型与 BAV 1 型及男性具有相关性；此外，还可以表现为主动脉窦部及升主动脉同时扩张。此外，BAV 患者还可以合并其他先天性心血管畸形（约 15% 合并其他先天性心脏病，其中 50% 为儿童），如左心系统梗阻性病变（主动脉弓缩窄、Shone 综合征等）、室间隔缺损或家族性的胸主动脉瘤及夹层等[4, 5]。

一旦 BAV 诊断明确，需要按照以下原则管理 BAV 患者[6]：①应用超声心动图筛查 BAV 患者一级亲属的主动脉瓣及主动脉情况。②超声心动图或者 CT 排查患者是否存在主动脉缩窄是十分必要的。③超声心动图检测主动脉瓣功能应该根据瓣膜情况而定。④提醒患者注意口腔卫生以防感染性心内膜炎的发生。⑤如果超声心动图测量主动脉根部或者升主动脉内径增宽（≥40mm），建议 CT 或者 MRI 检查确认主动脉及升主动脉内径。如果不同成像方法之间测量没有显著误差，建议 6 个月后再次进行超声心动图检查；如果主动脉内径未见明显变化并且不存在主动脉夹层的家族史，建议每年复查主动脉情况。⑥BAV 患者出现主动脉病变应积极治疗高血压并且戒烟。⑦如果主动脉内径≥55mm（不存在主动脉夹层的家族史），或主动脉内径≥45mm 伴有主动脉瓣反流，或主动脉扩张率≥0.5cm/year 应该积极接受有创治疗。⑧BAV 患者不伴有瓣膜功能障碍及主动脉病变应该每 3～5 年复查一次超声心动图，观察是否存在主动脉瓣及主动脉病变的进展；如果 BAV 患者伴有主动脉瓣反流应每年行主动脉窦部及升主动脉的影像学检查，明确是否存在主动脉病变的恶化。

【经验与体会】

BAV 是最常见的先天性心脏病之一，由于 BAV 患者可以终身没有任何症状，在临床工作中容易漏诊、误诊。本例患者在当地医院多次行超声心动图检查未发现 BAV，当出现瓣膜功能障碍时才引起注意。BAV 患者不是单纯的瓣膜病变，主动脉窦部和升主动脉也会发生改变。此外，BAV 可以合并有其他先天性心血管病变，包括室间隔缺损、主动脉弓缩窄等。因此，BAV 患者行超声心动图检查时应注意主动脉情况。

【参考文献】

[1] Cedars A，Braverman A C. The many faces of bicuspid aortic valve disease[J]. Progress in Pediatric Cardiology，2012，34（2）：91-96.

[2] Hoffman J I，Kaplan S. The incidence of congenital heart disease[J]. J Am Coll Cardiol，2002，39：1890-1900.

[3] Carro A，Teixido-Tura G，Evangelista A. Aortic dilatation in bicuspid aortic valve disease[J]. Rev Esp Cardiol （Engl Ed），2012，65：977-981.

[4] Fernandes S M，Sanders S P，Khairy P，et al. Morphology of bicuspid aortic valve in children and adolescents[J]. J Am Coll Cardiol，2004，44（8）：1648-1651.

[5] Michelena H I，Prakash S K，Della C A，et al. Bicuspid aortic valve：identifying knowledge gaps and rising to the challenge from the International Bicuspid Aortic Valve Consortium （BAVCon）[J]. Circulation，2014，129（25）：2691.

[6] Rodrigues I，Agapito A F，De S L，et al. Bicuspid aortic valve outcomes[J]. Cardiol Young，2017，27（3）：518-529.

（栾姝蓉　杨　娇）

3-7 Fabry 病肥厚型心肌病的超声表现

【病例摘要】

患者，男，43 岁，英国裔，因肥厚型心肌病来超声科随诊。曾于 3 年前因活动后胸闷、气短就诊，心电图示左心室肥厚，超声心动图检查提示肥厚型心肌病。血生化检查白细胞中的 α-半乳糖苷酶 A 活性明显降低。诊断为法布里病（Fabry disease），并给予半乳糖苷酶替代治疗。患者无肥厚型心肌病及法布里病家族史。

辅助检查：心电图示左心室肥厚，ST-T 改变。超声心动图：弥漫性非对称性左心室肥厚，以室间隔为著，左心室后壁厚 15mm，基底段室间隔厚 15mm，中段室间隔厚 17mm，无二尖瓣前叶收缩期前向运动及左心室流出道狭窄，静息压差为 5.7mmHg。LVEF 为 65%～70%，轻度左心室舒张功能减低。左心房扩大，轻中度二尖瓣反流。RVSP 为 36mmHg。基因检测：无常见的肥厚型心肌病的基因变异，发现 α-半乳糖苷酶 A 基因缺陷。

【讨论】

法布里病是一种罕见的 X 染色体缺陷的性连锁显性遗传疾病。由于 α-半乳糖苷酶 A（一种溶酶体水解酶）基因缺陷，造成进行性溶细胞酶体内酰基鞘鞍醇三己糖（Gb3）堆积，进而引发不同组织器官包括心脏、肾脏、神经系统、眼、皮肤、血管内皮的病变。法布里病是 1898 年由英国皮肤科医师 Fabry 最早报道的。为女性携带男性发病，其病态基因来自杂合子母亲，也有少数病例是基因突变所致。发病率国外报道为 1/40000[1]。国内尚缺人群发病率的统计，有研究者在 52 例肥厚型心肌病患者中发现 2 例法布里病，发病率为 1.92%[2]。本病最常见于白种人，也见于亚洲人，发病年龄在儿童后期到青少年早期，男性存活期在 50 岁左右，女性携带者可存活至 70 岁。

临床症状通常在儿童与青少年期开始出现，最显著的症状是间歇性的肢体末端疼痛与感觉异常。除此之外，出现皮疹，为弥漫性血管角质瘤，多见于下腹部与大腿间的皮肤。出汗减少，角膜呈现辐射状或螺旋状浊斑。随着年龄增长，在成人时期出现肾脏、心血管、脑血管病变，最后进展为肾脏衰竭、心脏合并症、早发性脑栓塞等。另外，部分的患者会呈现肠胃道不适的症状。本病临床上分为两型：经典型及变异型。后者因体内 α-半乳糖苷酶 A 尚有部分活性，因而症状出现较晚且较轻，通常在 40～50 岁才发病。往往仅有心脏或肾脏单一脏器受累。变异型多见于女性。

心脏病变是 Fabry 患者最主要死亡原因之一。50% 以上患者可有心脏受累，主要表现为传导障碍所致的心律失常、冠状动脉狭窄或阻塞导致的心绞痛及心肌梗死、肾脏缺血肾素分泌增加所致的高血压、心肌病所致心力衰竭的症状。Fabry 心肌病见于 6% 的男性和 12% 的女性 Fabry 病患者，常见肥厚型心肌病。其典型特征为向心性左心室肥厚不伴左心室流出道梗阻（图 3-7-1A、B、C）伴乳头肌肥大，也可有右心室肥厚（图 3-7-1D）。心室收缩功能正常或接近正常，舒张功能则轻度减低。学者们认为引起心肌肥厚的原因主要是细胞内、细胞间、瓣膜及心脏血管内皮 Gb3 的积聚导致细胞肥大并激活血浆中的神经激素，神经激素激发细胞肥大及间质重构，晚期可有心肌纤维化。

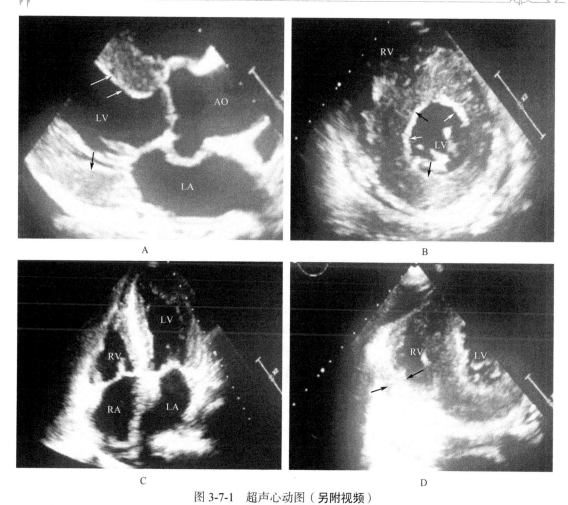

图 3-7-1　超声心动图（**另附视频**）

A.胸骨旁左心室长轴切面；B.胸骨旁左心室短轴切面；C.心尖四腔心切面，各切面均可见左心室肥厚及心内膜回声增强，形
成 BEA；D.胸骨旁左心室短轴不规则切面示右心室肥厚（黑色箭头）

　　超声心动图是筛查Fabry病最常用的方法。尤其是装有心脏起搏器、除颤器等MRI禁忌证及晚期肾病不能做CT的患者，超声心动图是唯一可行的探测心肌形态及功能的诊断方法。本病超声心动图的特征性表现为：①早期的向心性左心室肥厚不伴左心室流出道梗阻；②进一步发展因进行性心肌肥厚呈现出以室间隔为主的非对称性的左心室肥厚；③有粗大乳头肌；④心内膜回声增强，与心肌间界限清晰，形成双层的心内膜面（binary endocardial appearance，BEA），为Fabry肥厚心肌病区别于其他肥厚型心肌病的特征性超声表现（图3-7-1A、B），文献报道其筛选Fabry肥厚心肌病的敏感性及特异性分别为94%和100%[3]。病理显示BEA的形成是Gb3在心内膜及内膜下沉积分布的密度不同所致，同时Gb3在内膜蓄积的密度也反映了疾病的严重程度，因此不仅有诊断意义，也可用来评价治疗效果。此外超声心动图组织多普勒（TDI）结合应变率技术可以诊断本病早期左心室舒张功能减低及心肌纤维化的程度及评价治疗效（图3-7-2）。应用应变率技术测得较低的变应数值与心肌纤维化密切相关。因而可评价心肌纤维化的程度。收缩期长轴应变率值＞16.5%为正常，低于12.5%则强烈提示心肌纤维化的存在[1]。本例患者收缩期长轴应变率值均略低于正常，可能有部分心肌早期的纤维化。

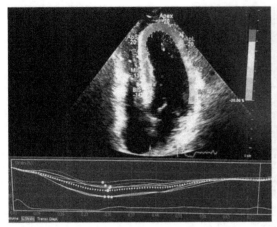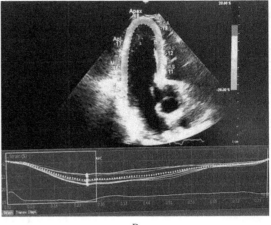

A　　　　　　　　　　　　　　　　B

图 3-7-2　超声心动图组织多普勒（TDI）（另附视频）

收缩期左心室长轴应变率，A.心尖四腔心切面；B.心尖三腔心切面示收缩期左室长轴各节段平均应变率为 15.4% 和 14.9%

自2001年酶替代疗法被批准应用于临床以来，两种不同的酶（半乳糖苷酶α和半乳糖苷酶β）已经被广泛应用[4]。临床研究证明，酶替代疗法可以减缓或停止疾病的进程。然而成功的治疗高度依赖于疾病所处的时期。心肌纤维化是Fabry肥厚心肌病恶化的典型特征。如果在心肌纤维化前早期开始治疗，心肌的形态、心脏的功能及运动耐力都能得到长期很好的提高。

【经验与体会】

Fabry 肥厚心肌病的特征性心内膜增厚是区别于其他肥厚型心肌病的重要特征。此外其特征性的超声心动图表现使超声心动图成为诊断本病的重要手段,同时应用超声心动图应变率可以在 Fabry 肥厚心肌病早期探及心肌纤维化的存在,早期应用酶替代疗法,从而彻底改变本病的预后。

【参考文献】

[1] Seydelmann N，Wanner C，Störk S，et al. Fabry disease and the heart[J]. Best Practice & Research Clinical Endocrinology & Metabolism，2015，29（2）：195-204.

[2] 陈楠. 中国法布里病（Fabry 病）诊治专家共识[J]. 中华医学杂志，2013，93（4）：243-247.

[3] Pieroni M，Chimenti C，Cobelli F D，et al. Fabry's diseasecardiomyopathy[J]. JACC，2006，41（8）：1663-1671.

[4] Frustaci A，Russo M A，Chimenti C. Paradoxical Response to Enzyme Replacement Therapy of Fabry Disease Cardiomyopathy[J]. Circulation Cardiovascular Imaging，2016，9（8）：e005078.

（陈启明）

3-8 冠状动脉-肺动脉瘘致心绞痛、肺动脉高压1例

【病例摘要】

患者，女，56 岁，既往有高血压、糖尿病、主动脉瓣置换术、肺动脉高压病史 7 年。无烟酒嗜好，此次主因发作性胸骨后疼痛 7 年，加重 1 日入院。患者 7 年前开始多于劳累或情绪激动后出现胸骨后疼痛伴胸闷憋气，向双肩背部放射，休息可缓解，每次持续 10 余分钟，曾行冠状动脉造影未见明显异常，就诊外院考虑主动脉瓣关闭不全行主动脉瓣置换术。但术后至今仍间断发作胸闷憋气，运动耐量进行性下降。患者于入院前 1 日再发胸骨后疼痛伴胸闷憋气，持续 10 余分钟，含服速效救心丸可缓解，为进一步诊治收入我科。

查体：T 为 36.5℃，P 为 81 次/分，R 为 18 次/分，BP 为 150/90mmHg。神志清楚，呼吸平稳，口唇无发绀，颈静脉无怒张，胸部可见手术瘢痕，双肺呼吸音粗，未闻及干湿啰音。心前区无隆起及凹陷，心前区无震颤，叩诊心界无扩大，心率为 81 次/分，心律齐，主动脉瓣听诊区可闻及人工瓣膜音，未听到心包摩擦音。腹软，无压痛，肝脾未及，双下肢水肿（-）。

实验室检查：血常规、电解质、肝功能、肾功能、凝血常规、D-二聚体、肌钙蛋白、血脂正常。

辅助检查：心电图示窦性心律，Ⅱ、aVF、$V_{3\sim6}$ 导联 ST 段压低 0.05mV。2016 年 12 月 20 日超声心动图（图 3-8-1）提示：LA 为 34mm；RA 为 33mm；LV 为 38mm；RV 为 14mm；EF 为 57%；主动脉瓣置换术后，左室壁运动不协调，前壁运动幅度减低，肺动脉瓣轻度反流，三尖瓣轻度反流，肺动脉收缩压 45mmHg，左心室收缩功能正常，左心室舒张功能正常。肺 CT 提示：两侧支气管炎、两肺间质病变。肺 CTA 提示两侧肺动脉亚段以上水平未见栓塞，肺动脉干稍宽。肺功能提示最大通气量轻度减退，肺活量轻度减退，时间肺活量第 1 秒轻度减退，小气道重度阻塞，残/总增高，弥散量轻度减低，支扩实验阴性。冠状动脉造影（图 3-8-2）：LM 近段可见节段性狭窄，最重可至 70%；LAD 近段可见弥漫狭窄，最重可至 60%；D_1 开口可见 70% 局限性狭窄。LCX 未见明显狭窄，RCA 开口可见 50% 局限性狭窄；可见 RCA-肺动脉瘘，瘘口直径约为 3.5mm。

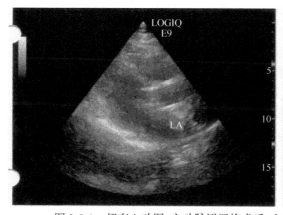
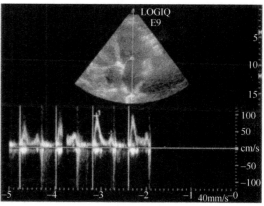

图 3-8-1　超声心动图：主动脉瓣置换术后，左心室壁运动不协调，肺动脉收缩压 45mmHg

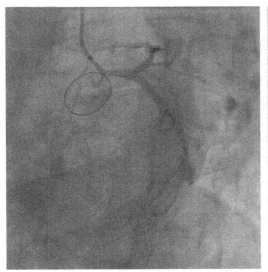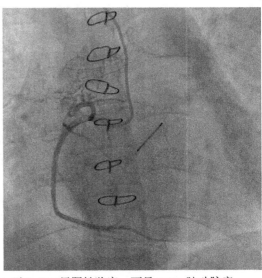

图 3-8-2　冠状动脉造影：LM 近段狭窄；RCA 开口 50%局限性狭窄，可见 RCA-肺动脉瘘

诊断：①冠状动脉肺动脉瘘；②冠状动脉粥样硬化性心脏病，不稳定心绞痛，心功能Ⅱ级；③肺动脉高压；④心脏瓣膜病，主动脉瓣关闭不全，主动脉瓣置换术后；⑤高血压Ⅰ级，予扩冠、抗动脉硬化、抗血小板、控制血压、减轻心肌重塑等治疗。随访至今仍间断有胸闷憋气，胸骨后疼痛症状，运动耐量较前好转。

【讨论】

冠状动脉瘘（coronary artery fistula，CAF）由德国解剖学家 Wilhelm Krause 于 1865 年发现，是心脏在胚胎发育过程中，心肌窦状间隙未能退化而持续存在所形成的冠状动脉主干或其分支与某个心腔或血管形成的异常通道，其发病率约占所有先天性心脏病的 1%[1]，其中冠状动脉-肺动脉瘘（coronary-pulmonary fistula，CPF）约占 17%。依据该患者冠状动脉造影结果考虑冠状动脉-肺动脉瘘，患者心脏彩超提示肺动脉压明显升高，结合其他辅助检查考虑患者肺动脉高压为 CPF 所致。

CPF 患者临床症状的出现时间、严重程度与分流量大小、瘘的异常交通部位、伴发的其他先天性心血管畸形等因素密切相关[2]。一般认为，大多数成人 CPF 的瘘管细小，分流量较少，很少因"冠状动脉窃血"而引起心肌缺血症状。该患者肺动脉高压考虑与 CPF 所致左向右分流相关，伴随年龄增长，肺动脉压逐渐升高并出现心绞痛，胸闷憋气症状，考虑可能与以下因素相关：①随着年龄增长，异常瘘管的分流量可能也会增加，逐渐出现肺动脉高压表现；②伴有冠状动脉狭窄[3]。由于瘘的部位、跨瘘口压力阶差、各房室负荷增加和心肌扩大肥厚不一，患者体征多变，多数冠状动脉瘘患者可在心前区听到连续性杂音，并伴局部震颤或收缩期和舒张期双期杂音[2]。该患者无明显阳性体征，考虑与 CPF 分流量较小等相关。

CPF 为一种少见病，临床症状无特异性，容易被忽视或被漏诊、误诊。本例患者在多年的诊疗过程中 CPF 一直没有引起重视，分析原因：①诊断思路狭窄。肺动脉高压临床表现具有非特异性，与冠心病及心脏瓣膜病均有相近的临床表现，这导致对该患者肺动脉高压的重视程度不够。此外引起肺动脉高压的原因很多，而 CPF 发病率较低，诊治过程中临床医师主要考虑常见病，而对 CPF 认识不足。②对检查过度依赖，没有仔细阅读患者提供资料。患者曾行冠状动脉造影，提示未见异常，而后复查冠状动脉造影，提示 CPF，在多年诊治过程中没有仔细阅读患者既往冠状动脉造影影像资料，造成 CPF 的漏诊。③治疗效果不佳，未及时检查诊断的正确性：患者多年治疗效果不佳，胸闷症状进行性加重，没有反思诊断的正确性。

对于本病的治疗指征和时机一直存在争议，有部分国外学者认为本病在个体生长发育过程中有自愈倾向，保守治疗应予以考虑[4]，国内学者认为几乎所有确诊的冠状动脉瘘患者，无论有无症状均应考虑手术治疗，以纠正异常的血流动力学，消除症状、防治并发症和维持正常的预期寿命[5]。美国心脏病学院（ACC）/美国心脏协会（AHA）2008年版指南建议[6]，对所有较大型 CAF 均予以手术干预，不考虑是否有症状存在；对小到中型 CAF，仅在有症状情况下给予干预治疗。然而多数研究认为，当前技术条件下手术风险远小于病变进展所带来的各种并发症，为了防止后期潜在并发症，即使 CAF 患者无症状，也应给予介入封堵治疗[7]。

该患者有心绞痛、肺动脉高压等临床表现，结合目前进展建议积极干预行手术治疗。冠状动脉瘘的手术治疗方法包括传统手术治疗和导管介入治疗两种。传统的手术需要正中胸骨切开和体外循环，手术时间长，手术创伤及风险较大。1983年 Reidy 等[8]首次报道经皮导管冠状动脉瘘栓塞术。近年来，随着先天性心脏病介入治疗技术的发展与成熟，介入栓塞术因创伤小、恢复快、临床疗效确切，显出一定优势，是对传统外科开胸手术治疗的良好补充[9]。

【经验与体会】

冠状动脉瘘是一种少见病，临床症状无特异性，容易被忽视或被漏诊、误诊，临床医师应仔细阅读冠状动脉造影影像资料，合理选择治疗方式将改善患者心绞痛、肺动脉高压等临床表现。

【参考文献】

[1] Abusaid G H, Hughes D, Khalife W, et al. Congenital coronary artery fistula presenting later in life[J]. Cardiol Cases, 2011, 4（1）: 43-46.

[2] 屈庆喜，邴卫东，白霄，等. 先天性冠状动脉瘘21例的临床分析[J]. 中华解剖与临床杂志，2016，21（3）：220-224.

[3] 姚民，陈珏，吴元等. 成人先天性冠状动脉-肺动脉瘘18例临床分析[J]. 临床心血管病杂志，1999，15（7）：294-296.

[4] Yilmazer M M, Demir F, Yolbaş I, et al. Spontaneous closure of a symptomatic coronary artery fistula just within a few days of newborn period[J]. Congenit Heart Dis, 2014, 9（1）: E27-30.

[5] 匡锋，周新民，胡建国，等. 先天性冠状动脉瘘的外科治疗[J]. 中国胸心血管外科临床杂志，2010，17（1）：22-25.

[6] Warnes C A, Williams R G, Bashore T M, et al. ACC/AHA 2008 Guidelines for the Management of Adults with Congenital Heart Disease: a report of the American College of Cardiology/American Heart Association Task Force on Practice Guidelines（writing committee to develop guidelines on the management of adults with congenital heart disease）[J]. Circulation, 2008, 118（23）: e714.

[7] Canga Y, Ozcan K S, Emre A, et al. Coronary artery fistula: review of 54 cases from single center experience[J]. Cardiol J, 2012, 19（3）: 278-286.

[8] Reidy J F, Sowton E, Ross D N. Transcatheter occlusion of coronary to bronchial anastomosis by detachable balloon combined with coronary angioplasty at same procedure[J]. Br Heart J, 1983, 49（3）: 284-287.

[9] Ponthier L, Brenot P, Lambert V, et al. Closure of Isolated Congenital Coronary Artery Fistula: Long-Term Outcomes and Rate of Re-intervention[J]. Pediatr Cardio, 2015, 36（8）: 1728-1734.

（孙小强　何　峰）

3-9 主动脉右冠状瓣胶原纤维瘤 1 例

【病例摘要】

　　患者，女，75 岁，间断心前区疼痛，加重 3 日入院。既往高血压病史 6 年，糖尿病病史 15 年，白内障病史 6 年。查体：神清，BP 为 150/100mmHg，P 为 86 次/分，律齐，未闻及杂音。心电图示Ⅲ导联 QS 波，aVL 导联 T 波低平，V_1 导联 T 波倒置，$V_{2\sim5}$ 导联 ST 段压低 0.1～0.2mV。心肌酶：谷草转氨酶为 18.5 U/L，乳酸脱氢酶为 277 U/L，肌酸激酶为 228 U/L，肌酸激酶同工酶为 3.0 U/L，α-羟丁酸脱氢酶为 180 U/L。术前经胸及术中经食管超声心动图示：主动脉右冠状瓣可查及一大小约 9mm×7mm 的中等回声团块，随瓣叶启闭而活动，活动度较小，考虑为纤维性肿物（图 3-9-1）。心脏强化 CT 示主动脉右冠状瓣瓣尖可见大小约 6mm×6mm×7mm 软组织密度结节，无明显强化（图 3-9-2A）。于 2014 年 5 月 14 日行冠状动脉造影术示三支病变。遂转入心脏外科拟行冠状动脉旁路移植术及主动脉瓣上肿物摘除术。

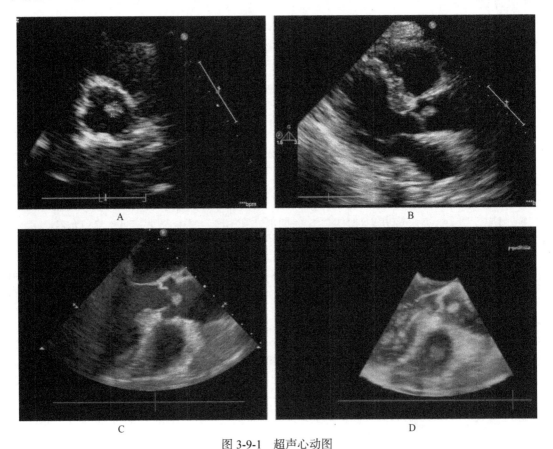

图 3-9-1　超声心动图

A.术前大动脉短轴切面可见主动脉右冠状瓣上附着一大小约 9mm×7mm 的中等回声团块；B.术前经胸二维超声心动图左心室长轴切面；C.术中经食管二维超声心动图主动脉根部长轴切面；D.术中经食管三维超声心动图

　　手术过程：术中见心包无粘连，无心包积液，心脏轻度扩大，运动略低；主动脉右冠状瓣上肿物呈黏液瘤样改变。冠状动脉弥漫病变，散在分布钙化斑块。全身麻醉并消毒，前正中切口，腔镜辅助取左侧下肢大隐静脉备用，肝素化后建立体外循环，心脏停搏，切开升主动脉，摘除右冠状瓣叶上肿物并送组织病理学检查，打水试验满意后缝合切口。升温排气自动复跳，建立静脉桥血管 3 支。中和肝素止血，放置引流管并关胸。

组织病理检查回报：送检组织为增生胶原纤维结缔组织，大部分玻璃样变，符合胶原纤维瘤。免疫组化染色：Ki-67（－），CD34（＋）（图 3-9-2B）。特殊染色经 Masson 染色法证实。

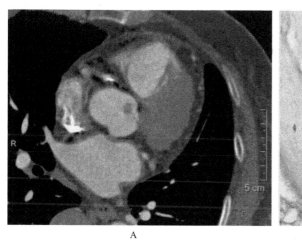
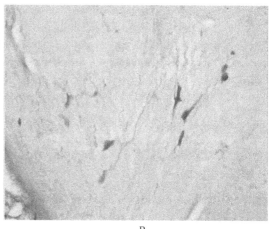

图 3-9-2　心脏强化 CT 及组织学

A.主动脉右冠状瓣附着 6mm×6mm×7mm 软组织密度结节；B.组织病理学检查证实为胶原纤维瘤

【讨论】

胶原纤维瘤是一种罕见的良性纤维软组织肿瘤，肿瘤进展缓慢，通常无局部浸润。1995 年 Evans[1]首先报道了 7 例，当时称为促结缔组织增生性纤维母细胞瘤（desmoplastic fibroblastoma），1996 年 Nielsen[2]等将此病重命名为胶原纤维瘤（collagenous fibroma）。现英文文献共报道 130 余例，中文文献共报道 20 余例。本病可发生于各年龄段，文献报道年龄最小的 5 岁，最大的 88 岁。男性多于女性，多发生于头颈部、肩背部、四肢或足背，也可见于黏膜[3]、腺体[4]及泌尿生殖系统[5]，而发生于心脏及心脏瓣膜的胶原纤维瘤目前国内外尚未报道。本病最常见的症状为肿瘤对于局部的压迫症状。目前临床采用的检查手段包括 X 线、超声、CT、MRI、PET[5~7]，对于肿瘤的定位及定性具有较大的诊断价值。本病呈良性缓慢性生长，手术切除为治疗的首选方案。目前尚无转移和复发的相关报道，文献报道随访最长的时间为 12 年。

【经验与体会】

本例患者为发生于主动脉右冠状瓣的胶原纤维瘤，位于心脏瓣膜部位，超声心动图为首选检查方法，表现为主动脉右冠状瓣上中等回声团块，活动度较小，体积也较小，彩色多普勒显示肿瘤对于血流动力学无明显影响，三维超声心动图对于观察肿瘤的位置及毗邻关系帮助较大；增强 CT 表现为主动脉右冠状瓣的低密度结节影，无明显强化。鉴于其特殊的解剖部位，需要与主动脉瓣瓣膜瘤、主动脉瓣赘生物、主动脉瓣钙化、血栓，以及发生于主动脉瓣的其他类型肿瘤、主动脉窦瘤相鉴别。患者以冠状动脉粥样硬化性心脏病收治入院，行超声检查而发现位于主动脉右冠状瓣的肿瘤，手术为最佳治疗方案。

【参考文献】

[1] Evans H L. Desmoplastic fibroblastoma. A report of seven cases[J]. American Journal of Surgical Pathology, 1995, 19(9): 1077-1081.

[2] Nielsen G P, O'connell J X, Dickersin G R, et al. Collagenous fibroma （desmoplastic fibroblastoma）: a report of seven cases[J]. Modern Pathology An Official Journal of the United States & Canadian Academy of Pathology Inc, 1996, 9 （7）: 781.

[3] Ide F, Shimoyama T, Horie N, et al. Collagenous fibroma （desmoplastic fibroblastoma） presenting as a parotid mass[J]. Journal of Oral Pathology & Medicine, 1999, 28 （10）: 465.

[4] Zhang Z, Yang S, Xiu D. Unprecedented case of desmoplastic fibroblastoma in the pancreas[J]. Pancreas, 2011, 40 （2）: 313.

[5] 张磊, 王尉, 胡卫列. 附睾硬化性纤维母细胞瘤一例报告[J]. 中华泌尿外科杂志, 2013, 34 （6）: 439.

[6] Okubo T, Saito T, Takagi T, et al. Desmoplastic fibroma of the scapula with fluorodeoxyglucose uptake on positron emission tomography: a case report and literature review[J]. International Journal of Clinical & Experimental Pathology, 2013, 6 （10）: 2230-2236.

[7] 宫晔, 谢清, 陈衔城, 等. 颅内促结缔组织增生性纤维母细胞瘤[J]. 中华医学杂志, 2007, 87 （9）: 643-644.

（朱延波　关　欣　耳建旭　马延贺　高国政　张利霞）

3-10 静脉注射毒品致感染性心内膜炎

【病例摘要】

患者，男，46 岁，因发热、乏力、体重减轻 1 个月就诊。既往健康，但有长期静脉使用毒品史，否认心脏病史。查体：T 为 38.1℃，P 为 102 次/分，R 为 30 次/分，BP 为 102/60mmHg。三尖瓣区可闻及Ⅲ/6 级收缩期杂音。胸骨左缘第 2~3 肋间可闻及舒张早-中期杂音。双肺底闻及中小水泡音。其余查体均未见明显异常。

实验室检查：血常规示 WBC 为 14.6×10^9/L，Hb 为 72g/L，RBC 为 3.11×10^{12}/L，PLT 为 113×10^9/L，CRP＞80mg/L（正常值＜10），ESR 为 88mm/hr（正常值为 0~10mm/hr）；血培养：金黄色葡萄球菌生长。肝功：TBIL 为 26μmol/L，DBIL 为 8μmol/L，ALP 为 110U/L，AST 为 158U/L，ALT 为 145U/L，HbA1c 为 5.7%，HbsAg（－），HIV（－）。

辅助检查：胸部 X 线片示间质性肺水肿，左肺门周围密度增高影。超声心动图：经胸超声心动图（TTE）示三尖瓣见赘生物伴中度反流，主动脉瓣似二叶瓣并增厚钙化伴中度反流。左心房增大，左心室收缩及舒张功能均中度减低，LVEF 为 30%~35%（图 3-10-1）。经食管超声心动图（TEE）示三尖瓣见赘生物伴中度反流，主动脉根部扩张，主动脉瓣二叶畸形见多个赘生物形成并伴有主动脉根部脓肿，不除外脓肿穿破主动脉根部致主动脉根部右心房漏，但未见明确血流通过，中度主动脉瓣反流（图 3-10-2）。

诊疗经过：综合实验室及辅助检查，此患细菌性心内膜炎诊断明确，予抗生素治疗后转外科手术治疗。

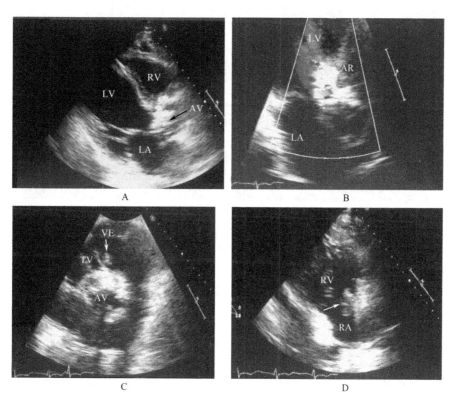

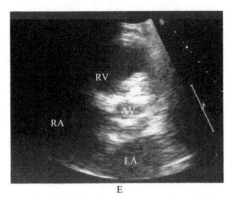

图 3-10-1　经胸超声心电图

A.胸骨旁左心室长轴切面示主动脉瓣钙化；B.心尖三腔心切面示主动脉瓣反流；C.胸骨旁左心室短轴切面示三尖瓣赘生物；D.右心室流入道长轴切面示三尖瓣赘生物（箭头）；E.胸骨旁左心室短轴切面示主动脉瓣二叶畸形

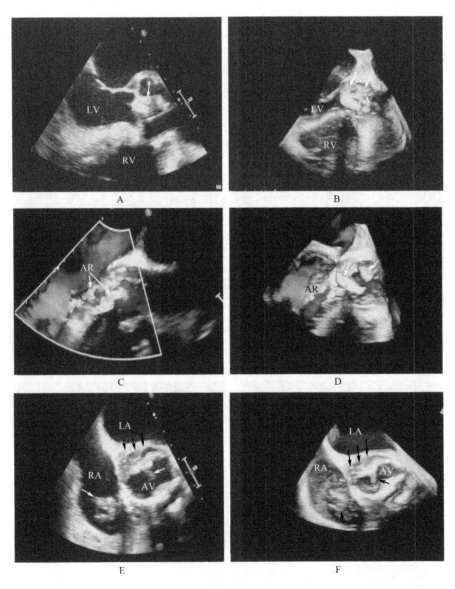

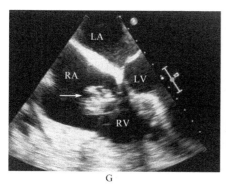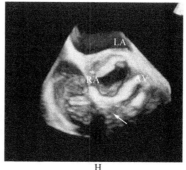

图 3-10-2　经食管超声心动图

A.二维超声示主动脉瓣赘生物；B.三维示主动脉瓣赘生物（**另附视频 1、2**）；C.二维超声示主动脉瓣反流；D.三维超声彩色
多普勒示主动脉瓣反流（**另附视频 3**）；E.二维超声示主动脉根部脓肿，主动脉瓣及三尖瓣赘生物；F.三维超声示主动脉根
部脓肿，主动脉瓣及三尖瓣赘生物（**另附视频 4、5**）；G.二维超声示主动脉瓣二叶畸形；H.三维超声示主动脉瓣二叶畸形

【讨论】

感染性心内膜炎（IE）常发生于存在着心脏易感因素的患者。随着时间的推移，感染性心内膜炎的易感因素也发生了很大的变化，这种变化来自于日益增多的心血管疾病的创伤性检查和介入性治疗，血液透析和使用心内装置的增加，人口老龄化所致的瓣膜退行性变的增加及静脉使用毒品者（IVDU）的增加。这些变化使 IE 的易感人群也发生了变化。近年来静脉注射毒品致感染性心内膜炎的患者明显增加。

在所有感染性心内膜炎患者中，大约 10% 的患者发生于右心。右心感染性心内膜炎常常发生于静脉注射毒品者，有文献报道在 2008～2013 年间就诊的 262 例右心 IE 患者中，29.5% 的患者是静脉使用毒品者[1]。未使用毒品的右心 IE，常见于酗酒、免疫缺陷病、安装了永久心脏起搏器及一些先天性心脏病患者[2]。在静脉使用毒品的 IE 患者中最常见的致病微生物为金黄色葡萄球菌，占 68%，大多累及三尖瓣。链球菌和肠球菌为第二及第三位常见的致病菌，常感染异常的主动脉瓣及二尖瓣[3]。而非毒品使用的患者中金黄色葡萄球菌所致的 IE 只占 28%。有学者在 15 年间对 1529 例 IVDUs 所致的 IE 的研究发现，79% 的患者仅右心感染，16% 的患者仅左心感染，5% 的患者同时有左右心感染[1]。如本例同时有三尖瓣及主动脉瓣感染。主动脉瓣二叶畸形可能是合并主动脉瓣感染的原因。

超声心动图是临床最常用的无创诊断 IE 的方法，经胸结合经食管超声可准确探及瓣膜赘生物，脓肿及新出现的瓣膜反流。TTE 在探测自身瓣膜和人工瓣膜赘生物的敏感性分别是 70% 和 50%，特异性是 90%；而 TEE 的敏感性分别是 96% 和 92%，特异性是 90%。TEE 检测瓣膜脓肿的敏感性和特异性分别是 90%。TTE 因图像的分辨率低，常低估赘生物的大小并且对于小于 3mm 的赘生物不能检出，造成假阴性结果。因而对于临床上高度怀疑 IE 而 TTE 未发现异常的，装有人工瓣的及不能除外脓肿的患者均应做 TEE 检查。本例患者 TTE 检查仅发现三尖瓣赘生物，未探及主动脉瓣赘生物。而 TEE 清楚看到主动脉瓣赘生物并探及根部脓肿（图 3-10-2）。三维超声心动图的应用对赘生物的大小，脓肿腔的探测提供了更多的空间信息，进一步提高了对 IE 诊断的敏感性。然而三维超声技术有重要的局限性，如图像分辨率及帧频低等。

改良的 Duke 感染性心内膜炎的诊断标准中，三个主要的超声心动图表现为心内赘生物、脓肿、人工瓣瓣环部分开裂。次要的超声心动图表现为假性动脉瘤、瘘、瓣膜穿孔或新出现的瓣膜反流。超声心动图的表现结合病史及实验室检查可以确立 IE 的诊断。

一旦发现心内赘生物，对其进行风险评估很重要，以估测患者治愈或生存的可能性，并决定适合的治疗方案。赘生物的大小、活动度及其侵蚀心脏的程度为决定治疗方案及预后的关键因素。美国心脏协会和欧洲心血管协会提出了右心 IE 的手术指征为[1]以下几条。①继发于重度三尖瓣反流并对利尿治疗反应差的右心衰竭。②由难治的致病微生物（如真菌等）引起的 IE；或虽经适当抗生素治疗，菌血症持续 7 日或 7 日以上的（如金黄色葡萄球菌等）。③经适当的抗生素治疗已 3 周，无肺脓肿仍持续发热。④反复肺栓塞后仍持续存在大于 2cm 的三尖瓣赘生物，伴或不伴有右心衰竭。本例患者因金黄色葡萄球菌的菌血症持续存在，且三尖瓣赘生物大于 2cm，并伴有主动脉根部脓肿及可疑主动脉根部右心房漏，有明确手术适应证，食道超声确诊后即转入外科手术治疗。

【经验与体会】

　　右心感染性心内膜炎多见于年轻无基础心脏病的静脉使用毒品者，近年来经食管及三维超声心动图的广泛应用，大大提高了超声心动图诊断右心感染性心内膜炎的敏感性和特异性。对于选择合适的治疗方案及改善预后起了至关重要的作用。

【参考文献】

[1] Colville T，Sharma V，Albouaini K．Infective endocarditis in intravenous drug users：a review article[J]．Postgrad Med J，2016，92（1084）：105-111．

[2] Takayama R，Motoyasu M，Seko T，et al．case of isolated tricuspid valve infective endocarditis caused by Abiotrophia defectiva[J]．International Journal of Cardiology，2007，118（1）：3-5．

[3] Seghatol F，Grinberg I．Left-sided endocarditis in intravenous drug users：A case report and review of the literature[J]．Echocardiography，2002，19（6）：509-511．

（陈启明）

3-11 过渡型房室间隔缺损

【病例摘要】

患儿，男，10 岁，因活动后心慌气短 3 年，加重半年来就诊。患者于婴儿期因肺炎就诊时发现有"先天性心脏病"，未予治疗。3 年前开始于活动后出现心慌气短，近半年来加重。平时易患呼吸道感染，未出现过口唇青紫，无喜蹲踞史。查体：生长发育稍差，口唇无发绀，未见杵状指/趾，心前区饱满，可触及震颤，HR 为 110 次/分，心律齐，于胸骨左缘第 2、3 肋间可闻及Ⅲ/6 级粗糙全收缩期杂音，肺动脉瓣听诊区第二心音亢进及分裂，并闻及柔和的收缩期杂音。肝在肋下 2cm 可触及，双下肢轻度凹陷性水肿。

辅助检查：心电图示右心室增大，不完全性右束支传导阻滞。胸部 X 线片示右心室增大，肺动脉突出，肺血增多。超声心动图示过渡型房室间隔缺损，原发孔房间隔缺损(ASD 为 8mm)，限制性流入道室间隔缺损（VSD 为 5mm ），房室水平均由左向右分流，Q_p：Q_s=1.9：1，右心房、右心室扩大，中重度肺动脉高压，两组房室瓣，左侧房室瓣前叶裂，收缩期轻-中度房室瓣反流（AVVR）（图 3-11-1 ）。

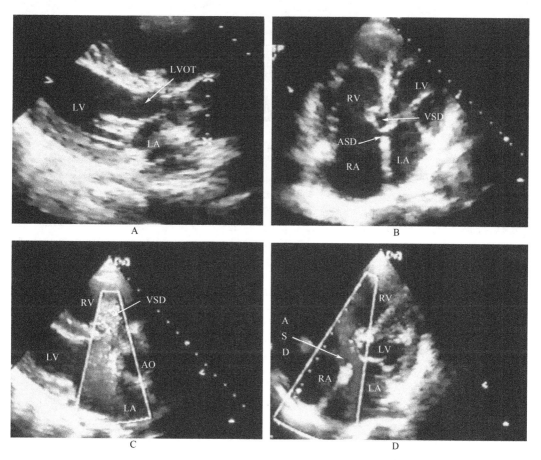

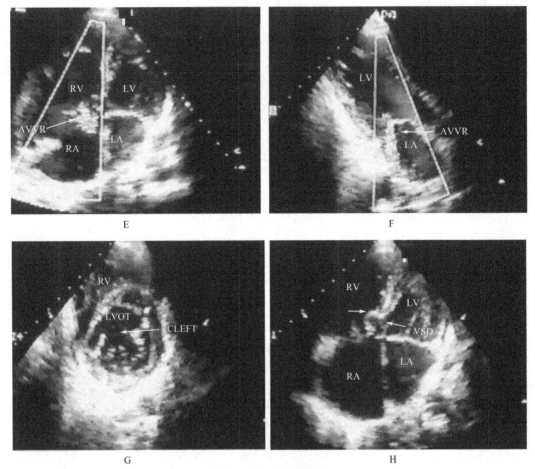

图 3-11-1　超声心动图

A.胸骨旁左心室长轴切面示左心室流出道狭窄；B.心尖四腔心切面示二、三尖瓣位于同一水平，原发孔房间隔缺损及流入道室间隔缺损；C.胸骨旁左心室长轴切面示心室水平分流；D.胸骨旁四腔心切面示心房水平分流；E.心尖四腔心切面示两组房室瓣，且右房室瓣反流；F.左侧房室瓣反流；G.胸骨旁左心室短轴切面示两组房室瓣，且左心室瓣前叶裂；H.心尖四腔心切面见右心房、右心室扩大（蓝色箭头示室间隔嵴上囊袋状膜部瘤样组织）。LA 为左心房，RA 为右心房，LV 为左心室，RV 为右心室，LVOT 为左心室流出道，AO 为主动脉，CLEFT 为瓣叶裂，AVVR 为房室瓣反流，ASD 为房间隔缺损，VSD 为室间隔缺损

【讨论】

　　房室间隔缺损（atrioventricular septal defect，AVSD）又称心内膜垫缺损或房室管畸形。它是一组有共同房室连接及不同程度的间隔缺损及瓣膜异常的先天性心脏畸形，发病率为（4～5.3）/10 000，占所有先天性心脏病的 7%，是 Down 综合征患儿最常见的心脏畸形[1]。文献报道约 49%的 AVSD 患儿合并有 Down 综合征。AVSD 常与动脉导管未闭、肺静脉畸形引流、右心室双出口、大动脉转位及法洛四联征等其他心脏畸形并存。

　　据房室瓣周围房室间隔组织的发育程度和房室瓣畸形的不同将心内膜垫缺损分为完全型、部分型及过渡型（中间型）。据国际小儿及先天性心脏病命名协会（IPCCC）的分类法，完全型 AVSD 包括以下解剖异常：原发孔房间隔缺损、非限制性流入道室间隔缺损、共同房室瓣环及共同房室瓣（包括 5 叶，分别为上桥叶、下桥叶、左侧叶、右前上叶及右下叶），此型房室水平均有分流。部分型 AVSD，仅有原发孔房间隔缺损或流入道室间隔缺损，有共同房室瓣环，但桥叶连接在房间隔或室间隔上，形成两个瓣口，连接到室间隔上致心房水平分流即原发孔房间隔缺损，较常见；桥叶连接到心房间隔上致心室水平分流，非常少见。部分型常伴有二/

三尖瓣叶裂（CLEFT）。过渡型 AVSD，介于部分型和完全型之间，有一个原发孔房间隔缺损和一个限制性的流入道室间隔缺损，室间隔断端上常见囊袋状膜部瘤样组织，为残留的部分心内膜垫组织，是本型的一个特征，有共同房室瓣环但有两组分开的房室瓣口[2~4]。过渡型 AVSD 较少见。

本例超声心动图诊断为过渡型 AVSD 并经心导管证实，其超声表现为（图 3-11-1）胸骨旁左心室长轴切面见主动脉未楔入，房室瓣前移可致左心室流出道延长及轻度狭窄形成心血管造影下的"鹅颈征"。胸骨旁左心室短轴切面见两组房室瓣及二尖瓣前叶裂。四腔心切面可见二、三尖瓣位于同一水平。房间隔下端回声缺失，室间隔上端连续中断，室间隔断端上可见囊袋状膜部瘤样组织凸向右心室腔。彩色多普勒示房、室水平由左向右分流。心室水平由左向右分流速度为 2.2m/s，最大压差为 19mmHg，提示中-重度肺动脉高压。两组房室瓣开放，并收缩期轻-中度房室瓣反流（AVVR）。右心房、右心室扩大。

过渡型 AVSD 的临床表现因由左向右分流量及瓣膜反流的程度而不同，原发孔房间隔缺损的由左向右分流致右心负荷过重，引起右房室增大。心室水平的由左向右分流可致左房室增大，两者均导致肺动脉血流增加，肺血增多，最后致肺动脉扩张，肺动脉高压及心功能衰竭[5]。听诊可于胸骨左缘第 2、3 肋间闻及柔和的收缩期杂音，是因肺动脉瓣血流量增大致肺动脉瓣相对狭窄所致，并非由心房间隔的缺损口而来，因肺动脉高压致第二心音亢进。最为特征性的听诊为发现第二心音固定分裂，因为右心容量增加，收缩期经肺动脉的血流量大，使肺动脉瓣关闭延迟。正常人随着呼吸的变化，左右心的回心血量也发生变化，因而影响第二心音分裂的程度。而 ASD 的患者，两心房间有交通，即两心房已共腔，相当于左右心室的充盈来自同一心房腔，呼吸对左右心室容量的影响不复存在，第二心音的时距因此固定不变。此外心内膜垫发育异常致房室结移位，心电图常伴有一度房室传导阻滞，并因右心增大常出现右束支传导阻滞。

【经验与体会】

过渡型 AVSD 区别于完全型及部分型 AVSD 的特征：①过渡型虽有共同房室瓣环，但有两组分开的房室瓣，形态学上更似部分型 AVSD 的房室瓣，而完全型则有共同房室瓣环及共同房室瓣；②过渡型室间隔缺损的室间隔断端上可见囊袋状膜部瘤样组织凸向右心室腔而完全型则没有；③过渡型的室间隔缺损为限制性的流入道室间隔缺损，而完全型是非限制性的室间隔缺损，室间隔缺损往往较大，可以是膜周部甚至肌部。部分型 AVSD 则很少见到室间隔缺损。

准确地理解和掌握 AVSD 的定义、分型及各型的超声心动图特征，做出正确的超声诊断对决定外科手术方案并指导临床治疗具有极其重要的作用，在超声心动图的检查中一定要仔细观察房室瓣的形态、数目、瓣叶裂的情况，房室瓣的反流量及有否肺动脉高压，这些都是评价手术风险的重要因素。

【参考文献】

[1] Calkoen E E, Hazekamp M G, Blom N A, et al. Atrioventricular septal defect: From embryonic development to long-term follow-up[J]. Int J Cardiol, 2016, 202: 784-795.

[2] Miyamoto A, Yuda S, Higashidate Y, et al. Utility of three-dimensional transthoracic echocardiography in diagnosis of intermediate atrioventricular septal defect: report of an adult case[J]. J Med Ultrason, 2014, 41（2）: 197-201.

[3] Sulafa A K, Tamimi O, Najm H K, et al. Echocardiographic differentiation of atrioventricular septal defects from inlet ventricular septal defects and mitral valve clefts[J]. Am J Cardiol, 2005, 95（5）: 607-610.

[4] Singh P, Mehta A, Nanda N C. Live/real time three-dimensional transthoracic echocardiographic findings in an adult with complete atrioventricular septal defect[J]. Echocardiography, 2010, 27（1）: 87-90.

[5] Nikolas C, Helle A, Ester G, et al. Atrioventricular septal defects among infants in Europe: a population-based study of prevalence, associated anomalies, and survival[J]. Cardiol Young, 2013, 23（4）: 560-567.

（陈启明）

3-12 解剖矫正型大动脉异位超声心动图诊断与分析

【病例摘要】

患儿，男，13岁，因发现心脏杂音13年，于2002年4月收住北京安贞医院。患儿出生后发现心脏杂音，口唇有轻度发绀。平素喜蹲踞，活动时胸闷、气短。既往有急性充血性心衰史。

体格检查：Ht为130cm，Wt为25kg，BP为90/60mmHg，P为80次/分，R为24次/分，T为36.5℃，发育不良，皮肤黏膜无明显发绀，无杵状指/趾，心前区隆起。L$_{3~4}$肋间可触及震颤（＋），心界向左下扩大。听诊：HR为80次/分，律齐，L$_{3~4}$肋间闻及Ⅲ/6全收缩期杂音，无传导。双肺呼吸音清，肝脾肋下未触及，双下肢无凹陷性水肿。

辅助检查：X线示两肺血增多，心脏呈二尖瓣普大型，主动脉结观察不满意，肺动脉段轻微突出，双心室增大，左心房明显扩大，心胸比例为0.80。右心导管检查导管路径：右股静脉→下腔静脉→右心房→右心室→肺动脉，并可从右心室→左心室。血氧含量分析：上下腔静脉为10.34ml%、10.66ml%，右心房为10.39ml%，右心室为13.48ml%，周围动脉为14.91ml%，氧饱和度为95%。压力分析：右心房为12/1（5）mmHg，右心室为82/4（38）mmHg，肺动脉为77/30（54）mmHg，升主动脉为85/49（65）mmHg。左向右分流量（L/min）占肺循环血量的62.5%，左心排血指数为3.69L/（min·m^2），右心排血指数为9.84L/（min·m^2），全肺阻力为457dyn/（s·cm^{-5}）（1dyn=10^{-5}N）。吸氧试验阴性。心电图：窦性心律，双心室肥厚，左心房扩大，不完全性右束支传导阻滞，ST-T改变。

2002年5月行右心室双出口畸形矫正手术，开胸后发现心脏位于正中，两条大动脉左右并行排列，肺动脉增宽，主动脉：肺动脉=2：3，两大动脉下可见室间沟，以上所见不符合右心室双出口外形改变，见图3-12-1A。遂行心外膜超声心动图检查。

心外膜超声心动图及右心室声学造影结果（图3-12-1）：①心尖轻度向右旋大约45°。心房正位，上下腔静脉入右心房。②心室仍呈右袢，房室连接顺序正常。③左心室长轴切面显示主动脉起自后方左心室，其前壁与室间隔连续中断，主动脉下室间隔回声中断18.5mm。主动脉轻度向前并向右室侧骑跨，室间隔前方只能看到小部分右心室，看不到右心室流出道，主动脉后壁与二尖瓣前叶之间有正常纤维连续。④大动脉短轴切面显示两条大动脉呈左右并列圆形结构。⑤心室动脉长轴切面见主动脉、肺动脉分别起自各相应心室，主动脉在左（内径为22.1mm），从左侧左心室发出，肺动脉在右（内径为29mm），发自右侧右心室。2个半月瓣位置等高。彩色多普勒显示左心室血流充盈主动脉，右心室血流充盈肺动脉。室水平双向分流，左心室向右心室分流为主，血流显色无频率失真。⑥右心房、右心室、肺动脉三腔切面清楚显示上下腔静脉入右心房，肺动脉起自右心室，肺动脉与三尖瓣之间残存少量发育不良圆锥回声，失去了肌性右心室流出道特征性结构，也同样缩短了右心室流出道长度。⑦右心超声学造影，从左侧肘静脉注射可产生微气泡药物（碳酸氢钠+维生素B$_6$）后，右心房、右心室、肺动脉瞬间顺序充满密集微气泡声影，心室水平有少量声影从右心室经室间隔缺损向左心室分流后再进入主动脉。⑧二尖瓣前叶瓣体重度脱垂合并重度关闭不全。房间隔正常，主、肺动脉水平无交通，主动脉弓降连续，左位主动脉弓。心外膜超声心动图提示先天性心脏病，大动脉异位，室间隔缺损，（主动脉下）二尖瓣脱垂合并关闭不全（重度），左心扩大，肺动脉高压（重度）。确定诊断后心内探查证实心房正位，心室右袢，主动脉位于左侧发自左心室，肺动脉位于右侧发自右心室，2 个半月瓣位置等高，巨大室间隔缺损，为 28～30mm，室间隔缺损前上缘呈螺旋形向左下方走行到主动脉开口后缘，左壁为螺旋走行的室间隔，右壁似为异常肌束组成，二尖瓣与主动脉瓣为左右关系，二尖瓣前叶多处裂口，瓣体脱垂。室间隔缺损后下缘补片沿着室间隔缺损断缘缝合，前上缘缝在右心室肌束上，即不能沿着原室间隔缺损缝合，否则会将主动脉隔入右心室形成完整的右心室双出口。二尖瓣成形效果不佳而行瓣膜置换和单纯室间隔缺损修补手术，术后恢复良好，三尖瓣反流法测肺动脉收缩压下降到53mmHg，心功能 Ⅱ 级。

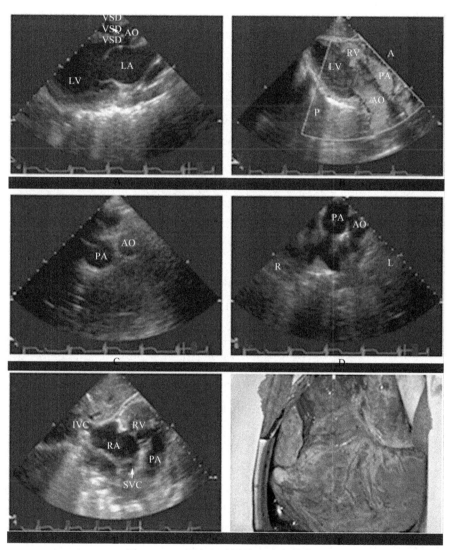

图 3-12-1　超声心动图及心脏大体表现

A.心室长轴切面显示主动脉起源于左心室，主动脉下室间隔缺损，后壁与二尖瓣前叶连续正常。B.心室动脉长轴彩色多普勒显示后方左心室充盈主动脉。前方右心室充盈肺动脉，两动脉下无梗阻，心尖指向右前方，提示心脏右旋。C.大动脉短轴切面显示两大动脉呈双环征，主动脉在左，肺动脉在右。D.大动脉长轴切面显示纵向主、肺动脉仍呈左右并列，主动脉仍在左侧，肺动脉在右侧，其后可见左右分支。E.剑突下三腔切面显示上、下静脉入右心房，右心室流入道正常，肺动脉发自右心室，肺动脉与三尖瓣间有少量肌性回声，提示两者间无连续，肌性流出道结构消失。F.术中所见两大动脉并列，主动脉在左，肺动脉在右，肺动脉增宽，右心耳并列在肺动脉旁，心脏形态异常。LA 为左心房，LV 为左心室，RA 为右心房，RV 为右心室，AO 为主动脉，PA 为肺动脉，VSD 为室间隔缺损，IVC 为下腔静脉，SVC 为上腔静脉

【讨论】

解剖矫正型大动脉异位（anatomically corrected malposition of the great arteries，ACMGA）是非常少见的先天性心脏异常。早在 1939 年 Harris 和 Farber 将其定义为解剖矫正型大动脉转位[1]。Van Praagh 于 1967 年第一次通过对实体标本重新认识、研究这种不寻常心脏结构异常，认为两大动脉起源相应形态学心室在解剖上得到了矫正，只是大动脉位置异常。1971 年 Van Praagh 再次将该畸形命名为 ACMGA。ACMGA 发生机制不是很清楚，但多数学者比较认可圆锥发育异常和动脉干反位旋转的解释[2, 3]。根据内脏心房段、心室袢、大动脉位置 ACMGA 分四个类型[3]。Ⅰ 型（SDL）：内脏位置正常，心房正位，心室右袢，主动脉在肺动脉左侧起自形态学左心室，肺动脉在右侧起自形态学右心室。Ⅱ 型（SLD）：内脏位置正常，心房正位，心室左袢，主动脉在肺动脉右前方发自形态学左心室,肺动脉在主动脉左侧发自形态学右心室。Ⅲ 型（ILD）：内脏反位，心房反位，心室左袢，主动脉在肺动脉右前发自形态学左心室，肺动脉左侧起自形态学右心室。Ⅳ 型（IDL）：内脏反位，心房反位，心室右袢，主动脉在肺动脉左前方发自形态学左心室，肺动脉在肺动脉右侧发自形态学右心室。Ⅲ 型（镜面右为心）与 Ⅰ 型心房、心室、大动脉连接一致，若不合并心内畸形同正常人。Ⅱ 和 Ⅳ 型心室与动脉连接一致，但心房与心室连接不一致，临床血流动力学同发绀型完全型大动脉转位。临床 Ⅰ 型（SDL）最常见。Lamia Ait Ali[4]复习文献并总结分析了 72 例 ACMGA，SDL 型占 78%，其他类型少见，尤其是 ILD 型，仅占 4.5%。双动脉下圆锥者约占 69%，肺动脉下圆锥约占 16%，主动脉下圆锥和无圆锥少见，各占 6% 和 9%。合并室间隔缺损约占 97%，有 53% 患者同时合并肺动脉或瓣下狭窄，其他少见的有单支冠状动脉畸形、主动脉瓣下狭窄、主动脉缩窄，无一例不合并心内畸形。

本例 ACMGA 是分类中最常见的 Ⅰ 型，超声影像图较其他类型相对比较简单。解剖特征：心房、心室位置、连接顺序正常，圆钝的心脏形态很像右室双出口心脏。两条大动脉根部左右并列起自各自相应解剖学心室，主动脉左异位。合并大室间隔缺损，二尖瓣脱垂和关闭不全，术中发现瓣膜有多处先天性瓣叶裂。双动脉下无梗阻，主动脉下无圆锥保持了与二尖瓣前叶之间的纤维连续，但流出道长度较正常缩短，术中心内探查，主动脉与二尖瓣呈左右关系佐证了左心室流出道异常。右心室流出道长度、形态更明显异于正常，变短更突出，肺动脉右侧壁与三尖瓣之间虽然残留少量圆锥，但右心肌性流出道特征消失。遗憾的是本例没有术前经胸超声心动图图像和其他影像资料。

鉴别诊断：ACMGA 主要与以下几点鉴别。①与右心室双出口鉴别：该例手术术前诊断右心室双出口，可能因为主动脉下大室间隔缺损，重度肺动脉高压，探查切面中出现主动脉骑跨而被误导，而忽略了其他诊断条件。经典右心室双出口主动脉后壁与二尖瓣前叶之间有完整圆锥肌性回声，即主动脉后连续中断，文中病例后连续存在。右心室双出口主动脉右转位多见，左转位罕见。右心室双出口合并肺动脉高压时主动脉骑跨应 >50%。本例解剖特征除主动脉有轻度骑跨外显然不支持右心室双出口诊断。该患者做了右心导管检查，诊断右心室双出口，因为有巨大主动脉下室间隔缺损，右心导管路径很容易从右心室进入肺动脉和主动脉。②与大室间隔缺损合并重度肺动脉高压鉴别：左心室长轴切面会出现轻度主动脉骑跨征象，有时与手法有关，此时应多切面观察骑跨的真假和骑跨程度，注意探查手法和探头位置，可避免假骑跨现象，尤其是剑突下心室动脉长轴切面，可以真实显示心室和动脉衔接关系。③与功能矫正型大动脉转位鉴别：尤其是 ACMGAⅡ 型、ACMGAⅢ 型和 ACMGAⅣ 型。功能矫正型大动脉转位心房、心室顺序不协调，大动脉与心室连接顺序不一致。而本例 ACMGA 房、室和大动脉与心室均是协调连接，这是最大不同之处。④与解剖矫正型大动脉转位鉴别：从字面上理解解剖矫正一定是动脉与形态学心室连接一致，但心房和心室连接不一定协调，如心房反位、心室右袢、大动脉左转位、主动脉在左侧与左心室衔接，此时血流动力学是完全大动脉转位类型，此时动脉与心室解剖连接得到矫正，功能未矫正，临床仍有发绀，超声图像容易与 ACMGA 区别。当大动脉失去正常关系时心室动脉长轴切面能清楚显示动脉位置与心室关系及双流出道情况。这个切面非常实用，是本文作者多年在心脏复杂畸形诊断中探索总结必用心脏切面，在这个切面能获得心脏明确解剖关系。当然最重要的是认清心脏解剖结构，熟悉心脏血流动力学。

【经验与体会】

解剖矫正型大动脉异位是罕见先天心脏畸形，解剖最大特征大动脉与相应心室连接，不是骑跨，也不是双出口形式。心房、心室、动脉关系以 SDL 最多见，约占 80%。没有不合并心内畸形的报道，最多见的是合并大室间隔缺损，也有合并小室间隔缺损报道。双动脉下圆锥大约占 70%，其他类型少见，容易错诊为右心室双出口。

在复杂先天性心血管病检查中要超常规从不同部位探查，注意从非常规切面获得信息，以便从不同视觉观察描述心脏各部位空间位置和形态，并充分理解异常心脏解剖结构，特别应注意细节，这个细节就是每种心脏畸形都有其主要解剖结构特征和规律，抓住疾病的主要解剖特征进行综合分析、判断，不要被异病同图现象蒙蔽、迷惑。

【参考文献】

[1] 汪曾炜，刘维永，张宝仁. 解剖性矫正大动脉异位[M]. 心脏外科学. 人民军医出版社，2003.

[2] Anderson R H, Becker A E, Losekoot T G, et al. Anatomically corrected malposition of great arteries[J]. British Heart Journal，1975，37（10）：993.

[3] Oztürk E, Odemiş E, Tosun O, et al. Anatomically corrected malposition of the great arteries：two case reports[J]. Turk Kardiyol Dern Ars，2014，42（6）：564-567.

[4] Oku H, Shirotani H, Yokoyama T, et al. Anatomically corrected malposition of the great arteries：Review of the literature[J]. Jpn Circ J，1982，46（6）：583-594.

（裴金凤　张　涵）

3-13 伴有左心室向右心房分流的（Gerbode 型缺损）膜部室间隔缺损 5 例

【病例摘要】

例 1：患者，男，34 岁，3 年前体检发现心脏杂音。体格检查：T 为 36.2℃，R 为 24 次/分，P 为 80 次/分，BP 为 120/80mmHg，Ht 为 175cm，营养好，无病容，自动体位，胸廓无畸形。心尖冲动处位于 L_5 锁骨中线外 0.5cm。$L_{3\sim4}$ 可触及轻度震颤，心界不大。听诊心律齐，$P_2 > A_2$，$L_{3\sim4}$ 肋间闻及Ⅲ/6 级收缩期杂音，传导广泛。肝脾肋下未探及，双下肢无畸形、无凹陷性水肿。

辅助检查：胸部 X 线检查示两肺血增多，心影呈二尖瓣型，主动脉结不宽，肺动脉段突出，心胸比率为 0.52。心电图检查正常。超声心动图检查（图 3-13-1）：①右心房轻度扩大，左心房、左心室和右心室内径正常，右心室流出道无狭窄。②心尖四腔心和五腔心切面显示膜部室间隔连续中断 4.2mm，断端回声增强。三尖瓣隔叶瓣根有 3mm 裂，裂缘回声增强，与膜部室间隔缺损相通。③CDFI 显示大动脉短轴切面收缩期缺损处可见一束从左心室至右心室和一束从左心室至右心房两束过隔血流，左心室至右心室分流束宽度为 4.2mm，左心室至右心房分流束宽为 3.9mm，同时三尖瓣口可见轻度反流信号。④CW 示收缩期左心室至右心室最大瞬时过隔流速为 431cm/s，分流压力阶差为 74.3mmHg，左心室到右心房分流频谱呈背离探头高速射流，最大瞬时流速度为 543cm/s，最大瞬时分流压差为 114.9mmHg。⑤主动脉三个瓣叶，左冠状瓣稍小，舒张期可见少量反流信号。心房水平和主、肺动脉水平无分流征象，主动脉弓和降主动脉正常。超声心动图诊断：先天性心脏病，膜部室间隔缺损合并三尖瓣隔叶瓣裂，左心室向右心室分流合并左心室向右心房分流，右心房轻大。

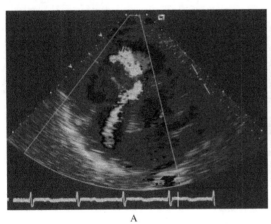
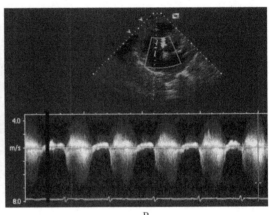

图 3-13-1 超声心动图

A.大动脉短轴切面显示收缩期左心室向右心室和向右心房各有一股分流束；B.CW 显示左心室向右心房分流最大流速为 543cm/s，分流压差为 114.9mmHg

术中所见：主动脉：肺动脉为 1∶1.2，右心轻大，右心房表面可触及震颤，术后消失，膜部室间隔缺损 5mm，三尖瓣隔瓣、前瓣瓣根有裂，关闭不良。右心室流出道、肺动脉无梗阻，肺动脉发育正常。经三尖瓣暴露室间隔缺损，以 4×12 双线带垫片缝合两针关闭室间隔缺损，三尖瓣前叶裂、隔叶裂以 4×12 带垫片双线针缝合 6 针。

例 2：患者，男，28 岁，1 个月前查体时发现心脏杂音，平时无不适，为明确诊断就诊。体格检查：BP 为 120/80mmHg，P 为 85 次/分，R 为 16 次/分，Ht 为 180cm，Wt 为 75kg。胸廓无畸形，呼吸对称，心尖冲动处位于 L_5 锁骨中线内，$L_{3\sim4}$ 可触及震颤，心界不大，听诊律齐，$P_2 > A_2$，$L_{3\sim4}$ 肋间闻及 Ⅲ/6 级收缩期杂音，传导广泛。肝脾肋下未探及，双下肢无畸形、无凹陷性浮肿。

辅助检查：胸部 X 线检查示两肺血轻度增多，心影呈二尖瓣型，主动脉结不宽，肺动脉段突出，心胸比为 0.52。心电图检查正常。超声心动图检查（图 3-13-2）：①右心房轻度扩大，左心房、左心室和右心室内径正常，右心室流出道无狭窄，主动脉、肺动脉内径比<1。②二维超声显示主动脉瓣右冠状瓣下方、三尖瓣隔叶上方膜部间隔向右心房内呈瘤样膨出，瘤顶连续中断 5.5mm。缺损口边缘轻度增厚。三尖瓣隔叶瓣尖轻度增厚，瓣根正常，隔瓣下方膜部室间隔连续正常。③彩色多普勒显示隔瓣上方缺损处可见源于左心室至右心房过隔血流信号和少量从左心室向右心室过隔分流信号，向右心房分流面积大于向右心室分流面积，三尖瓣口可见轻度反流信号。④CW 显示收缩期左心室至右心室最大瞬时分流速度为 477cm/s，分流压力阶差为 90.8mmHg，左心室向右心房最大瞬时分流速度为 548cm/s，分流压力差为 120.7mmHg。⑤无肺动脉高压和右心室流出道梗阻征象。超声心动图诊断：先天性心脏病，膜部室间隔缺损合并隔叶瓣根裂，左心室向右心房分流合并左心室向右心室分流，三尖瓣轻度反流，右心房轻度增大。

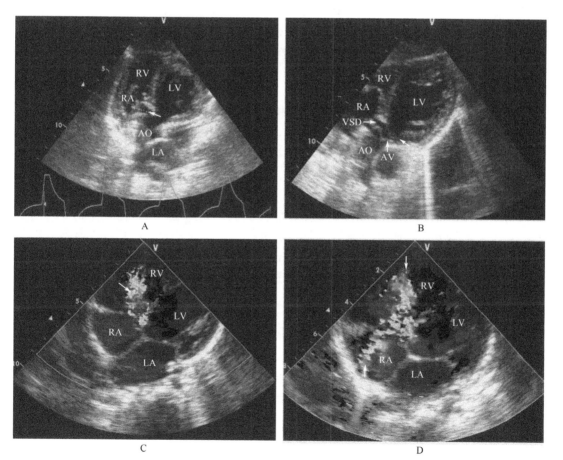

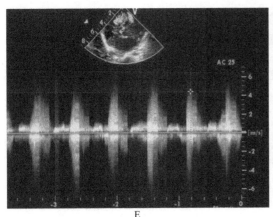
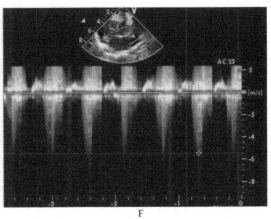

图 3-13-2 超声心动图

A.心尖长轴切面显示：收缩期膜部室间隔缺损在三尖瓣隔叶瓣根（箭头示），并有一 11.8mm×7.1mm 膜部瘤形成；B.与图 A 同一切面，舒张期膜部室间隔缺损（5.5mm）在三尖瓣隔叶瓣心房间断端回声增强；C.胸骨旁四腔心切面：收缩期仅显示左心室向右心室分流；D.与图 C 同一切面显示收缩期左心室向右心室分流和左心室向右心房分流信号；E.连续多普勒显示收缩期左心室向右心室分流速度为 438cm/s，分流压差为 76.58mmHg；F.收缩期左心室向右心房分流速度为 548cm/s，分流压差为 120.17mmHg。

AO 为主动脉；RA 为右心房，RV 为右心室，LA 为左心房，LV 为左心室，VSD 为室间隔缺损

例 3：患儿，男，3 岁 8 个月，足月顺产，生后 1 个月发现心脏杂音，确诊膜部室间隔缺损，无肺炎、心力衰竭史，生长发育正常，无活动受限，无发绀，智力发育好，体力发育无障碍，母乳喂养 1 年，无偏食。各种疫苗按时接种，无先天性心血管病家族史。

体格检查：BP 为 90/60mmHg，R 为 30 次/分，P 为 110/分，Ht 为 94cm，Wt 为 14kg。心前区无隆起，心尖冲动无弥散，心前区可触及细小震颤，心尖冲动处于 L₄ 锁骨中线内 0.5cm。HR 为 100 次/分，律齐，$L_{3\sim4}$ III/6 级响亮粗糙收缩期杂音，$P_2 < A_2$，P_2 不亢进。双肺听诊无异常呼吸音。其余无特殊。

辅助检查：心电图检查示窦性心律，心电轴正常，不完全性右束支传导阻滞。超声心动图检查（图 3-13-3）：①全心增大（舒张末期内径 41.5mm，收缩末期内径为 22.9mm，左心房为 22.7mm，右心室为 11.9mm，右心室流出道为 19.9mm），EF 为 76.6%，FS 为 44.9%。主动脉内径为 10mm，肺动脉内径为 15.4mm，室壁厚度正常，右心室流出道无梗阻。②大动脉短轴切面显示膜部室间隔 8 点～10 点室间隔菲薄，膜部室缺损 9.5mm，其中左心室右心房间房室间隔回声中断 7.46mm，隔瓣后腱索构成假性膜部瘤。③彩色多普勒显示左心室向右心房可见大量五彩镶嵌分流信号，左心室向右心室有少量分流信号。④连续多普勒测得左心室向右心室最大瞬时分流流速为 494cm/s，最大瞬时跨隔压力阶差为 92.5mmHg，左心室向右心房最大瞬时分流速度和跨隔压力阶差 511cm/s、104.4mmHg。超声心动图诊断：先天性心脏病，膜部室间隔缺损（隔瓣下型），左心室、右心房通道畸形，左心室向右心室分流（少量），左心室向右心房分流（大量），三尖瓣关闭不全（少量），全心扩大。

手术所见：主动脉直径为 12mm，主肺动脉直径为 20mm，左心室及右心室均扩大，右心房轻度扩大，膜部室间隔缺损直径约为 12mm，三尖瓣隔叶与室间隔有纤维粘连，前、隔交界有裂隙，后隔交界及瓣叶发育正常，室间隔缺损位于三尖瓣环下方，无左心室右心房通道，右心房内结构正常。以直径 14mm 涤纶片修补室间隔缺损，"8" 字缝合三尖瓣前、隔交界 3 针成形瓣膜。心脏复跳后杂音消失。

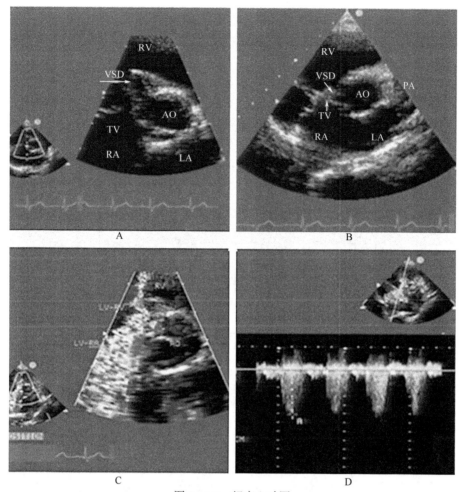

图 3-13-3　超声心动图

A.大动脉短轴切面，膜部室间隔缺损并膜部瘤形成；B.大动脉短轴显示膜部室间隔缺损波及整个膜部，隔叶瓣根不连续；C.彩色多普勒显示收缩期室水平可见左心室向右心室和同时伴有左心室向右心房分流信号，右心房分流量大于向右心室分流；D.连续多普勒三尖瓣房侧探及高速背离探头分流频谱，流速为 511cm/s，分流压差为 104mmHg（LV-RA 左心室向右心房分流，LV-RV 左心室向右心室分流）

例 4：患者，男，35 岁，1 个月前查体发现心脏杂音。当地超声心动图诊断为先天性心血管病，室间隔缺损，三尖瓣大量反流，平素体健，无任何症状。

体格检查：T 为 36℃，R 为 16 次/分，BP 为 130/80mmHg，Ht 为 172cm，Wt 为 76kg，发育正常，营养中等，无急慢性病容，精神好，体位自主。胸廓对称无畸形，双肺呼吸音清。心尖冲动处位于左侧锁骨中线内 2cm（锁骨中线离正中线 7.5cm），L₃ 肋间触及收缩期弱震颤并可闻及Ⅲ/6 级收缩期杂音，剑突下听诊也闻及Ⅲ/6 级收缩期杂音。肝脾及双下肢检查未见异常。

辅助检查：胸部 X 线示双肺血轻度增多，主动脉结不小，肺动脉段不突出，左心室轻大，心胸比为 0.51，诊断符合先天性心血管病室间隔缺损。心电图检查：窦性心律，大致正常心电图，顺钟向转位。经胸部和食管超声心动图检查：①右心室、右心房轻度扩大（前后径为 30.1mm，右心房为 45mm×55mm），余心腔内径、室壁厚度、运动及左室收缩功能正常（左心室舒末为 51.7mm，左心室收末为 25.8mm）。②膜部室间隔回声中断 9.2mm，断端"="征明显。室间隔缺损下缘至右心室游离壁见一条索状回声横跨三尖瓣下方。主肺动脉内径正常，无肺动脉高压征象，瓣口流速为 178cm/s。③彩色多普勒显示收缩期左心室向右心室分流信号进入右心室并向右心房侧反流，同时还可见通过隔瓣瓣根的左心室向右心房分流信号。CW 示左心室向右心室最大瞬时分流速度为 508cm/s，最大瞬时分流压力阶差为 103mmHg。④彩色多普勒显示收缩期三尖瓣大量源于隔叶瓣根反流，最大瞬时反流速度为 433cm/s，瞬时反流压力阶差为 75.1mmHg。肺动脉血流速度轻快（178cm/s，压差为 12.7mmHg）。⑤经食管超声（图 3-13-4）显示膜部室间隔缺损，膜部瘤形成，瘤壁增厚，瘤体大小为 16.4mm×11.2mm，缺损口为 8.5mm，靠近室间隔，三尖瓣隔叶轻厚，彩色多普勒显示收缩期室水平少量由左心室向右心室分流，同时三尖瓣房侧可见大量从左心室穿过隔叶瓣根向右心房分流信号和少量源于瓣口反流信号。超声心动图诊断：先天性心脏病，膜部室间隔缺损伴膜部瘤形成，左心室向右心室分流伴左心室向右心房分流，右心室流出道异常肌束未影响三尖瓣关闭，三尖瓣反流（少量），右心扩大（轻度）。

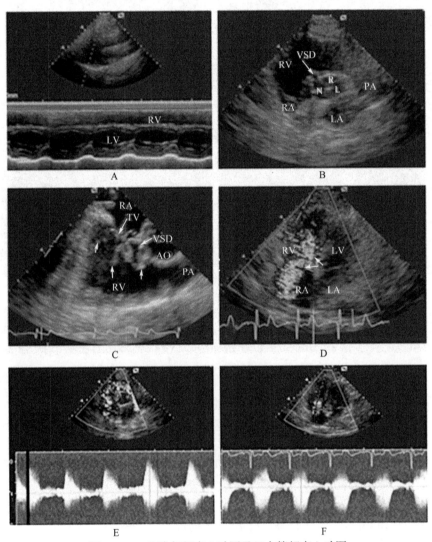

图 3-13-4　经胸部超声心动图及经食管超声心动图

A.左心室长轴切面显示左心室、右心室大小正常；B.大动脉短轴切面：膜部室间隔缺损在无冠状窦前部，正常膜部缺损在右冠状窦右后部；C.经食管超声大动脉短轴切面显示膜部室间隔缺损 9.2mm（箭头示），断端回声增强，缺损缘至前叶下方见一条细腱索（箭头示）未造成流出道梗阻；D.经胸部超声心动图四腔心切面彩色血流显示收缩期心室水平有少量左心室向右心室分流信号，同时右心房有大量源于隔叶瓣根分流信号；E.连续多普勒示左心室向右心室分流速度为 508cm/s，分流压差为 103mmHg；F.连续多普勒示左心室向右心房分流速度 433cm/s，分流压差 75.3mmHg。TV 为三尖瓣，R 为主动脉右冠状窦，L 为主动脉左冠状窦，N 为主动脉无冠状窦术中见室间隔缺损位于室间隔膜部，大小为 5cm×10mm，三尖瓣隔瓣边缘增厚。经升主动脉切口，室间隔缺损边缘有一条索状异常细肌束。使用缝合片间断缝合修补室间隔缺损，间断缝合前隔交界，注水检测无三尖瓣反流。

例 5：患者，男，5 岁，生后不久发现心脏杂音。2 年前超声心动图诊断先天性心脏病，室间隔缺损。患儿平素无喂养困难及多汗，无肺炎史，无缺氧性发作，无喜蹲踞史，发育正常。

体格检查：T 为 36.℃，R 为 18 次/分，BP 为 100/60mmHg，HR 为 80/次。Ht 为 135cm，Wt 为 35kg，发育正常，营养中等，精神好，自动体位。胸廓对称无畸形，双肺呼吸音清。心浊音界不大，心律齐，心音有力，L$_{3\sim4}$ 肋间闻及Ⅲ/6 级收缩期杂音，P$_2$>A$_2$，P$_2$ 不亢进。肝脾、双下肢检查未见异常。

辅助检查：胸部 X 线示双肺血轻度增多。心脏近似二尖瓣型，主动脉结正常，肺动脉段轻微突起，左心室轻大。CT=0.45。印象先天性心脏病，少量由左向右分流的室间隔缺损。心电图检查：窦性心律不齐，电轴正常，大致正常心电图。超声心动图检查（图 3-13-5）：①各房室大小、室壁厚度、运动正常（左心室舒张末期内径为 40mm，收缩末期内径为 23mm，右心室为 14mm），主动脉：肺动脉=22：18.4。②室间隔膜部回声中断 5.7mm，右心室流出道、肺动脉无梗阻。③彩色多普勒探及左心室向右心室，左心室向右心房五彩镶嵌湍流分离信号，连续多普勒显示左心室向右心室最大瞬时分流速度为 438cm/s，压力阶差为 78mmHg，左心室向右心房最大瞬时分流速度为 614cm/s，压力阶差为 150.5mmHg。③收缩期三尖瓣可见少量反流，反流速度为 278cm/s，反流压差为 31mmHg。肺动脉流速轻快为 190cm/s，压力阶差为 14.3mmHg。超声心动图诊断：先天性心脏病，膜部室间隔缺损，左心室向右心室分流及左心室向右心房分流。

手术所见：心脏轻度扩大，以左心室为主，肺动脉内径＞主动脉内径，肺动脉张力增高。心脏表面右心室流出道探及震颤（++）。切开右房室间隔缺损位于膜部，大小约为 6mm，周边有白色纤维组织与三尖瓣隔叶粘连，游离粘连显露缺损，以二针褥式缝闭缺损，三尖瓣前隔交界缝一针"8"字成形。

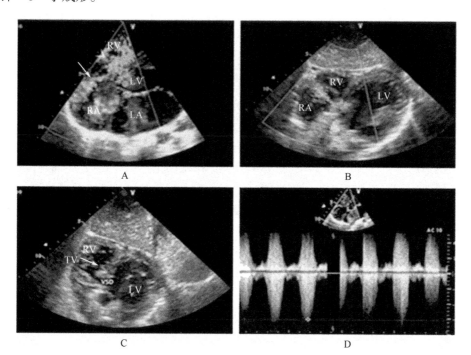

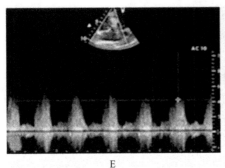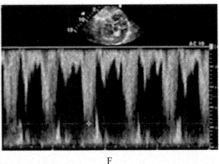

图 3-13-5　超声心动图

A.胸骨旁四腔心切面彩色多普勒显示左心室向右心室、右心房各有一股分流束（箭头）；B.剑突下五腔心切面显示左心室向右心房分流，分流束在三尖瓣房侧；C.二维超声显示膜部缺损在三尖瓣隔叶之上；D.连续多普勒显示左心室向右心房探及背离探头高速收缩期射流和压力阶差；E.连续多普勒显示左心室向右心室探及朝向探头高速收缩期射流和压力阶差明显低于 D 图所示；F.脉冲多普勒取样点在肺动脉内探及轻快血流速度，提示肺循环血量轻度增加

【讨论】

单纯膜部室间隔面积很小，成年人约为 1cm，其胚胎涉及圆锥部、心室部和房室管的发育，是心脏最后闭合的孔。膜部间隔位置从左心室侧观位于主动脉瓣环右冠状瓣下方。从右心室面观三尖瓣隔瓣前端横跨膜部间隔中间，将膜部间隔分为上、下两部分，隔瓣附着缘下方的膜部间隔正位于左、右心室之间，称为膜部室间隔，由于三尖瓣低于二尖瓣缘故，隔瓣附着缘上方的膜部间隔右侧在右心房侧，左侧在左心室内，故这小部分膜部间隔称为房室间隔或膜部间隔房室部。依上述膜部间隔解剖特征，临床上膜部间隔缺损会出现以下 3 种情况：①膜部室间隔缺损，分流方向从左心室到右心室；②膜部室间隔缺损合并三尖瓣隔叶损害，如瓣根裂，与室间隔缺损边缘粘连，分流从左心室到右心室和从左心室向更低压右心房分流。③膜部间隔房室部缺损，即左心室、右心房通道畸形，血流从左心室到右心房分流。膜部间隔房室部与心内膜垫发育有一定关系[1]。

文中列举的 5 例患者，3 例手术证实均为膜部室间隔缺损，1 例缺损较大（病例 3）者为隔瓣下缺损，应属于膜周型缺损。4 例均未见左心室右心房间房室部间隔缺损。但术中均见三尖瓣隔叶有裂，或前隔交界增厚，隔叶与缺损缘有粘连等情况，修补室间隔缺损同时成形了隔瓣或前隔交界。彩色多普勒超声显示左心室向右心室分流同时又有明确左心室向右心房分流，左心室向右心房分流面积明显大于左心室向右心室，分流束方向从隔叶瓣根射向右心房游离壁方向。临床与超声证实在没有肺动脉高压和右心室流出和（或）肺动脉道梗阻情况下，连续多普勒测得左心室向右心房分流均为高速射流和较大压力阶差，其速度与压力差明显大于向右心室的，所见无须质疑。二维超声于大动脉短轴、五腔心切面及剑突下四腔心切面均能显示缺损，虽然是位于膜部，但在三尖瓣隔叶上方均能显示左心室侧缺损口，可能的解释是这类的膜部缺损比较靠近膜部间隔中心，缺损上缘紧邻隔叶瓣环，如病例 4 大动脉短轴切面显示缺损明显上移至无冠状窦位置，正常膜部间隔缺损应该在右冠状窦右后区域。

这种膜部室间隔缺损伴有左心室右心房的分流现象早在 1838 年由 Thurman 首次报道[2]。1957 年 Gerbode 报道并手术修复成功 5 例[2]。Gerbode 根据 STS 先天性心脏病命名法和数据库资料将其命名为 Gerbode 型缺损，分两个类型[3~5]：膜部室间隔缺损兼有隔瓣缺损的称间接型；单纯膜部间隔房室部缺损称直接型，O 直线型少见，而间接型临床并不太少见，2017 年 6 月曾见 1 例新生儿，膜部缺损 3mm 具有上述超声特征。文献报道间接型 Gerbode 发病率约占所有先天性心血管病的 0.8%[6]。文中 1 例虽然未得到手术证实，但超声能在隔叶上方显示缺损口，又有彩色和连续多普勒向右心房分流证据，间接型 Gerbode 缺损诊断仍可成立。

早期 Wu M H[7] 报道 930 例单纯膜部室间隔缺损，692 例有膜部间隔瘤形成，发生率为 74.4%。664 例超声心动图资料分析，其中 94 例（约占 14%）伴有左心室向右心房分流，17.3%（115例）缺损自然闭合，67%（445 例）为单纯左心室向右心室分流，10 例情况不明。Burrows P E 等[6] 对 9 例合并有左心室向右心房分流的膜部室间隔缺损行左心室造影，结果显示，9 例都有膜部瘤形成，是导致左心室向房室分流的原因。

超声心动图是发现 Gerbode 畸形的第一重要检查手段，尤其在小婴幼儿期。早期诊断对临床选择手术方式有决定性作用。有左心室向右心房分流的膜部室间隔缺损只能选择传统手术方式，且比较稳妥。随着当前介入手术技术和封堵器的日趋完善，直接 Gerbode 型缺损目前已有介入封堵成功案例[7]。

鉴别诊断：间接型 Gerbode 缺损主要应与以下病理情况相鉴别。①室间隔缺损合并重度肺动脉高压、三尖瓣反流：当心室水平有分流，二维超声出现右心增大，左心室正常或缩小，室间隔运动减低或与左心室后壁呈同向运动，肺动脉增宽，肺动脉瓣 M 型活动曲线 "a" 凹消失和开放呈 "W" 或 "V" 形，肺动脉频谱峰值提前在收缩早期，心室水平分流量减少，分流速度减低或呈层流，彩色多普勒由左向右分流无频率失真时提示有重度肺动脉高压存在，此时的三尖瓣反流源于瓣口，反流速度与右心室收缩压成正比，容易与之鉴别。②右心室流出道梗阻性疾病：如右心室双腔心，异常肌束导致流出道梗阻，三尖瓣位于高压腔常出现三尖瓣反流，其反流速度与流出道梗阻程度成正比，这种反流信号源于瓣口，加之二维超声表现不同而不易混淆。③三尖瓣反流：器质性三尖瓣反流少见，并且反流速度不如左心室向右心房分流速度快、反流信号起源不同容易与之鉴别。④获得性 Gerbode 缺损与先天性 Gerbode 缺损鉴别：前者多继发于细菌性心内膜炎、主动脉根部夹层及心脏手术后，如二尖瓣、主动脉瓣瓣膜置换，心脏缺损修补术及心脏介入手术[7、8]，近年来获得性 Gerbode 缺损发生率有上升趋势[9]，此时病史很重要。

【经验与体会】

单纯膜部室间隔缺损合并左心室向右心房分流并不少见。结构上与没有向右心房分流的膜部室间隔缺损比较，可见分流量增大；缺损位置更偏向膜部间隔的中心区；三尖瓣隔叶瓣根结构异常；当右心房有高速异常分流大于或等于向右心室分流诊断即可成立。检查中除了常规切面，尽量充分显示膜部室间隔和三尖瓣隔叶切面，如剑突下四腔心、大动脉短轴切面比较好。诊断中切记与重度肺动脉高压区别。

【参考文献】

[1] 朱晓东：心脏和大血管根部的胚胎发育[M]//朱晓东. 心脏外科基础图解. 北京：人民卫生出版社，1988.

[2] Mateescu A D, Coman I M, Beladan C C, et al. A Congenital Gerbode Defect associated with a Rare Structural Abnormality of the Mitral Valve Diagnosed in an Adult Patient[J]. Korean Circulation Journal，2016，46（5）：739.

[3] Singh A, Kumar R, Abhinay A, et al. Gerbode Defect of Congenital Variety in an Infant: A Case Report[J]. J Clin Diagn Res, 2016，10（2）：SD06-SD07.

[4] Tidake A, Gangurde P, Mahajan A. Gerbode Defect-A Rare Defect of Atrioventricular Septum and Tricuspid Valve[J]. Journal of Clinical & Diagnostic Research Jcdr, 2015，9（9）：OD06.

[5] Otaigbe B E, Orubide D. Rare Presentation of Gerbode Defect in a 4-Month-Old Nigerian and a Review of the Literature[J]. Case reports in cardiology，2013（1）：564-786.

[6] Wu M H，Chang C I，Wang J K，et al. Characterization of aneurysmal transformation in perimembranous ventricular septal defects：an adhered anterior leaflet of tricuspid valve predisposes to the development of left ventricular-to-right atrial shunt[J]. International Journal of Cardiology，1994，47（2）：117-125.

[7] Dangol A，Bansal M，Al-Khatib Y. Transcatheter closure of acquired left ventricle-to-right atrium shunt：first case report in an infant and review of the literature[J]. Pediatric Cardiology，2013，34（5）：1258.

[8] Dores H，Abecasis J，Ribeiras R，et al. Uncommon acquired Gerbode defect following extensive bicuspid aortic valve endocarditis[J]. Cardiovascular Ultrasound，2012，10（1）：7.

[9] Yuan S M. Left ventricular to right atrial shunt（Gerbode defect）：congenital versus acquired[J]. Postepy W Kardiologii Interwencyjnej，2014，10（3）：185-194.

（裴金凤　张　涵　张　婧）

3-14　房间隔缺损合并双下腔静脉畸形

【病例摘要】

患者，女，7岁。主因查体发现"先天性心脏病"7年就诊。患儿3月龄时行超声心动图检查示先天性心脏病，房间隔缺损。未行手术治疗。患儿生长发育正常，婴儿期无喂养困难，无心力衰竭症状，无口周青紫、晕厥、声音嘶哑、蹲踞习惯。既往史：患儿健康状况一般，容易出汗。无肺部易感染病史。家族史：父亲、母亲身体健康，否认近亲结婚，无家族遗传性疾病，家族无急慢性传染病及患儿相似疾病的患者。

体格检查：T为35.8℃，P为105次/分，R为24次/分，Ht为130cm，Wt为28kg。BP：左上肢为112/61mmHg，左下肢为132/43mmHg，右上肢为106/45mmHg，右下肢为126/53mmHg。SpO_2：左上肢为98%，左下肢为98%，右上肢为97%，右下肢为98%。神志清，精神反应可，呼吸平稳，无发绀，双肺呼吸音清，未闻及干、湿啰音，心前区无隆起，未触及收缩期震颤，心音有力，HR为105次/分，律齐，胸骨左缘第2、3肋间可闻及Ⅱ/6级喷射性收缩期杂音，P_2固定分裂，腹软，肝脾肋下未及。

辅助检查：胸部X线（图3-14-1）示胸廓对称，气管居中，肋骨排列规则。膈面光滑，两侧肋膈角锐利。两肺血增多，无实变。主动脉结不宽，肺动脉段不凸。右心增大。心胸比为0.52。超声心动图（图3-14-2）：房间隔中部可见回声连续性中断约为14mm×9mm，主动脉缘缺损残端约为3mm，其对侧缘残端约为8mm，房室瓣环缘残端约为13mm，房顶残端约为9mm，上腔静脉入口处残端约为15mm，下腔静脉入口处残端约为13mm，经回声中断处可见心房水平由左向右分流信号。各瓣膜回声及活动未见异常，未见反流。右心房、右心室增大。诊断：先天性心脏病，房间隔缺损（继发孔中央型，由左向右分流）。

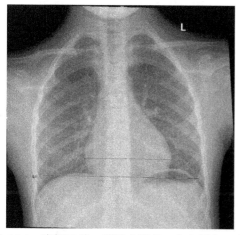

图3-14-1　胸部X线：两肺血增多，右心增大，心胸比为0.52

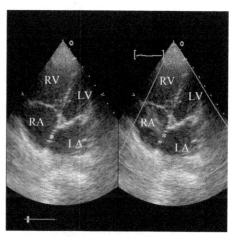

图3-14-2　超声胸骨旁四腔心切面：房间隔缺损
*示房间隔缺损

治疗：患者后行全麻下经皮穿刺房间隔缺损介入封堵术。操作过程：患者取平卧位，常规连接心电监测、血压监测、血氧监测。术前再次进行心脏超声检查复核房间隔缺损位置及与周围组织关系。常规行双侧腹股沟区消毒、铺巾，右股静脉穿刺，发现导丝走行异常，置入鞘管后进行造影显示患儿为双下腔静脉（图3-14-3）。超声检查显示：两侧下腔静脉沿脊柱两侧分别上行，各自收纳同侧肾静脉，然后左侧下腔静脉于左肾静脉水平延续为一横行静脉绕过腹主动脉前方与右侧下腔静脉相连接（图3-14-4）。经右股静脉鞘送入多功能导管，依次经右髂外静脉、右下腔静脉、右心房、房间隔缺损至左心房达左上肺静脉。自多功能导管送入260cm交换导丝至左上肺静脉，撤出多功能导管，保留导丝，再沿导丝送入8F ASD输送系统通过房间隔缺损部位至左心房，撤出输送系统内鞘后送入18mm ASD心脏封堵器至房间隔缺损的左心房，释放左心房面伞，超声心动图示左心房面伞贴壁良好，打开右心房面伞，X线下透视显示封堵伞呈"工"形；超声心动图示封堵器呈"Y"字形，直接夹住主动脉后壁，位置良好，未见残余分流，未发现二尖瓣关闭不全等情况。推拉封堵器，超声心动图显示封堵器位置稳定（图3-14-5），未见残余分流，遂释放封堵伞。再次心脏超声心动图示封堵器位置及站位良好，未见残余分流，未发现二尖瓣关闭不全等情况。撤除输送系统，拔出鞘管，局部压迫止血15分钟，纱布包扎，沙袋压迫，送返病房。手术时长2小时30分，术中出血量<50ml，患者在术中、术后无异常不适。

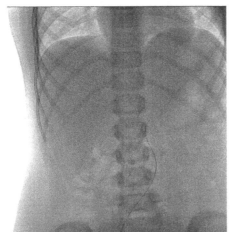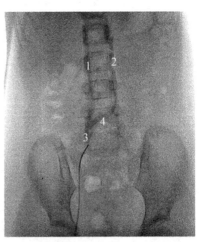

图 3-14-3　术中经右股静脉穿刺，导丝走行异常；经右髂总静脉造影，显示双下腔静脉

1为右下腔静脉；2为左下腔静脉；3为右髂总静脉；4为下腔静脉弓

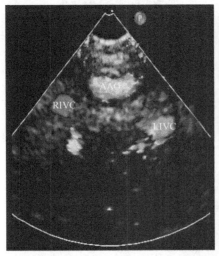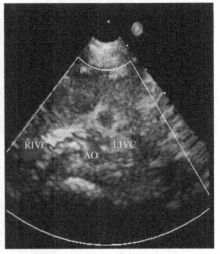

图 3-14-4　超声心动图：两侧下腔静脉沿脊柱及腹主动脉两侧上行（短轴观）；左侧下腔静脉于左肾静脉水平延续为一横行静脉绕过腹主动脉前方与右侧下腔静脉相连接

RIVC为右下腔静脉，LIVC为左下腔静脉，AO为主动脉，AAO为腹主动脉

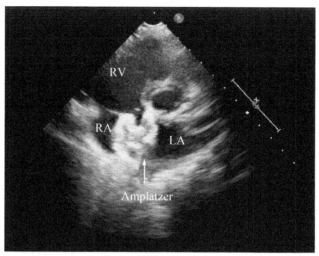

图 3-14-5　超声心动图：胸骨旁大动脉短轴观，推拉实验房间隔封堵器位置稳定

RV 为右心室，RA 为右心房，Amplatzer 为封堵器，LA 为左心房

术后诊断：先天性心脏病，房间隔缺损（继发孔中央型，由左向右分流），双下腔静脉。术后 24 小时复查超声心动图示封堵器位置稳定，贴合良好，心房水平分流消失。术后第 3 日出院。

【讨论】

双下腔静脉（double inferior vena cava，DIVC）或下腔静脉重复畸形（duplication of the inferior vena cava）为少见下腔静脉畸形，1940 年由 Adachi 首先描述。其病理解剖学表现为腹主动脉两侧有左右对称的两条下腔静脉，大多数于肾静脉水平以上汇合为共干汇入右心房，少数也可分开汇入右心房[1、2]。2005 年为止，国内仅见 36 例报道，近 10 年来 DIVC 病例报道逐渐增多，截至 2016 年 12 月，笔者统计维普数据库报道 DIVC 已逾 113 例。人类 DIVC 的出现率为（1.14 ± 0.18）%[3]。先天性心脏病合并此种畸形发病率为 2%～5%。本例即为 1 例房间隔缺损合并 DIVC。偶有学者将肝静脉高位汇入右心房（肝静脉与下腔静脉分别开口于右心房）也称为"双下腔静脉"，但其与经典定义的 DIVC 病理解剖学并不相同，两者应予以区别。

根据胚胎学发育理论，胚胎第6～8周时，后主静脉、下主静脉、上主静脉三对主静脉逐渐发育并逐步退化，最终形成一条正常的右下腔静脉及其属支，沿腹主动脉右侧或脊柱右前方上行，穿越膈肌的腔静脉孔、胸腔和纤维心包进入右心房。正常下腔静脉包括肝段、肾前段、肾段和肾后段，由左、右髂总静脉于第5或第4腰椎右前方汇合而成。发育异常时，如果左上主静脉的尾端没有退化，与右上主静脉共同发育，导致双侧上主静脉的肾后段同时存留，则形成 DIVC畸形[4、5]。

DIVC的常见病理解剖学表现[6]为左右髂内外静脉分别汇合成左右下腔静脉，右侧者沿脊柱右侧上行收纳右肾静脉血，左侧者相当于扩张的腰升静脉沿脊柱左侧上行收纳左肾静脉后向右移行为斜行段（经腹主动脉前方或后方），与右下腔静脉汇合为共同下腔静脉垂直向上注入右心房。也有极少数DIVC为全程分离的两条下腔静脉，右侧下腔静脉正常汇入右心房，左侧下腔静脉直接汇入右心房，或经奇静脉、半奇静脉汇入上腔静脉后回流入右心房[5]。双侧下腔静脉管径可粗细不对称，左侧优势者多见。

DIVC 的分类方法尚未统一，目前涉及 DIVC 的分型方法有 4～5 种。通常，根据双下腔静脉的重复血管节段位置及有无血管汇合等将 DIVC 分为三型[7~9]：①下腔静脉肾后段重复畸形，此型最常见，又可进一步分为髂总静脉分离和髂总静脉汇合（第 5 腰椎水平）两种亚型；②下腔静脉肾前段重复畸形；③下腔静脉完全重复畸形（包括肾前段和肾后段）。前两型为部分性 DIVC，主要为环形下腔静脉；最后一型为完全性 DIVC。本例即为 1 例肾后段 DIVC。另外，也有学者根据双侧下腔静脉的管径粗细将 DIVC 分为双侧等粗、右粗左细和左粗右细[10]。其中左粗右细者较多见。本例为一双侧等粗型病例。

　　DIVC 本身为良性病变，多无明显临床症状，通常为偶然发现或尸检时发现。部分DIVC病例容易因左下腔静脉受压导致静脉回流障碍及静脉高压，反复发作下肢深静脉血栓。另外，检出DIVC的临床意义还在于以下几点。①行右心导管检查时，由于左侧下腔静脉常发育偏细且与共同下腔静脉夹角较锐，应尽量避免选择左侧股静脉作为穿刺途径，以避免操作失败。②行下腔静脉滤器置入术的患者，若合并DIVC畸形，会因滤器置入位置不当而失去拦截血栓效果。因此下腔静脉滤器放置后复发肺栓塞应高度怀疑DIVC，于双侧下腔静脉均放置滤器可有效减少肺栓塞的再发生[11]。③行肾脏切除、腹后壁肿瘤、腹主动脉或脊柱手术时，应警惕有无DIVC畸形，以免误伤左下腔静脉导致严重后果。另外，DIVC患者肾静脉较正常人短，肾切除手术应加倍小心。活体供肾切除时还要考虑供肾静脉的长度是否能够满足移植需要。部分肝移植手术也需要注意对双下腔静脉进行选择及修整。④了解双下腔静脉畸形对临床检验同等重要，对高血压患者肾素抽样时，双下腔静脉患者肾素样品会稀释。若事先明确畸形可避免检验结果误差。

【经验与体会】

　　DSA或静脉造影为诊断本病的金标准，但通常不作为首选诊断方法。本例为先天性心脏病房间隔缺损介入封堵术中，因导丝行程异常才行静脉造影发现DIVC畸形，提示先天性心血管病介入治疗术前应警惕是否伴存下腔静脉类畸形以降低手术风险。

　　磁共振血管造影与多层螺旋 CT 血管造影检查通过注射对比剂及最大密度投影法重建能清晰显示血管情况，并可提供优越的图像后处理技术及高空间分辨率图像，在诊断下腔静脉畸形方面展现出巨大的潜力，有逐步取代 DSA 或静脉造影的趋势。但两者价格昂贵，以及造影剂的肾脏毒性作用、MRI 检查时间长、患儿服用镇静剂较多等均限制了其临床应用，因此不推荐作为首选检查方法。本例经验表明，在儿童 DIVC 患者，由于腹壁薄，肠腔气体较少，应用心脏探头超声技术能清晰显示双下腔静脉，其关键点在于对本病的认识及诊断警惕性。超声扫查一旦发现腹主动脉两侧异常的管状结构应考虑到可能为下腔静脉畸形，采用纵向、横向等多切面连续追踪扫查，依据下腔静脉的胚胎发育和解剖分段即可明确诊断及分型。

　　DIVC应注意与右侧下腔静脉异位、下腔静脉肝段缺如、左侧扩张的生殖腺静脉等畸形相鉴别。

【参考文献】

[1] Sethna B B，Mysorekar V R，Patil T L．Double inferior vena cava．A case report[J]．Indian J Med Sci，1971，25（5）：334-339．

[2] 葛文，宋樟伟，许崇永，等．双下腔静脉伴左下腔静脉汇合半奇静脉及右肾静脉瘤 1 例[J]．医学影像学杂志，2010，20（5）：727-730．

[3] 李瑞祥．双下腔静脉三例报告[J]．解剖学通报，1981，4（4）：414-416．

[4] 张年甲，钟世镇．腹盆部血管解剖学[M]．北京：科学出版社，1987：131-133．

[5] Esposito S，Mansueto G，Amodio F，et al. Duplication of the vena cava inferior with a continuation into the vena azygos. A report of a rare case[J]. Minerva Chir，1999，54（4）：261-265.

[6] Chuang V P，Mena C E，Hoskins P A. Congenital anomalies of the inferior vena cava. Review of embryogenesis and presentation of a simplified classification[J]. Br J Radiol，1974，47（556）：206-213.

[7] Ng W T，Ng S S. Double inferior vena cava：a report of three Cases[J]. Singapore Med J，2009，50（6）：e211-213.

[8] Blair P G，Mark W B，Wendy N B. Bilateral inferior vena cava：a vascular abnormality encountered during eleetrophysiologie study[J]. Pace，2007，30（6）：810-812.

[9] 赫瑞，朱铭. 先天性下腔静脉畸形影像学诊断[J]. 中国临床医学影像杂志，2009，20（9）：708-711.

[10] Sheth S，Fishman E K. Imaging of the inferior vena cava with MDCT[J]. Am J Roent genol，2007，189（5）：1243-1251.

[11] Siddiqui R A，Hans S. Double inferior vena cava filter implantation in a patient with a duplicate infeior vena cava[J]. J Invasive Cardiol，2008，20（2）：91-92.

（任书堂　张宏艳）

3-15　永存第 5 对主动脉弓

患儿，男，11 个月。发现心脏杂音 1 个月。入院前 1 个月因"感冒"在当地医院查体时发现心脏杂音，转至中国医学科学院阜外医院，超声心动图检查示先天性心脏病、室间隔缺损，因客观原因未进一步治疗。平素易患上呼吸道感染，无肺炎、心力衰竭史，活动后无口唇青紫，生长发育与同龄儿无明显差异，此次为行手术治疗而入院。患儿自入院以来精神可，一般情况可，饮食正常，大小便正常。

体格检查：T 为 36.4℃，P 为 113 次/分，R 为 24 次/分，BP 为 85/40mmHg（左上肢）、89/42mmHg（右上肢）、97/36mmHg（左下肢）、90/38mmHg（右下肢）。Ht 为 73cm，Wt 为 8 kg。SpO_2 为 98%（左上肢）、98%（左下肢）。发育一般，营养中等。神清，自动体位，查体合作。皮肤黏膜未见黄染、皮疹和出血点。口唇无发绀。无颈静脉怒张和颈动脉异常搏动。胸廓无畸形，双侧呼吸动度一致，双侧语颤无增强和减弱，双肺叩清音，肺肝浊音界位于右锁骨中线第 5 肋间，双肺呼吸音无增强和减弱，双肺呼吸音清，未闻及干、湿啰音。心前区无隆起，心尖冲动处位于第 5 肋间左锁骨中线外 0.5cm，心前区未触及收缩期震颤，心脏叩诊心界向左扩大，叩诊如表 3-15-1 所示，HR 为 113 次/分，律齐，胸骨左缘第 3～4 肋间可闻及Ⅲ/6 级全收缩期吹风样杂音，传导广泛；P_2 亢进。腹平坦，无压痛反跳痛，肝脾未触及肿大，肾区无叩痛，输尿管走行区无压痛，肠鸣音存在。四肢无畸形，关节活动无异常，四肢脉搏无异常，下肢无水肿，周围血管征阴性，杵状指/趾阴性，双侧膝腱、跟腱反射存在，巴宾斯基征、布鲁津斯基征、凯尔尼格征阴性。

表 3-15-1　叩诊心界（左锁骨中线距前正中线 3.5cm）

胸骨右缘（cm）	肋间	胸骨左缘（cm）	肋间
1	Ⅱ	2	Ⅱ
2	Ⅲ	2	Ⅲ
2	Ⅳ	3	Ⅳ
	Ⅴ	4	Ⅴ

辅助检查：胸部 X 线片示胸廓对称，气管居中，肋骨排列规则。所见诸骨骨质结构完整。膈面光滑，双侧肋膈角锐利。肺血增多，肺无实变。主动脉结正常，肺动脉段饱满。左心室增大。心胸比为 0.57（图 3-15-1）。超声检查：室间隔膜周部可见回声中断约为 6.0mm，心室水平见收缩期由左向右分流信号，峰值流速为 5.0m/s，最大压差为 100mmHg（图 3-15-2）。左位主动脉弓、管腔节段性缩窄，内径为 5.0mm，血流峰值流速为 2.9 m/s，压差为 33mmHg（图 3-15-3）。主、肺动脉之间未见异常交通。左心房、左心室增大，室间隔与左心室游离壁厚度正常。初步诊断：室间隔缺损（膜周型，左向右分流），主动脉弓轻度缩窄。继而于患者 CT 检查后，回顾超声图像发现，自升主动脉与主动脉弓的移行部起始，主动脉形成上下并列的两个管腔，彩色血流显像可见血流呈"分叉"征象，上下两个管腔走行 10～20mm 后融合为主动脉弓降部，无名动脉与左总颈动脉开口相近，均起源于"楼上"通道，左锁骨下动脉起源于主动脉弓降部（图 3-15-4）。回顾性诊断：先天性心脏病，室间隔缺损（膜周型，左向右分流），主动脉弓轻度缩窄，永存第 5 主动脉弓。CT 所见：嵴下型室间隔缺损 6.3mm。升主动脉直径为 10.8mm，肺动脉不

宽。主动脉弓部直径为 6.7mm，降主动脉直径为 7.0mm，主动脉弓部缩窄 40%且见异常分叉。未见动脉导管。诊断：先天性心脏病，室间隔缺损，主动脉缩窄，主动脉弓异常通道（图 3-15-5）。

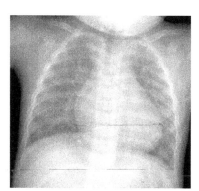

图 3-15-1　胸部 X 线片：肺血增多，肺无实变，
肺动脉段饱满，左心室增大，心胸比为 0.57

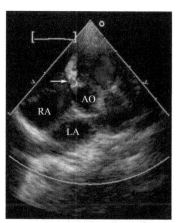

图 3-15-2　超声心动图
箭头所示为胸骨旁大动脉短轴切面，为室间隔缺损，心室水平由左向
右分流

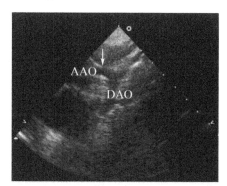

图 3-15-3　超声胸骨上窝主动脉弓长轴切面
箭头所示为节段性缩窄

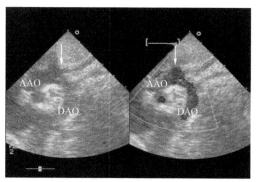

图 3-15-4　超声胸骨上窝主动脉弓长轴切面
箭头所示为自升主动脉与主动脉弓的移行部呈上下并列的两个管腔，
彩色血流显像可见血流呈"分叉"征象 AAO 为升主动脉；DAO 为降
主动脉

治疗：患者行室间隔缺损修补和主动脉弓重建术。术中所见：左心室扩大，肺动脉扩张，主动脉、肺动脉之比为 1:1.5，膜周部室间隔缺损 10mm×10mm，在无名动脉与左颈总动脉之间的主动脉弓存在并行异常管状结构，形成主动脉弓两个通道。手术方法：常规消毒铺单，正中开胸，游离主动脉弓、降主动脉、无名静脉、膈神经、迷走神经和喉返神经，切断动脉导管韧带。肝素化后，常规建立体外循环。阻断升主动脉，升主动脉根部间断灌注冷高钾停跳液，心脏停搏、心肌软，冰泥心肌降温。于平行右侧房室沟

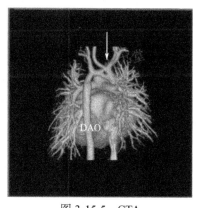

图 3-15-5　CTA
箭头所示为主动脉弓部缩窄 40%且见异常分叉；DAO 为降主动脉

2cm 处切开右心房，经房间隔切口置左心吸引，剪除右心室流出道异常肌束。剪开隔瓣，取相应大小的涤纶片，用 6/0 无创线带垫片首针褥氏缝合前缘主动脉瓣环处，自缺损上缘主动脉根部后开逆时针连续缝合，主动脉瓣环、三尖瓣环至缺损下缘缝于右心室面，以避开传导束。另一针顺时针缝合前缘、下缘，在隔侧乳头肌处会合打结。膨肺后室间隔缺损无漏血。6/0 无创线双重连续缝合剪开的隔瓣。4/10 无创线闭合房间隔缺损切口。用 6/0 无创线缝合右心房切口。降温至 20℃后，分别阻断无名动脉和左颈内动脉之间的主动脉弓。左心排气后开放升主动脉，心脏自动复跳。斜行剪开主动脉弓，切除条索样纤维组织，6/0 无创线缝合主动脉弓。主动脉弓部排气，开放循环，开放上下腔，左心室、肺动脉排气。辅助循环时间完成后，逐渐停循环拔出上下腔插管，鱼精蛋白中和，血压平稳，拔出主动脉插管。心脏、纵隔止血，间断缝合心包，下端留窗，置心包、纵隔腔闭式引流两根。清点器械辅料核对无误。PDSII 固定胸骨，吸收线缝合深筋膜、浅筋膜及皮内，送 ICU。右侧上肢与下肢，术前和术后的压差分别为 20mmHg 和 5mmHg。

术后诊断：先天性心脏病，室间隔缺损，主动脉弓缩窄，永存第 5 对主动脉弓。

【讨论】

人体胚胎发育期可出现 6 对鳃动脉弓，第 5 对弓存在时间极短，第 4 周时 50% 的胚胎第 5 对弓消失[1]，出生后大多数退化消失，仅极少数人群第 5 对弓可持续存在形成 PFAA 畸形。1969 年 Van Praagh[2] 首次描述了一条位于主动脉弓下方且平行于主动脉弓的连接升主动脉和降主动脉的异常血管，即典型的双腔主动脉弓（double-lumen aortic arch，DLAA），DLAA 两管腔呈上下排列，具有完整的血管壁结构，这一特点可与双主动脉弓和主动脉夹层相鉴别。此后，一些个案及小组病例陆续被报道。英国 Brompton 医院和 Killingbeck 医院的 2000 例先天性心脏病病理标本中仅发现 6 例 PFAA[3]，其患病率为 3.0‰；而国内上海儿童医学中心的 7500 例心血管造影中，PFAA 仅发现 2 例 PFAA[4]，其患病率为 0.3‰。

病理解剖学：PFAA 有多种解剖类型，既可以与主动脉弓（第 4 对弓）同侧，也可以与主动脉弓（第 4 对弓）异侧，少数情形下可以双侧并存。Weinberg[5] 提出将 PFAA 分为三型：A 型为双腔主动脉弓，即主动脉第 4 对弓与第 5 对弓并存；B 型为第 4 对弓闭锁或离断，第 5 对弓开放；C 型为体-肺动脉连接，第 5 对弓起源于升主动脉无名动脉近端，并通过胚胎第 6 对弓衍生与肺动脉相连。Weinberg 分型法列举了几种 PFAA 的常见类型，为后期文献采纳。但 PFAA 还有其他变异类型[6~8]，如体-体动脉连接型与体-肺动脉连接型并存、锁骨下动脉作为第一分支起源于升主动脉等，依据 Weinberg 分型方法难以将其归类。笔者基于此提出了一种新的改良分型法：将 PFAA 分为体-体动脉连接（A 型）、体-肺动脉连接（B 型）及混合型（C 型）三大类型，全面阐述了 PFAA 的各种解剖类型，对疾病分类学和临床诊治具有重要指导意义[9]。PFAA 常合并主动脉弓畸形和圆锥动脉干畸形，包括导管前主动脉弓缩窄、主动脉弓离断、大动脉转位、室间隔缺损合并肺动脉闭锁、共同动脉干、法洛四联症、动脉导管未闭、主-肺动脉窗等[10、11]。

单纯 PFAA 可以无症状，但在合并右心室流出道梗阻或闭锁时 PFAA 患者可出现发绀、胸痛或气短等，在合并主动脉弓缩窄时可导致头臂动脉血压增高而头疼，合并有主-肺动脉窗或动脉导管未闭时可表现周围血管征阳性。体-体动脉连接型 PFAA（包括 Weinberg A 型和 B 型）的血流动力学是无害的甚至是有益的，第 5 对弓与第 4 对弓位于气管的同一侧，不构成血管环，一般不存在气管或食管压迫症状。在合并第 4 对弓离断或缩窄时，PFAA 的存在还有利于缓解主动脉缩窄导致的降主动脉供血减少。Weinberg C 型的血流动力学改变视肺动脉发育情况而异，肺动脉发育正常的患者可因存在大量左向右分流而逐渐出现肺动脉高压或心力衰竭[6、12]。如果 PFAA 合并肺动脉闭锁或狭窄，则患者必须依赖第 5 对弓供应肺血而存活，亦有学者[13、14]应用前列腺素 E₁ 或经心导管植入支架来扩张第 5 对弓，以改善此类患者的肺循环供血提高患者的血氧饱和度。

【经验与体会】

既往的观点认为心导管造影是诊断 PFAA 的金标准，其优势在于能对升主动脉或肺动脉做选择性造影，图像单一、清晰。然而其毕竟为创伤性检查，且对于导丝无法通过的狭窄血管段在应用上可能受到限制。近年来，磁共振和 CT 技术越来越普及，逐渐取代心导管造影成为诊断主动脉弓畸形的首选技术，尤其 CT 增强三维重建技术不仅可显示第 5 对主动脉弓、第 4 对主动脉弓及周围血管的全貌和空间结构，还可显示左、右肺动脉甚至周围肺动脉的发育情况。

超声心动图临床应用普及，方便、实时且无创，常先于心血管造影或磁共振等发现 PFAA 或提示疑诊线索，对 PFAA 的诊断也具有不容忽视的价值。尽管目前认为磁共振和 CT 技术是诊断心外大血管畸形的最有效技术，但两者均不能对血流动力学做出较准确的评价。超声多普勒技术对 PFAA 的血流动力学可进行较准确的量化评估，帮助临床定量评价主动脉缩窄压差及肺动脉狭窄程度等，全面观察心内结构异常，对 CT 和磁共振是有益的补充。但超声心动图的图像影响因素较多，包括声窗条件、操作者手法和主观经验等，因而对 PFAA 的诊断准确性要低于心导管造影、磁共振和 CT。心内外和医学影像医师均应熟知各种影像检查技术的优缺点，对于复杂的心血管患者，要做到其优势互补，相辅相成，为临床第一线服务。

【参考文献】

[1] Khan S, Nihill M R. Clinical presentation of persistent 5th aortic arch: 3 new cases[J]. Tex Heart Inst J. 2006, 33（3）: 361-364.

[2] Van P R, Van P S. Persistent fifth arterial arch in man: congenital double-lumen aortic arch[J]. Am J Cardiol, 1969, 24（2）: 279-282.

[3] Gerlis L M, Ho S Y, Anderson R H, et al. Persistent 5th aortic arch--a great pretender: three new covert cases[J]. Int J Cardiol, 1989, 23（2）: 239-247.

[4] 钟玉敏, 朱铭, 高伟, 等. 永存第 5 对主动脉弓的心血管造影及磁共振血管造影诊断[J]. 中华放射学杂志, 2002, 36（5）: 414-415.

[5] Weinberg P M. Aortic arch anomalies[M]. In: Emmanouilides GC, Riemenschneider TA, Allen HD, eds. Heart disease in infants, children, and adolescent. 5th ed, Williams Wilkins: Baltimare, 1995, 810-837.

[6] Wang J N, Wu J M, Yang Y J. Double-lumen aortic arch with anomalous left pulmonary artery origin from the main pulmonary artery——bilateral persistent fifth aortic arch——a case report[J]. Int J Cardiol, 1999, 69（1）: 105-108.

[7] Iwase J, Maeda M, Sasaki S, et al. Images in cardiothoracic surgery. Persistent fifth aortic arch[J]. Ann Thorac Surg, 2006, 81（5）: 1908.

[8] Oppido G, Davies B. Subclavian artery from ascending aorta or as the first branch of the aortic arch: another variant of persistent fifth aortic arch[J]. J Thorac Cardiovasc Surg, 2006, 132（3）: 730-731.

[9] 任书堂, 吴学胜, 黄云洲, 等. 永存第 5 对主动脉弓的比较影像学及新分型探讨[J]. 中国临床医学影像杂志, 2009, 20（11）: 823-825.

[10] Isomatsu Y, Takanashi Y, Terada M, et al. Persistent fifth aortic arch and fourth arch interruption in a 28-year-old woman[J]. Pediatr Cardiol. 2004, 25（6）: 696-698.

[11] Chiu C C, Wu J R, Chen H M, et al. Persistent fifth aortic arch: an ignored and underestimated disease[J]. Jpn Heart J, 2000, 41（5）: 665-671.

[12] Gerlis L M, Dickinson D F, Wilson N, et AL. Persistent fifth aortic arch. A report of two new cases and a review of the literature[J]. Int

J Cardiol, 1987, 16（2）: 185-192.

[13] Carroll S J, Ferris A, Chen J, et al. Efficacy of prostaglandin E1 in relieving obstruction in coarctation of a persistent fifth aortic arch without opening the ductus arteriosus[J]. Pediatr Cardiol, 2006, 27（6）: 766-768.

[14] Koch A, Ludwig J, Zink S, et al. Isolated left pulmonary artery: interventional stenting of a persistent fifth aortic arch[J]. Catheter Cardiovasc Interv, 2007, 70（1）: 105-109.

（任书堂）

3-16　心下型完全性肺静脉异位连接

【病例摘要】

　　患者，男，1个月，发现心脏杂音及口唇肢端发绀1个月。患儿出生后发现口唇肢端发绀，行心脏超声检查提示"先天性心脏病、完全性肺静脉畸形引流"。患儿体质及发育较同龄儿差，曾患"肺炎"。静息时口唇发绀，哭闹后加重。否认肢体水肿、长期发热史，否认晕厥史。为求进一步治疗来我院就诊。

　　体格检查：T为37.2℃，P为150次/分，R为26次/分，BP为85/54mmHg，Ht为50cm，Wt为2.6kg。神清，全身皮肤未见黄染、皮疹、出血点及蜘蛛痣，口唇发绀。双侧颈静脉无怒张。双肺呼吸音清，未闻及干湿啰音及胸膜摩擦音。心前区无隆起，心界不大，心律齐，心前区未触及明显震颤，胸骨左缘第2～3肋间可闻及Ⅱ/6～Ⅲ/6级收缩期杂音，P_2亢进、固定分裂。腹软，无压痛，肝脾未及，双下肢无水肿。

　　辅助检查：胸部X线示胸廓对称，气管居中，肋骨排列规则。肺血增多，肺无实变，主动脉结正常，肺动脉段饱满，右心房室增大。心胸比为0.46（图3-16-1）。

　　超声心动图（图3-16-2～图3-16-4）：左心房内未见肺静脉开口，四支肺静脉汇合成共同肺静脉干后经垂直静脉下行汇入门静脉，经门静脉左支与肝静脉相通回流至右心房。房间隔近下腔静脉入口处可见约7mm回声中断，心房水平可见由右向左分流信号，室间隔连续性完整。主动脉左弓，发育尚可，主、肺动脉间未见分流。三尖瓣回声及活动尚可，可见少量反流信号，以此估测肺动脉收缩压约为81mmHg。右心房、右心室增大，左心房、左心室变小。室间隔及左心室游离壁厚度正常，室间隔与左心室后壁呈同向运动。诊断：先天性心脏病，完全性肺静脉异位引流（心下型），房间隔缺损（下腔混合型，右向左分流），肺动脉高压（重度）。

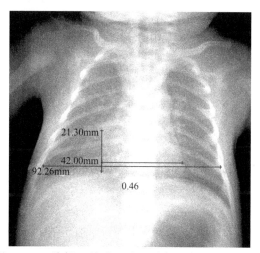

图3-16-1　胸部X线片：肺血增多，肺无实变，肺动脉段饱满，右心房室增大，心胸比为0.46

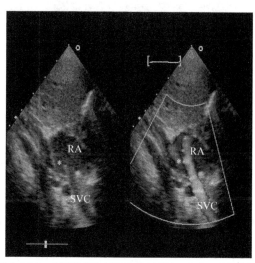

图3-16-2　剑突下超声腔静脉长轴切面示：房间隔近下腔静脉处可见回声中断，心房水平可见右向左分流

RA为右心房，SVC为上腔静脉，*为房间隔缺损

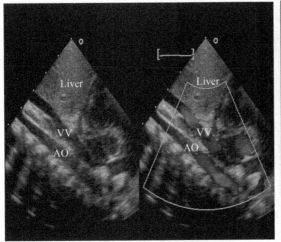
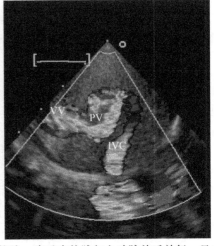

图 3-16-3　剑突下超声：降垂直静脉穿过膈肌向下引流入门静脉，降垂直静脉与主动脉前后并行，且血流方
向相同；降垂直静脉引流入门静脉后汇入下腔静脉

Liver 为肝脏，VV 为降垂直静脉，AO 为主动脉，IVC 为下腔静脉

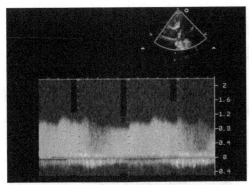
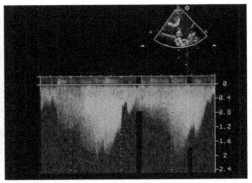

图 3-16-4　门静脉处脉冲多普勒频谱显示为连续性血流频谱，提示存在梗阻；下腔静脉
处脉冲多普勒频谱显示血流增快，提示存在梗阻

　　增强心血管 CT 显像（图 3-16-5）：心脏-内脏正位，各房室及大动脉位置及连接关系正常。右心房室明显增大。房间隔缺损，直径约为 7.7mm，对比剂见右向左分流。室间隔完整。升主动脉直径约为 7.1mm，主肺动脉明显扩张，直径约为 10.8mm，左右肺动脉直径分别为 4.9mm 和 5.2mm。四支肺静脉于左心房水平后方、胸主动脉前方汇合成共干，下行汇入门静脉，门静脉分为左右支入肝静脉继而经下腔静脉进入右心房。诊断：先天性心脏病，完全性肺静脉畸形引流（心下型），房间隔缺损。肺动脉高压治疗：患者行完全性肺静脉异位连接外科矫治和房间隔缺损修补术。操作过程：患者平卧位，静吸复合麻醉，常规消毒铺单。正中开胸，正中切开心包，常规探查，右心房、右心室增大，主动脉：肺动脉=1∶2。肝素化后，常规建立体外循环。阻断上下腔及升主动脉，并主动脉根部灌注冷高钾停跳液，心脏停搏、心肌软，ECG 成直线，肺动脉切一小口引流。将左心室掀起，探查见左右肺静脉汇合后经垂直静脉入门静脉，再经肝静脉与下腔静脉相连。游离出垂直静脉，靠近膈肌处套阻断带。左右肺静脉共汇处剪出直径为 1.5cm 开口，将左心房后壁至左心耳处同样做 1.5cm 切口，用 5/0 无创线与共干汇合处剪开切口吻合。吻合完毕后，右房壁切口，探查见继发孔房间隔缺损 1.0cm×1.0cm，剪取合适大小涤纶片用 5/0 无创线连续缝合和修补房间隔缺损并将肺静脉开口隔入左心房。5/0 无创线缝闭

右心房切口。复温、左心排气、开放循环，心脏自动复跳，恢复窦性心律，血压平稳，测左心房压为 10mmHg，右心房压为 7mmHg。逐步脱机，确切止血，置纵隔、左胸引流各一枚。清点纱布敷料无误，钢丝固定胸骨，吸收线缝合深筋膜、浅筋膜及皮内。送 ICU。

术后诊断：先天性心脏病，完全性肺静脉异位引流（心下型），房间隔缺损，肺动脉高压（重度）。

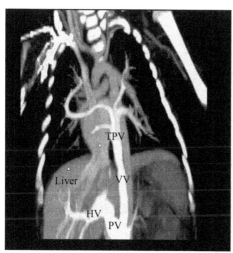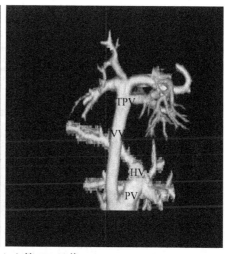

图 3-16-5　增强心血管 CT 显像

四支肺静脉于左心房水平后方、胸主动脉前方汇合成共干，下行汇入门静脉，然后进入肝静脉。TPV 为共同肺静脉，VV 为垂直静脉，PV 为门静脉，HV 为肝静脉，Liver 为肝脏

【讨论】

完全性肺静脉异位连接（total anomalous pulmonary venous connection，TAPVC）或完全性肺静脉异位引流（total anomalous pulmonary venous drainage，TAPVD）是婴幼儿四大紫绀型先天性心脏病之一，占先天性心脏病发病率的 1.5%～3.0%。胚胎期第 3～4 周，肺静脉共干早期闭锁未能与左心房融合，肺静脉经原始内脏血管丛与主静脉或卵黄静脉系统的交通回流至右心房，即形成 TAPVC。一般在新生儿期即有明显症状，呼吸急促，哭闹时明显发绀甚至安静时也严重发绀，至出生后 1 年仅有 20% 存活[1]。梗阻型 TAPVC 的平均寿命为 3 周，无梗阻者平均寿命为 2 个半月[2]。

TAPVC 解剖特征为所有肺静脉均与左心房失去连接，而直接或间接通过各种异常径路（如上腔静脉、冠状静脉窦、下腔静脉或门静脉等）连接至右心房。1957 年 Darling[3] 报道了 17 例 TAPVC 尸检资料，并结合 Brody（1942 年）的 37 例尸检资料，将 TAPVC 分为心上型、心内型、心下型和混合型四种类型，其分类方法沿用至今。后期也有其他学者陆续报道了大样本的 TAPVC 尸检研究。不同报道 TAPVC 各型构成比并不一致，但均以心下型和混合型所占比例最少。

笔者统计了维普数据库 1976～2016 年国内 58 家医院或心脏病中心报道的成组 TAPVC 资料[4~8]，纳入病例绝大多数为手术证实病例，少数为尸检病例，所有病例信息清晰完整（包括作者单位、收集病例年限、病理类型等），以减少患者异地流动性或重复报道导致的数据误差，共计有 3032 例 TAPVC 病例入选，其中以心上型 1656 例（54.6%）和心内型 1047 例（34.5%）占比较多，而心下型 151 例（5.0%）和混合型 178 例（5.9%）两者比例接近，占比较少。与国外经典文献[3、9、10]所报道的数据相比较，国内 TAPVC 手术病例心下型占比（5.0%）明显低于既往国外学者报道的比例（表3-16-1）。分析其原因可能为以下几点。①研究对象不同，国外数据均来源于尸检，而国内文献均为外科手术病例。由于心下型TAPVC病情多危重，自然病程极短，导致就诊率和手术率低于实际发病率。反之，尸检病例亦可能因为漏掉一部分病情较轻的其他类型TAPVC而导致心下型占比高于实际发病率。②国外文献所统计的研究对象为单纯型TAPVC，而国内文献也包括了一些合并严重心脏畸形的复杂型TAPVC。③不同种族的TAPVC发病率差异也可能影响统计结果。

表 3-16-1　国内文献、Darling 和报道 TAPVC 数据比较

文献作者	例数（例）	来源	心上型（%）	心内型（%）	心下型（%）	混合型（%）
Darling	54	尸检	45	25	25	5
Delisle	58	尸检	45	26	24	5
Edmunds	328	尸检	50	30	12	8
国内	3032	手术或尸检	54.6	34.5	5.0	5.9

所有TAPVC类型中，心下型的病理生理和临床表现与其他类型相比有很大差异。肺总静脉经降垂直静脉穿过膈肌进入门静脉，或静脉导管，或下腔静脉或其属支（胃静脉等），最终经由下腔静脉回流至右心房。由于畸形引流血管路途遥远，又不可避免受到外周组织挤压，因此极易发生梗阻。最为危重的情形为引流至静脉导管者，因静脉导管出生后数天闭合，多数患儿入院前已夭折。心下型TAPVC若未及时手术治疗，可继发肝静脉或门静脉管道逐渐纤维化和闭塞，多于生后不久夭亡，死亡率最高可达62%[11]。因此，对心下型TAPVC患儿，一旦确诊，即应尽早手术治疗。多中心研究表明，心下型TAPVC的手术死亡率明显高于心上型和心内型，且差别有统计学意义。可能的原因有心下型TAPVC发生肺静脉回流梗阻的概率最大；且肺静脉共干位置深，增加了手术难度和时间。部分手术患者会出现术后肺静脉梗阻，术中吻合口足够大是手术成功的关键。同时加强术后治疗，防止术后低心排及肺动脉高压危象的发生，并定期做术后超声心动图随访。

【经验与体会】

心导管造影是传统诊断TAPVC的"金标准"，但其为创伤性检查，需要在肺动脉内注射造影剂，有可能会诱发或加重TAPVC患者肺水肿，甚至致死[12]，临床现已基本不采用。磁共振能弥补心导管造影的不足，无辐射，且视野大，尤其对心下型TAPVC且合并复杂畸形者有重要诊断价值，但其缺点为价格昂贵，检查时间长，患儿服用镇静剂较多，故临床应用亦受限，杨健萍等[12]一项91例TAPVC的超声心动图和心导管造影对照研究中，仅1例同时实施了磁共振检查。超声心动图是当前诊断TAPVC的首选诊断方法。超声心动图无创伤且可重复检查，能对大部分TAPVC的类型和血流动力学做出诊断。Hyde等[13]报道88例TAPVC术前全部由心脏超声确诊，不需要再做心导管检查。CT增强显像对诊断TAPVC有重要价值，能提供优质的三维成像，可用于进一步明确TAPVC尤其混合型的解剖细节，但其缺陷为有辐射损害，且不能进行血流动力学测量，因此，多用于疑难病例的确诊。"超声+CT（少数时MRI）"已成为TAPVC外科治疗术前评估的普遍模式。

Chin、孙锟及李军等[14~16]的研究表明，超声心动图采用心尖部、剑突下、胸骨旁多部位联合切面并采用连续追踪法观察异位引流肺静脉走行全程，诊断TAPVC无假阴性和假阳性，并可做出准确诊断和分型。周建华等的经验[17]也验证了上述学者们的观点，自2007年8月～

2016年12月共诊治了82例TAPVC患者，其中心下型共8例（约占9.8%），男4例，女4例，年龄为15日~6个月，其中单纯心下型TAPVC共5例（3例行手术治疗，3例同时行CT检查），复杂型心下型TAPVC共3例（2例合并无脾综合征，1例合并内脏不定位及完全型大动脉转位；3例行CT检查，2例行手术治疗）。8例心下型TAPVC中，超声检出7例，早期1例复杂型心下型TAPVC（合并内脏不定位和完全型大动脉转位）漏诊，后由CT确诊。

　　左心发育不良伴有畸形的三角形小左心房和心房水平由右向左分流，往往是超声心动图发现TAPVC的第一个线索。继而可发现其直接征象——左心房后外方的四支肺静脉形成的共同肺静脉干。采用胸骨上窝、胸骨旁、心尖部及剑突下等多声窗的常规切面及变异切面追踪观察畸形引流的肺静脉分支及总干，可准确诊断包括心下型在内的TAPVC。剑突下切面可显示心下型TAPVC 3条平行走行的血管（垂直静脉与腹主动脉一前一后位于左侧，下腔静脉则居两者右前方），腹主动脉与垂直静脉均为红色血流（由上至下），下腔静脉为蓝色血流（由下至上），并可追踪由垂直静脉至下腔静脉的行程。此外，超声医师仍应关注和扫查正常肺静脉各支的回流位置，以警惕单支肺静脉回流左心房或混合型TAPVC。

　　肺静脉回流是否梗阻不仅决定患者的临床症状及其严重程度，而且还影响其手术效果及预后。心下型TAPVC的肺静脉梗阻多发生于垂直静脉穿过膈肌食管裂孔处，其次可发生于降垂直静脉连接肝门静脉窦细小静脉处。既往文献认为[18]，脉冲频谱多普勒检出术前肺静脉血流速度＞2.0m/s或＞1.5m/s即认为存在梗阻。笔者认为，心下型TAPVC的畸形引流途径是一容量性管道，长而薄壁且走行折绕，均不可避免存在不同程度的梗阻。若频谱峰值流速＞1.5 m/s且无反向血流，或者速度＞1.2 m/s但频谱呈连续性波峰变化较小者即可判定为存在血流动力学梗阻。血流速度＞2.0 m/s时一般存在严重梗阻。

　　另外，值得注意的是，心下型TAPVC的影像学表现除了具有TAPVC的一般解剖和血流特征之外，其特殊之处在于肝脏内或肝门处静脉系统扩张，血流丰富，下腔静脉回流血流增多。因此，须与肝内门-体静脉分流（intrahepatic portosystemic venous shunts，IPSVS）和肝脏动脉-静脉瘘（hepatic arteriovenous fistula，HAVF）等疾病相鉴别。①心下型TAPVC表现为畸形的肺静脉汇入垂直静脉降干穿过膈肌引流门静脉、肝静脉、静脉导管或下腔静脉；②IPSVS及HAVF等疾病则表现为单纯肝脏内血管形态和血流异常。IPSVS常继发于肝硬化门静脉高压、肝脏外伤或医源性损伤，也可为先天性发育异常，后者系胚胎期门静脉和肝静脉系统的发育过程中出现未闭的交通支，导致出生后门静脉和肝静脉间的交通。部分出生后1年内自行闭合，持续开放者可视分流量由小及大而表现各异，可无明显症状，亦可发生高氨血症甚至肝性脑病[19, 20]。HAVF多系肝脏外伤、医源性损伤、脓肿等所致，部分也可为特发性（病因不明）。HAVF可发生于肝动脉-门静脉、肝动脉-肝静脉及肝动脉-门静脉-肝静脉之间，表现为肝脏受累及血管增粗，血流丰富，肝动脉血流阻力指数降低，受累静脉血流频谱动脉化，病理生理改变可导致门脉高压、肝功能损害，甚至右心扩大、右心衰竭[21]。

【参考文献】

[1] Kelle A M, Backer C L, Gossett J G, et al. Total anomalous pulmonary venous connection: results of surgical repair of 100 patients at a single institution[J]. J Thorac Cardiovasc Surg, 2010, 139（6）: 1387-1394.

[2] Kirklin J W, Barratt-Boyes B G. Cardiac Surgery[M]. New York. John Wiley, 1986, 499-520.

[3] Darling R C, Rothney W B, Graig J M. Total pulmonary venous drainage into the right side of the heart: report of 17 autopsied cases not associated with other major cardiovascular anomalies[J]. Lab Invest, 1957, 6（6）: 44-64.

[4] 徐志伟，苏肇伉，丁文祥. 先心病完全性肺静脉异位连接的手术治疗[J]. 上海第二医科大学学报，2004，24（2）：120-122.

[5] 刘迎龙，吴清玉，胡盛寿，等. 小儿完全性肺静脉畸形引流的外科治疗[J]. 中华小儿外科杂志，2002，23（1）：20-22.

[6] 李守军，王维，郑哲，等. 婴儿期完全性肺静脉畸形引流矫治术近期疗效分析[J]. 中华外科杂志，2010，48（10）：731-733.

[7] 朱雄凯，俞建根，马良龙，等. 完全性肺静脉异位引流的解剖变异及外科处理[J]. 中华医学杂志，2011，91（30）：2099-2102.

[8] 余鹏飞，朱海龙，金振晓，等. 完全性肺静脉异位连接矫治术 135 例临床预后分析[J]. 中国体外循环杂志，2016，14（2）：95-99.

[9] Delisle G，Ando M，Calder Λ L，et a1：Total pulmonary venous connection：report of 93 autopsied cases with emphasis on diagnostic and surgical considerations[J]. Am Heart J，1976，91（1）：99-122.

[10] Eemunds L H. Total anomalous pulmonary venous connection[M]// SABISTON D C，SPENCER F C. Gibbon surgery of the chest，3rd ed. Philadephia：Sanders company，1976：1003.

[11] Turley K，Tucker W Y，Ullyot D J，et al. Total anomalous pulmonary venous connection in inf'ancy influence of age and type of lesion[J]. Am J Cardiol，1980，45（1）：92-97.

[12] 杨健萍，周爱卿，李筠，等. 完全性肺静脉异位引流诊断探讨（附 91 例报告）[J]. 中国医学影像技术，2003，19（8）：1013-1015.

[13] Hyde J A，Stumper O，Barth M J，et a1. Total anomalous pulmonary con nection：outcome of surgical correction and management of recurrent venous obstruction[J]. Eur J Cardiothorac Surg，1999，15（6）：735-740.

[14] Chin A J，Sanders S P，Sheman F，et al. Accuracy of subcostal two-dimensional echocardiography in prospective diagnosis of total anomalous pulmonary venous connection[J]. AM J heart，1987，113（5）：1153-1159.

[15] 孙锟，陈树宝，周爱卿. 完全性肺静脉异位引流的超声心动图诊断价值[J]. 临床儿科杂志，1999（1）：39-41.

[16] 李军，张军，钱蕴秋，等. 全肺静脉异位引流的超声诊断[J]. 中华超声影像学杂志，2000（8）：482-484.

[17] 周建华，黄云洲，陈元禄，等. 完全性肺静脉异位引流的二维多普勒超声诊断价值[J]. 中国超声医学杂志，2012，28（10）：928-931.

[18] 李静雅，王芳韵，李晓峰，等. 应用超声心动图评价完全性肺静脉异位引流患儿术后并发症的研究[J]. 中国循环杂志，2014，29（8）：598-601.

[19] 高军，于彤，刘志敏，等. MSCT 诊断 Abernethy 畸形[J]. 中国医学影像技术，2014（5）：649-652.

[20] 衣利磊，董帜，蔡华崧，等. MSCTA 诊断先天性肝内门-体静脉分流[J]. 临床放射学杂志，2015，34（1）：79-83.

[21] 赵婷婷，陈佳彬. 超声影像学诊断肝脏血管畸形[J]. 第二军医大学学报，2008，29（9）：1074-1080.

（任书堂　周建华　黄云洲）

3-17 无顶冠状静脉窦综合征

【病例摘要】

患儿,男,6岁,发现先天性心脏病6年。患者出生时查体发现先天性心脏病,行心脏超声检查提示:先天性心脏病,房间隔缺损。因年龄小、体弱,予以保守观察治疗,未行手术。患者自幼饮食较好,活动耐力可,营养状态可,无呼吸道易感染史,无活动后口唇青紫,无心力衰竭及晕厥史,无身体及智力发育障碍,无肢体水肿。本次为求手术治疗入院。

体格检查:T为36.8℃;P为85次/分;R为18次/分;BP为104/62mmHg;Ht为125cm;Wt为25.6kg。发育正常,营养中等,无病容,表情自如,神志清楚,自主体位,查体合作。皮肤黏膜色泽正常,未见皮疹、皮下出血。全身浅表淋巴结未触及肿大。头形如常,眼睑正常,结膜正常,巩膜无黄染,瞳孔等大等圆,双侧对光反射正常,双侧耳廓正常,双侧听力粗测正常,鼻外形正常,鼻窦区无压痛,口唇红润,齿龈正常,双侧扁桃体无肿大,咽部无充血。颈部无抵抗,气管居中,颈静脉正常,肝颈静脉回流征阴性,双侧甲状腺未触及肿大。胸廓正常,心前区无隆起。双侧呼吸运动正常,双肺触诊语颤正常,双肺叩诊清音,肝肺浊音界于右侧锁骨中线第6肋间,双肺呼吸音清晰,双肺未闻及湿啰音,双侧未闻及胸膜摩擦音。心尖冲动处于左侧第5肋间锁骨中线内0.5cm,搏动正常,未触及震颤。心脏相对浊音界正常。HR为85次/分,心律齐,S_1正常,S_2正常,$P_2 < A_2$,未闻及额外心音,胸骨左缘第2~3肋间可闻及Ⅱ/6级的收缩期喷射性杂音,未闻及心包摩擦音。桡动脉搏动规则,无奇脉、水冲脉,股动脉未闻及枪击音,无毛细血管搏动征。

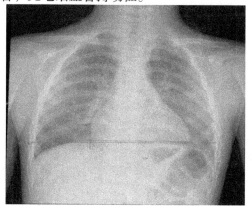

图3-17-1 胸部X线片:肺血增多,肺无实变,肺动脉段饱满,右心室增大。心胸比为0.54

辅助检查:胸部X线片示胸廓对称,气管居中,肋骨排列规则。膈面光滑,两侧肋膈角锐利。肺血增多,肺无实变。主动脉结不宽,肺动脉段不凸。心影增大,以右心增大为主,心胸比为0.54(图3-17-1)。

超声检查:冠状静脉窦与左心房间可见回声中断约为12mm,可见经回声中断处由左向右分流信号并经冠状静脉窦口回流入右心房(图3-17-2)。冠状静脉窦开口处增宽,血流信号增多(图3-17-3)。二维超声示特殊冠状静脉窦切面,三维超声示冠状静脉窦剖视面,两者均显示冠状静脉窦与左心房之间的共同壁呈现椭圆形缺损(图3-17-4、图3-17-5),大小约为1.2cm×0.9cm。室间隔回声连续完整,主、肺动脉间未见明确异常交通,主动脉左弓发育尚好,上、下腔静脉及肺静脉回流未见明确异常,各瓣膜回声及活动未见异常。右心房、右心室增大,左心房、左心室大小在正常范围。室间隔与左心室壁厚度及运动未见异常。左心室射血分数在正常范围。肺动脉不宽,主动脉不宽,心包腔未见液性暗区。超声诊断:先天性心脏病,冠状静脉窦型房间隔缺损。

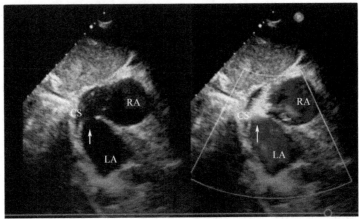

图 3-17-2　超声心动图：剑突下变异双心房切面可见冠状静脉窦型房间隔缺损（箭头），
经缺损可见左心房经冠状静脉窦向右房分流

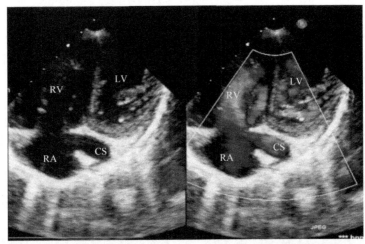

图 3-17-3　超声心动图：胸骨旁冠状静脉窦切面，显示冠状静脉窦增宽，血流丰富

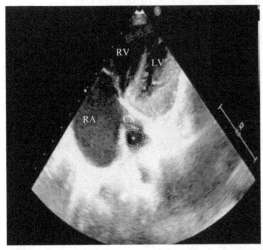

图 3-17-4　二维超声心动图：胸骨旁特殊冠状静脉窦切面，冠状静脉窦与左心房之间的共同壁呈现椭圆形缺损

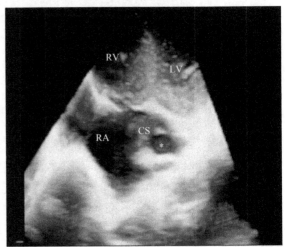

图 3-17-5　三维超声心动图：冠状静脉窦剖视面，显示冠状静脉窦与左心房之间的共同壁呈现椭圆形缺损

治疗：患者行心脏外科冠状静脉窦型房间隔缺损修补和右心室流出道疏通术。手术经过：常规消毒铺单，正中开胸，正中切开心包，常规探查。肝素化后，常规建立体外循环，降温，阻断上下腔静脉及升主动脉，并主动脉根部灌注冷高钾停跳液，心脏停搏、心肌软，ECG 成直线，冰泥心肌保护。心包内吹入二氧化碳。于平行右侧房室沟 1cm 处切开右心房。经卵圆孔置左心吸引。探查心内，可见右心室流出道异常肌束，切除肌束，疏通右心室流出道。探查见房间隔后下方紧邻冠状静脉窦口部可见约 12mm 缺损，冠状静脉窦中部与左心房之间可见约 10mm 缺损，明确诊断，剪开两缺损之间房间隔，充分暴露静脉窦中部与左心房间缺损，取相仿大小心包补片，以 5/0 无创线围绕冠状静脉窦修补心房间隔缺损，将冠状静脉窦隔入右心房。术后诊断：先天性心脏病，冠状静脉窦型心房间隔缺损，右心室流出道异常肌束。

术后复查心脏超声显示心脏结构及血流动力学恢复正常（图 3-17-6），胸部 X 线、心电图及实验室检查未见明显异常。痊愈出院。

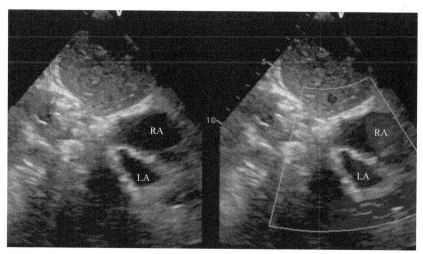

图 3-17-6　超声（术后 1 周）：剑突下双心房切面显示房间隔回声连续性完整，心房水平分流消失

【讨论】

胚胎期第 8～10 周，原始心房静脉窦左角萎缩变小最终形成冠状静脉窦[1]，若此过程发育障碍则可导致冠状静脉窦间隔（即冠状静脉窦与左心房之间的共同壁）部分或全部缺损，称为无顶冠状静脉窦综合征（unroofed coronary sinus syndrome，UCSS）[2]。

病理解剖学：UCSS 存在多种解剖类型，冠状静脉窦间隔既可完全缺如，也可仅在冠状静脉窦间隔中间段至上游段存在一个或多个圆形或椭圆形缺损（冠状静脉窦双房开口或冠状静脉窦左心房窗），还可在邻近冠状静脉窦开口处存在冠状静脉窦间隔缺损。国外较早期的分型是 Kirklin and Barratt-Boyes 分型（简称 Kirklin 分型）[3]，即 I 型，冠状静脉窦完全无顶伴左上腔静脉入左心房；II 型，冠状静脉窦完全无顶不伴左上腔静脉入左心房；III 型，冠状静脉窦中间穿孔；IV 型，冠状静脉窦终末段穿孔。其中 III 型和 IV 型比较笼统，未详细区分是否合并 LSVC。现在国内多沿用三型六亚型分型法[2, 4]，后者对 Kirklin 分型加以完善，两者比较见表 3-17-1。本例即为 1 例 II b 型 UCSS。

表 3-17-1　国内分型与 Kirklin 分型对比

	国内分型	Kirklin 分型
Ⅰ型	完全型	
Ⅰa	完全型合并永存左上腔静脉	Ⅰ型
Ⅰb	完全型不合并永存左上腔静脉	Ⅱ型
Ⅱ型	中间部分型	Ⅲ型
Ⅱa	中间部分型合并永存左上腔静脉	
Ⅱb	中间部分型不合并永存左上腔静脉	
Ⅲ型	终端部分型	Ⅳ型
Ⅲa	终端部分型合并永存左上腔静脉	
Ⅲb	终端部分型不合并永存左上腔静脉	

　　一般认为，肺血增多伴有体循环动脉低氧血症是临床医师疑诊 UCSS 的重要线索。既往笔者对一组 24 例 UCSS 病例的研究表明[5]，单纯型 UCSS 患者是否发绀及发绀程度，与是否合并永存左上腔静脉有密切关系，a 亚型（即合并永存左上腔静脉者）四肢血氧饱和度均低于相应的 b 亚型（即不合并永存左上腔静脉者）（表 3-17-2）。Ⅰa 型、Ⅱa 型和Ⅲa型均可归类为紫绀型先天性心脏病，其血流动力学相当于心房水平右向左分流疾病。而Ⅱb型和Ⅲb型 UCSS 血流动力学特点类似于一中等大小的房间隔缺损，属于潜在紫绀型先天性心脏病，心房水平分流方向通常为左向右分流，甚少发展为由右向左分流。但也有高龄 UCSS 患者发生脑脓肿的报道[6]。Ⅰb型 UCSS 多合并于心内膜垫缺损，由于冠状血管血流量仅占心排血量的 4%～5%，本型引起分流量极少，其血流动力学改变多为合并畸形所掩盖。

表 3-17-2　各种 UCSS 亚型的血氧饱和度（SpO$_2$）平均值对比

	a 亚型		b 亚型	
	n（例）	SpO$_2$（%）	n（例）	SpO$_2$（%）
Ⅰ型	14	83.3	2	97.5
Ⅱ型	2	77.5	2	97.5
Ⅲ型	–	–	4	99.0*

*Ⅲb 数据未包括另外 1 例合并完全性肺静脉异位引流并发艾森曼格综合征（SpO$_2$ 为 63.7%）和 1 例原发孔型房间隔缺损（SpO$_2$ 未测）

　　除了永存左上腔静脉之外，UCSS 还常合并房间隔缺损、单心房、部分型或完全型房室管畸形、法洛四联征、全肺静脉异位连接等。此时，其病理生理改变往往受影响于合并畸形从而表现不典型。

　　无顶冠状静脉窦综合征一经明确诊断，均具备外科手术适应证。其外科关注点主要为是否合并左上腔静脉及其与右上腔静脉之间有无通畅的桥静脉等。在不合并左上腔静脉（b 亚型）或虽然合并左上腔静脉但允许予以结扎的病例，只需要修补冠状静脉窦型房间隔缺损。矫治手术常选用冠状静脉窦顶修复术、房间隔成形术，也有选择左上腔静脉与右心耳[或右上腔静脉和（或）左肺动脉]吻合术。

【经验与体会】

超声心动图目前是诊断 UCSS 畸形的主要方法。笔者等的经验表明[4、5]，综合应用二维超声心动图彩色多普勒超声心动图、左上肢静脉途径右心声学造影、三维超声心动图及经食管超声心动图等技术可对 UCSS 做出准确诊断。胸骨旁冠状静脉窦短轴及长轴切面、心尖部和剑突下冠状静脉窦长轴切面均可显示冠状静脉窦顶壁是否存在缺损及分流，胸骨上窝上腔静脉长轴切面及胸骨旁心底短轴切面可显示 UCSS 合并永存左上腔静脉。通常二维超声心动图及 CDFI 技术发现冠状静脉窦扩张、血流丰富是最常见的间接征象，继而仔细扫查后确认冠状静脉窦间隔缺损及分流束可确立 UCSS 诊断。对合并永存左上腔静脉者，经左上肢静脉途径进行右心声学造影可显示Ⅰa 型的造影剂经左上腔静脉回流入左心房，以及Ⅱa 型和Ⅲa 型极具特征性的"分洪"征象[5]。实时三维超声心动图对Ⅱ型和Ⅲ型 UCSS 可直观显示缺损位置、形状与大小等，为临床诊断和治疗提供重要的解剖信息。

然而，由于 UCSS 发病率较低，缺损位置较为隐蔽，经验不足者容易误诊或漏诊，需要经过一定学习曲线才可掌握本病的诊断。超声可明确诊断者，一般不需要再经 CT 或 MRI 或右心导管，少数超声诊断困难者，CT 造影增强或磁共振可帮助进一步诊断。

【参考文献】

[1] Anderson R H, Brown N A, Moorman A F. Development and structures of the venous pole of the heart[J]. Dev Dyn, 2006, 235（1）: 2-9.

[2] 梁继河, 刘维永, 刘建萍, 等. 无顶冠状静脉窦综合征[J]. 中华外科杂志, 1996, 34（9）: 546-548.

[3] Kirklin J W, Barratt-Boyes B G. Cardiac Surgery[M]. New York: John Wiley & Sons, 1986: 683-691.

[4] 任书堂, 黄云洲, 龙进等. 无顶冠状静脉窦综合征的实时三维超声诊断方法学及临床应用[J]. 中国医学影像技术, 2006, 22（4）: 507-509.

[5] 任书堂, 黄云洲, 李冬蓓, 等. 无顶冠状静脉窦综合征的超声血流动力学特征及规律性研究[J]. 中国临床医学影像杂志, 2009, 20（5）: 313-315.

[6] Murthy A, Jain A, El-Hajjar M. Unroofed coronary sinus presenting as cerebral abscess: a case report[J]. Cardiol Res, 2013, 4（3）: 116-120.

（任书堂　孙佳英　黄云洲　刘志刚　刘晓程）

3-18 大动脉转位超声心动图表现与分析6例

【病例摘要】

例1:患儿,3岁,出生后发现发绀,发育稍差,无蹲踞史。体格检查:BP为100/70mmHg,P为100次/分,R为26次/分。皮肤黏膜中度发绀和杵状指/趾。心前驱未触及震颤,心界稍向左扩大,最大浊音界位于L₅中线外0.5cm,心律齐,A₂<P₂,第一心音正常,第二心音分裂。心前区闻及Ⅱ/6~Ⅲ/6级收缩期杂音。双肺呼吸音清晰。肝脾肋下未触及,双下肢无凹陷性浮肿。

辅助检查:心电图检查示电轴右偏,右心室肥厚。胸部X线检查:心影呈卵圆形,左心缘平直,右心房室轻大,双肺纹理增粗,肺血无增多。

超声心动图检查(图3-18-1):①右心房、右心室增大,室壁肥厚。左心房、左心室发育正常。②左右心房位置正常,心室右袢,房室连接顺序正常。③主动脉在右前方起自右心室。肺动脉在左侧后方起自左心室。主动脉:肺动脉=17:23。肺动脉瓣及瓣下无梗阻,主干及分支发育良好。房间隔回声连续中断12mm,室间隔完整。④CDFI显示房水平可见低暗纯蓝色从右心房向左心房分流信号。收缩期肺动脉瓣口血流速度轻度增快。⑤用三尖瓣反流方法通过二尖瓣反流获得反流速度转换成压力阶差,估测收缩期肺动脉压力为80mmHg。超声心动图诊断:先天性心脏病,完全型大动脉转位(SDD-Ⅰ型),房间隔缺损(Ⅱ孔),肺动脉高压(重度),右心扩大,右心室肥厚。

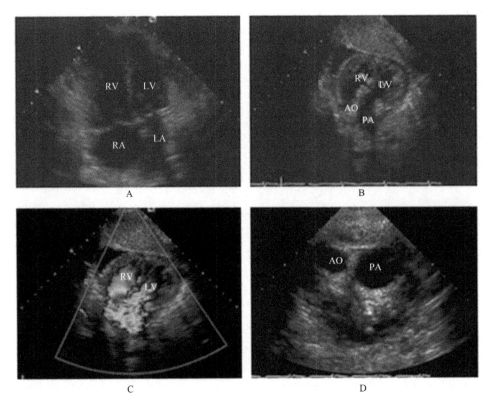

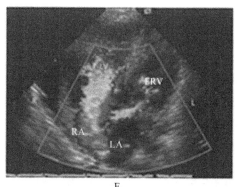

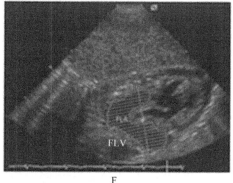

图 3-18-1 SDD-Ⅰ型完全型大动脉转位超声心动图

A.心尖四腔心切面心室：房室连接顺序正常，右心增大；B.心室动脉长轴显示：两条动脉并行，主动脉起自右心室，肺动脉起自左心室；C.四腔心切面：彩色血流显示左、右心室间无分流；D.大动脉短轴切面显示：主、肺动脉左右并列，主动脉在右，肺动脉在左；E.Senning 手术后四腔心切面显示：血流在心房水平呈交叉状，肺静脉血流引流至右侧心室，右侧解剖右心室变成功能左心室，主动脉与之相连。体静脉血流引流至左侧心室，左侧的解剖左心室变成功能右心室，肺动脉与之相连；F.四腔心切面显示：畸形矫正后心房内隔板，隔板上方为畸形矫正后左心房，隔板下方为矫正后右心房。RA 为右心房，RV 为右心室，LA 为左心房，LV 为左心室，AO 为主动脉，PA 为肺动脉，FRV 为功能右心室，FLV 为功能左心室

  手术所见：心房正位，心室右袢，左心腔正常。主动脉位于右前方，肺动脉位于左后方，主动脉发自解剖右心室，肺动脉发自解剖左心室。Ⅱ孔型房间隔缺损，行心房再造（senning）手术即将左心房血液引流到右心室，右心房血液引流到左心室，术后患儿恢复良好，肺动脉压力下降到 63mmHg。

  例 2：34⁺周胎儿，孕妇 19 岁，自由职业，意外怀孕，孕早期无特殊，发现胎儿心脏异常 1 日。胎儿超声心动图检查（图 3-18-2）：心脏大部分位于胸腔左侧，心尖指向左侧，心脏扩大，心胸比为 0.56。右心房、右心室轻大（右心室为 14.7mm、左心室为 9.6mm、右心房为 19.1mm、左心房为 9.7mm），房室顺序正常，室间隔连续未见明显中断，卵圆孔轻度扩大（6mm）。肺动脉增宽，肺动脉：主动脉=9.3：7.9。两条动脉并列，半月瓣高度一致，肺动脉瓣及瓣下无梗阻，肺动脉在后方起源于左心室，左右分支发育正常，宽大动脉导管与降主动脉连续。主动脉在室间隔前方起源于右心室，其后方延续主动脉弓和降主动脉。

  胎儿超声心动图诊断：胎儿心脏畸形，完全性大动脉转位（D-TGA）肺动脉下无梗阻，右心轻大，室间隔完整？

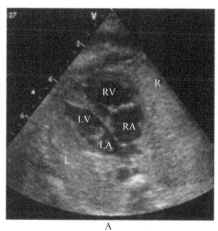

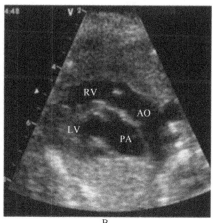

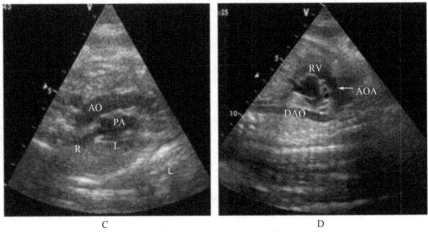

图 3-18-2　D-TGA 超声心动图

A.四腔心切面显示心尖朝向胸腔左侧，左心房在脊柱前方，右心室在胸骨后方，房室顺序正常，右心轻大，室间隔未见明确回声中断；B.心室动脉长轴切面显示主动脉从前方右心室发出，肺动脉并列在主动脉后方从左心室发出，肺动脉增宽，瓣下无梗阻，两个半月瓣等高；C.双动脉长轴切面显示位于后方的肺动脉可见左右分支；D.主动脉弓长轴切面显示升主动脉、主动脉弓和降主动脉，起始于前方右心室，后方延续为降主动脉，横弓增宽；RA 示右心房，RV 示右心室，LA 示左心房，LV 示左心室，AO 主动脉，PA 肺动脉，AOA 主动脉弓，DAO 降主动脉

　　该患儿出生后 1 日（35 周早产儿）超声心动图检查（图 3-18-3）：右心房室轻大，左心发育正常。大动脉短轴和心室动脉长轴切面显示主、肺动脉呈双环征和双管征。肺动脉内径增宽，在左侧起自左心室。主动脉内径正常在右侧起自右心室，双动脉下无梗阻。室间隔完整，动脉导管已闭，中心型房间隔缺损 12mm，彩色多普勒显示双向少量低暗色差分流信号，左右房室瓣膜未见明确反流，各瓣口前向血流速度正常。超声心动图诊断：先天性心脏病，完全性大动脉转位（D-TGA-Ⅰ），卵圆孔型房间隔缺损（双向分流），肺动脉高压，右心轻度增大。

　　例 3：患儿，1 岁，出生后发绀，哭闹时加重。体格检查：BP 为 90/70mmHg，P 为 110 次/分，R 为 28 次/分。发育较差，皮肤黏膜重度发绀，杵状指/趾（+++），心前区隆起，$L_{2\sim3}$ 肋间可触及收缩期震颤，听诊：心率为 108 次/分，偶闻期前收缩 2 次/分，$L_{2\sim3}$ 肋间Ⅳ/6 级粗糙收缩期杂音，无颈部传导，该区第 2 音减弱。双肺呼吸音清。肝脾肋下未触及，双下肢无凹陷性浮肿。

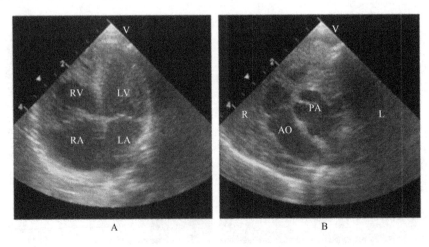

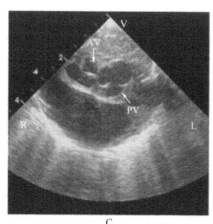
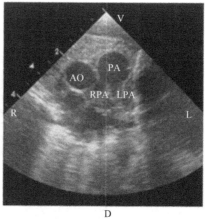

图 3-18-3　D-TGA 超声心动图

A.心尖四腔心切面显示房室顺序正常，室间隔完整，房间隔中部连续中断，右心轻度扩大；B～D.大动脉长轴、短轴均显示两动脉并列，起始高度一致，两个半月瓣清楚显示右冠状瓣转向右侧，左冠状瓣转向左前方

辅助检查：心电图检查示电轴右偏，右心室肥厚。心脏 X 线：心影呈蛋形，上纵隔血管蒂窄，两肺血管纹理减少。

超声心动图表现（图 3-18-4）：①内脏位置正常，降主动脉在脊柱右侧，下腔静脉在脊柱左前方，上下腔静脉入右心房。②心房正位，心室右祥，房室序列正常，左心室内径<右心室内径。③主、肺动脉比≈2.5∶1。主动脉位于右前，完全发自解剖右心室，肺动脉位于左后侧，完全发自解剖左心室，两组半月瓣等高，肺动脉主干、瓣环重度发育不良，瓣下有较厚圆锥回声，肺动脉瓣叶轻度增厚，左右分支发育良好。④膜周部室间隔连续中断 14mm，继发孔房间隔缺损 8mm。⑤CDFI 显示房室水平双向分流，左心室血流向右心室侧分流呈低暗蓝色，收缩期三尖瓣有轻度反流信号。CW 测收缩期左心室-肺动脉间最大血流速度为 503cm/s，压力阶差为 101mmHg。超声心动图诊断：先天性心脏病，完全型大动脉转位（SDD-Ⅱ型），膜周部室间隔缺损，肺动脉瓣及瓣下狭窄（重度），继发孔房间隔缺损。

例 4：患者，女，16 岁，职业高中学生，自幼发现"先天性心脏病"，未予特殊治疗，2014 年来首都医科大学附属北京安贞医院门诊就诊。体格检查：BP 为 90/70mmHg，P 为 100 次/分，R 为 26 次/分。一般情况尚好，生长发育稍差，身高明显低于同龄。皮肤黏膜轻度发绀，无明显杵状指/趾，心前区无隆起，未触及收缩期震颤，心界轻度向左扩大。胸骨左缘闻及Ⅱ/6 级收缩期杂音，该区第 2 音减弱。双肺呼吸音清。肝肋下未触及，双下肢无凹陷性浮肿。

辅助检查：心电图示电轴右偏，右心室肥厚。心脏 X 线检查：心影呈鹅蛋形，上纵隔影增宽，两肺血管纹理轻度增多。

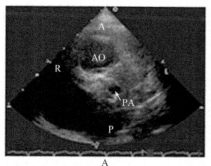
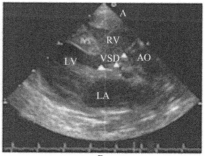

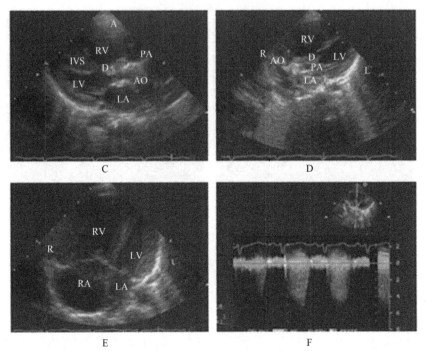

图 3-18-4　Ⅱ型完全性大动脉转位图超声心动图

A.大动脉短轴切面显示：两个动脉呈圆形，主动脉在右前，肺动脉在左后，内径明显发育不良；B.左心室长轴切面显示：主动脉在前方完全起自前方右心室，其后壁与二尖瓣前叶无纤维连续（实三角显示）；C.心室动脉长轴面显示：双流出道，两条动脉并列，主动脉在室间隔前方起自右心室，肺动脉在室间隔后方起自左心室，肺动脉下圆锥致左心室流出道狭窄梗阻；D.心室动脉长轴切面显示：主动脉在右前方起自右心室，肺动脉在左后方起自左心室。大室间隔缺损远主动脉；E.四腔心切面显示：房室位置顺序正常，右心房、右心室增大；F.CW 显示：肺动脉血流呈高速射流。IVS 为室间隔，VSD 为室间隔缺损

　　超声心动图检查（图 3-18-5）：①心脏及心尖位于左侧，水平肝，腹主动脉位于脊柱右侧，下腔静脉位于脊柱左侧汇入左侧右心房，肝静脉回流右侧左房，两侧心房耳均较圆钝，考虑均为右心房耳（右心房异构）。②左侧心室心尖部可见调节束，肌小梁粗糙，为解剖右心室。右侧心室肌小梁细腻，室间隔上无乳头肌，为解剖左心室。两条大动脉左前右后并列，半月瓣位置等高，主动脉位于左前方起自左侧解剖右心室，肺动脉位于主动脉右后方发自右侧解剖左心室，肺动脉瓣有轻度狭窄，双动脉下无肌性回声。右后方肺动脉与右侧二尖瓣有纤维连续，主动脉与左侧三尖瓣连续中断。③Ⅱ孔房间隔回声中断 27.5mm，Ⅰ孔房间隔及十字交叉缺损、室间隔缺损共 15.5mm，其中室间隔缺损 5mm。左、右房室瓣位于同一水平，左侧三尖瓣隔叶发育良好。CDFI 显示收缩期右侧二尖瓣可见少量反流信号，反流速度为 380cm/s，压差为 58mmHg。心室水平为左侧右心室向右侧左心室分流，分流速度为 332cm/s，压差为 44mmHg。心房水平显示从左侧右心房向右侧右心房分流。④左、右肺静脉在左侧右心房上方形成一共同腔，入左侧右心房，CDFI 显示肺静脉血流同样汇入左侧右心房。右位主动脉弓及降主动脉，弓降连续正常。

　　心脏 CT 表现：水平肝，胃位于左侧，无脾；左、右支气管对称，均为右侧支气管表现，肺血多。下腔静脉汇入左侧心房，肝静脉进入右侧心房。存在左、右双上腔静脉，左侧上腔静脉进入左侧心房，右侧上腔静脉进入右侧心房。两侧心房耳均为右心耳表现。左侧心室为解剖右心室表现，右侧心室为解剖左心室表现；解剖右心室发出主动脉，解剖左心室发出肺动脉，两条大动脉并列走形失去正常环绕关系，可见室间隔缺损和Ⅱ孔房间隔连续中断。左、右肺静脉在左侧心房上方形成一共同腔连接左侧右心房。

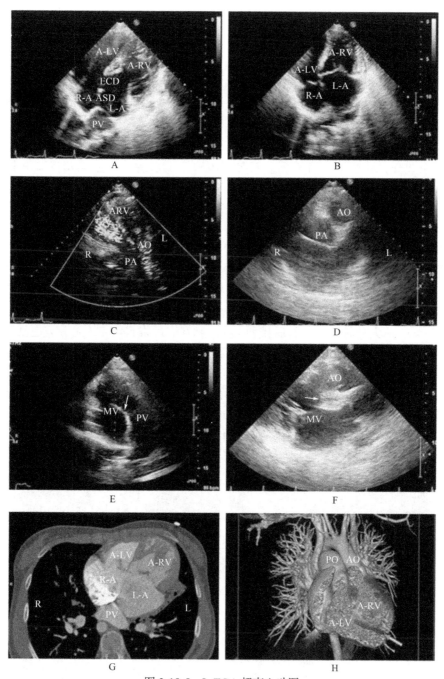

图 3-18-5 L-TGA 超声心动图

A.心尖四腔心切面显示心尖朝左，Ⅰ孔房间隔、十字交叉和室间隔缺损，Ⅱ孔间隔隔缺损，两侧心耳为右房耳形态（右心房异构），
故心房均为右心房。心室左袢，左侧心室为右心室解剖特征，右侧心室为左心室解剖特征。肺静脉在左侧右心房上方形成共同肺静
脉并注入左侧右心房；B.心尖四腔心切面收缩期显示共同房室瓣房侧无房间隔，心室侧室间隔缺损；C.心室动脉长轴切面彩色血流
显示左侧解剖右心室血流汇入左侧主动脉，右侧解剖左心室血流汇入右侧肺动脉；D.大动脉短轴切面显示大动脉正常环绕关系消失，
显示两动脉横切面呈双环征或眼镜征，主动脉在左，肺动脉在右；E.心尖长轴显示肺动脉与右侧二尖瓣前叶有纤维连续（箭头）；
F.左心室长轴切面显示主动脉与二尖瓣之间有较厚圆锥回声（连续中断）G、H.心房、心室、大动脉关系心脏 CT 所见与超声非常
吻合；A-LV 为解剖左心室，A-RV 为解剖右心室，L-A 为左侧心（右）房，R-A 为右侧心（右）房，AO 为主动脉，PA 为肺动脉，
ECD 为心内膜垫缺损，ASD 为Ⅱ孔间隔缺损

超声心动图提示先天性心脏病复杂畸形，完全型大动脉转位（左转位），完全型肺静脉异位引（心内型），心内膜垫缺损（过渡型），左上腔静脉下腔静脉入左侧右心房，右上腔静脉肝静脉入右侧右心房，镜面右位心并左旋心，右心房异构，无脾综合征。

例5：患者，23岁，务农，发现心脏杂音4年，活动后胸闷气短半年。为进一步诊治于2002年5月20日收住首都医科大学附属北京安贞医院。体格检查：Ht为162cm，Wt为61kg，BP为110/70mmHg，P为70次/分，R为16次/分。发育好，皮肤黏膜无发绀，无杵状指/趾，心前区无隆起，L$_{2~3}$肋间可触及收缩期震颤，心界扩大。胸骨左缘闻及Ⅲ/6级粗糙收缩期杂音，该区第2音减弱。双肺呼吸音清。肝脾肋下未触及，双下肢无凹陷性浮肿。

辅助检查：心电图检查示电轴右偏，右心室肥厚。心脏X线检查：心影呈鹅蛋形，上纵隔血管蒂窄，两肺血管纹理减少。

超声心动图检查（图3-18-6）：①内脏位置正常，心脏位于胸腔左侧，心尖略右旋，下腔静脉位于脊柱右前，腹主动脉在脊柱左前方。②心房正位，心室左祥，左侧房室瓣环较右侧靠近心尖，左侧心内膜粗糙，心尖有调节束，提示左侧房室瓣为三尖瓣，心室为解剖右心室。右侧房室瓣环远离心尖，心室肌小梁细腻，室间隔上无乳头肌，提示右侧房室瓣为二尖瓣，心室为解剖左心室。③两大动脉呈左前右后排列，肺动脉在右后发自解剖左心室。主动脉在左前起自解剖右心室，主动脉后壁与左侧房室瓣之间有较厚圆锥回声，左侧房室瓣形态大致正常。肺动脉瓣无明显狭窄，肺动脉瓣下有轻度梗阻，CW显示肺动脉瓣收缩期最大瞬时流速为272cm/s，最大瞬时压差为29mmHg。④房室间隔连续正常。⑤CDFI显示左侧房室瓣收缩期有中量反流信号，CW示反流最大瞬时流速为500cm/s，最大瞬时压差为100mmHg。超声心动图诊断：先天性心脏病，功能矫正型大动脉转位（SLL型），动脉瓣下狭窄（轻度），左侧房室瓣反流（中度），右心房、右心室扩大、肥厚。

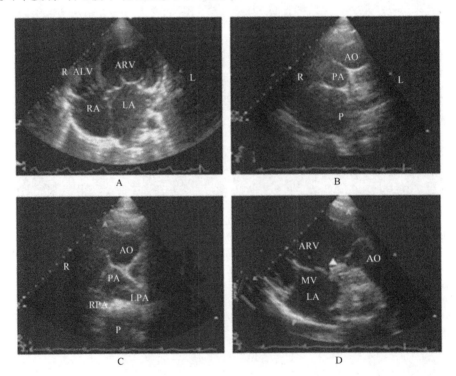

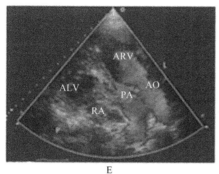
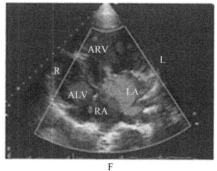

图 3-18-6 矫正型大动脉转位（SLL）超声心动图

A.四腔心切面显示：心房正位，心室左祥，左侧心室房室瓣环位置低于右侧，心尖可见调节束，为解剖右心室，右侧心室室间隔上无乳头肌，肌小梁细腻为解剖左心室；B.大动脉短轴显示：主、肺正常环绕关系消失，主动脉在肺动脉左前方，肺动脉在右后方；C.主动脉短轴切面示：主动脉在前方，肺动脉在右后方，左右分支发育良好；D.心尖长轴切面显示：主动脉起自后方解剖右心室，主动脉与房室瓣之间纤维连续中断，有完整圆锥回声，实心三角显示；E.双动脉心室长轴切面 CDFI 显示：解剖右心室（功能左心室）血流进入主动脉，解剖左心室（功能右心室）血流进入肺动脉；F.四腔心切面显示：左侧房室瓣膜关闭不全。ARV 为解剖右心室，ALV 为解剖左心室

例6：患者，男，43 岁，发现心脏杂音 5 年，患者 5 年前因劳累后心悸就医发现心脏杂音，诊断为三尖瓣关闭不全。平时一般活动尚好，不能负重，尤其是近 2 年来，上两层楼即感气喘。发病以来无阵发性夜间呼吸困难和端坐呼吸。体格检查：BP 为 120/80mmHg，P 为 70 次/分，R 为 24 次/分。发育好，皮肤黏膜无发绀，无杵状指/趾，胸廓无畸形，左侧胸骨旁第 3～4 肋间可触及轻度收缩期震颤，心界向左侧扩大。心律齐。胸骨左缘闻及全收缩期Ⅲ/6 级杂音，向剑突下传导，$P_2 > A_2$，余瓣膜区未闻及病理性杂音。双肺呼吸音清。肝脾肋下未触及，双下肢无凹陷性浮肿。

辅助检查：心电图检查示电轴右偏，右心室肥厚。心脏 X 线检查：心影异常，左心缘平直，无正常三段阴影，右心房、右心室轻度扩大，两肺血轻度增多。超声心动图检查（图3-18-7）：①内脏位置与正常相反，下腔静脉位于脊柱左前方，腹主动脉在脊柱椎体右前方。心脏位于左侧，心尖过度左旋。②心房反位，心室右祥，右心房位于左侧通过二尖瓣与解剖左心室（功能右心室）相连，左心房位于右侧通过三尖瓣与解剖右心室（功能左心室）相连。③主动脉、肺动脉呈左右并行，肺动脉位于主动脉左侧起源于解剖左心室，主动脉位于肺动脉右侧发自解剖右心室，双动脉下无梗阻，半月瓣也无狭窄。④房、室间隔连续正常，主、肺动脉之间无交通。右侧房室瓣膜均轻度增厚，瓣缘有挛缩，前叶隔叶对和不良，前叶瓣尖轻度向房侧脱垂。舒张期开放正常。CDFI 显示收缩期右侧左心房内有大量源于右侧房室瓣的五彩镶嵌反流信号，导致右侧左心房明显扩大，心室轻大。左侧房室瓣膜及其他瓣膜未探及病理性反流信号。房室间隔、动脉水平无分流信号。超声心动图诊断：先天性心脏病，功能矫正型大动脉转位（IDD 型），右侧房室瓣膜关闭不全（重度），右侧房室扩大。

【讨论】

大动脉转位（transposition of the great arteries，TGA）是胚胎早期圆锥动脉干发育、旋转、吸收异常的后果[1]。基本含义是主动脉瓣口位置前移到肺动脉瓣前方；主动脉瓣平面与肺动脉瓣等高；主动脉和肺动脉分别起自一个心室而不是起自同一个心室；主动脉与解剖右心室相连，肺动脉与解剖左心室相连[1]。

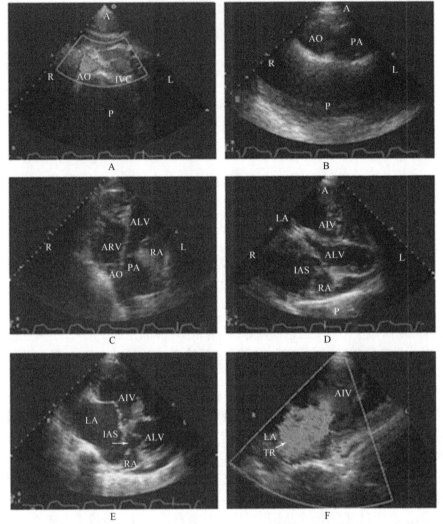

图 3-18-7　IDD 型功能矫正型大动脉转位超声心动图

A.腹主动脉、下腔静脉横切面显示：主动脉与下腔静脉位置与正常相反；B.大动脉短轴切面显示：主动脉、肺动脉左右并列，主动脉在右，肺动脉在左；C.心室动脉长轴切面显示：主动脉起自前方解剖右心室，肺动脉起自后方解剖左心室；D.双室切面显示：心尖过度左旋大约45°，前方心室为解剖右心室，后方心室为解剖左心室，右心房在左侧连接解剖左心室、发出肺动脉；左心房在右侧，明显扩大，连接解剖左心室发出主动脉；E.四腔心切面显示：三尖瓣前隔瓣叶增厚，右侧左心房显著增大，左侧右心房缩小；F.与 E 同一切面显示右侧左心房内大量来源于瓣口的五彩镶嵌反流信号；LA 为左心房，RA 为右心房，ALV 为解剖左心室，ARV 为解剖右心室，AO 为主动脉，PA 为肺动脉，TR 为三尖瓣反流

　　TGA 是新生儿常见紫绀型先天性心脏病之一，占总先天性心脏病的 5%～8%，居紫绀型先天性心脏病的第二位[2]，这是早期教科书及文献报道。近 10 年我国由于胎儿超声心动图检查技术的普及和发展，患 TGA 新生儿的出生率明显下降。首都医科大学附属北京安贞医院仅一个小组 1994～2015 年胎儿超声检出的 290 例复杂先天性心病中 TGA 占到 12.4%，这个较高的患病率与病例较集中有关。俞劲、蒋国平等报道的 28 772 例先天性心血管病儿童（出生 1 日～18 岁）TGA 仅占 1.45%[3]。Yanji Q，Xiaoqing L 等报道的 2004～2012 年广东省 16.5 万新生儿 TGA 患病率为 0.43/1000[4]。北京市顺义区妇幼保健院 2016 年出生 8 999 名新生儿，TGA 为 0。可见孕检和胎儿超声心动图的普及已使患 TGA 的新生儿显著下降。TGA 可分为以下三类。

1. 完全型 TGA 又称发绀型 TGA，是指房、室连接协调，大动脉与心室不协调，主动脉发自右心室，肺动脉发自左心室，根据主动脉转位方向分为右转位和左转位。又根据合并心内畸形分四个亚型[5]。

（1）Ⅰ型：TGA 不合并室间隔缺损，合并房间隔缺损和（或）卵圆孔未闭、动脉导管未闭。此型又称简单型或单纯型，此型最多，约占 62%[6]。

（2）Ⅱ型：TGA 合并室间隔缺损，占 38%[3]，和（或）房间隔缺损、卵圆孔未闭、动脉导管未闭，此型肺血增多明显，容易产生肺血管病变。

（3）Ⅲ型：TGA 合并室间隔缺损和肺动脉瓣或瓣下狭窄（左心室流出道狭窄），此时左心室压力高，肺血减少，体、肺循环通过室间隔缺损沟通。

（4）Ⅳ型：TGA 合并室间隔缺损和合并肺动脉瓣及肺动脉发育不全，此型发绀出现早，症状重。

2. 功能矫正型大动脉转位 指心房、心室连接不一致，大动脉、心室连接不一致，而血运正常的一组畸形，即主动脉接受左心房、肺静脉血液，肺动脉接受右心房、体静脉血液。少数功能矫正型大动脉转位（C-TGA）不合并其他心内畸形视为正常，多数合并左侧房室瓣关闭不全和（或）室间隔缺损、肺动脉瓣和（或）瓣下狭窄、房间隔缺损、动脉导管未闭等畸形。C-TGA 依据心房、心室祥和主动脉位置可组合多种类型，临床最常见 SLL 型和 IDD 型。发病率约为 1/33 000，约占先天性心脏病的 0.05%[7]。

3. 解剖矫正型大动脉转位 指大动脉随着心室祥转，大动脉与心室连接一致，心室、心房连接一致或不一致，可能会出现两种情况。一种是房室连接不一致，动脉心室连接一致，解剖得到矫正，但功能未矫正，临床有发绀；另一种是房室连接一致，动脉、心室连接一致，解剖、功能都得到矫正，这时又可以称解剖矫正型大动脉异位（另述）。

分段诊断法是美国病理学家 Van Praaphg 根据左右心房、左右心室及两条大动脉位置，提出来的一套命名法，用来分析复杂心脏畸形，又称系统诊断法。心房、心室、动脉位置以缩写符号表示。心房正位以大写 S 表示，反位以大写 I 表示；心室左祥以大写 L 表示，右祥以大写 D 表示；大动脉左转位以大写 L 表示，右转位以大写 D 表示[5]。

超声心动图是诊断大动脉转位的首选工具，做出定性诊断比较容易，如完全性右位型大动脉转位（D-TGA）的诊断相对容易。完全性左位型大动脉转位（L-TGA）和矫正型大动脉转位（C-TGA）有一定难度。文中介绍的 6 例在大动脉转位这个复杂多变的疾病中只是冰山一角。超声心动图特征取决于 TGA 类型、合并畸形及心房、心室和动脉的不同组合。

（1）D-TGA：房、室连接顺序、左右位置正常，大动脉起源颠倒。具体超声表现：大动脉短轴切面主、肺动脉呈双环征或眼镜征，肺动脉在左或左后，主动脉在右或右前。心室动脉长轴切面见两条大动脉呈"双管"征并列在两心室之上，失去正常的交叉关系，主动脉在右连接右心室，肺动脉在左连接左心室。由于肺动脉位置稍低，与二尖瓣有纤维连续，左右分支是确定肺动脉重要标志。两条大动脉直径相当肺动脉左右分支比较容易寻找，粗、细相差悬殊时细的一定是肺动脉。主动脉在右前方与右室连接，由于位置稍高与三尖瓣之间连续中断，可见圆锥回声。例 1、例 2 和例 3 是典型 TGA 类型。虽说形态学诊断比较容易，但重要结构即大动脉位置观察不到位是造成错误诊断的根本原因。

D-TGA 由于主、肺动脉与心室连接互换，其血流动力学是肺循环和左心，体循环和右心分别循环，机体不能获得氧气无法生存，只有心内存在左向右和右向左双向分流患儿才能暂时存活。分流量越大，有效血流越多，血液混合越充分，生存的可能性越多。所以 D-TGA 100% 会合并心内畸形。常见合并畸形为房间隔缺损或卵圆孔未闭、室间隔缺损和肺动脉瓣狭窄，部分患者合并动脉导管未闭，少数可合并主动脉弓异常，肺静脉异位引流。超声检查中除了要确定 TGA 类型还要注意检出合并心内畸形和缺损的大小，尤其在室间隔完整的 I 型 D-TGA，房水平分流量大小对患儿生存至关重要，如果仅存在卵圆孔未闭，需要尽早扩大房间隔交通才能挽救生命。如例 2，孕 35 周发现 D-TGA，室间隔完整，肺动脉无梗阻，这种类型出生后是肺动脉高压类型，应在 3 个月之内手术，年轻父母不堪巨大经济负担决定放弃继续妊娠，4 日后引产仍娩出活婴，仅存活 2 日。例 1 因有较大房间隔缺损，3 岁时接受心房再造术，术后恢复良好。

（2）L-TGA：在 TGA 中 D-TGA 最常见，L-TGA 非常少见。L-TGA 仅见于在镜面右位心时再发生大动脉转位。这时判断 TGA 类型很有难度。镜面右位心时内脏反位，即肝脏转到左侧，胃泡在右侧。右心房、下腔静脉随肝脏转到左侧，左心房在右侧。解剖左心室转到右侧，解剖右心室旋至左侧构成心室左袢。如果没有心脏畸形，四腔心切面显示心房反位、心室左袢，大动脉关系呈现与正常镜像的大动脉短轴图像。TGA 时主动脉转到肺动脉左前方从左侧解剖右心室发出，肺动脉在右后方从右侧解剖左心室发出。此时房、室连接一致，动脉与心室连接不一致，构成 ILL 型 L-TGA。例 3 是一例典型 L-TGA，同时合并完全性心内型肺静脉异位引流、过渡型心内膜垫缺损和体静脉异常入路等少见畸形。该例内脏位置也比较混乱，心脏 CT 证实，双侧肺支气管均为三个叶，胃泡仍在左侧（此点不支持内脏转位），肝水平位，但因下腔静脉回流入左侧心房，判断右心房在左侧，因该患者是右心房异构，故右侧心房也是右心房，右上腔静脉、肝静脉也汇入了右侧右心房。心脏和心尖方向仍是朝左侧。所以该例符合左位心的镜面右位心，或称镜面右位心合并左旋心、无脾综合征。L-TGA 诊断比常见的 D-TGA 困难很多，特别是本文中例 4 在镜面右位心基础上发生大动脉转位、心尖左旋给诊断带来很大困惑和难度。肺静脉在左侧心房上方很容易被误认为左心房还在左侧。体静脉混乱连接观察不到位，很容易做出内脏和心房位置正常，以及心室左袢、大动脉左转位的 SLL 型 C-TGA 诊断。SLL 型 C-TGA 大动脉也是左转位，但关键是房室连接不一致，心室袢好鉴别，混乱的体静脉入路增加了判断左右房位置难度。通过心耳形态鉴别左右心房有参考价值，但探查有一定难度。下腔静脉回流在哪个心房，那个心房就是右心房。

（3）C-TGA：1875 年 Bron Rokitansky 首次描述该畸形。由于大动脉与心室连接不协调，心房、心室连接不协调，当时也被描述为"双不整合"。尽管心房与心室、心室与动脉连接不协调，但主动脉接受左心房肺静脉血液，肺动脉接受右心房体静脉血液，血流动力学功能得到矫正，不合并心内畸形临床无重要病理意义。

SLL 型和 IDD 型是临床常见的两个类型，SLL 型多见，占 92%～95%[5]，IDD 占 5%～8%。有少数幸运者不合并心内畸形视为正常，约 90% 患者合心内畸形，常见的有并室间隔缺损，肺动脉瓣狭窄，左侧房室瓣关闭不全，房间隔缺损等心内畸形，临床还见过左侧房室瓣狭窄、三尖瓣下移畸形。

SLL 型 C-TGA 病理解剖是心房段正位，心室左袢，大动脉左转位。超声显示，左心房在左侧连接左侧三尖瓣，解剖右心室（动脉心室），主动脉在左侧或左前方连接解剖右心室，主动脉与左侧三尖瓣无纤维连续，有较厚圆锥回声。右心房在右侧连接右侧二尖瓣、解剖左心室（静脉右心室），肺动脉在右侧发自解剖左心室。

IDD 型 C-TGA 病理解剖是心房反位，心室右袢，大动脉右转位。超声显示右心房在左侧连接左侧二尖瓣、解剖左心室（静脉心室），肺动脉在主动脉左侧发自解剖左心室。左心房在右侧连接右侧三尖瓣、解剖右心室（动脉心室），主动脉在肺动脉右侧或右后方从解剖右心室发出。

鉴别诊断：两种类型 C-TGA 应与完全型 TGA 和解剖矫正型 TGA 鉴别。尤其在胎儿超声检查中更为重要，辨认清楚心房、心室和两条大动脉结构是诊断这类畸形的关键。心房随着内脏转动，腹腔脏器位置正常，心房位置就正常，反之则是反位。两个心室特征：右心室心尖有粗大调节束、室间隔上有乳头肌、肌小梁粗糙、房室环位置低和不对称三角形心尖形态是其主要特征。左心室肌小梁细腻，房室瓣环位置较三尖瓣高，室间隔上没有乳头肌是其主要解剖特点。两条大动脉：主肺动脉的左右分支、主动脉有冠状动脉开口和弓、降主脉连续是其重要特征。

SLL 型 C-TGA 合并室间隔缺损和肺动脉瓣狭窄最常见，由于左右心室的颠倒，右心室流出道是一个斜行管道，深钳于逆行的二尖瓣和三尖瓣环之间，不利于结构辨认。如果合并膜部或膜周部室间隔缺损容易被遮挡而漏诊，或被误诊为肺动脉瓣下狭窄。室间隔缺损漏诊临床有过深刻教训。因为这时心室水平从左向右分流束正好位于肺动脉瓣下方，不太容易和瓣下狭窄鉴别，此时超声需要仔细甄别。

例 5 是 SLL 型 C-TGA，心尖轻度右旋，房室间隔连续完整，合并中度左侧房室瓣膜反流和轻度肺动脉瓣狭窄。临床无明显症状，继续观察。心脏右旋要与镜面右位心区别，心脏右旋或称心尖右旋，如果仅心脏完全在右侧称单发右位心，此时没有内脏转位，心房位置、心室袢不变，从剑突下四腔心切面观右心房、右心室在右后方，左心房、左心室在右前方。

例 6 是 IDD 型 C-TGA，该例心脏过度左旋，使右心室和左心室呈前后关系，右心室在前，左心室在后，此时要与十字交叉心区别，十字交叉心图像更为复杂，实际上十字交叉心也同样存在心脏房室环以下过度左旋或右旋，除了心室呈前后关系外，还有心房与心室之间的交叉与互通，即左侧心房与前方心室连接，右边心房与后边心室相连。尤其在 C-TGA 合并有大室间隔缺损，心脏过度左旋或过度右旋时更易与其混淆。

D-TGA 合并肺动脉高压受手法和切面影响会出现肺动脉骑跨，此时需要与 Taussig-bing 畸形鉴别，后者是少见的右心室双出口，属部分性大动脉转位，其位于主动脉后方的肺动脉是骑跨在室间隔上，骑跨率需大于 50%。而 D-TGA 是肺动脉完全起自后方左心室。剑突下心室动脉长轴切面能较左心室长轴切面避免假骑跨征现象。

总之检查者必须基本功扎实，思路清晰，要对心脏有空间概念才能比较好判断各心房、心室、动脉如何连接和构成哪一类畸形。

【经验与体会】

提高复杂畸形诊断的准确性关乎患者治疗与预后，尤其是现在蓬勃发展的胎儿心脏超声的诊断上应更加仔细，勿草率做出诊断。大动脉转位的诊断顺序依照节段分析方法将所获得的所有信息进行整合、判断，逐段判断清楚各段解剖结构与相互连接，掌握各种复杂畸形的主要病理特征。仔细检出可能合并畸形，包括冠状动脉的畸形，因为在 D-TGA，冠状动脉起源异常、单支畸形也是常见的。遇有镜面右位心、右旋心，注意始终保持正常位探头方向，才能避免图像左右混乱，给诊断造成麻烦，才能提高诊断的准确性。

【参考文献】

[1] 朱晓东. 心脏外科解剖学[M]. 人民卫生出版社，2011.

[2] 汪曾炜，刘维永，张宝仁. 心脏外科学[M]. 人民军医出版社，2003.

[3] 俞劲，蒋国平，叶菁菁. 28772 例先天性心脏病超声心动图诊断分析[J]. 中华流行病学杂志，2011，32（5）：523-524.

[4] Qu Y, Liu X, Jian Z, et al. Incidence of congenital heart disease: The 9-year experience of the Guangdong registry of congenital heart

disease, China[J]. Plos One, 2016, 11（7）: e0159257.

[5] 王慧玲. 小儿先天性心脏病学[M]. 北京出版社，1998.

[6] Schidlow D N, Jenkins K J, Gauvreau K, et al. Transposition of the Great Arteries in the Developing World: Surgery and Outcomes[J]. J Am Coll Cardiol, 2017, 69（1）: 43-51.

[7] Wallis G A, Debichspicer D, Anderson R H. Congenitally corrected transposition[J]. Mayo Clinic Proceedings, 1984, 59（4）: 1-12.

（裴金凤　张　涵　王曦曦）

3-19　左心室双出口3例超声心动图表现

【病例摘要】

例1：患儿，男，3个月，生出后2个月因呼吸急促就诊，当地医院诊断为先天性心脏病，嵴上型室间隔缺损6mm。自幼面色苍白，多汗，吃奶费力，生长发育明显落后于正常同龄儿。近半个月发热，体温波动于37～39℃，并伴有轻度咳嗽，经一般治疗无效。2001年6月8日门诊超声心动图检查显示左心房室扩大（LA为19mm，LV为32mm），肺动脉/主动脉=1.5，房间隔中部回声中断3mm，室间隔连续正常，收缩期三尖瓣少量反流，反流速度为405cm/s，反流压差为66mmHg。超声诊断：肺动脉高压，室间隔缺损？房间隔缺损？左冠状动脉起源异常？冠状动脉瘘？心功能Ⅳ级。为进一步治疗于当日收入首都医科大学附属北京安贞医院。

体格检查：BP为100/70mmHg，R为60次/分，HR为140次/分，T为37℃，Ht为62cm，Wt为4kg。发育营养差，精神烦躁，面色苍白，呼吸急促，皮肤、黏膜无明显发绀和杵状指/趾，胸廓对称；双肺呼吸运动对称，叩诊无浊音，双肺呼吸音粗，肺底可闻及密集中小水泡音。心前区无隆起，心尖冲动弥散，心前区未及震颤。心浊音界向左下扩大。听诊P$_2$增强，L$_{3～4}$闻及Ⅲ/6级收缩期杂音。肝肋下2.5cm，剑下3.5cm，下肢无浮肿。

辅助检查：X线检查示双肺血多，双肺散在点片状阴影，右侧肋膈角欠锐，心脏形态异常，左上纵隔增宽，主动脉结观察不满意，肺动脉段饱满，右心房增大，右心室、左心室圆隆。CT为0.61。印象：①CHD少量至中量由左向右分流，分流水平待定；②支气管炎。胸部CT扫描显示双肺血管增粗、增多、模糊，胸腺缺如，心脏明显扩大。心电图检查：窦性心律，电轴正常，偶发室性期前收缩。

超声心动图检查（2001年8月28日）（图3-19-1）：①左心室明显扩大（舒张末期内径为35.1mm，收缩末期内径为23.7mm），LVEF为65.1%，FS为34%。右心房为18.9mm×21.6mm，右心室为12mm，右心室流出道为16.8mm。②肺动脉明显增宽，肺动脉/主动脉=1.7，增宽的肺动脉向左心室侧移位并骑跨在室间隔上，骑跨率为50%，肺动脉下室间隔缺损5.6mm，肺动脉瓣与主动脉瓣位置等高，主动脉起自左心室，位置较正常后移，升主动脉下段明显后移20°～30°，其后壁与二尖瓣前叶连续正常。③CDFI显示双流入道血流正常，左室流出道可见两股血流束，一束汇入后方主动脉，一束在室间隔后方汇入肺动脉，右心室血流均汇入肺动脉。舒张期室水平可见少量双向分流。④收缩期三尖瓣见少量反流，连续多普勒测得三尖瓣反速度和压差分别为398cm/s、63mmHg。肺动脉瓣口流速轻快，为209cm/s，压差为17.4mmHg，估测右心室收缩压为56mmHg，与体循环压之比与0.56。主动脉瓣口流速为163cm/s。⑤Ⅱ孔房间隔缺损3mm，主动脉、肺动脉间无交通，主动脉弓降、各个瓣膜、心脏位置、房室顺序未见异常。超声心动图诊断：先天性心脏病，左心室双出口（SDD），肺动脉下室间隔缺损，肺动脉高压（重度），左心扩大。

例2：患儿，男，5岁，自幼体检发现心脏杂音、心脏扩大，诊断为先天性心脏病、室间隔缺损。平时易感冒，无晕厥及活动后蹲踞。2004年门诊以先天性心脏病、室间隔缺损、肺动脉高压收入院。体格检查：BP为85/50mmHg，R为24次/分，P为96次/分，Ht为106cm，Wt为16kg。发育欠佳，营养中等，口唇无明显发绀。胸廓呈"鸡胸"，双肺呼吸音正常，心脏向左侧扩大，L$_{3～4}$可触及轻度震颤。心尖冲动处位于第5肋间左锁骨中线外0.5cm。听诊P$_2$＞A$_2$，L$_{3～4}$可闻及Ⅱ/6级收缩期杂音，肝脏肋下未触及，双下肢无可凹性浮肿。

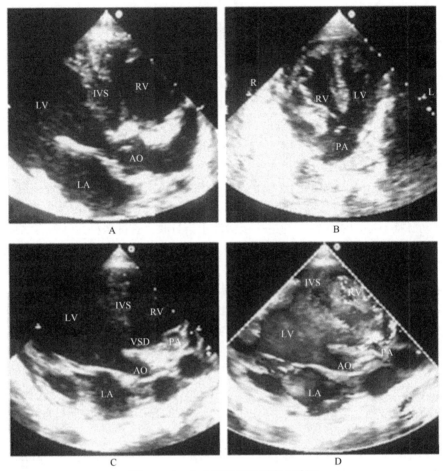

图 3-19-1　左心室双出口超声心动图

A.心尖长轴切面显示主动脉发自左心室，室间隔垂直，基底向后轻移，升主动脉向右前延伸；B.三腔切面显示左、右心室并列，左、右心尖形态圆钝，肺动脉骑跨在室间隔之上，骑跨率约为 50%，肺动脉下室间隔缺损；C.胸骨旁心室动脉长轴切面显示主、肺动脉基本呈前后并列，半月瓣起始高度相等，两个动脉之间有较少圆锥回声，肺动脉瓣下室间隔缺损；D.在该切面上 CDFI 显示室间隔后方的左心室有两束血流，一束注入主动脉，另一束与右心室血流同时注入肺动脉，右心室血流注入肺动脉；RV 为右心室，IVS 为室间隔，LV 为左心室，LA 为左心房，AO 为主动脉，PA 为肺动脉

　　辅助检查：心电图检查示窦性心律，电轴轻中度右偏，大致正常心电图。X 线检查：肺血增多，心脏呈二尖瓣型，主动脉结明显小，肺动脉段凸出，左、右心室增大，心胸比为 0.73。右心导管检查：收缩期肺动脉压力为 92/50（71）mmHg，收缩期左心室压力为 100/1（45）mmHg，全肺阻力 638.92dyn/（s·cm）（1dyn=10^{-5}N），肺动脉阻力 440.94dyn/（s·cm），肺循环血量为 8.8L/min。左心室造影：①室间隔缺损位于肺动脉瓣下，示由左向右分流。②主动脉发自左心室，发育尚好，肺动脉发自右心室，主肺动脉干明显扩张，主动脉：肺动脉≈1∶2.5。③二尖瓣关闭不全（中度+），左心房室增大。左心室造影示先天性心脏病，室间隔缺损，并肺动脉高压，二尖瓣关闭不全（中度+）。

　　超声心动图检查（图 3-19-2）：①内脏和心脏位置、房室连接顺序正常，全心扩大，左心室为著，（左心室舒张末为 56.5mm，收缩末为 37.3mm，左心房为 30mm，右心室为 21.5mm），EF 为 62.2%，FS 为 34%。室间隔、左心室后壁厚度正常。②肺动脉在主动脉左前方，主动脉在肺动脉右后方，两个半月瓣起始高度一致，主动脉内径明显细，发自左心室，其后壁与二尖瓣前叶连续正常，肺动脉向左心室侧移位，骑跨在室间隔之上，≥50%，肺动脉内径明显增宽，主动脉：肺动脉＝7.6：20，肺动脉瓣下室间隔缺损17.6mm，两个动脉之间未见圆锥组织回声。双动脉下无梗阻。③CDFI显示收缩期左心室有两股血流束分别注入主动脉、肺动脉，两股血流束宽度大约相等，分别为16mm、15.4mm，右心室血流完全注入肺动脉，左、右心室之间无明显过隔血流。④二尖瓣、三尖瓣可见少至中量反流，用三尖瓣反流法测得收缩期肺动脉压力为55mmHg，肺动脉压/体动脉压≈65%。超声心动图诊断：先天性心脏病，左心室双出口（SDD），肺动脉高压（重度），二尖瓣、三尖瓣关闭不全（轻至中度），左心扩大。

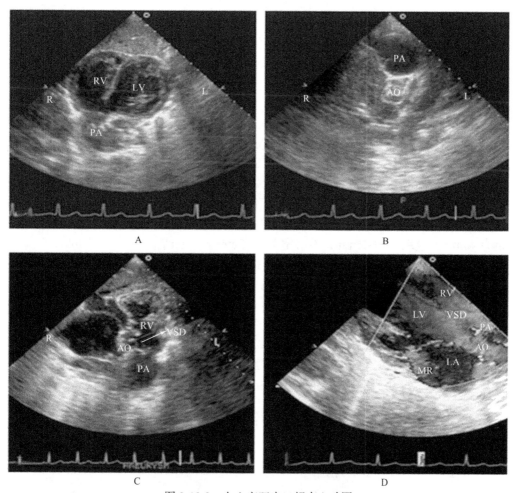

图 3-19-2　左心室双出口超声心动图

A.心室动脉长轴切面显示左右心室并列，肺动脉骑跨在室间隔之上，≥50%。肺动脉下室间隔缺损；B.大动脉短轴切面显示主动脉、肺动脉呈前后位，肺动脉在前，主动脉在后；C.大动脉短轴切面显示圆锥部间隔缺如，肺动脉向左心室侧移位；D.胸骨旁心室动脉长轴彩色多普勒显示左心室流出道有两股血流同时注入主动脉、肺动脉，右心室血流注入肺动脉；RV为右心室，LV为左心室，AO为主动脉，PA为肺动脉，VSD为室间隔缺损，LA为左心房，MR为二尖瓣关闭不全

手术所见：左心室增大，肺动脉增粗，主动脉：肺动脉＝1.2：2.4，右心室面可及震颤，干下型室间隔缺损2.5cm×2.5cm，肺动脉骑跨室间隔之上约50%，主动脉起自左心室，肺动脉位于主动脉左前方，主动脉根部发育好，切开右心室流出道心内探及见左心室双出口。补片修补室间隔缺损，同时分隔主动脉及肺动脉入口处，使其分别位于左、右心室流出道。

例3：患者，男，17岁，学生，自幼发现心脏杂音，逐步出现口唇发绀，5岁时诊断为先天性心脏病、完全性心内膜垫缺损、单心房、室间隔缺损、大动脉转位、肺动脉瓣狭窄，未予治疗。近一年活动后胸闷、心悸加重。为进一步治疗于 2007 年 8 月收住首都医科大学附属北京安贞医院。体格检查：T 为 36.6℃，P 为 84 次/分，R 为 18 次/分，BP 为 110/70mmHg。发育一般，营养中等，慢性病容，口唇发绀，查体合作。胸廓无畸形，双侧呼吸运动、语颤对称，双肺呼吸音清，未闻及干湿啰音。心尖冲动正常，无心包摩擦音。心最大浊音界于 L$_5$ 锁骨中线内 1cm（锁骨中线距正中线 8cm）。HR 为 84 次/分，律整，A$_2$=P$_2$，A$_2$ 正常，无额外心音，L$_{2~3}$ 闻及 III/6 级收缩期杂音，肝脾肋下未触及，下肢无凹陷性浮肿，四肢末端可见杵状指/趾。

辅助检查：心电图检查示窦性心律，电轴显著左偏，双侧心房增大，左前分支阻滞，右心室肥大，ST-T 改变。心脏 X 线检查：肺血多，心影狭长，右下肺动脉增宽，右位主动脉弓及降主动脉，心胸比为 0.36。影像诊断考虑为复杂先天性心脏病。心室造影示两大动脉发自左心室，主动脉位于左前，肺动脉位于右后，肺动脉瓣二叶畸形，肺动脉瓣及瓣下狭窄，左右肺动脉干及肺内分支发育尚可。双瓣下室间隔缺损，双向分流，右心室发育小，考虑存在一组房室瓣，房室瓣反流。房水平双向分流。影像诊断：先天性心脏病复杂畸形，左心室双出口，左位型大动脉转位，肺动脉瓣及瓣下狭窄，房间隔缺损，一组房室瓣，房室瓣关闭不全。

超声心动图检查（图 3-19-3）：①肝脏呈水平肝，腹主动脉在脊柱右前方，下腔静脉在腹主动脉右侧入心房右侧，上腔静脉位置正常，入心房，未见左上腔静脉，肺静脉入心房左侧。②心房呈单心房，右心耳位于共同心房右侧，左心耳在单心房左侧，提示心房正位。③单组房室瓣位于心脏中心，II 孔房间隔、I 孔房间隔和十字交叉结构消失，心房顶部至室间隔缺损共70mm，其中室间隔缺损 15mm。心室为两个心室，心室右袢，右侧心室发育不良（左心室舒张末期为 40mm，收缩末为 26mm，右心室为 12.3mm×63mm，单心房为 74mm×59.2mm），EF 为 63%，FS 为 34%。④主动脉、肺动脉呈平行关系均发自左心室，半月瓣高度一致，动脉在左前，肺动脉在右后，主动脉下可见圆锥回声，两条大动脉远离室间隔缺损，主动脉内径正常（25.1mm），右位弓和降主动脉，肺动脉细（11.8mm），左、右肺动脉分支发育好（12.4mm、10.1mm），肺动脉为右前、左后两叶畸形，回声增强，增厚。⑤CDFI 显示肺动脉下、瓣口呈五彩镶嵌湍流，肺动脉瓣下最大瞬时流速为 422cm/s，压力阶差为 71mmHg，肺动脉瓣口最大流速为 438cm/s，跨瓣压力差为 76mmHg。房室瓣可见轻度反流，反流流速为 410cm/s，跨瓣压力差为 69mmHg。超声心动图诊断：先天性心脏病复杂畸形，左心室双出口（SDL），大动脉远离室间隔缺损，单心房一组房室瓣伴轻度反流，完全性心内膜垫缺损，肺动脉发育不良合并两叶畸形瓣下及瓣叶狭窄，右位主动脉弓降主动脉。

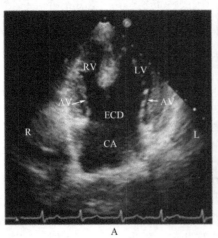
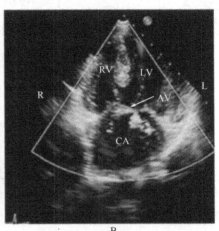

A　　　　　　　　　　B

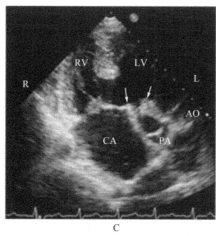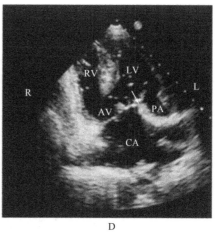

图 3-19-3　左心室双出口超声心动图

A.四腔心切面舒张期显示继发孔、原发孔房间隔、心脏十字交叉、膜周部室间隔缺损，一组房室瓣位于心脏中心，右心室发育不良；B.四腔心切面收缩期显示一组房室瓣位于心脏中心，共同瓣心室侧巨大膜周部室间隔缺损，心房侧无房间隔回声；C、D.心室大动脉长轴切面不同角度显示两条大动脉从左侧心室发出，肺动脉在心脏中心靠近室间隔，主动脉在肺动脉左侧，两动脉间可见圆锥回声，肺动脉与共同房室瓣间无纤维连续（箭头），半月瓣在同一水平，肺动脉瓣开放受限，瓣下狭窄。CA 为共同心房，LV 为左心室，RV 为右心室，AO 为主动脉，PA 为肺动脉，AV 为房室瓣，ECD 为心内膜垫缺损

　　手术所见：主动脉：肺动脉=2.5：1，主动脉位于左前，肺动脉在后面。主动脉、肺动脉均起自解剖左心室，右心室在前，发育差（细长），左心室在后。室间隔缺损 12.5cm × 1.5cm，位于膜部。房室瓣呈前后共瓣，乳头肌分别起自左心室和右心室，单心房，右心房位于右前，左心房在后，上下腔静脉入右心房，肺静脉入左心房。手术经过：取牛心包片 14cm × 12cm 双针带垫修补室间隔缺损，同时将房室瓣分为左侧二尖瓣及右侧三尖瓣，修补房间隔缺损，右心以 20 号人工带瓣管道缝合在右心室和肺动脉之间。

【讨论】

　　心室双出口包括右心室双出口和左心室双出口，前者包括 Taussing-bring 二氏畸形。临床以右心室双出口多见。左心室双出口（double outlet left ventricle，DOLV）少见，DOLV 定义为主动脉和主肺动脉均发自形态学左心室，或其中一条大动脉完全或大部分向左心室侧骑跨。DOLV 是罕见先天性心脏畸形，其发病率在成活新生儿中大约 1/200 000。Sakakibara 于 1960 年首次报道该畸形[1~3]。沈阳军区总医院 12 044 例先天性心脏病手术仅发现 3 例,约占 0.03%[4]。1977 年和 1988 年 Van P R 复习文献并总结 109 例 DOLV 解剖生理特征，根据心房、心室、大动脉位置和连接顺序及心脏位置和合并畸形将其分为 13 个解剖类型，其中包括右心室无发育室间隔完整和心房反位心室右袢这两种类型（IDD 型和 IDL 型）DOLV。心房反位、心室右袢、大动脉左转位（IDL）的 DOLV 实际是房室不一致功能矫正型大动脉转位双出口类型，按血流动力学是右心室双出口，按解剖学是执行右心室功能的形态学左心室，临床上这种房室连接不一致的复杂畸形、双出口、大动脉转位等畸形会相互交织，给诊断带来困惑。

　　Giovanni B L[2]复习了 45 年间的 37 例 DOLV 病例，房室连接正常占 92%，仅有 2 例是房室连接不一致的 IDD 型和 IDL 型。双出口心室室间隔缺损位置对术式选择很重要。DOLV 主动脉下室间隔缺损最多见[2]，其次是肺动脉下，双动脉下和远离大动脉少见。主动脉位置多见于肺动脉右侧或右前或右后。

　　文中例 1 和例 2 共同特点是房室顺序正常，主动脉与二尖瓣前叶连续正常，说明主动脉下圆锥吸收完全。漏斗部间隔巨大缺损，提示肺动脉下圆锥缺失或发育不良，使得肺动脉和主动脉均向左后下方移位，两组半月瓣水平变得等高。肺动脉无圆锥使其向右心室旋转不充分，导致了肺动脉骑跨在室间隔上，推测为胚胎学上双动脉下无圆锥导致以上病理改变。两例大动脉关系超声看似基本正常，实际上与正常比有着微妙变化。特别是例1，主动脉起始向后移动，使主动脉下段即主动脉根部本应轻度向前倾斜变成了向后移位，升主动脉又约成45°转向右前方，弓降部仍在左侧。彩色多普勒清楚显示收缩期左心室流出道呈现与解剖一致的双股血流束特征，而不是一般的干下室间隔缺损的分流征象。

例3病理解剖更为复杂，单心房、完全性心内膜垫缺损增加了诊断难度，增加了对心房位置的判断难度和对心室祥的判断难度。单心房时通过左右心房耳形态确定左右心房位置，还可通过下腔静脉入口确定右心房位置。心室祥通过左右心室解剖特征确定，两大动脉左前右后并列从左心室发出，远离室间隔缺损。该例的超声图像不符合双动脉下无圆锥理论所形成左心室双出口，因为图3-19-3C和图3-19-3D显示肺动脉与房室瓣之间不连续，肺动脉与左侧主动脉之间有少量肌性回声，提示双动脉下存在少量圆锥。双动脉下圆锥常以右心室双出口畸形出现。而本例是左心室双出口合并右心室发育不良及非常少见的大动脉左转位，用双圆锥旋转不定解释该例解剖特征可能比较合理，即双侧圆锥时扭转半月瓣方向不固定，向哪方向扭转，取决于哪一侧圆锥占优势，如肺动脉下圆锥结构好于主动脉，则肺动脉向右旋转至右前方，相反主动脉下圆锥占优势，则主动脉瓣向左前方旋转[5]。本例主动脉位于左前方，提示主动脉下圆锥占优势。

鉴别诊断：例1、例2首先应与干下Ⅰ型室间隔缺损鉴别，干下型室间隔缺损又称漏斗部缺损，分Ⅰ型和Ⅱ型，Ⅱ型缺损在漏斗间隔内，Ⅰ型缺损在肺动脉瓣下方，缺损上缘是肺动脉瓣环。虽然缺损都在肺动脉瓣下方，但与之不同的是干下Ⅰ型室间隔缺损大动脉位置完全正常，半月瓣的起始高度不一致，此点足以鉴别，不能混淆。例2左心室造影同样也诊断了干下Ⅰ型室间隔缺损，左心室造影当年虽被认为是先天性心血管病诊断的金标准，但超声心动图实时动态观察心内结构和很随意灵活的心脏切面观察心内畸形明显占优势，该例DOLV得到了手术证实。例1虽没有其他影像资料和手术佐证，但与例2的超声心动图图像很相似，足以证明DOLV诊断成立。例1当地曾诊断过室间隔缺损。而入院当日门诊超声心动图除了发现左心室扩大和肺动脉高压外并没有发现任何心内严重畸形的存在，而是一串可疑诊断，可见该病例的病理解剖改变并不一般。该例检查时可以出现酷似正常四腔心和大动脉短轴切面，但仔细分析其四腔心切面，发现左右心室心尖形态异于正常，表现两个心尖圆钝，很像右心室双出口时左右心室并列的心室形态。左心室长轴切面心尖明显上翘，室间隔垂直于扇尖。酷似正常大动脉短轴切面是由于横切水平比较高，该位置不能显示圆锥部间隔缺损，而非半月瓣水平的横切，所以没能看到室间隔缺损、主动脉和肺动脉瓣口同步向左后移位。其次需要鉴别的是巨大室间隔缺损合并肺动脉高压，严重肺动脉高压时可能出现轻度肺动脉骑跨假象，但彩色多普勒不会显示左心室血流在收缩期直接向肺动脉灌注，而是要经过室间隔缺损从左心室向右心室或从右心室向左心室分流，或呈现肺动脉高压分流特征。心室动脉长轴切面能很好鉴别和观察动脉位置和与心室关系，纠正假骑跨征象。伴有肺动脉高压的DOLV由于心脏存在大量短距离无效循环，肺循环负荷过重临床症状凶险。早期明确诊断尤为重要，超声心动图检查是获得第一诊断的重要工具。

【经验与体会】

左心室双出口诊断中需特别注意其最基本病理解剖改变，如两条大动脉位置、相互关系、和两半月瓣水平及与心室连接关系，注意室间隔缺损与大动脉关系。超声心动图医师应当熟知心脏解剖结构，熟悉血流动力学，尤其对复杂先天性心血管病诊断非常重要，检查者要用立体视角看待患病心脏才能获得你想要的能展现异常结构的心脏切面，从而获得更多诊断信息，任何时候不放过细微异常的蛛丝马迹。

【参考文献】

[1] Bas I C, Maryam E M D, Bsc C M, et al. Characteristics and Outcomes of Double Outlet Left Ventricle[J]. Congenit Heart Dis, 2010, 5（6）: 532-536.

[2] Luciani G B, De R F, Lucchese G, et al. Current management of double-outlet left ventricle: towards biventricular repair in infancy[J]. J Cardiovasc Med （Hagerstown）, 2017, 18（5）: 311-317.

[3] Sakamoto T, Imai Y, Takanashi Y, et al. Surgical treatment of double outlet left ventricle[J]. Nihon Kyobu Geka Gakkai Zasshi, 1997, 45（12）: 1922-1930.

[4] 汪曾炜, 刘维永, 张宝仁. 心脏外科学[M]. 北京: 人民军医出版社. 2003.

[5] Praagh R V. What Determines Whether the Great Arteries Are Normally or Abnormally Related[J]. Am J Cardiol, 2016, 118（9）: 1390-1398.

（裴金凤　张　涵）

3-20 超声造影诊断非缺血性心肌病 2 例

【病例摘要】

例 1：患者，女，60 岁，心前区紧缩感 6 小时入院，患者于入院前 6 小时与家人争执后出现心前区紧缩感，伴左肩部及左下颌部放射，急诊查 ECG：Ⅰ、aVL、Ⅱ、Ⅲ、aVF、$V_{1~6}$ 导联 T 波倒置（图 3-20-1）；心肌标志物：CK-MB 为 9.2ng/ml（正常值为 0.5～5.0 ng/ml），Myo 为 52.0ng/ml（正常值为 11.0～57.5 ng/ml），cTnI 为 2.24ng/ml（正常值为 0～0.40 ng/ml），给予抗栓改善心肌供血治疗后，症状明显改善，为进一步诊治收入我院 CCU 病房。既往体健。父亲曾患急性心肌梗死。

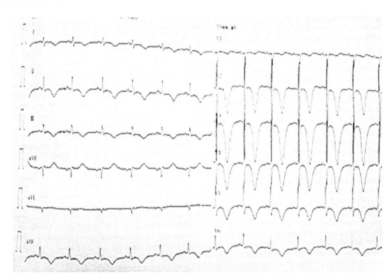

图 3-20-1　心电图：窦性心律，Ⅰ、aVL、Ⅱ、Ⅲ、aVF、$V_{1~6}$ 导联 T 波倒置

体格检查：T 为 36℃，P 为 74 次/分，R 为 17 次/分，BP 为 114/67mmHg。神清，平卧，颈静脉无怒张，双肺呼吸音粗，未闻及干湿啰音，心音低，律齐，未闻及杂音及心包摩擦音。腹软，无压痛，肝脾未触及，双下肢不肿。

入院诊断考虑急性非 ST 段抬高型心肌梗死。入院后予阿司匹林、波立维抗血小板，低分子肝素抗凝，他汀类药物稳定斑块。行急诊冠状动脉造影，结果示冠状动脉供血呈右优势型，开口正常，钙化（－），LM 未见明显狭窄，LAD 中远段管腔不规则，未见超过 50%狭窄，LCX 及 RCA 全程未见明显狭窄，前向血流 TIMI 3 级。行左心室造影示收缩期基底段活动度良好，心尖及前壁收缩差（图 3-20-2），结合病史，不除外应激性心肌病。为进一步实时观察心腔运动特点及心肌微循环行超声造影检查，经静脉注射声诺维造影剂，左心室造影剂充盈满意，左心室内膜平滑，未见造影剂充盈缺损，心尖部心

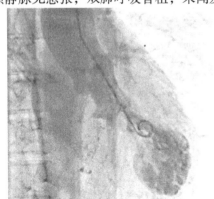

图 3-20-2　左心室造影：收缩期心尖及前壁收缩差，呈扩张状态，基底部代偿性收缩增强，呈现"章鱼篓"样改变

肌呈明显矛盾运动,心肌灌注显像未见明显异常(图 3-20-3)。考虑应激性心肌病予辅酶 Q10、万爽力营养心脏,改善心肌代谢。发病 8 小时复查心肌酶 CKMB 为 1.1ng/ml,Myo 为 41.9ng/ml,cTnI 为 0.09ng/ml。定期监测心电图未见明显变化,一周后复查心脏彩超:心尖部矛盾运动消失,但运动幅度及室壁增厚率明显减低,病情稳定出院。

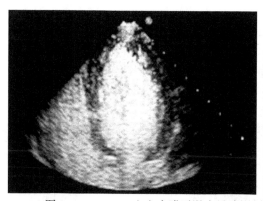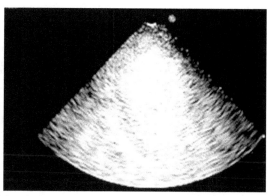

图 3-20-3 LVO:左室内膜平滑未见造影剂充盈缺损,心尖部心肌呈明显矛盾运动,MCE
显示心肌灌注显像未见明显异常。

例2:患者,男,78岁,主因间断咳喘1周入院,患者入院前1周感冒后出现咳嗽,咳白痰,活动后喘憋,平卧时喘憋加重,夜间不能平卧入睡,尿少,就诊于我院急诊。心电图提示心房颤动,左前分支传导阻滞,$V_{1\sim3}$导联呈rS型,Ⅰ、aVL、Ⅱ、Ⅲ、aVF、$V_{4\sim6}$导联T波低平双向,V_4、V_5导联ST段压低0.2~0.3mV(图3-20-4),考虑"心力衰竭,心房颤动",给予对症治疗后,收住心脏科。既往高血压、冠心病史,否认家族遗传性疾病史。

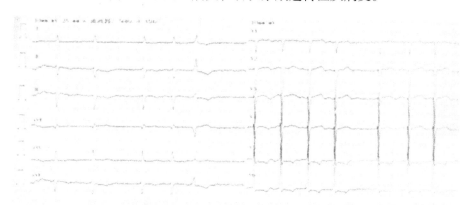

图 3-20-4 心电图:心房颤动,左前分支传导阻滞,$V_{2\sim3}$呈 rS 型,Ⅰ、aVL、Ⅱ、Ⅲ、
aVF、$V_{4\sim6}$导联 T 波低平双向,V_4、V_5导联 ST 段压低 0.2~0.3mV

查体:T为36.4℃,P为94次/分,R为18次/分,BP为127/90mmHg,神清,半卧位,口唇发绀,颈静脉无充盈,双肺呼吸音粗,未闻及干湿啰音,心界无明显扩大,心音强弱不等,心律绝对不齐,HR为100次/分,腹软,无压痛,双下肢不肿。

入院诊断考虑陈旧性前壁心肌梗死?心房颤动、心力衰竭。给予抗凝、改善心功能治疗。完善检查,B型钠尿肽为1830.0pg/ml。Holter提示频发多源性室性期前收缩,呈二三联律,有成对及连续三次短阵室性心动过速一次。心脏超声:LA为41mm,LV(舒张末期)为56mm,RA为40mm,RV为18mm,间隔及左心室壁厚度正常,心肌运动弥漫性减低,左心室收缩功能明显受损，LVEF为31%。患者心肌病、心功能不全诊断明确，心电图提示缺血性改变，可疑前间壁心肌梗死，首先除外缺血性心肌病。行冠状动脉造影检查，结果提示：冠状动脉供血呈右优势型，开口正常，钙化（－），LM（－），LADp-m不规则，TIMI血流2级，LCX细小，RCAm不规则，血流TIMI 2级。继续行左心室造影（图3-20-5）示心肌运动弥漫性减弱，前侧壁、心尖部可见可疑肌小梁间隙，不除外心肌致密化不全。进一步行超声造影检查（图3-20-6）：经静脉注射声诺维造影剂，左心室侧壁及心尖部肌小梁粗大，可见深陷隐窝内造影剂充填，侧壁心肌致密层厚4.3mm，疏松层厚8.8mm，心尖部心肌致密层厚6.8mm，疏松层厚15.5mm，考虑左心室心肌部分致密化不全。调整治疗，病情稳定出院。

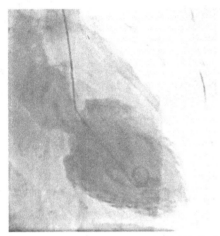

图3-20-5　左心室造影：心肌运动弥漫性减弱，前侧壁、心尖部可见可疑肌小梁间隙

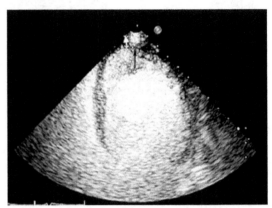

图3-20-6　超声造影：左心室侧壁及心尖部肌小梁粗大，可见深陷隐窝内造影剂充填，心尖部心肌厚疏松层厚度（黑箭头）明显大于致密层厚度（白箭头）

【讨论】

超声造影技术是通过静脉或皮下注射超声微泡造影剂（超声微泡造影剂直径小于红细胞）增强组织器官显像，达到提高超声诊断与鉴别疾病的目的。它是当今医学影像学领域发展较快的一项诊断学技术。心脏声学造影是超声造影技术的一个分支领域，包括左心腔造影和心肌超声造影显像[1, 2]。经静脉途径或右心系统注入超声造影剂后，微泡通过肺循环到达左心，可实现左心室显影增强，称为左心室心腔内造影（left ventricular opacification，LVO），能够增强整个心腔的显影，可清晰观察心内膜边缘及确定所扫查结构的解剖属性。造影剂微泡进一步进入冠状血管微循环后，在二维超声心动图上可见到心肌对比性增强，称为心肌超声造影显像（myocardial contrast echocardiography，MCE），可以观察心肌的微循环灌注，其灌注充盈情况即可反映心肌组织的存活度、室壁运动幅度，从而判断心肌的缺血和坏死[3]。

例1患者考虑应激性心肌病，这是日本学者Hikaru Sato首先报道的一种心肌病，由于心尖部呈气球样隆起，基底部运动增强，整体形态与章鱼篓相似，又称 tako-tsubo心肌病[4, 5]，常见于老年妇女，多由精神、情绪或身体应激状态诱发，常见症状主要为急性胸痛，心肌标志物增高，心电图改变与急性心肌梗死心电图相似，为一过性，数日至数月恢复正常，预后好。本例患者行冠状动脉造影，显示不存在有意义的心外膜下冠状动脉狭窄，左心室造影符合应激性心肌病的影像学改变，但尚需明确心肌灌注情况，除外心肌水平灌注异常引起的室壁运动障碍，有学者认为冠状动脉造影只能显示直径在100μm以上的冠状动脉，而超声心肌造影能显示直径在40μm以下的心肌微血管[6]，到目前为止，只有超声心肌造影才能从真正意义上显示心肌的微循环状态，这对各种病因所致的心肌缺血均具有重要意义。本例患者进一步行MCE检查，心肌灌注显像未见明显异常，排除心肌微循环障碍，实施观察心腔运动，结果显示心尖部心肌呈明显矛盾运动，支持应激性心肌病诊断。

例2患者考虑心肌致密化不全。心肌致密化不全（noncompaction of ventricular myocardium，NVM）是指在胚胎发育过程中，海绵状心肌致密化不全导致心室壁突出的肌小梁和心内膜表层肌小梁之间深在的隐窝持续存在的一种非单一遗传背景的少见心肌病[7]。心脏磁共振及超声心动图检查能够确诊本病，超声图能够实时显示心脏结构，相对准确地辨认NVM的心肌结构异常，是首选及最佳影像学方法。然而当患者透声条件差、不能得到满意的心脏超声图像时，超声评价NVM的准确性将明显降低。国内外临床试验证实左心室心腔内超声造影通过增强显示心内膜边缘改善心内膜显影，增加了心肌结构的对比度，使粗大的小梁结构及小梁间隐窝更为清晰，可以清楚地观察造影剂充盈小梁隐窝的状态，准确测量致密化心肌累及的范围、致密层/非致密层厚度及肌小梁与隐窝的大小，增加超声诊断NVM的准确性[8~10]。本例患者因心力衰竭入院，常规经胸部超声提示心肌病，心脏收缩功能受损，行冠状动脉造影不存在有意义的心外膜下冠状动脉狭窄，除外缺血性心肌病，超声造影可显示左心室侧壁及心尖部肌小梁粗大，可见深陷隐窝内造影剂充填，致密层、非致密层显影清晰，考虑左心室心肌部分致密化不全。

【经验与体会】

心脏超声造影技术能够清晰显示心腔结构，观察心肌的微循环灌注，并能够实时观察心腔的相对运动，对于临床疾病的确诊具有重要意义，而且可操作性强，造影剂用量少，不良反应小，值得临床推广应用。

【参考文献】

[1] Porter T R，Xie F. Contrast echocardiography：latest developments and clinical utility[J]. Curr Cardiol Rep，2015，17（3）：569.

[2] Seol S H，Lindner J R. A primer on the methods and applications for contrast echocardiography in clinical imaging[J]. J Cardiovasc Ultrasound，2014，22（3）：101-110.

[3] Pathan F，Marwick T H. Myocardial perfusion imaging using contrast echocar-diography[J]. Prog Cardiovasc Dis，2015，57（6）：632-643.

[4] Gaibazzi N，Vezzani A，Concari P，et al. Rare and atypical forms of Tako-Tsubo cardiomyopathy diagnosed by contrast-echocardiography during subarachnoid haemorrhage：confirming the appropriateness of the newTako-Tsubo classification[J]. Int J Cardiol，2011，149（1）：115-117.

[5] Mansencal N，Pellerin D，Lamar A，et al. Diagnostic value of contrast echocardiography in Tako-Tsubo cardiomyopathy[J]. Arch Cardiovasc Dis，2010，103（8-9）：447-453.

[6] 智光，徐勇，谭国娟，等. 应用对比脉冲系列成像技术以SonoVue进行心肌造影的初步临床观察[J]. 中国超声医学杂志，2005，21（11）：833-835.

[7] Captur G，Nihoyannopoulos P. Left ventricular non-compaction：genetic heterogeneity，diagnosis and clinical course[J]. Int J Cardiol，2010，140（2）：145-153.

[8] Gianfagna P，Badano L P，Faganello G，et al. Additive value of contrast echocardiography for the diagnosis of noncompaction of the left ventricular myocardium[J]. Eur J Echocardiogr，2006，7（1）：67-70.

[9] 朱烨，陈明. 心腔内超声造影对左心室心肌致密化不全肌小梁的定量分析[J]. 中国医学影像学杂志，2014，22（6）：405-408.

[10] Petersen S E，Selvanayagam J B，Wiesmann F，et al. Left ventricular on-compaction：insights from cardiovascular magnetic resonance imaging[J]. J Am Coll Cardiol，2005，46（1）：101-105.

（皮淑芳 刘迎午 彭文近 黄 雷）

3-21　胎儿左冠状动脉-右室瘘

【病例摘要】

　　孕 22 周胎儿，超声心动图检查（图 3-21-1）：二维超声心动图示胎儿右心房、右心室增大，左冠状动脉从左冠状窦发出，内径明显增宽，开口处内径约为 2.7mm，右冠状动脉开口及内径未见异常；彩色多普勒超声心动图示增宽的左冠状动脉主干向后上绕过右心房，通过左侧房室环斜进入右心室，瘘口宽约为 1.9mm，显示为舒张期花彩血流信号；三尖瓣探及反流信号，反流面积为 0.74cm²，动脉导管内可见逆灌血流信号。超声提示：胎儿左冠状动脉右室瘘，三尖瓣反流（中度）。出生后经新生儿超声心动图证实，并于生后行左冠状动脉右室瘘修补术。术后复查超声心动图示右心房室大小恢复正常，三尖瓣反流消失。

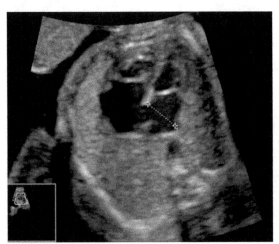 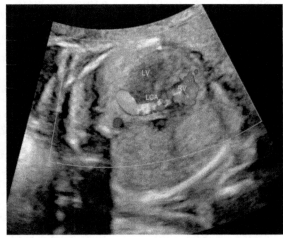

图 3-21-1　超声心动图：右心房室内径增大，左冠状动脉内径增宽；彩色多普勒超声心动图显示增宽的左冠状动脉主干向后上绕过右心房，通过左侧房室环斜进入右心室，瘘口可见舒张期花彩血流信号

【讨论】

　　冠状动脉瘘（coronary artery fistula，CAF）是指正常起源的左、右冠状动脉的主支或分支与心脏或大血管之间的异常交通。冠状动脉瘘占先天性心脏病的 0.25%～0.4%。在心血管造影检查中的发生率为 0.018%～0.18%。本病一般无自觉症状，较大的冠状动脉瘘患者因左向右分流大而出现胸闷、心悸、呼吸困难等充血性心力衰竭症状[1、2]。

　　先天性冠状动脉瘘是由于胚胎期间心肌中血管窦状间隙的发育障碍引起的[3]。冠状动脉和心腔间的异常交通可进入心脏和大血管的任何部位，大多数为单支冠状动脉瘘，占 74%～90%，其中以右冠状动脉瘘多见，占 50%～60%，左冠状动脉瘘占 30%～40%；冠状动脉瘘的引流部位多为右心系统，占 90%，引流至左心系统约占 10%[4]。

　　冠状动脉瘘因瘘口的部位及瘘口大小不同，其血流动力学改变也不尽相同，导致的心脏的形态学改变也不同。超声心动图能够清晰显示病变冠状动脉情况，为临床提供重要的信息，通常冠状动脉瘘的声像图有如下特征。①病变的冠状动脉扩张，且扩张的冠状动脉走行迂曲，常规切面较难完整显示，故需应用多个非标准切面，仔细扫查；②彩色多普勒能够显示瘘口处异常血流信号；③瘘入右心房、右心室、左心房、肺动脉时因为心房、肺动脉及右心室收缩期和舒张期压力均较主动脉压力低，故呈现双期连续性湍流频谱；瘘入左心室时，因收缩期左心室压力明显高于主动脉压力而没有血液分流，舒张期左心室压力明显减低可有血液瘘入左心室，故呈现为单纯舒张期的湍流频谱。在胎儿期，冠状动脉右心室瘘血流频谱可以表现为以舒张期为主的双期双向血流频谱，这与成人冠状动脉右心系统瘘均表现为全心动周期连续性血流频谱不同，其原因可能与胎儿期右心室压力高于左心室有关。

【经验与体会】

胎儿时期应用超声心动图显示冠状动脉十分困难，但是当存在冠状动脉瘘时，超声心动图可以显示病变冠状动脉的走行、瘘口的部位及瘘口的大小。胎儿期冠状动脉右心室瘘血流频谱可以表现为以舒张期为主的双期双向血流频谱，这与成人冠状动脉右心系统瘘血流频谱不同[5]，进行胎儿超声心动图检查时需要注意。

【参考文献】

[1] Dimitrakakis G，Oppell U V，Luckraz H，et al. Surgical repair of triple coronary-pulmonary artery fistulae with associated atrial septal defect and aortic valve regurgitation[J]. Interact Cardiovasc Thorac Surg，2008，7（5）：933-934.

[2] Imbalzano E，Dattilo G，Scarpelli M，et al. Left coronary artery fistula to right ventricle complicated heart failure in a patient on hemodialysis[J]. Intern Emerg Med，2013，8（8）：765-766.

[3] Sedmera D，Mcquinn T. Embryogenesis of the Heart Muscle[J]. Heart Fail Clin，2008，4（3）：235-245.

[4] Mangukia C V. Coronary artery fistula[J]. Ann Thorac Surg，2012，93（6）：2084-2092.

[5] Mitropoulos F，Samanidis G，Kalogris P，et al. Tortuous right coronary artery to coronary sinus fistula[J]. Interact Cardiovasc Thorac Surg，2011，13（6）：672-674.

（栾姝蓉　杨　娇）

3-22　胎儿右心发育不良综合征

【病例摘要】

孕 22 周胎儿，超声心动图检查（图 3-22-1）：胎儿右心房内径增大，右心室内径减小；三尖瓣位置大致正常，活动受限，彩色多普勒显示三尖瓣大量反流，反流束充满右心房；肺动脉起源于右心室，内径变小，约为 3.3mm，肺动脉瓣叶增厚，开放受限，瓣口流速约为 110cm/s；动脉导管内可见较明显逆灌注血流信号进入肺动脉；室间隔未见明显回升脱失。胎儿超声心动图提示：胎儿心脏畸形，肺动脉及瓣叶狭窄，三尖瓣重度反流并狭窄，右心室发育不良，考虑右心发育不良综合征。

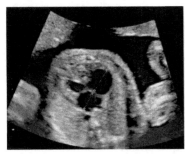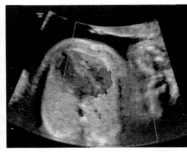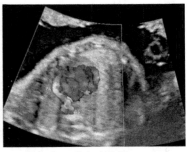

图 3-22-1　超声心动图：四腔心切面显示胎儿右心房增大，右心室内径小；彩色多普勒
显示三尖瓣存在大量反流；动脉导管内较明显逆灌注血流信号进入肺动脉

【讨论】

右心发育不良综合征（hypoplastic right heart syndrome，HRHS）是一种少见的紫绀型先天性心脏病，占先天性心脏病的 1%～3%，其主要特征是右心室发育不良、三尖瓣和（或）肺动脉瓣的发育不良（闭锁或狭窄）。根据肺动脉瓣和三尖瓣是否闭锁和狭窄可将右心发育不良综合征分为 3 型：Ⅰ型为肺动脉瓣闭锁而三尖瓣狭窄；Ⅱ型为三尖瓣闭锁而肺动脉瓣闭锁、狭窄或正常，Ⅲ型为三尖瓣狭窄而肺动脉瓣正常或狭窄，其中以Ⅱ型最为常见[1、2]。

近年来随着超声影像学及心血管外科的发展，关于婴幼儿右心发育不良综合征患者的临床诊断、手术治疗效果及预后已大为改观。国外已将本病的治疗推进到宫内胎儿时期。胎儿超声心动图不仅可以明确诊断心室发育不良，而且对其分型也具有极为重要的诊断价值。四腔心切面左、右心室比例失常是诊断心室发育不良的重要线索之一，而四腔心切面又是胎儿超声筛查最基本的切面，因此仔细观察四腔心切面上各解剖结构，应该可以避免漏诊心室发育不良。三血管平面是提示心室发育不良的另一重要切面，能为心室发育不良的诊断提供更全面的资料。但应注意，当右心发育不良综合征存在严重的肺动脉瓣膜病变时，不一定同时存在肺动脉主干的发育不良。由于胎儿期存在动脉导管，主动脉内的血液可以通过动脉导管逆灌进入肺动脉，因此，肺动脉可以发育良好。这就提示我们，即使大动脉比例在正常范围内，也不能忽略对瓣膜的形态及启闭活动的观察。除此之外，还应注意观察冠状动脉的情况，明确是否存在右心室依赖性的冠状血管循环的存在，这对全面评估患者的病情、评价预后及决定治疗方案具有重要的意义[3]。

有研究表明，大部分复杂性先天性心脏病患者除了存在心脏结构畸形外，同时还存在组织病理学异常[4]。右心发育不良综合征的患者右心室心肌可以存在不同程度的纤维化，肺动脉壁可以存在纤维化、囊性变等。

【经验与体会】

　　右心发育不良综合征是一种少见的紫绀型先天性心脏病，超声心动图不仅可以明确诊断心室发育不良，而且对其分型也具有极为重要的诊断价值。由于胎儿时期特殊的血流动力学，许多间接征象并不明显，如肺动脉发育情况，需要认真观察瓣膜情况做出诊断。

【参考文献】

[1] Nemes A，Havasi K，Forster T．"Rigid body rotation" of the left ventricle in hypoplastic right-heart syndrome：a case from the three-dimensional speckle-tracking echocardiographic MAGYAR-Path Study [J]．Cardiol Young，2015，25（4）：768-772．

[2] Mohan J C，Mohan V，Shukla M，et al. Hypoplastic right heart syndrome，absent pulmonary valve，and non-compacted left ventricle in an adult[J]．IndianHeartJ，2016，68：S229-232．

[3] Mcelhinney D B，Tworetzky W，Lock J E．Current Status of Fetal Cardiac Intervention[J]．Circulation，2010，121（10）：1256-1263．

[4] Dimopoulos A，Sicko R J，Kay D M，et al．Rare copy number variants in a population-based investigation of hypoplastic right heart syndrome[J]．Birth Defects Res，2017，109（1）：8-15．

（栾姝蓉　杨　娇）

3-23 胎儿心脏横纹肌瘤与结节硬化症

【病例摘要】

自 2007 年 10 月～2014 年 10 月于笔者所在医院行胎儿超声心动图检查的孕妇中，发现胎儿心脏肿瘤共 9 例。其中多发肿瘤者 4 例（占 44.4%），单发肿瘤者 5 例（占 55.6%）。

超声心动图检查：胎儿超声心动图均显示为心腔内或室壁内的中高回声团块；多数位于左心室，少数位于右心室；心脏肿瘤直径为 4～25mm；瘤体内未见明显血流信号。2 例发现左心室流出道前向最大流速明显增快，其余 7 例均未发现明显心脏血流动力学改变。除 1 例合并心动过缓外，其余 8 例均无明显胎儿心律改变，9 例胎儿均未发现水肿及其他重大心脏畸形。其中 1 例胎儿自孕 31 周首次诊为"心脏多发肿瘤、左心室流出道前向最大流速增快"后，于孕 35 周，以及患儿出生当日、出生后 1 个月、5 个月、12 个月、24 个月及 37 个月连续随诊，心脏肿瘤数量及位置未见明显变化，大小有逐渐缩小趋势，左心室流出道流速在出生后即为正常（图 3-23-1）。

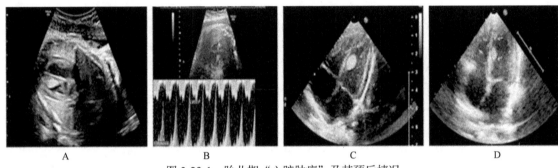

图 3-23-1 胎儿期"心脏肿瘤"及其预后情况

A.孕 31 周超声心动图示，室间隔左心室面中强回声团块，边界清楚，回声均匀，无蒂；B.频谱多普勒超声显示胎儿期肿瘤导致左心室流出道前向流速明显增快；C.出生后 42 日复诊超声心动图，四腔心切面示左心室肿瘤大小及数量、位置无明显变化，左心室流出道无明显狭窄；D.出生 37 个月复诊超声心动图，四腔心切面显示 2 处心脏占位，位置无明显变化，占位略有缩小趋势

转归及随访：9 例心脏肿瘤胎儿中，4 例肿瘤较小且为单发，双亲无明确结节硬化症（tuberous sclerosis complex，TSC）症状、体征或家族史，也无基因筛查支持，因此诊断为可疑心脏横纹肌瘤，进行产前咨询后终止妊娠，并未做病理检查；另 5 例因具有典型 TSC 相关症状家族史者，某患儿母亲体征如图 3-23-2，诊断为心脏横纹肌瘤，进行产前咨询后，4 例终止妊娠，1 例继续妊娠，其中 1 例经尸检病理（图 3-23-3）证实为心脏及心包腔多发性横纹肌瘤及胎儿甲周纤维瘤。

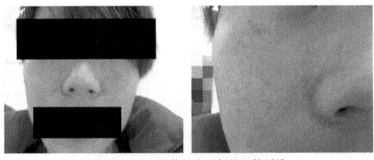

图 3-23-2 一患儿母亲面部见血管纤维

【讨论】

　　胎儿心脏肿瘤罕见，多为单独发生不合并其他心脏畸形，多数为良性，其中最常见的为心脏横纹肌瘤，约占胎儿心脏肿瘤的 60%[1]。胎儿心脏横纹肌瘤是一种先天性多糖原肿瘤，病理检查典型的瘤细胞被称为"蜘蛛细胞"，其超声心动图特点为肿瘤突入心腔或深入室壁内，呈均匀中高回声团，边界清楚，回声均匀，随心脏舒缩运动可有一定的活动幅度，境界比较清晰，但无明确包膜，无蒂，最常累及左室，其次为右心室和室间隔，也可累及心房及心包，90%呈多发性，团块大小不等，以椭圆形和圆形为主[2]。部分患者的肿瘤在

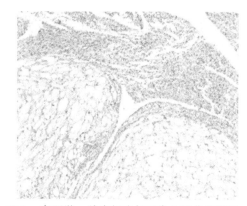

图 3-23-3　病理学：肿瘤细胞与正常心肌分界明显，但无薄膜，瘤细胞大而空泡状，圆形或卵圆形，有致密红染外模，核小，位于细胞中央，部分可见核仁，胞质内有细丝在核周呈放射状分布，部分可见横纹，称"蜘蛛细胞"

生后可以逐渐变小或消失。有文献报道，胎儿心脏横纹肌瘤可以突入心腔内造成流入道或流出道梗阻和（或）瓣膜反流等血流动力学改变，可致心室肥厚或腔室增大、心律失常等，重者心功能减退，胎儿水肿，甚至危及胎儿生命[3]。

　　胎儿心脏横纹肌瘤与 TSC 密切相关。据报道多数多发和近 50%单发较大的胎儿心脏横纹肌瘤合并 TSC。TSC 是一种常染色体显性遗传的神经皮肤综合征，其临床特征性三联征为癫痫、智力低下及面部血管纤维瘤，常可累及脑、皮肤、心脏、肾脏等多个系统，心脏横纹肌瘤是较常伴发疾病之一，有时胎儿心脏横纹肌瘤是 TSC 的唯一临床表现。TSC 可呈渐进性发展，产后可逐步出现癫痫、智力障碍。因此，发现胎儿心脏横纹肌瘤时，对胎儿及其父母均应进行基因检查，仔细询问病史，以明确诊断[4]。

　　胎儿心脏肿瘤与胎儿其他系统发育畸形不同，多出现在孕中晚期，故不仅要在筛查畸形期间对心脏行多切面，多角度系统扫查，在孕中晚期每次超声检查时，均应对胎儿心脏重点切面进行观察，以尽早发现病变。胎儿心脏肿瘤需与心内某些正常结构或其他疾病如心肌疾病相鉴别。最常见混淆的结构显像为心室内点状强回声，右心室调节束肥大，左心室异常肌束等，容易混淆的心肌疾病为间隔肥厚为主的心肌病，有的横纹肌瘤深植间隔，浸润生长，与间隔分界不清，可误诊为间隔肥厚，应多切面扫查确定瘤体。对中孕早期心腔内发现可疑肿物者，应动态随诊观察，避免漏诊、误诊。确诊胎儿心脏实性占位，考虑诊断为心脏横纹肌瘤时，需密切追查有无 TSC 家族史及亲属临床症状、体征，为确诊胎儿横纹肌瘤提供重要依据。同时应建议行基因学检查，警惕再次妊娠时胎儿心脏肿瘤的发生。因存在部分 TSC 散发病例，所以即使在无明确家族史时也应警惕此病。胎儿心脏多发肿瘤且伴有 TSC 家族史者，应考虑胎儿有 TSC 可能，与单纯心脏横纹肌瘤不同，TSC 预后不良。目前对胎儿心脏横纹肌瘤的预后尚有争论。胎儿心脏肿瘤除常见的横纹肌瘤外，较为常见的还有畸胎瘤和纤维瘤，黏液瘤等诊断时也应考虑鉴别。横纹肌瘤与畸胎瘤鉴别相对容易，前者多位于房室壁或室间隔，呈均质实性回声，后者常位于心包内外、囊实性多见，回声较杂乱；肿块较小时还需要与心内正常结构如乳头肌区别。发现原因不明的心肌增厚、心律异常、心包积液时，应反复扫查，以免漏诊。

【经验与体会】

　　胎儿心脏肿瘤比较罕见，其中最常见的为心脏横纹肌瘤。胎儿心脏横纹肌瘤与 TSC 密切

相关。确诊胎儿心脏实性占位，考虑诊断为心脏横纹肌瘤时，需要密切追查有无 TSC 家族史及亲属临床症状、体征，为确诊胎儿横纹肌瘤提供重要依据，同时应建议行基因学检查，警惕再次妊娠时胎儿心脏肿瘤的发生。由于 TSC 存在散发病例，即使无明显 TSC 家族史也应警惕该病。

【参考文献】

[1] Bonnamy L，Perrotin F，Megier P，et al. Fetal intracardiac tumor（s）：Prenatal diagnosis and management Three case reports[J]. Eur J Obstet Gynecol Reprod Biol，2001，99（1）：112-117.

[2] Northrup H，Krueger D A. Tuberous sclerosis complex diagnostic criteria update：recommendations of the 2012 Iinternational Tuberous Sclerosis Complex Consensus Conference[J]. Pediatr Neurol，2013，49（4）：243-254.

[3] Sáchez A A，Insa A B，Carrasco Moreno J I，et al. Primary cardiac tumours in infancy[J]. Anales De Pediatría，2008，69（69）：15-22.

[4] Jentarra G M，Rice S G，Olfers S，et al. Evidence for population variation in TSC 1，and TSC 2，gene expression[J]. BMC Med Genet，2011，121：29.

（栾姝蓉　杨　娇）

3-24 胎儿肥厚型心肌病

【病例摘要】

孕妇 20 岁，孕 2 产 1，孕 41 周。既往身体健康，因外院超声检查发现胎儿心腔内异常血流信号，为明确诊断来本院进一步检查。我院胎儿超声心动图检查示胎儿心胸比例大致正常（0.43），心尖朝向左侧。四腔观显示：室间隔呈梭形肥厚，回声欠均匀，最厚处位于室间隔中部，达 16mm（图 3-24-1A）。室间隔膜部无明显增厚，左心室前外侧壁也无明显增厚。双室短轴观示室间隔与左室后壁非对称性肥厚。二尖瓣前后叶瓣尖略增厚，活动尚可。彩色多普勒超声显示轻-中等量反流信号，反流速度为 470cm/s。左、右心室流出道显色亮度增高，以左心室流出道明显，呈五彩血流信号，频谱多普勒（PW/CW）取样容积分别置于左、右心室流出道。左心室流出道最大血流速度为 140cm/s，右心室流出道流速为 128cm/s。胎儿心脏其他未见异常。胎儿超声心动图最后诊断：胎儿非对称性肥厚型心肌病，双室流出道血流轻度增快，二尖瓣反流（轻-中度）。出生后 1 日再次行新生儿超声心动图检查（图 3-24-1B），证实产前肥厚型心肌病诊断。

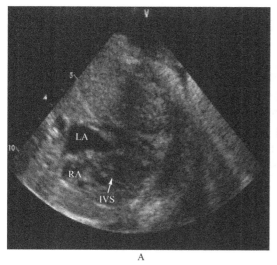 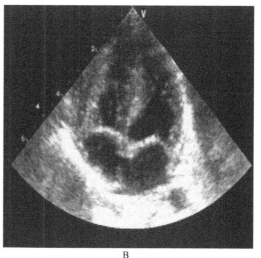

图 3-24-1 肥厚型心肌病超声心动图
A.胎儿 41 周；B.患儿出生后 1 日；IVS 为室间隔，LA 为左心房，RA 为右心房

【讨论】

肥厚型心肌病（HCM）是一种最常见的家族遗传性心脏病，为常染色体显性遗传，发病率为 1/500，也有部分患者无明确家族史，可能自身的基因病变所致。在所有的心血管疾病中肥厚型心肌病的独特之处在于它可在生命的任何时期（从婴儿期至 90 岁以上）发病，最常见于青少年期及成人，而胎儿肥厚型心肌病则少见，目前国内外鲜见报道[1]。

胎儿心肌肥厚[2~4]常见于以下几点。①心室阻力负荷明显增加的病理情况，如主动脉狭窄、肺动脉狭窄及左右心室流出道狭窄等。②母亲妊娠期合并糖尿病，为引起胎儿室壁肥厚的较常见原因，糖尿病母亲可致 3%～6% 的婴儿出生时合并有先天性的心脏异常，其中 40% 为心肌肥厚，一般于出生后头几个月内消失，无须治疗。③急性宫内胎儿窘迫及缺氧也可导致一过性胎儿心脏肥大。④糖皮质激素的应用，应用地塞米松及强的松来预防和治疗早产儿的气管和肺的发育不良，可致一过性心肌肥厚，出生后停药可自行消失。⑤肥厚型心肌病，诊断胎儿肥厚型心肌病时需要排除以上病变。本例胎儿足月顺产，无胎儿宫内窘迫史，其父母及兄长经超声检查均未发现心肌病变，无明确家族史，其母无糖尿病史。胎儿超声心动图检查室间隔呈梭形肥厚，达 16mm，明显大于正常室壁厚度数值（孕 20 周的 1.2mm～孕 40 周的 4.0mm），无合并其他心内畸形，故考虑为胎儿肥厚型心肌病。

胎儿肥厚型心肌病常伴有心室收缩功能增强而舒张功能减低，减低的舒张功能可致心室舒张末压升高，使经脐静脉及导管静脉回流到胎心的血量减少，致胎儿心脏的中心静脉压升高，因而因起胎儿水肿、腹水等，并可致胎死宫内。有学者对肥厚型心肌病的胎儿宫内应用 β 受体阻滞剂来预防合并症的发生。

【经验与体会】

胎儿超声心动图检查可清晰显示心内结构，易发现室壁肥厚，并能确定发生部位。确诊肥厚型心肌病最简单而可靠的方法是二维超声心动图。可显示肥厚心肌的部位及心腔的形态。M型可测量其厚度及运动幅度，彩色及频谱多普勒可观察左心室流出道血流状况，两者结合可明确流出道有无梗阻[5、6]。

【参考文献】

[1] Ezon D S，Ayres N A，Altman C A，et al．Echocardiographic Parameters and Outcomes in Primary Fetal Cardiomyopathy[J]．J Ultrasound Med，2016，35（9）：1949-1955．

[2] Shin J，Kim M，Lee J，et al．Pregnancy in Hypertrophic Cardiomyopathy with Severe Left Ventricular Outflow Tract Obstruction[J]．J Cardiovasc Ultrasound，2016，24（2）：158-162．

[3] Hill M G，Sekhon M K，Reed K L，et al．Intrauterine Treatment of a Fetus with Familial Hypertrophic Cardiomyopathy Secondary to MYH7 Mutation[J]．Pediatr Cardiol，2015，36（8）：1774-1777．

[4] 郝晓艳，何怡华，张烨，等．超声心动图诊断胎儿心肌病[J]．中国医学影像技术，2015，31（9）：1359-1362．

[5] 吴本清．新生儿心肌病诊治进展[J]．中国实用儿科杂志，2014，（9）：650-654．

[6] 栾姝蓉，李治安，郭忆，等．胎儿肥厚型心肌病超声表现 1 例[J]．中华超声影像学杂志，2007，16（10）：874-874．

（栾姝蓉　谢谨捷）

3-25　胎儿右上腔静脉缺如并永存左上腔静脉

【病例摘要】

孕 34 周常规行胎儿超声心动图检查。超声检查可见心脏位置及指向位于左侧，心胸比正常，房室位置及比例正常。心脏十字交叉结构存在，房室瓣位置及形态正常，CDFI 未见异常血流信号。大动脉起源及位置关系正常，呈交叉走形，内径正常。主动脉弓降部及动脉导管正常。室间隔未见回声缺失及过隔血流信号。胎儿冠状静脉窦扩张，大小约为 5mm × 10mm（图 3-25-1），三血管气管切面，未探及明确右上腔静脉，肺动脉左侧可探及一管状回声，宽约为 5mm（图 3-25-2），追踪其走行与增宽冠状静脉窦相通并最终汇入右心房。无名静脉汇入左侧上腔静脉。超声最终诊断为胎儿右上腔静脉缺如并永存左上腔静脉。出生后复查，结果证实产前诊断。

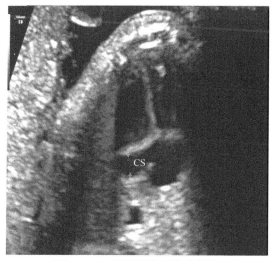

图 3-25-1　可见冠状静脉窦增宽

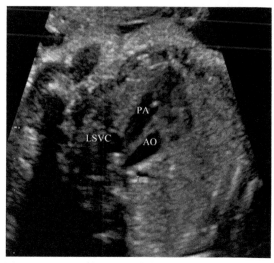

图 3-25-2　三血管切面肺动脉左侧可见永存左上腔静脉，未见右上腔静脉

【讨论】

永存左上腔静脉（PLSVC）是在胚胎发育过程中左侧前主静脉逐渐闭塞，而右侧前主静脉与 Cuvier 管逐渐发育成上腔静脉。如果两侧前主静脉的交通支出现发育障碍，使 Cuvier 管发育，形成左上腔静脉永存。PLSVC 是最常见的体循环静脉畸形；发病率约为 0.3%，占先天性心脏病患者的 2.8%～4.3%。通常有两种情况：一是由于出现永存的左上腔静脉，左右两侧上腔静脉并存为双上腔静脉，又分为左侧无名静脉发育良好及左侧无名静脉发育不良两种情况。二是在极少数情况下，其右侧上腔静脉可以缺如，从而只有左上腔静脉[1、2]。据文献报道由于 PLSVC 本身的解剖结构在成人超声检查时不易探及，临床超声诊断所见为 PLSVC 畸形引流导致扩张的冠状窦而诊断[3、4]。胎儿因肺呈实性，无气体干扰，为超声诊断提供了新的切面。

左无名静脉对产前超声检测 PLSVC 具有重要的意义。如果三血管气管切面于肺动脉左侧多出一根血管，同时伴左无名静脉缺失，则为永存左上腔静脉伴右上腔静脉同时存在（即双上静脉）；如果三血管气管切面显示肺动脉左侧多出一根血管同时又能显示左无名静脉，则需注意右上腔静脉是否存在，是否为右上腔静脉缺如。但如果此时仍然存在右上腔静脉则应尤其警惕，必须仔细观察肺静脉有无回流入左心房，此时多为心上型完全性肺静脉异位引流的特征性声像图表现[5、6]。

本例胎儿为孤立性永存左上腔静脉并右上腔静脉缺如，并不伴有其他脏器的畸形或结构反位情况，因此非常特殊，对于血流动力学影响较小，产后预后较好。

【经验与体会】

胎儿 PLSVC 常合并各种复杂的心内畸形，当 PLSVC 引流至左心房时，可造成严重的血流动力学变化，在三血管切面可对胎儿 PLSVC 做出诊断。在三血管切面出现双上腔静脉，血流方向一致可考虑 PLSVC，血流方向相反要注意与心上型肺静脉异位引流的鉴别诊断。在三血管切面右侧上腔静脉缺如、出现左侧上腔静脉要考虑 PLSVC，同时也要注意是否有心房反位并腹腔脏器反位所致的上腔静脉位置异常。

【参考文献】

[1] Lytzen R，Sundberg K，Vejlstrup N. Absent right superior caval vein in situs solitus[J]. Cardiol Young. 2016，26（2）：334-339.

[2] Liu X，He Y，Tian Z，et al. Persistent Left Superior Vena Cava Connected to the Coronary Sinus in the Fetus，Effects on Cardiac Structure and Flow Dynamics[J]. Pediatric Cardiology，2016，37（6）：1085-1090.

[3] Saha S，Paoletti D，Robertson M. Persistent left superior vena cava -considerations in fetal，pediatric and adult populations[J]. Australas J Ultrasound Med，2012，15（2）：61-66.

[4] 李晓玉，原源，张萍. 孤立性永存左上腔静脉畸形的临床研究[J]. 首都医科大学学报，2013，34（2）：308-314.

[5] 宋红，熊奕，刘涛，等. 左无名静脉在产前超声筛查胎儿永存左上腔静脉中的价值[J]. 中国超声医学杂志，2013，29（8）：719-722.

[6] 黄松带，程红，柏桂森，等. 超声三血管气管切面在胎儿永存左位上腔静脉超声诊断中的应用[J]. 中华医学超声杂志（电子版），2011，8（1）：18-22.

（栾姝蓉　杨　娇　牛宝荣）